Semiologia Essencial na Prática Médica
O Que Todo Clínico Deve Saber

Thieme Revinter

Antonio Augusto Masson
Médico Graduado pela Universidade do Estado do Rio de Janeiro (UERJ)
Especialização em Clínica Médica pela UERJ
Especialização em Terapia Intensiva pela Associação de
Medicina Intensiva Brasileira (AMIB)
Especialização em HIV/Aids pela Universidade Federal do Rio de Janeiro (UFRJ)
MBA em Gestão de Saúde pela Universidade Federal Fluminense (UFF)
Fisiologista e Instrutor Clínico pela Brooks School of Aerospace Medicine, EUA
Professor de Propedêutica Médica na Universidade Estácio de Sá (UNESA), RJ
Responsável pela Monitoria da Disciplina de Propedêutica Médica (2017 a 2020)

Elizabeth Silaid Muxfeldt
Médica Graduada pela Universidade Federal do Rio de Janeiro (UFRJ)
Especialização em Clínica Médica pela UFRJ
Mestre em Cardiologia pela UFRJ
Doutorado em Clínica Médica pela UFRJ
Professora Titular do Curso de Medicina da Universidade Estácio de Sá (UNESA), RJ
Professora dos Programas de Pós-Graduação em Odontologia e
Saúde da Família da UNESA
Docente Permanente do Programa de Pós-Graduação em Clínica Médica da UFRJ
Coordenadora do Programa de Hipertensão Arterial (ProHArt) do
Hospital Universitário Clementino Fraga Filho (HUCFF/UFRJ)
Coordenadora do Estudo LapARC do Curso de Medicina da UNESA

Janice Gonçalves Subilhaga
Médica Graduada pela Fundação Técnico Educacional Souza Marques (FTESM)
Especialização em Pneumologia pelo Hospital de Força Aérea do Galeão (HFAG)
Mestre em Pesquisa Clínica em Doenças Infecciosas pelo Instituto Nacional de
Infectologia (FIOCRUZ-RJ)
Pneumologista do Hospital Federal dos Servidores do Estado do Rio de Janeiro
Professora e Ex-Coordenadora da Disciplina de Propedêutica Médica da
Universidade Estácio de Sá (UNESA), RJ
Preceptora do Internato da Faculdade de Medicina da UNESA

Rafael Barbosa Da Silva Bica
Médico Graduado pela Universidade Federal do Rio de Janeiro (UFRJ)
Especialização em Clínica Médica pela UFRJ
Mestre em Clínica Médica pela UFRJ
Doutor em Saúde Coletiva pelo Instituto de Medicina Social da Universidade do
Estado do Rio de Janeiro (IMS-UERJ)
Especialização em Educação Médica pela University College London, Inglaterra
Professor de Propedêutica Médica e de Clínica Médica na
Universidade Estácio de Sá (UNESA), RJ
Professor de Clínica Médica na UERJ

Semiologia Essencial na Prática Médica
O Que Todo Clínico Deve Saber

Antonio Augusto Masson
Elizabeth Muxfeldt
Janice Subilhaga
Rafael Bica

Thieme
Rio de Janeiro • Stuttgart • New York • Delhi

Dados Internacionais de Catalogação na Publicação (CIP) de acordo com ISBD

S471

Semiologia Essencial na Prática Médica O Que Todo Clínico Deve Saber/Antonio Augusto Masson ... [et al.]. - Rio de Janeiro: Thieme Revinter Publicações Ltda, 2022.

492 p.: il.: 16 cm x 23 cm.
Inclui bibliografia.
ISBN 978-65-5572-107-2
eISBN 978-65-5572-108-9

1. Medicina. 2. Prática Médica. 3. Clínico. 4. Semiologia. I. Masson, Antonio Augusto. II. Muxfeldt, Elizabeth. III. Subilhaga, Janice. IV. Bica, Rafael. V. Título.

2021-3523

CDD: 610
CDU: 61

Elaborado por Vagner Rodolfo da Silva - CRB-8/9410

Contato com o autor:
Rafael Bica
rafael_bica@yahoo.com

© 2022 Thieme. All rights reserved.

Thieme Revinter Publicações Ltda.
Rua do Matoso, 170
Rio de Janeiro, RJ
CEP 20270-135, Brasil
http://www.ThiemeRevinter.com.br

Thieme USA
http://www.thieme.com

Design de Capa: © Thieme
Créditos Imagem da Capa: © Thieme

Impresso no Brasil por Forma Certa Gráfica Digital Ltda.
5 4 3 2 1
ISBN 978-65-5572-107-2

Também disponível como eBook:
eISBN 978-65-5572-108-9

Nota: O conhecimento médico está em constante evolução. À medida que a pesquisa e a experiência clínica ampliam o nosso saber, pode ser necessário alterar os métodos de tratamento e medicação. Os autores e editores deste material consultaram fontes tidas como confiáveis, a fim de fornecer informações completas e de acordo com os padrões aceitos no momento da publicação. No entanto, em vista da possibilidade de erro humano por parte dos autores, dos editores ou da casa editorial que traz à luz este trabalho, ou ainda de alterações no conhecimento médico, nem os autores, nem os editores, nem a casa editorial, nem qualquer outra parte que se tenha envolvido na elaboração deste material garantem que as informações aqui contidas sejam totalmente precisas ou completas; tampouco se responsabilizam por quaisquer erros ou omissões ou pelos resultados obtidos em consequência do uso de tais informações. É aconselhável que os leitores confirmem em outras fontes as informações aqui contidas. Sugere-se, por exemplo, que verifiquem a bula de cada medicamento que pretendam administrar, a fim de certificar-se de que as informações contidas nesta publicação são precisas e de que não houve mudanças na dose recomendada ou nas contraindicações. Esta recomendação é especialmente importante no caso de medicamentos novos ou pouco utilizados. Alguns dos nomes de produtos, patentes e design a que nos referimos neste livro são, na verdade, marcas registradas ou nomes protegidos pela legislação referente à propriedade intelectual, ainda que nem sempre o texto faça menção específica a esse fato. Portanto, a ocorrência de um nome sem a designação de sua propriedade não deve ser interpretada como uma indicação, por parte da editora, de que ele se encontra em domínio público.

Todos os direitos reservados. Nenhuma parte desta publicação poderá ser reproduzida ou transmitida por nenhum meio, impresso, eletrônico ou mecânico, incluindo fotocópia, gravação ou qualquer outro tipo de sistema de armazenamento e transmissão de informação, sem prévia autorização por escrito.

AGRADECIMENTOS

Gostaríamos de agradecer a todos os que, em algum momento, tornaram possível a realização deste livro com suas contribuições diretas, sugestões, revisões e críticas. Sua prontidão para responder às diversas solicitações que fizemos ao longo da construção do livro foi especial.

Pelo preparo tão cuidadoso das ilustrações e pelo carinho com que acolheram nossas demandas adicionais, aos professores Maria da Nova Raris e Ricardo Bedirian e às alunas Laura Dantas, Luiza Otero e Paula Berardinelli.

Pela ajuda nas sessões de fotografias, aos alunos Clara Avelar e Theo Monclar.

Pelo trabalho na preparação da lista final de autores e suas qualificações, à aluna Ilana Santos.

Pelo belo prefácio que abrilhanta a presente edição do nosso livro, à nossa professora Maria Helena Fonseca, sempre uma referência de profissionalismo e dedicação à todos que compõem nosso grupo.

Os autores

APRESENTAÇÃO

A Semiologia Médica é a disciplina que dedica sua atenção aos sinais e sintomas apresentados pelos pacientes e os decodifica, permitindo ao médico elaborar hipóteses diagnósticas plausíveis e conduzir cada situação da maneira mais adequada. Para tanto, exige do médico a integração de atributos como o conhecimento teórico, a habilidade para realizar manobras do exame físico, a comunicação, a empatia e a interpretação de dados subjetivos durante o encontro clínico.

A anamnese, o exame físico e o raciocínio clínico que se desenvolve a partir das informações obtidas constituem os pilares fundamentais do método clínico. Realizá-los de maneira competente e objetiva constitui ferramenta essencial para o sucesso do atendimento médico. Acreditamos que a boa prática médica é, ao mesmo tempo, ciência e arte: a semiologia oferece uma oportunidade única para essa integração, devendo, portanto, seu aprendizado ser vivenciado de forma frutífera e prazerosa.

É com esse objetivo que temos a alegria de apresentar este livro, uma obra que reflete a experiência acumulada pelos professores da disciplina de Propedêutica Médica da Faculdade de Medicina da Universidade Estácio de Sá (Campus Presidente Vargas, RJ) em mais de duas décadas de atividades didáticas bem-sucedidas. Seu conteúdo enfatiza as técnicas consagradas para a realização da anamnese e do exame físico, a lógica que permeia o raciocínio clínico e as estratégias para construir uma relação médico-paciente sólida, na almejada perspectiva de engajar o enfermo no plano terapêutico.

Os quatro primeiros capítulos expõem os conceitos gerais da abordagem, as etapas e técnicas da boa anamnese e estratégias para avaliar e interpretar os sinais vitais e os achados ectoscópicos. A partir do quinto capítulo, estudamos o exame físico segmentar de diversos órgãos e sistemas. Para facilitar a compreensão do leitor, o texto é estruturado em algumas seções. Após uma breve introdução, a seção "Entendendo" apresenta a anatomia relevante, as manobras semiológicas e os seus principais achados. Em seguida, a seção "Aprofundando" descreve o significado desses achados, correlacionando-os com as síndromes mais importantes e demonstrando como o raciocínio clínico depende do diagnóstico sindrômico correto. Cada capítulo termina com a seção "Vamos Praticar", em que alguns casos clínicos oferecem ao leitor a oportunidade de integrar os conhecimentos adquiridos em situações baseadas na prática cotidiana.

A construção do livro é uma obra coletiva e inovadora, reunindo professores de Propedêutica Médica, especialistas em determinadas áreas e alunos do curso de medicina que já haviam frequentado a disciplina. Todos participaram das etapas de escrita, refinamento e revisão dos textos, em diversas reuniões supervisionadas pelos professores.

O caráter colaborativo também se reflete nas imagens: professores e alunos prepararam diversas ilustrações originais e conduziram as sessões que produziram algumas das fotografias apresentadas.

O resultado é um texto claro e abrangente, porém objetivo e bastante original. Esperamos que ele permita aos estudantes um contato proveitoso com a semiologia – uma área essencial da medicina, cujo domínio produz um diferencial na profissão médica que permitirá o desenvolvimento pleno em qualquer que seja a especialidade posteriormente escolhida.

As habilidades tradicionais do diagnóstico clínico têm seu valor cada vez mais questionado diante do avanço dos exames complementares e de outros métodos de alta complexidade. Por outro lado, apesar das eventuais dificuldades em se integrar a semiologia à prática cotidiana, as capacidades de realizar a história, o exame físico e o raciocínio diagnóstico seguem sendo as mais importantes para um médico. Esses conhecimentos mantêm seu protagonismo nos tempos atuais, mesmo em face dos sofisticados recursos tecnológicos disponíveis para a elucidação diagnóstica e a programação terapêutica.

Nossa expectativa maior, ao produzir esta obra, é contribuir para que a construção dessa identidade profissional – o "entender-se" como médico – seja a mais recompensadora possível.

Os autores

PREFÁCIO

A ideia de escrevermos um livro de Propedêutica Médica surgiu inicialmente nas reuniões dos professores desta disciplina da Faculdade de Medicina da Universidade Estácio de Sá, *Campus* Presidente Vargas, RJ. Ali discutíamos e fazíamos críticas dos roteiros das atividades práticas que deveríamos seguir, além de preencher uma lacuna na área da Propedêutica Médica, em que encontramos obras de qualidade inquestionável, entretanto, muitas vezes extensas demais e, por consequência, carentes de praticidade, sendo que algumas refletiam realidades diferentes da encontrada no Brasil.

Participaram da realização deste livro 26 médicos e professores, sendo 19 da própria disciplina de Propedêutica e 7 especialistas de outros componentes curriculares (estes, por sinal, oriundos da própria faculdade), que orientaram e supervisionaram 96 estudantes voluntários selecionados, que já haviam sido aprovados nessa disciplina.

Salvatore Mangione refere que, ultimamente, há um interesse em redefinir, em validar e às vezes descartar métodos e sinais tradicionais do diagnóstico físico. Se, por um lado, o autor postula que "Os médicos colocam a história e o exame físico como sua habilidade mais valiosa e talvez mais importante", por outro lado complementa que "Uma literatura angustiada documenta a falta de competência em diagnóstico físico entre residentes de cuidados primários e mesmo entre médicos atuantes". A esse respeito, Bernard Lown afirma que "A arte perdida de ouvir e ignorar o paciente como ser humano é uma falha por excelência do nosso cuidado de saúde. Atualmente, os médicos estão mais interessados em usar ferramentas do que as mãos".

Nosso objetivo central foi contemplar as habilidades essenciais para que o **estudante de Medicina, residentes e médicos da área clínica** abordem seu paciente de forma, ao mesmo tempo, humana e objetiva nos diversos cenários dos seus cotidianos: de treinamento e assistenciais, respectivamente. A definição dos temas principais baseou-se na ementa da disciplina de Propedêutica da Estácio, acrescidos de outros afins, como forma de dar maior abrangência ao leitor que queira aumentar a sua visão acerca do assunto.

Portanto, é um livro voltado para o clínico. Os capítulos que abordam temas relacionados a especialidades, como Otorrinolaringologia, Oftalmologia, Ginecologia, Geriatria e avaliação de pacientes graves na prática da Semiologia Médica, têm em mente o público-alvo generalista.

Professora Maria Helena Fonseca

AUTORES E COLABORADORES

Nesta seção, elencamos os autores dos capítulos do livro em ordem alfabética. Na apresentação dos professores, especificamos em quais disciplinas atuavam na UNESA por ocasião do ano de 2019, quando este projeto teve início, e as suas principais qualificações acadêmicas. Na apresentação dos alunos, relacionamos as atividades mais relevantes que já desenvolveram no âmbito acadêmico.

ORGANIZADORES

ANTONIO AUGUSTO MASSON
Médico Graduado pela Universidade do Estado do Rio de Janeiro (UERJ)
Especialização em Clínica Médica pela UERJ
Especialização em Terapia Intensiva pela AMIB
Especialização em HIV/Aids pela Universidade Federal do Rio de Janeiro (UFRJ)
MBA em Gestão de Saúde pela Universidade Federal Fluminense (UFF)
Fisiologista e Instrutor Clínico pela Brooks School of Aerospace Medicine, EUA
Professor de Propedêutica Médica na Universidade Estácio de Sá (UNESA), RJ
Responsável pela Monitoria da Disciplina de Propedêutica Médica – 2017 a 2020

ELIZABETH SILAID MUXFELDT
Médica Graduada pela Universidade Federal do Rio de Janeiro (UFRJ)
Especialização em Clínica Médica pela UFRJ
Mestre em Cardiologia pela UFRJ
Doutorado em Clínica Médica pela UFRJ
Professora Titular do Curso de Medicina da Universidade Estácio de Sá (UNESA), RJ
Professora dos Programas de Pós-Graduação em Odontologia e Saúde da Família da UNESA
Docente Permanente do Programa de Pós-Graduação em Clínica Médica da UFRJ
Coordenadora do Programa de Hipertensão Arterial (ProHArt) do Hospital Universitário Clementino Fraga Filho (HUCFF/UFRJ)
Coordenadora do Estudo LapARC do Curso de Medicina da UNESA

JANICE GONÇALVES SUBILHAGA
Médica Graduada pela Fundação Técnico Educacional Souza Marques (FTESM)
Especialização em Pneumologia pelo Hospital de Força Aérea do Galeão (HFAG)
Mestre em Pesquisa Clínica em Doenças Infecciosas pelo Instituto Nacional de Infectologia (FIOCRUZ-RJ)
Pneumologista do Hospital Federal dos Servidores do Estado do Rio de Janeiro
Professora e Ex-Coordenadora da Disciplina de Propedêutica Médica da Universidade Estácio de Sá (UNESA), RJ
Preceptora do Internato da Faculdade de Medicina da UNESA

RAFAEL BARBOSA DA SILVA BICA
Médico Graduado pela Universidade Federal do Rio de Janeiro (UFRJ)
Especialização em Clínica Médica pela UFRJ
Mestre em Clínica Médica pela UFRJ
Doutor em Saúde Coletiva pelo Instituto de Medicina Social da Universidade do Estado do Rio de Janeiro (IMS-UERJ)
Especialização em Educação Médica pela University College London, Inglaterra
Professor de Propedêutica Médica e de Clínica Médica na Universidade Estácio de Sá (UNESA), RJ
Professor de Clínica Médica na UERJ

PROFESSORES

ADILSON LUIZ CUNHA DE AGUIAR MARIZ
Médico Graduado pela Universidade do Estado do Rio de Janeiro (UERJ)
Especialização em Cirurgia Vascular pela Universidade do Estado do Rio de Janeiro (UERJ)
Professor de Propedêutica Médica, Clínica Médica e Emergências Médicas da Universidade Estácio de Sá (UNESA), RJ

ADRIANO MACHADO DE LACERDA
Médico Graduado pela Universidade Federal do Rio de Janeiro (UFRJ)
Especialização e Endocrinologia pela UFRJ
Mestrado em Endocrinologia pela UFRJ
Professor de Propedêutica Médica da Universidade Estácio de Sá (UNESA), RJ
Professor da Disciplina de Fisiopatologia da UNESA e da FTESM

ANA CRISTINA TENÓRIO DA COSTA FERNANDES
Médica Graduada pela Fundação Técnico Educacional Souza Marques (FTESM)
Especialização em Medicina do Trabalho pela FTESM
Especialização em Geriatria pela Universidade Estácio de Sá (UNESA), RJ
Mestrado em Saúde da Família pela UNESA
Professora de Propedêutica Médica e Clínica Médica da UNESA

DENISE DOS SANTOS SILVEIRA
Médica Graduada pela FMP
Especialização em Clínica Médica pela Santa Casa da Misericórdia do Rio de Janeiro
Mestre em Clínica Médica pela Universidade Federal do Rio de Janeiro (UFRJ)
Professora de Propedêutica Médica e Fisiopatologia da Universidade Estácio de Sá (UNESA), RJ e da Fundação Técnico Educacional Souza Marques (FTESM)

DIOGO GONÇALVES DOS SANTOS MARTINS
Médico Graduado pela da Universidade Estácio de Sá (UNESA), RJ
Especialização em Oftalmologia pelo Hospital Federal dos Servidores do Estado (HFSE), RJ
Coordenador Adjunto da Residência Médica em Oftalmologia do Hospital Central da Aeronáutica

EDUARDO MICMACHER
Médico Graduado pela Universidade Federal do Rio de Janeiro (UFRJ)
Especialização em Endocrinologia pela UFRJ
Mestre e Doutor em Endocrinologia pela UFRJ
Professor de Propedêutica Médica e Clínica Médica da Universidade Estácio de Sá (UNESA), RJ
Professor de Clínica Médica da Universidade Iguaçu (UNIG), RJ

ENEIDA GLÓRIA DOS SANTOS MENDES
Médica Graduada pela Universidade Federal do Estado do Rio de Janeiro (Unirio)
Especialização em Cirurgia Geral pelo Instituto de Assistência dos Servidores do Estado do Rio de Janeiro (IASERJ)
Especialização em Geriatria pela Universidade Federal Fluminense (UFF)
Professora de Geriatria e Saúde do Idoso da Universidade Estácio de Sá (UNESA), RJ

HENRIQUE THADEU PERIARD MUSSI
Médico Graduado pela Universidade Gama Filho (UGF), RJ
Especialização e Cardiologia pela Universidade Federal do Rio de Janeiro (UFRJ)
Mestre em Cardiologia pela UFRJ
Professor e Coordenador da disciplina de Propedêutica Médica da Universidade Estácio de Sá (UNESA), RJ

HENRYK MAULTASCH
Médico Graduado pela Universidade Federal do Rio de Janeiro (UFRJ)
Especialização em Neurologia pela UFRJ
Professor da Faculdade de Medicina da Universidade Estácio de Sá (UNESA), RJ

INAH MARIA DRUMMOND PECLY
Médica Graduada pela Universidade Federal Fluminense (UFF)
Especialização em Nefrologia pela UFF
Mestre em Ciências Médicas – Nefrologia pela Universidade do Estado do Rio de Janeiro (UERJ)
Doutora em Ciências pela Universidade Federal do Rio de Janeiro (UFRJ)
Professora de Propedêutica Médica e Clínica Médica da Universidade Estácio de Sá (UNESA), RJ

JOSÉ LUIZ DE JESUS DA SILVA JUNIOR
Médico Graduado pela Universidade Federal Fluminense (UFF)
Especialização em Pneumologia pelo Hospital Federal dos Servidores do Estado (HFSE), RJ
Médico Pneumologista do HFSE
Médico Intensivista do Hospital Federal da Lagoa (MS)
Professor de Propedêutica Médica pela Universidade Estácio de Sá (UNESA), RJ

LEONARDO DE ALBUQUERQUE DOS SANTOS ABREU
Médico Graduado pela Universidade do Estado do Rio de Janeiro (UERJ)
Especialização em Urologia pela UERJ
Mestre em Urologia pela UERJ
Doutor em Ciências Cirúrgicas pela UERJ
Professor de Urologia da Universidade Estácio de Sá (UNESA), RJ

LETICIA GONÇALVES DA ROCHA
Médica Graduada pela Universidade do Estado do Rio de Janeiro (UERJ)
Especialização em Cardiologia pelo Hospital Federal dos Servidores do Estado (HFSE)
Professora de Propedêutica Médica e de Fisiopatologia da Universidade Estácio de Sá (UNESA), RJ

LUIZ AFFONSO MASCARENHAS
Médico Graduado pela Universidade Gama Filho (UGF), RJ
Especialização em Clínica Médica pela UGF
Mestre em Infectologia pela Universidade Federal do Rio de Janeiro (UFRJ)
Professor de Propedêutica Médica da Universidade Estácio de Sá (UNESA), RJ

MARIA CLARA GUTIERREZ GALHARDO
Médica Graduada pela Universidade Federal do Rio de Janeiro (UFRJ)
Especialização em Infectologia pela UFRJ
Mestre em Infectologia pela UFRJ
Doutor em Dermatologia pela UFRJ
Pós-Doutor no Instituto de Salud Carlos III, na Espanha
Professora de Propedêutica Médica e Fisiopatologia da Universidade Estácio de Sá (UNESA), RJ

MARIA HELENA DE GAYOSO E ALMENDRA FONSECA
Médica Graduada pela Universidade Federal do Rio de Janeiro (UFRJ)
Especialização em Nutrologia pela SBM
Mestre em Nutrologia pela UFRJ
Doutor em Clínica Médica pela UFRJ
Professora de Propedêutica Médica da Universidade Estácio de Sá (UNESA), RJ
Professora Auxiliar Titular da Faculdade Técnico-Educacional Souza Marques (FTESM)

MARTINA GUTIERREZ GALHARDO
Médica Graduada pela Universidade Estácio de Sá (UNESA), RJ
Especialização em Cirurgia Geral pelo HM Orêncio de Freitas
Médica do Hospital Estadual Alberto Torres, RJ

MONICA AMORIM DE OLIVEIRA
Médica Graduada pela UGR
Especialização em Cardiologia pela Santa Casa da Misericórdia do Rio de Janeiro
Mestre em Cardiologia pelo Instituto Nacional de Cardiologia
Professora de Propedêutica Médica e de Clínica Médica II da Universidade Estácio de Sá (UNESA), RJ

PLÍNIO TOSTES BERARDO CARNEIRO DA CUNHA
Médico Graduado pela Universidade Gama Filho (UGF)
Especialização em Ginecologia pela Universidade Federal do Rio de Janeiro (UFRJ)
Especialização em Mastologia pelo INCA
Mestre em Cirurgia Geral pela UFRJ
Doutor em Ciências Morfológicas pela UFRJ
Professor de Ginecologia e Obstetrícia da Universidade Estácio de Sá (UNESA), RJ

RICARDO BEDIRIAN
Médico Graduado pela Universidade do Estado do Rio de Janeiro (UERJ)
Especialização em Cardiologia pela UERJ
Mestre em Cardiologia pela UERJ
Doutor em Ciências Médicas pela UERJ
Professor de Fisiopatologia da Universidade Estácio de Sá (UNESA), RJ
Professor de Clínica Médica da UERJ

RITA DE CÁSSIA BARBOZA GUIMARÃES
Médica Graduada pela Universidade do Estado do Rio de Janeiro (UERJ)
Especialização em Pneumologia pelo Hospital Federal dos Servidores do Estado (HFSE)
Mestre em Pneumologia pela Universidade Federal do Rio de Janeiro (UFRJ)
Professora de Propedêutica Médica e Clínica Médica da Universidade Estácio de Sá (UNESA), RJ

TAISSA LORENA DOS SANTOS
Médica Graduada pela Universidade Estácio de Sá (UNESA), RJ
Especialização em Clínica Médica pelo Hospital Federal dos Servidores do Estado (HFSE)
Integrante do Estudo LapARC para Avaliação do Risco Cardiovascular em uma População de Adultos Jovens

ALUNOS

ANA CAROLINA RODRIGUES
Acadêmica da Faculdade de Medicina da Universidade Estácio de Sá (UNESA), RJ

ANA CLARA CASTRO
Acadêmica da faculdade de medicina da Universidade Estácio de Sá (UNESA), RJ
Monitora de Propedêutica Médica

ANA GABRIELA MOREIRA DOS SANTOS CORREIA
Acadêmica da Faculdade de Medicina da Universidade Estácio de Sá (UNESA), RJ
Presidente da Liga Acadêmica de Pneumologia

BÁRBARA OLIVEIRA DE CASTRO
Acadêmica da Faculdade de Medicina da Universidade Estácio de Sá (UNESA), RJ
Monitora de Pediatria
Aluna de Iniciação Científica na Área de Neonatologia – Reanimação Neonatal

BEATRIZ MOURA DE OLIVEIRA
Acadêmica da Faculdade de Medicina da Universidade Estácio de Sá (UNESA), RJ

BERNARDO LOFIEGO CAFFARO
Acadêmico da Faculdade de Medicina da Universidade Estácio de Sá (UNESA), RJ
Membro da Liga Acadêmica de Hanseníase e IST
Estagiário da Unidade de Terapia Intensiva Pediátrica do Hospital Prontobaby, RJ

BRUNA GALPER
Acadêmica da Faculdade de Medicina da Universidade Estácio de Sá (UNESA), RJ
Monitora de Fisiopatologia

BRUNA GOPP BOTELHO
Acadêmica da Faculdade de Medicina da Universidade Estácio de Sá (UNESA), RJ
Monitora de Clínica Médica e de Terapia Intensiva
Presidente da Liga de Cardiologia da UNESA
Aluna de Iniciação Científica no Estudo LapARC

BRUNA MOREIRA GAZAL
Acadêmica da Faculdade de Medicina da Universidade Estácio de Sá (UNESA), RJ
Presidente da Liga Acadêmica de Angiologia e Cirurgia Vascular
Presidente da Liga Acadêmica de Trauma e Emergência
Monitora de Terapia Intensiva, Emergências Médicas, Clínica Médica e Anatomia Humana

BRUNO ELIAS PERES
Acadêmico da Faculdade de Medicina da Universidade Estácio de Sá (UNESA), RJ
Monitor de Propedêutica Médica

CAMILA ROHLOFF MONTEIRO
Acadêmica da Faculdade de Medicina da Universidade Estácio de Sá (UNESA), RJ
Monitora de Anatomia, Epidemiologia e Emergência
Aluna de Iniciação Científica nas Áreas de Endocrinologia e Cirurgia Geral
Diretora das Ligas Acadêmicas de Terapia Intensiva e Cirurgia Vascular

DANIELLA GOMES BARBALHO
Acadêmica da Faculdade de Medicina da Universidade Estácio de Sá (UNESA), RJ
Monitora de Anatomia Palpatória e de Doenças Infecciosas e Parasitárias
Aluna de Iniciação Científica no Estudo LapARC

DANIELLE ZINEZZI
Acadêmica da Faculdade de Medicina da Universidade Estácio de Sá (UNESA), RJ

DÉBORA DE CASTRO ROCHA WANDERMUREM
Acadêmica da Faculdade de Medicina da Universidade Estácio de Sá (UNESA), RJ
Monitora de Saúde da Criança e do Adolescente
Aluna de Iniciação Científica no Estudo LapARC
Médica Veterinária Graduada pela Universidade Federal Rural do Rio de Janeiro (UFRRJ)

EMILY QUINTINO SOARES
Acadêmica da Faculdade de Medicina da Universidade Estácio de Sá (UNESA), RJ

ENRICO BOECHAT DURIGUETTO
Acadêmico da Faculdade de medicina da Universidade Estácio de Sá – RJ
Monitor de Clínica Médica

FÁBIO HEITOR CARDOSO MATSUURA
Acadêmico da Faculdade de Medicina da Universidade Estácio de Sá (UNESA), RJ
Aluno de Iniciação Científica na Área de Cirurgia de Cabeça e Pescoço

FELIPE MUSSI
Acadêmico da Faculdade de Medicina da Universidade Estácio de Sá (UNESA), RJ
Membro da Liga Acadêmica de Semiologia Médica

FILIPE DETRANO RIBEIRO
Acadêmico da Faculdade de Medicina da Universidade Estácio de Sá (UNESA), RJ
Nutricionista Graduado pela Universidade do Estado do Rio de Janeiro (UERJ)

FLÁVIA CAMPOS FERREIRA LIBÓRIO
Acadêmica da Faculdade de Medicina da Universidade Estácio de Sá (UNESA), RJ
Monitora de Anatomia Palpatória e Propedêutica Médica
Aluna de Iniciação Científica no Estudo LapARC
Presidente da Liga Acadêmica de Trauma e Emergência

GABRIEL DE PÁDUA
Acadêmico da Faculdade de Medicina da Universidade Estácio de Sá (UNESA), RJ

GABRIEL ETIENNE BRITO DE SALLES
Acadêmico da Faculdade de Medicina da Universidade Estácio de Sá (UNESA), RJ
Coordenador do Departamento Científico de Ligas Acadêmicas de Neurologia da Academia Brasileira de Neurologia
Aluno de Iniciação Científica na Área de Neurologia
Monitor de Neurofisiologia e Farmacologia

GABRIELA GIRÃO DE ALBUQUERQUE
Acadêmica da Faculdade de Medicina da Universidade Estácio de Sá (UNESA), RJ
Monitora de Clínica Médica
Membro da Liga Acadêmica de Clínica Médica
Aluna de Iniciação Científica no Estudo LapARC

GABRIELA MENDONÇA RIOS
Acadêmica da Faculdade de Medicina da Universidade Estácio de Sá (UNESA), RJ
Monitora de Anatomia
Membro das Ligas Acadêmicas de Trauma e Emergência e de Anestesiologia e Dor

GIOVANNA PADILHA COMERLATO
Acadêmica da faculdade de medicina da Universidade Estácio de Sá – RJ
Diretora Científica da Liga Acadêmica de Pneumologia

GIOVANNA RIBEIRO GERSTNER
Acadêmica da Faculdade de Medicina da Universidade Estácio de Sá (UNESA), RJ
Membro da Liga Acadêmica de Pediatria

GIULIA BASILONE
Acadêmica da Faculdade de Medicina da Universidade Estácio de Sá (UNESA), RJ

GUSTAVO ROBERTSON FILIPPO
Acadêmico da Faculdade de Medicina da Universidade Estácio de Sá (UNESA), RJ

HUMBERTO MONTILHO ARAUJO CRIVELLARI
Acadêmico da Faculdade de Medicina da Universidade Estácio de Sá (UNESA), RJ
Monitor de Imunologia, Propedêutica Médica e Clínica Médica
Aluno de Iniciação Científica no Estudo LapARC

ILANA CHAVES DE BOTICA SANTOS
Acadêmica da Faculdade de Medicina da Universidade Estácio de Sá (UNESA), RJ
Monitora de Imunologia, Habilidades e Simulações, e Emergências Médicas
Aluna de Iniciação Científica na Área de Endocrinologia
Presidente da Liga Acadêmica de Bioquímica e Genética

ISABELLA FURTADO MELO MAUL DE CARVALHO
Acadêmica da Faculdade de Medicina da Universidade Estácio de Sá (UNESA), RJ
Membro da Liga Acadêmica de Ginecologia e Obstetrícia

ISADORA PESSOA
Acadêmica da Faculdade de Medicina da Universidade Estácio de Sá (UNESA), RJ

JÉSSICA PINHEIRO DOS REIS
Acadêmica da Faculdade de Medicina da Universidade Estácio de Sá (UNESA), RJ
Monitora de Anatomia
Aluna de Iniciação Científica no Estudo LapARC

JOÃO GABRIEL SILVEIRA LINS
Acadêmico da Faculdade de Medicina da Universidade Estácio de Sá (UNESA), RJ

JOÃO PAULO MENDONÇA
Acadêmico da Faculdade de Medicina da Universidade Estácio de Sá (UNESA), RJ

JOÃO VICTOR GONÇALVES DE HOLLANDA
Acadêmico da Faculdade de Medicina da Universidade Estácio de Sá (UNESA), RJ
Aluno de Iniciação Científica no Estudo LapARC
Membro da Liga Acadêmica de Cardiologia

JOSIANE DE LIMA BALBINO DOS SANTOS
Acadêmica da Faculdade de Medicina da Universidade Estácio de Sá (UNESA), RJ
Monitora de Histologia, Habilidades e Simulação, Emergências Médicas e Ginecologia
Aluna de Iniciação Científica – Bolsista do CNPq na Fiocruz
Presidente da Liga Acadêmica de Medicina Integrativa e Complementar

JULIA DE REIS LUCENA
Acadêmica da Faculdade de Medicina da Universidade Estácio de Sá (UNESA), RJ
Membro das Ligas Acadêmicas de Pneumologia e Oftalmologia
Aluna de Iniciação Científica na Área de Cirurgia Geral

JULIANA RIBEIRO CLAPER
Acadêmica da Faculdade de Medicina da Universidade Estácio de Sá (UNESA), RJ
Monitora de Anatomia e de Emergências Médicas
Membro Acadêmico do Colégio Brasileiro de Cirurgiões e do Royal College of Physicians

LAIO TERRANOVA
Acadêmico da Faculdade de Medicina da Universidade Estácio de Sá (UNESA), RJ
Monitor de Ambiente e Saúde, Microbiologia Médica, Doenças Infecciosas e Parasitárias e Humanidades, Medicina e Arte
Aluno de Iniciação Científica – Bolsista PIBIC na Fiocruz

LAÍS AGUIAR CARVALHO
Acadêmica da Faculdade de Medicina da Universidade Estácio de Sá (UNESA), RJ
Monitora de Otorrinolaringologia
Aluna de Iniciação Científica no Estudo LapARC
Membro da Liga Acadêmica de Semiologia Médica

LARISSA DE OLIVEIRA VELLOSO COSTA
Acadêmica da Faculdade de Medicina da Universidade Estácio de Sá (UNESA), RJ
Monitora de Otorrinolaringologia
Membro Acadêmico do Colégio Brasileiro de Cirurgiões

LARISSA SIMÕES GALVÃO DA ROCHA
Acadêmica da Faculdade de Medicina da Universidade Estácio de Sá (UNESA), RJ
Aluna de Iniciação Científica na Área de Saúde Coletiva
Membro da Liga Acadêmica de Pneumologia

LAURA PÉREZ MONTEIRO DANTAS
Acadêmica da Faculdade de Medicina da Universidade Estácio de Sá (UNESA), RJ
Aluna de Iniciação Científica na Área de Neurologia

LEONARDO VILLA LEÃO FERREIRA
Acadêmico da Faculdade de Medicina da Universidade Estácio de Sá (UNESA), RJ
Monitor de Clínica Médica, Anatomia Patológica e Bases Moleculares
Aluno de Iniciação Científica no Estudo Laparc

LETÍCIA LUTTERBACH RIKER BOTELHO
Acadêmica da Faculdade de Medicina da Universidade Estácio de Sá (UNESA), RJ
Membro da Liga acadêmica de Infectologia

LETÍCIA ZARUR JUNQUEIRA DE ANDRADE
Acadêmica da Faculdade de Medicina da Universidade Estácio de Sá (UNESA), RJ
Monitora de Clínica Médica
Aluna de Iniciação Científica no Estudo LapARC
Membro e Fundadora da Liga Acadêmica de Cirurgia Cardiovascular

LIVIA MIGUEL ROMARIZ
Acadêmica da Faculdade de Medicina da Universidade Estácio de Sá (UNESA), RJ
Monitora de Propedêutica Médica
Aluna de Iniciação Científica na Área de Neurologia
Membro da Liga Acadêmica de Anestesiologia e Dor

LUCAS OLIVEIRA
Acadêmico da Faculdade de Medicina da Universidade Estácio de Sá (UNESA), RJ
Monitor de Habilidades e Simulação
Aluno de Iniciação Científica no Laboratório de Habilidades e Simulação
Membro da Liga Acadêmica de Geriatria e Gerontologia

LUDMILLA FERREIRA DE ARAGÃO
Acadêmica da Faculdade de Medicina da Universidade Estácio de Sá (UNESA), RJ
Monitora de Propedêutica Médica
Aluna de Iniciação Científica no Estudo LapARC

LUISA MENDES KAHL
Acadêmica da Faculdade de Medicina da Universidade Estácio de Sá (UNESA), RJ
Monitora de Clínica Médica

LUÍSA VILLAÇA GIRON
Acadêmica da Faculdade de Medicina da Universidade Estácio de Sá (UNESA), RJ
Monitora de Clínica Médica II
Membro da Liga Acadêmica de Oftalmologia
Aluna de Iniciação Científica na Área de Oftalmologia na Policlínica Ronaldo Gazolla

LUIZ FILIPE FERNANDES SILVA
Acadêmico da Faculdade de Medicina da Universidade Estácio de Sá (UNESA), RJ

LUIZ HENRIQUE MOREIRA DOS SANTOS
Acadêmico da Faculdade de Medicina da Universidade Estácio de Sá (UNESA), RJ
Monitor de Parasitologia
Membro da Liga Acadêmica de Neonatologia

LUIZA AMARAL NAHOUM
Acadêmica da Faculdade de Medicina da Universidade Estácio de Sá (UNESA), RJ
Monitora de Propedêutica Médica e Anatomia

LUIZA BARBOSA RAMOS
Acadêmica da Faculdade de Medicina da Universidade Estácio de Sá (UNESA), RJ
Monitora de Anatomia, Habilidades e Simulação e Emergências Médicas
Aluna de Iniciação Científica no Hospital Mater Dei, Belo Horizonte

LUIZA BERTHOUX PINHEIRO DOS SANTOS
Acadêmica da Faculdade de Medicina da Universidade Estácio de Sá (UNESA), RJ
Membro da Liga Acadêmica de Geriatria e Gerontologia

LUIZA OTERO VILLELA
Acadêmica da Faculdade de Medicina da Universidade Estácio de Sá (UNESA), RJ
Monitora no Laboratório de Habilidades e Simulação e em Humanidades, Medicina e Arte
Aluna de Iniciação Científica nas Áreas de Cirurgia Geral e Cirurgia do Aparelho Digestivo

LYZ TAVARES DE SOUSA
Acadêmica da Faculdade de Medicina da Universidade Estácio de Sá (UNESA), RJ
Monitora de Emergências Médicas

MARIA CATHARINA PIERSANTI VALIANTE
Acadêmica da Faculdade de Medicina da Universidade Estácio de Sá (UNESA), RJ
Monitora de Terapia Intensiva e Diretora da Liga de Terapia Intensiva

MARIA CLARA PACHECO PEREIRA
Acadêmica da Faculdade de Medicina da Universidade Estácio de Sá (UNESA), RJ
Monitora de Anatomia Humana e de Parasitologia

MARIA EDUARDA ALVES
Acadêmica da Faculdade de Medicina da Universidade Estácio de Sá (UNESA), RJ
Monitora de Oftalmologia

MARIA EDUARDA FERNANDES
Acadêmica da Faculdade de Medicina da Universidade Estácio de Sá (UNESA), RJ
Monitora de Emergências Médicas
Membro da Liga Acadêmica de Anatomia

MARIA LUIZA LEVINDO COELHO MARTINIS
Acadêmica da Faculdade de Medicina da Universidade Estácio de Sá (UNESA), RJ

MARIA LUIZA SILVA BARBOSA
Acadêmica da Faculdade de Medicina da Universidade Estácio de Sá (UNESA), RJ
Aluna de Iniciação Científica na Área de Saúde da Mulher

MARIANA DE ALMEIDA MACHADO
Acadêmica da Faculdade de Medicina da Universidade Estácio de Sá (UNESA), RJ
Monitora do Laboratório de Habilidades Específicas e Propedêutica Médica

MARIANA FERREIRA RIBEIRO
Acadêmica da Faculdade de Medicina da Universidade Estácio de Sá (UNESA), RJ
Monitora de Clínica Médica e Aluna de Iniciação Científica do Estudo LapARC

MARIANA ISTOE
Acadêmica da Faculdade de Medicina da Universidade Estácio de Sá (UNESA), RJ

MARINA GARUFFE NORBERTO
Acadêmica da Faculdade de Medicina da Universidade Estácio de Sá (UNESA), RJ
Monitora de Histologia e Clínica Médica

MARLON MANHÃES FAES
Acadêmico da Faculdade de Medicina da Universidade Estácio de Sá (UNESA), RJ
Monitora de Anatomia e Emergências Médicas

MATHEUS BARRADAS BRAGA
Acadêmico da Faculdade de Medicina da Universidade Estácio de Sá (UNESA), RJ
Monitor de Imunologia
Membro da Liga Acadêmica de Semiologia Médica

MATHEUS SLADE
Acadêmico da Faculdade de Medicina da Universidade Estácio de Sá (UNESA), RJ
Monitor de Bases Moleculares e Emergências Médicas
Aluno de Iniciação Científica no Estudo LapARC

NATÁLIA FERREIRA ZANUTO
Acadêmica da Faculdade de Medicina da Universidade Estácio de Sá (UNESA), RJ
Aluna de Iniciação Científica na Área de Educação Médica

NATÁLIA ROSSILHO MOYSÉS USHIJIMA
Acadêmica da Faculdade de Medicina da Universidade Estácio de Sá (UNESA), RJ
Aluna de Iniciação Científica no Estudo LapARC
Monitora de Saúde da Criança e do Adolescente
Enfermeira Graduada pela Universidade Estadual de Ponta Grossa (UEPG)

PAULA BERARDINELLI BASTOS DE OLIVEIRA
Acadêmica da Faculdade de Nedicina da Universidade Estácio de Sá (UNESA), RJ
Monitora de Clínica Médica
Membro da Liga Acadêmica de Neurologia

PEDRO JULIO PACHECO VELASCO
Acadêmico da Faculdade de Medicina da Universidade Estácio de Sá (UNESA), RJ
Monitor de Emergências Médicas
Aluno de Iniciação Científica no Estudo LapARC

PEDRO FIÃES LIMA RITTI
Acadêmico da Faculdade de Medicina da Universidade Estácio de Sá (UNESA), RJ
Membro da Liga Acadêmica de Semiologia Médica

PRISCILA DA COSTA MENDES DE SOUZA
Acadêmica da Faculdade de Medicina da Universidade Estácio de Sá (UNESA), RJ
Monitora de Anatomia, Habilidades e Simulação e Terapia Intensiva
Médica Veterinária Graduada pela Universidade Federal Rural do Rio de Janeiro (UFRRJ)

PRISCILLA SOUZA DA CRUZ
Acadêmica da Faculdade de Medicina da Universidade Estácio de Sá (UNESA), RJ
Monitora de Emergências Médicas
Aluna de Iniciação Científica na Área de Emergências Médicas

RAFAEL BELLOTTI AZEVEDO
Acadêmico da Faculdade de Medicina da Universidade Estácio de Sá (UNESA), RJ
Monitor de Propedêutica Médica e Clínica Médica
Aluno de Iniciação Científica no Estudo LapARC

RAFAEL GÓES COELHO
Acadêmico da Faculdade de Medicina da Universidade Estácio de Sá (UNESA), RJ
Monitor de Emergências Médicas
Membro e Fundador da Liga Acadêmica de Angiologia e Cirurgia Vascular
Membro Acadêmico da Society for Vascular Surgery

RAPHAEL DE FREITAS LIMA AGUIAR MARIZ
Acadêmico da Faculdade de Medicina da Universidade Estácio de Sá (UNESA), RJ

RAQUEL EBEL DE CASTRO
Acadêmica da Faculdade de Medicina da Universidade Estácio de Sá (UNESA), RJ
Monitora de Anatomia
Aluna de Iniciação Científica no Estudo LapARC

REBECA FERNANDES DE AZEVEDO DANTAS
Acadêmica da Faculdade de Medicina da Universidade Estácio de Sá (UNESA), RJ
Monitora de Parasitologia Médica
Membro da Liga acadêmica de Ginecologia e Obstetrícia

RICARDO DE AZEVEDO SERAINE CUSTODIO
Acadêmico da Faculdade de Medicina da Universidade Estácio de Sá (UNESA), RJ
Monitor de Clínica Médica

RICARDO NUNES QUINEPER
Acadêmico da Faculdade de Nedicina da Universidade Estácio de Sá (UNESA), RJ
Monitor no Laboratório de Habilidades e Simulação

RODRIGO SILVA
Acadêmico da Faculdade de Medicina da Universidade Estácio de Sá (UNESA), RJ
Monitor de Anatomia Humana, Otorrinolaringologia e Ambiente e Saúde
Aluno de Iniciação Científica no Estudo LapARC

ROXANNE CABRAL PINTO SANTOS
Acadêmica da Faculdade de Medicina da Universidade Estácio de Sá (UNESA), RJ
Membro da Liga Acadêmica de Clínica Médica
Aluna de Iniciação Científica na Área de Neurologia

STEPHANIE LILIENWALD OEI
Acadêmica da Faculdade de Medicina da Universidade Estácio de Sá (UNESA), RJ
Monitora de Farmacologia Médica
Membro da Liga Acadêmica de Dermatologia
Aluna de Iniciação Científica no Estudo LapARC

TAIS CARDOSO
Acadêmica da Faculdade de Medicina da Universidade Estácio de Sá (UNESA), RJ

THAIS BATALHA CAMPELLO
Acadêmica da Faculdade de Medicina da Universidade Estácio de Sá (UNESA), RJ
Monitora em Humanidades, Medicina e Arte
Aluna de Iniciação Científica na Área de Humanidades, Medicina e Arte

TIMNA CARDOSO D'ALMEIDA
Acadêmica da Faculdade de Medicina da Universidade Estácio de Sá (UNESA), RJ
Participante do Projeto de Extensão na Área de Anatomia

VICENTE ALMEIDA
Acadêmico da Faculdade de Medicina da Universidade Estácio de Sá (UNESA), RJ

VICTOR ARMOND
Acadêmico da Faculdade de Medicina da Universidade Estácio de Sá (UNESA), RJ

VICTOR BARROS ROLIM
Acadêmico da Faculdade de Medicina da Universidade Estácio de Sá (UNESA), RJ
Monitor de Propedêutica Médica e Parasitologia Médica
Membro da Liga Acadêmica de Semiologia Médica

VITÓRIA CARREIRO BRUM
Acadêmica da Faculdade de Medicina da Universidade Estácio de Sá (UNESA), RJ
Membro da Liga Acadêmica de Pneumologia

YASMIN TRINDADE BANDOLI
Acadêmica da Faculdade de Medicina da Universidade Estácio de Sá (UNESA), RJ

SUMÁRIO

1 ABORDAGEM INICIAL 1
Letícia Zarur Junqueira de Andrade ▪ Maria Clara Pacheco Pereira ▪ Matheus Slade Faria Mancebo
Ricardo de Azevedo Seraine Custódio ▪ Elizabeth Muxfeldt ▪ Taíssa Lorena dos Santos

2 ANAMNESE 7
Ana Luiza Castro Silva e Souza ▪ Gabriel de Pádua ▪ Laura Perez Monteiro Dantas
Maria Catharina Valiante ▪ Matheus Slade Faria Mancebo ▪ Pedro Fiães Lima Ritti
Thais Batalha Campello ▪ Victor Hassan Alves Armond ▪ Adilson Luiz Cunha de Aguiar Mariz
Antonio Augusto Masson ▪ Luiz Affonso Mascarenhas

3 SINAIS VITAIS 21
Beatriz Moura de Oliveira ▪ Débora de Castro Rocha Wandermurem ▪ João Victor Gonçalves de Hollanda
Elizabeth Silaid Muxfeldt ▪ Letícia Gonçalves da Rocha ▪ Monica Amorim de Oliveira

4 ECTOSCOPIA 37
Isadora Pessoa ▪ Leonardo Villa Leão Ferreira ▪ Luisa Villaça Giron ▪ Luiz Henrique Moreira dos Santos
Luiza Amaral Nahoum ▪ Luiza Barbosa Ramos ▪ Vicente Almeida ▪ Eduardo Micmacher
José Luiz de Jesus da Silva Jr

5 SEMIOLOGIA CUTÂNEA 55
Laio Terranova ▪ Livia Miguel Romariz ▪ Luiz Filipe Fernandes Silva ▪ Maria Clara Gutierrez Galhardo
Martina Gutierrez Galhardo

6 EXAME DA CABEÇA 71
Bernardo Lofiego Caffaro ▪ Laís Aguiar Carvalho ▪ Rodrigo Silva ▪ Taís dos Santos Cardoso
Diogo Gonçalves dos Santos Martins ▪ Elizabeth Silaid Muxfeldt ▪ Ricardo Bedirian

7 EXAME DO PESCOÇO E DA TIREOIDE 107
Fabio Heitor Cardoso Matsuura ▪ Felipe Mussi ▪ Giulia Basilone ▪ Isadora Pessoa ▪ Luisa Villaça Giron
Luiza Barbosa Ramos ▪ Pedro Julio Velasco ▪ Adriano Machado de Lacerda ▪ Eduardo Micmacher

8 AVALIAÇÃO DOS LINFONODOS 119
Danielle Pereira Zinezzi ▪ Filipe Detrano Ribeiro ▪ Leonardo Villa Leão Ferreira ▪ Maria Eduarda Alves
Matheus Barradas Braga ▪ Natália Rossilho Moyses Ushijima ▪ Adriano Machado de Lacerda
Denise dos Santos Silveira ▪ Janice Gonçalves Subilhaga

9 EXAME DO TÓRAX E DO APARELHO RESPIRATÓRIO 129
Ana Gabriela Moreira dos Santos Correia ▪ Bárbara Oliveira Castro ▪ Emily Quintino Soares
Giovanna Padilha Comerlato ▪ Julia de Reis Lucena ▪ Larissa Simões Galvão da Rocha
Maria Luiza Silva Barbosa ▪ Rebeca Fernandes de Azevedo Dantas ▪ Timna Cardoso D'Almeida
Victor Barros Rolim ▪ Vitória Carreiro Brum ▪ Yasmin Trindade Bandoli
Janice Gonçalves Subilhaga ▪ José Luiz de Jesus da Silva Jr ▪ Rita de Cássia Barboza Guimarães

10 EXAME DO APARELHO CARDIOVASCULAR 155
Bruna Gopp Botelho ▪ Bruno Elias Peres ▪ Daniela Gomes Barbalho ▪ Flávia Libório
Jéssica Pinheiro dos Reis ▪ Letícia Zarur Junqueira de Andrade ▪ Mariana Ferreira Ribeiro
Rafael Bellotti Azevedo ▪ Rafael Góes Coelho ▪ Raphael Mariz ▪ Raquel Ebel de Castro
Roxanne Cabral Pinto do Santos ▪ Elizabeth Silaid Muxfeldt ▪ Henrique Mussi
Letícia Gonçalves da Rocha ▪ Monica Amorim de Oliveira

11 SEMIOLOGIA DA CIRCULAÇÃO VASCULAR PERIFÉRICA 203
Bruna Gazal ▪ Rafael Góes Coelho ▪ Adilson Luiz Cunha de Aguiar Mariz

12 SEMIOLOGIA DO ABDÔMEN 225
Bruna Galper ▪ Gabriela Girão de Albuquerque ▪ Gustavo Robertson Filippo
Humberto Montilho Araújo Crivellari ▪ João Gabriel Silveira Lins ▪ Ludmilla Ferreira de Aragão
Luisa Mendes Kahl ▪ Maria Luiza Levindo Coelho Martinis ▪ Ricardo Nunes Quineper ▪ Rodrigo Silva
Denise dos Santos Silveira ▪ Inah Maria Drummond Pecly ▪ Taissa Lorena dos Santos

13 SEMIOLOGIA DAS MAMAS E DO APARELHO REPRODUTOR FEMININO 263
Ana Carolina Rodrigues ▪ Mariana Crespo Istoé ▪ Plínio Berardo

14 SEMIOLOGIA DO APARELHO REPRODUTOR MASCULINO, ÂNUS E RETO 285
Lys Tavares de Souza ▪ Marlon Manhães Faes ▪ Leonardo Abreu

15 O EXAME NEUROLÓGICO 303
Enrico Boechat Durighetto ▪ Gabriel Etienne Brito de Salles ▪ Luiza Otero Villela ▪ Paula Berardinelli Oliveira
Priscila da Costa Mendes de Souza ▪ Ana Cristina Tenório da Costa Fernandes ▪ Henryk Maultasch
Maria Helena Fonseca

16 SEMIOLOGIA OSTEOARTICULAR 347
Giovanna Ribeiro Gerstner ▪ Ilana Chaves de Botica Santos ▪ Isabella Furtado Melo Maul de Carvalho
Joao Paulo Xavier de Souza Mendonça ▪ Juliana Ribeiro Claper ▪ Larissa de Oliveira Velloso Costa
Leticia Lutterbach Riker Botelho ▪ Antonio Augusto Masson ▪ Elizabeth Silaid Muxfeldt
Janice Gonçalves Subilhaga ▪ Rafael Bica

17 AVALIAÇÃO SEMIOLÓGICA DO PACIENTE IDOSO 389
Lucas Oliveira ▪ Luiza Berthoux Pinheiro dos Santos
Maria Eduarda Fernandes ▪ Marina Garuffe Norberto
Natália Ferreira Zanuto ▪ Stephanie Lilienwald Oei
Ana Cristina Tenório da Costa Fernandes ▪ Eneida Glória dos Santos Mendes

18 ABORDAGEM SEMIOLÓGICA DO PACIENTE GRAVE 403
Camila Rohloff Monteiro ▪ Gabriela Rios ▪ Mariana de Almeida Machado
Priscilla Souza da Cruz ▪ Antonio Augusto Masson ▪ Rafael Bica

19 O REGISTRO DO EXAME FÍSICO NORMAL 421
Antonio Augusto Masson ▪ Rafael Bica

APÊNDICE 1 SEMIOLOGIA MÉDICA EM TEMPOS DE COVID-19: OS DESAFIOS DA PANDEMIA 425
Ilana Chaves de Botica Santos ▪ Josiane de Lima Balbino dos Santos ▪ Antonio Augusto Masson

APÊNDICE 2 RESPOSTAS DAS QUESTÕES 429

ÍNDICE REMISSIVO 437

Semiologia Essencial na Prática Médica
O Que Todo Clínico Deve Saber

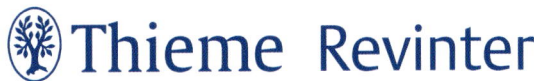

ABORDAGEM INICIAL

CAPÍTULO 1

Letícia Zarur Junqueira de Andrade ▪ Maria Clara Pacheco Pereira
Matheus Slade Faria Mancebo ▪ Ricardo de Azevedo Seraine Custódio
Elizabeth Muxfeldt ▪ Taíssa Lorena dos Santos

"Cada paciente deve se sentir um pouco melhor após a visita do médico, independentemente da natureza da doença."

W. T. Longcope

INTRODUÇÃO

Semiologia médica é o estudo do **conjunto de sinais e sintomas** apresentados pelo paciente. **Sintomas** são as queixas que colhemos durante a anamnese (a história que o paciente relata ao médico) e têm caráter subjetivo, dado que expressam sensações do paciente que podem ser percebidas, por cada indivíduo, de modos distintos. Os **sinais**, por outro lado, são os achados do **exame físico**, sob a estrita perspectiva do médico, ou seja, objetivamente. Em certos casos, sintomas como a dispneia (sensação de falta de ar) podem corresponder a sinais observados pelo médico, como o uso da musculatura acessória da respiração e a cianose.

Sabemos que, na prática clínica, cerca de 80% dos diagnósticos são estabelecidos por uma anamnese completa e um exame físico cuidadoso. Por sua vez, os exames complementares, como testes laboratoriais e de imagem que possam corroborar os achados semiológicos, ajudam-nos a confirmar a hipótese diagnóstica inicial, dimensionar a gravidade de determinada doença e nortear o acompanhamento da resposta terapêutica.

Os exames complementares não devem preceder ou preponderar sobre as informações obtidas no exame clínico. Ao contrário, sua indicação se baseia nos achados da anamnese e do exame físico e seus resultados devem ser interpretados à luz das hipóteses indicadas por estes processos iniciais. Quando seus resultados não são compatíveis com os achados semiológicos, devem ser questionados e revistos: como se diz corretamente na prática médica cotidiana, "a clínica é soberana".

Além do mais, exames complementares implicam custos para o sistema de saúde público ou privado, além de sempre imputar ao paciente um certo grau de sacrifício na sua realização, por mais simples que sejam. E, quando exames mais complexos e invasivos são solicitados, devemos considerar os riscos à integridade do paciente em relação aos seus potenciais benefícios no processo de investigação.

> Os exames complementares, quando bem indicados e criteriosos, constituem ferramentas valiosas que tendem a se encaixar aos dados do exame clínico, propiciando, via de regra, a construção mais fluida e natural de um raciocínio clínico eficaz.

ABORDAGEM CLÍNICA INICIAL

> "Nesta virada do milênio a medicina apresenta progressos tecnológicos espetaculares no diagnóstico e no tratamento das mais variadas doenças. Apesar de todos esses avanços, nunca o indivíduo foi tão esquecido. Nunca foram solicitados tantos exames desnecessários, apenas aumentando a ansiedade e a insegurança do paciente. Nunca a falta de diálogo e atenção foi tão evidente como a que se observa hoje. De forma geral, o paciente nunca esteve tão insatisfeito e desapontado como na época atual."
> Roberto Zeballos
> Prefácio do livro "A Arte Perdida de Curar" – Dr. Bernard Lown

Primeiros passos:

1. Cumprimentar o paciente (e seu acompanhante, quando for o caso).
2. Identificar-se de forma clara e informar o seu propósito.
3. Respeitar o paciente que não estiver em um bom momento para conversar, como em situações de fadiga, dor ou ansiedade.
4. Ouvir atenciosamente, respeitando o tempo do paciente.

A anamnese, que será discutida em detalhes no próximo capítulo, é realizada no primeiro contato do paciente com seu médico, sendo a pedra fundamental da **relação médico-paciente**. Na construção dessa relação, é preciso que o médico exercite a sua capacidade de se adaptar à realidade de cada indivíduo. Esse processo inclui linguagem, cultura e cotidiano, que podem variar de forma extrema em uma mesma área geográfica, impondo importantes desafios de comunicação. Demonstrar-se aberto e cortês em relação à trajetória pessoal e à bagagem cultural do paciente é uma postura importante para ganhar sua confiança e estabelecer uma relação profissional positiva.

Para cada indivíduo, devemos ter em mente que não se trata de "mais um paciente" ou pior, "mais uma doença". Acima de tudo, trata-se de uma pessoa que tem família, amigos, responsabilidades, trabalho... Muitas vezes, o evento mais ansiado da semana é ir à consulta médica e ser, de alguma forma, amparado e reconfortado. Assim, o primeiro passo na abordagem do paciente deve ser a escuta e o acolhimento – "escutar para cuidar".

Assim, o contato com o paciente exige atenção, respeito e empatia. Saber quando perguntar, quando ouvir e como conduzir, permite obter informações mais fidedignas e desenvolver uma relação de confiança com o paciente e com sua família, cuja cooperação frequentemente é essencial para uma melhor assistência.

RELAÇÃO MÉDICO-PACIENTE

Na trajetória da formação médica, o aprendizado do exame físico e o contato com o paciente fazem parte do sonho de praticar a medicina. Quando esse momento chega, muitos questionamentos surgem (como conversar, compreender e, principalmente, cuidar de um outro ser humano) e o objetivo desse livro é orientar estudantes, internos e residentes nos primeiros passos desta caminhada.

A relação médico-paciente é construída gradualmente, iniciando-se no momento da primeira anamnese e estreitando-se progressivamente entre dois indivíduos: o médico, dotado do conhecimento científico, e o paciente, que busca o alívio para suas aflições físicas e emocionais. Essa relação envolve a linguagem verbal e a expressão corporal, ambas instrumentais para a construção da empatia.

Parafraseando Moacyr Scliar, "Cuidar não significa necessariamente saber o que fazer; o mais das vezes, significa tentar alguma coisa, com êxito, sem êxito ou com êxito inesperado, incompreensível", ou seja, cuidar é buscar uma melhora, trabalhar por isso. Esse conceito constitui a base da prática médica e, além disso, todo o vórtice da relação médico-paciente.

> *"A arte da medicina está em observar.*
> *Curar algumas vezes,*
> *aliviar muitas vezes,*
> *consolar sempre."*

Nos tempos atuais, à medida que a saúde é entendida como um conjunto de fatores que vão muito além da simples "ausência de doença", o desafio da medicina atual é conseguir com que se exerça uma visão integral do paciente, visto não apenas como o portador de uma doença, mas sim um ser social com uma história de vida prévia, com vontades e valores próprios, que devem ser ponderados e considerados quando é feito seu atendimento e plano de cuidado. Seguindo a mesma lógica, a relação médico-paciente deve buscar estabelecer uma cooperação – o paciente deve participar ativamente do plano de cuidados, tanto na sua elaboração quanto na sua execução, não devendo apenas "obedecer" passivamente as decisões do médico. Isto, porém, só se faz possível quando é exercida a escuta empática e quando a pessoa é vista em sua integralidade.

> *"O médico trata o paciente, não a doença, sendo justamente essa a questão que torna tão complexa nossa arte."*
> Hipócrates

Vamos imaginar um exemplo prático:
Uma paciente que acaba de receber o diagnóstico de hipertensão arterial. Essa paciente é idosa, mora sozinha, não possui contato frequente com familiares e necessita realizar todas as tarefas diárias sozinha, como limpar a casa e fazer compras.

- **Abordagem centrada na doença**: seguindo as diretrizes vigentes é iniciada terapia medicamentosa e mudanças rígidas de estilo de vida, fazendo restrição de sódio e atividade física cinco vezes por semana. Essa paciente começa a tomar os medicamentos, faz a restrição do sódio e tenta começar as atividades físicas. Surgem então episódios de mal-estar, perda de equilíbrio e sonolência, a atividade física é esquecida por falta de disposição e companhia e a paciente se afasta do tratamento por estar se sentindo mal com ele.
- **Abordagem centrada no paciente**: introdução medicamentosa com metas pressóricas inicialmente menos rígidas, a diminuição gradual do sódio diário e a abordagem da importância do exercício físico o seu tratamento, sugerindo grupos de caminhada que possam auxiliar também no convívio social. Essa paciente se sente bem com o tratamento, melhora os níveis pressóricos, mantém suas atividades diárias e reduz seu risco cardiovascular, sem quedas e sem abandono do tratamento.

Mas o que você tem com isso? Você entra agora numa fase em que, embora ainda não tenha o registro médico e conheça muito pouco da prática médica, *já é médico* aos olhos dos pacientes. O paciente que você examina irá falar sobre sua intimidade, seus medos e suas visões de mundo. Poderá se emocionar e esperará, de você, uma resposta empática e atenciosa que lhe traga algum conforto. Assim, já durante o estudo da medicina, os estudantes estabelecem as suas primeiras **relações médico-paciente**.

> "Se a medicina é ciência e arte é no encontro médico-paciente que está a arte, esta prática artesanal das relações humanas em situações-limite."
> Ana Luisa R Mallet, em "Literatura e medicina, uma experiência de ensino"

Nesse contexto, é importante lembrar que o nosso conceito de doença nem sempre é o mesmo que o do paciente. Vivências prévias, momento de vida, emoções, espiritualidade, religiosidade, tudo isso vai influenciar no entendimento que cada pessoa tem da sua doença. É papel do médico compreender e acolher essa individualidade para definir, com o paciente, o melhor plano terapêutico a ser traçado.

COMO SER UM BOM OUVINTE?

Ser um bom ouvinte significa mais que ficar quieto quando alguém fala, mas também dedicar aquele momento àquela pessoa, recebendo o seu relato com atenção e sem julgamentos ou preconceitos. Para isso, é importante ter calma. Um médico que faz um atendimento em pé, fala correndo e interrompe o paciente não consegue fazer uma anamnese adequada.

O bom ouvinte cria uma situação de conforto para quem fala, assume uma expressão corporal "desarmada" e prioriza, no momento da consulta, o paciente e o que ele tem para dizer. Tudo que o paciente traz para a consulta tem valor para a história dele. É função do médico "filtrar" o que se relaciona com a doença e traduzir o que se diz para uma abordagem diagnóstica.

O médico bom ouvinte deve estar aberto ao aprendizado. A medicina vive em constante atualização científica e o paciente é uma fonte inesgotável de aprendizado com suas manifestações clínicas, percepções da doença e relações da doença com sua história de vida. Aceitar que a medicina é uma ciência em constante renovação, perceber a importância da relação médico-paciente e buscar aprimorar o aprendizado por esses caminhos são os passos de uma boa prática médica.

Nessa busca da comunicação com o paciente, não é incomum se deparar com pacientes analfabetos, com déficits sensoriais (surdez, cegueira, afasia, cadeirante ou estrangeiro) ou transtornos psiquiátricos. Tratam-se de outros desafios na comunicação, mas que nunca devem ser entendidos como empecilhos. Buscar novas alternativas de comunicação como cores, gestos, uso de linguagem popular e expressões culturais fazem parte do desafio diário e reforçam a arte e a beleza desta ciência.

A BIOÉTICA, A TECNOLOGIA E O EXAME FÍSICO

Em 1971, o oncologista Van Rensselaer Potter definiu o termo bioética como estudo da conduta humana nos cuidados da saúde e ciências da vida à luz dos valores e dos princípios morais.

À beira do leito, a bioética traz o ponto dos princípios morais da relação médico-paciente (o aprendizado diário, o experimentar e o tratamento) e do exame complementar, buscando a beneficência, a não maleficência (segurança do método) e a autonomia do paciente. Nesse sentido, a boa relação de troca, o exame físico minucioso e a história clínica bem detalhada permitem um refinamento diagnóstico e um melhor uso e eficácia do recurso, da terapêutica e do exame complementar.

Como último tópico deste capítulo, trataremos sobre o novo uso do exame complementar e da tecnologia: a telemedicina. Definida como o uso da comunicação e tecnologia na saúde, busca oferecer serviços de atenção, maior cobertura e, principalmente, maior abrangência de medicina de qualidade, tendo como fator principal a distância paciente e médico. Ainda que traga muitas discussões dos aspectos éticos e legais, busca maior acesso, equidade e qualidade nos sistemas de saúde. A telemedicina é uma ferramenta emergente, com grande potencial de auxílio à assistência em saúde contemporânea, podendo fortalecer e redimensionar a relação médico-paciente.

BIBLIOGRAFIA

Conselho Federal de Medicina. Telemedicina: CFM regulamenta atendimentos online no Brasil. Resolução CFM nº 2227/18. http://www.portal.cfm.org.br/index.php?option=com_content&view=article&id=28061. Acessado em 03/01/2020.

Lown B. A arte perdida de Curar. 1. ed. São Paulo: Peirópolis; 2008.

Mallet ALR, Barros A, Andrade L, Vaz L, Ferreira S, Porto Pereira SM. Literatura e medicina: uma experiência de ensino. 1. ed. Rio de Janeiro: Liros Ilimitados; 2014.

Porto CC. Exame Clínico. 8. ed. Rio de Janeiro: Guanabara Koogan; 2017.

Rego S, Gomes AP, Siqueira-Batista. Bioética e humanização como temas transversais na formação médica. Rev Bras Educ Med. 2008;32(4):482-491.

Scliar M. A Linguagem Médica. 1. ed. Publifolha; 2002.

ANAMNESE

CAPÍTULO 2

Ana Luiza Castro Silva e Souza ▪ Gabriel de Pádua
Laura Perez Monteiro Dantas ▪ Maria Catharina Valiante
Matheus Slade Faria Mancebo ▪ Pedro Fiães Lima Ritti
Thais Batalha Campello ▪ Victor Hassan Alves Armond
Adilson Luiz Cunha de Aguiar Mariz ▪ Antonio Augusto Masson
Luiz Affonso Mascarenhas

"Escute o paciente e ele lhe dirá o diagnóstico."
Sir William Osler (1904)

INTRODUÇÃO

A palavra **anamnese** é uma combinação dos termos gregos **ana** ("trazer de novo") e **mnesis** ("memória"). É definida como a entrevista clínica entre um profissional de saúde e um paciente. Seu objetivo é reunir as informações necessárias à compreensão dos agravos, de qualquer natureza, que motivaram a procura pelo atendimento médico. Para tanto, deve abordar tanto os aspectos relacionados com o problema em questão como com as informações inerentes ao indivíduo (identidade, hábitos de vida, relações interpessoais, grau de estresse, atividades profissionais, entre muitas outras).

Constitui a **pedra angular do método clínico porque,** quando bem realizada, orienta de modo decisivo a realização do exame físico e a solicitação de exames complementares para se chegar a um diagnóstico. Além disso, traz informações valiosas a respeito das possibilidades terapêuticas que poderão ser oferecidas ao paciente. Por ser o primeiro contato do médico com o paciente ou seu acompanhante, constitui excelente oportunidade para estabelecer um sólido vínculo interpessoal – uma relação que, embora formal e respeitosa, deve deixar o paciente à vontade para se expressar da forma que julgar mais adequada. Assim, seu linguajar deve ser **adequado à cultura e à capacidade de compreensão do paciente** e, acima de tudo, livre de quaisquer julgamentos sobre a sua pessoa ou seu comportamento.

ENTENDENDO

O primeiro elemento de uma boa anamnese é a **escuta atenta do relato do paciente**. Para isso, é necessário que seja realizada, se possível, em um ambiente silencioso e onde a privacidade do paciente seja respeitada. Com isso, evitam-se interferências e constrangimentos que, eventualmente, comprometam a acurácia dos dados.

O médico deve ter uma atitude empática, reforçando a construção de uma boa relação com o paciente. Deve ainda procurar um equilíbrio em sua condução: se, por um lado, deve direcionar a entrevista para levantar objetivamente as informações mais relevantes, por outro lado recomenda-se também deixar o paciente à vontade para que ele relate sua história sem muitas interrupções e na ordem que julgar mais conveniente. Caberá ao médico, a partir do relato obtido, encadear posteriormente as informações de um modo lógico e coerente, que dê substrato a um bom raciocínio clínico.

O seguimento de todos esses princípios propicia uma intervenção terapêutica tecnicamente adequada e individualizada, ou seja, centrada no paciente. Com isso, crescem as chances de se obter a desejada adesão às recomendações médicas, **favorecendo o desfecho clínico**. Algumas recomendações ou cuidados ilustram essas ideias:

- Não atender, dentro do possível, telefonemas ou chamados durante a entrevista.
- Manter o contato visual, evitando escrever ou digitar dados em demasia durante a fala do paciente.
- Fazer anotações curtas durante a entrevista, deixando para o final a organização das informações.
- Não influenciar ou sugestionar respostas do paciente.
- Evitar interromper precocemente o relato do paciente (é melhor aguardar que complete um pensamento, mesmo que as informações pareçam pouco valiosas).
- Evitar juízos de valor sobre questões sensíveis relatadas pelo paciente, como uso de drogas ilícitas ou outros aspectos de sua vida pessoal.
- Quando possível, avaliar se a profundidade da relação com o paciente e o nível de confiança já estabelecido permitem questionamentos que possam ser desconfortáveis ou constrangedores naquele momento.

A tarefa de obter os dados da anamnese e organizá-los em uma sequência lógica e coerente é do médico. Muitas vezes, o paciente fornecerá as informações necessárias de modo espontâneo. Em outras situações, ele poderá não relatar aspectos essenciais da história, por considerá-los irrelevantes, por não se recordar deles ou por diversos outros motivos.

Por isso, é sempre interessante deixar o paciente relatar, da sua maneira, as suas queixas e, em determinados momentos, realizar perguntas que procurem identificar informações ainda não mencionadas ou mal caracterizadas. Esta técnica tem a utilidade adicional de permitir, ao examinador, identificar os aspectos da história que o paciente considera mais relevantes – algo que, sem dúvida, facilita o raciocínio clínico.

É importante lembrar ainda que, na prática clínica, muitas vezes a história ficará incompleta a despeito dos melhores esforços do médico. Vários fatores concorrem para isso: falta de confiança do paciente nas consultas iniciais e o desconforto ao relatar problemas na presença de acompanhantes são apenas alguns que merecem menção. Assim, o médico deve ser flexível na sua abordagem e compreender que a história do paciente é uma construção que não se encerra na primeira entrevista. Após essas considerações, vamos analisar as informações que devem ser obtidas, de forma sistematizada, na anamnese:

Identificação

Registra os dados pessoais do paciente. Frequentemente, eles guardam estreitas relações com a inserção do indivíduo na sociedade e com aspectos mais objetivos, como o risco de desenvolver certas doenças, suas possibilidades terapêuticas e chances de melhora ou cura.

Antes de a iniciar, recomenda-se ao médico cumprimentar o paciente cordialmente, identificar-se e explicar o objetivo da entrevista. Os tópicos da identificação, que elencamos a seguir, devem ser abordados de forma fluida, evitando a realização de um interro-

gatório estático já no começo da interação: quanto mais a anamnese se assemelhar a uma conversa informal, menos intimidadora será para o paciente. Após datar a anamnese, os seguintes tópicos devem ser indagados:
- *Nome completo:* vale lembrar que a literatura recomenda, em geral, que se registre o nome completo do paciente, entretanto, em cenários de treinamento, como caso da disciplina de propedêutica e em reuniões de apresentações clínicas, é válido abreviar o nome no sentido de preservar a privacidade do paciente. Caso a pessoa prefira ser chamada por um nome social distinto, esta informação deve ser anotada e, doravante, usada preferencialmente sempre que se dirigir ao paciente.
- *Sexo:* algumas patologias têm incidências e evoluções relacionadas com o sexo biológico, que deverá ser indicado na identificação. Como exemplos, destacam-se colagenoses, endocrinopatias, distúrbios de saúde mental e algumas neoplasias. Caso o paciente se identifique como transexual ou pessoa não binária, esta informação deve ser registrada também e utilizada no trato pessoal.

> É importante lembrar....
> *Sexo biológico:* é definido pela constituição genética do indivíduo (genótipo masculino ou feminino), apresentando de modo correspondente expressões fenotípicas primárias (órgãos sexuais) e secundárias (distribuição de pelos, timbre da voz, composição muscular corporal, e várias outras).
> *Orientação sexual:* refere-se às pessoas com quem o indivíduo deseja estabelecer relações sexuais e afetivas. Exemplos: heterossexual, homossexual, bissexual ou assexual.
> *Identidade de gênero:* indica qual gênero o paciente percebe como sendo o seu. Pode (ou não) corresponder ao sexo biológico e não indica, *a priori*, a orientação sexual. Em geral, encontramos indivíduos cisgêneros (identificam-se com seu sexo biológico), transgêneros (identificam-se com o sexo biológico oposto) e não binários (não se identificam unicamente com qualquer dos sexos biológicos).

- *Idade:* elemento essencial, altamente relacionado com a incidência e a prevalência de diversas doenças e agravos.
- *Cor/etnia:* é um elemento que também se associa a particularidades na história natural de determinadas doenças, tais como a anemia falciforme (mais comum em afrodescendentes) e a esclerose múltipla (que ocorre mais em pessoas de ascendência europeia). Tradicionalmente, as pessoas são categorizadas no Brasil como pretas (ou negras), pardas, brancas, indígenas ou amarelas (neste caso, em referência particular a pessoas com ascendência em países do extremo-oriente, como a China e o Japão). Recomendamos que seja reportada de acordo com os critérios do IBGE, ou seja, com a autodeclaração do paciente, embora não existam ainda critérios que permitam uma descrição exata em todos os casos.
- *Estado civil:* independentemente do *status* formal, deve ser registrado de acordo com as informações prestadas pelo paciente, o que retrata melhor sua situação conjugal. As categorias usualmente empregadas são: solteiro, casado (incluindo uniões estáveis), separado (ou divorciado) e viúvo.
- *Ocupação:* certas profissões predispõem a algumas patologias por apresentarem riscos ocupacionais de natureza mecânica, psicológica ou bioquímica. Como exemplos, podemos destacar as atividades de mineração (risco de pneumopatias intersticiais) e de policiamento (risco de estresse pessoal e síndrome de *Burnout*). Na entrevista, deve-se

indagar a respeito das atividades profissionais exercidas atualmente e no passado, especialmente no caso de pacientes já aposentados.
- *Religião:* além de indicar possíveis aspectos da vida social do paciente, pode também informar sobre os limites que a relação médico-paciente poderá eventualmente encontrar. É o exemplo das testemunhas de Jeová, que habitualmente se opõem a transfusões sanguíneas com base em sua doutrina.
- *Nacionalidade:* os países possuem incidências de doenças e culturas muito diferentes, principalmente em relação a recomendações médicas.
- *Naturalidade:* diversos estados têm características próprias de linguajar, alimentação, estilo de vida e fatores de risco, principalmente infectocontagiosas.
- *Local atual de residência:* alguns bairros e regiões tem maior prevalência de determinadas doenças, podendo ainda ser indicadores indiretos das condições socioeconômicas nas quais o paciente se insere.

Queixa Principal (QP)

Após a identificação, o passo seguinte é indagar o paciente qual é o problema que o motiva a buscar o atendimento médico. Este problema é a "queixa principal", e deve ser relatada entre aspas e sempre **nas palavras do paciente**, devendo-se reservar a nomenclatura médica para as etapas posteriores da anamnese. Quando o paciente refere mais de um sintoma, devem-se considerar como "queixas principais" os três sintomas mais relevantes. A queixa principal pode ser também chamada de "**sintoma guia**".

Uma forma mais prática e mais direta de se obter a QP é a realização de perguntas abrangentes, como: "O que o(a) trouxe aqui hoje?, ou "O que o(a) senhor(a) sentiu que o(a) fez procurar ajuda médica?", estimulando a descrição desse sintoma-guia. A variedade de respostas dessa questão é grande. Alguns pacientes são mais diretos, relatando já logo o seu diagnóstico, e outros podem ser mais prolixos. Quando se trata de uma internação hospitalar eletiva ou de uma consulta de *check-up* (eventos em que não existe necessariamente um sintoma ou um desconforto), deve-se registrar na QP esse contexto especial. Por exemplo: "Veio fazer um *check-up?*" ou "Está internado para fazer uma cirurgia".

Em seguida, a queixa principal será descrita em detalhes na história da doença atual, etapa que será composta pelo relato minucioso do problema atual de saúde que motiva o atendimento.

História da Doença Atual (HDA)

A história da doença atual é a parte mais importante da anamnese, sendo a etapa que exige mais tempo, foco e conhecimentos sobre a fisiopatologia das diversas doenças. É aceitável que as primeiras tentativas sejam bastante incompletas: somente com a prática é possível aperfeiçoá-la, tanto no que se refere à obtenção dos dados como na sua estruturação lógica.

Nessa parte da anamnese, devemos descrever todos os acontecimentos que se relacionam com a queixa principal: eventos que antecederam (e que podem estar relacionados com) sua instalação, características da própria queixa, sua evolução temporal e sintomas possivelmente relacionados a ela.

A HDA é um relato pessoal do paciente sobre sua história e, como tal, deve ser interpretada: no seu registro formal, usamos expressões como "o paciente afirma", "segundo o paciente", "o paciente refere" etc. Apesar disso, neste registro é necessário descrever o relato em termos técnicos: "dispneia" em vez de "falta de ar", "pirose" em vez de "queimação", e assim por diante. Todavia, em nossa comunicação com o paciente devemos utilizar linguajar de fácil compreensão, dando preferência a termos coloquiais e adaptando-nos às suas capacidades de expressão e entendimento. Entretanto, é preciso cautela para não sugestionar o paciente, inibi-lo ou contestá-lo sobre a sua história.

Os dados da HDA devem ser organizados em uma **ordem cronológica**, de modo que seja possível compreender como o paciente chegou à atual situação em que se encontra. Para ajudar o paciente recordar certos eventos, podemos usar referências como datas festivas, dias santificados, eventos ou datas de aniversários. Cada sintoma deve ser caracterizado (com termos técnicos) quanto ao seu tempo desde a instalação e a aspectos como: a localização corporal, irradiações para outras regiões do corpo, intensidade, fatores de melhora ou piora, a qualidade subjetiva com que é percebido (por exemplo: dor "em pontada" ou "em queimação"), o caráter (contínuo, intermitente, esporádico) e os sintomas associados. A evolução temporal desses aspectos do sintoma também deve ser pesquisada: por exemplo, em casos de dispneia que se iniciam apenas a grandes esforços e que, com o tempo, passam a ocorrer aos menores esforços.

Certos fatores podem dificultar a coleta de dados. Alguns pacientes direcionam a anamnese, por estarem convencidos sobre a origem de seus problemas ou por não desejarem discutir a respeito de determinadas informações. Até mesmo a saúde psíquica ou física do paciente no momento da entrevista também pode afetar esse processo. Assim, é importante que o examinador não aceite, de imediato, hipóteses e afirmações que sejam apresentadas como as únicas possíveis e que se mantenha aberto a outras possibilidades, até mesmo para poder fazer as perguntas pertinentes e avaliar o grau de confiabilidade da história relatada. Ocasionalmente, os relatos de familiares e outros acompanhantes são primordiais para a compreensão do caso.

Uma abordagem flexível durante a entrevista também é útil: muitas vezes, são as informações dadas pelo paciente que permitirão ao examinador, no seu decorrer, escolher e sequenciar as perguntas mais apropriadas a fazer. Vale ressaltar também que, no ato de organizar *a posteriori* as informações da anamnese, todos os sintomas e eventos que pareçam se relacionar com a queixa principal devem constar da HDA – muitas vezes, tal julgamento é subjetivo e depende das impressões do examinador a respeito da história até aquele momento.

Interrogatório Complementar/Revisão de Sistemas

O interrogatório complementar é uma importante ferramenta utilizada para a **triagem de sintomas**, organizados por sistemas orgânicos. É uma etapa da anamnese realizada para não deixar de identificar sintomas que não foram descritos na QP ou HDA, complementando a história. **Além de auxiliar na elucidação da suspeita diagnóstica, a revisão de sistemas pode identificar efeitos importantes de comorbidades (conhecidas ou não) que, de outra maneira, não seriam valorizados.**

Assim, um paciente admitido por uma pneumonia comunitária poderia relatar, se perguntado a respeito, que apresenta diarreia sanguinolenta e emagrecimento há alguns meses (sugerindo a possibilidade de um câncer de cólon) ou que tem dores lombares de intensidade crescente (indicando, em portadoras de câncer de mama, a possibilidade de metástases ósseas).

Na prática, registramos aqui os sintomas que foram percebidos ao longo dos últimos 12 meses (estejam eles presentes ou não no momento da entrevista), e que não demonstrem relação **aparente** com a doença atual. Se o examinador julgar que esta relação existe, tais sintomas devem ser colocados na HDA, mesmo que tenham sido inicialmente

Quadro 2-1. Alterações a Investigar na Revisão de Sistemas

Órgãos e sistemas	Exemplos de sintomas relacionados
Gerais e constitucionais	Febre, fadiga, astenia, emagrecimento, inapetência, sangramentos anormais
Pele e fâneros	Mudanças de cor nas mucosas, lesões de pele, prurido, alopecia
Olhos/visão	Lacrimejamento, vermelhidão, fotofobia, acuidade visual
Orelhas/audição	Otalgia, zumbidos, otorreia, hipoacusia
Nariz/olfato	Epistaxe, rinorreia, anosmia, obstrução nasal
Cavidade bucal e vias aéreas superiores	Aftas, xerostomia, gengivorragia, dor de garganta, rouquidão, dores nos dentes
Cabeça e pescoço	Tumores, adenomegalias, bócio, dificuldades na movimentação
Sistema nervoso	Cefaleia, lipotimia, vertigem, alterações de força e sensibilidade, movimentos involuntários, alterações comportamentais, sintomas depressivos ou de ansiedade
Sistema respiratório	Tosse, dispneia, dor torácica, hemoptise
Mamas	Presença de nódulos, dores e ulcerações. Secreções atípicas.
Sistema cardiovascular	Dispneia aos esforços, dor precordial, palpitações, edemas
Sistema digestivo	Dor abdominal, disfagia, pirose, diarreia, constipação, plenitude pós-prandial, náuseas, distensão abdominal
Sistema urinário	Dor lombar, disúria, polaciúria, estrangúria
Genitália masculina	Descarga uretral, dor ou aumento testicular, lesões penianas
Genitália feminina	Metrorragias, dispareunia, descargas atípicas, lesões vaginais
Sistema vascular	Varizes, edemas, ulcerações, alterações de cor, dores
Sistema musculoesquelético	Dores em articulações, edemas, sinais flogísticos, lombalgia, cervicalgia, limitações aos movimentos
Sistema endócrino	Intolerância ao calor ou ao frio, polifagia e polidipsia, alterações no ciclo menstrual

apresentados aqui. Assim, muitas vezes, trata-se de uma distinção subjetiva, tornando-se mais precisa à medida que a anamnese é mais bem realizada e o examinador se torna clinicamente mais experiente.

À medida que o examinador adquire experiência na coleta e na análise de dados, será possível avaliar se determinadas informações esporádicas e sem relevância para o problema atual devem ou não ser relatadas.

Inicialmente pode ser difícil memorizar os sintomas relacionados com cada função orgânica, mas com a prática torna-se cada vez mais fácil evocar as perguntas que devem ser feitas sistematicamente para os investigar. Para facilitar a organização das perguntas, podemos seguir uma ordem que vai "da cabeça aos pés" (Quadro 2-1).

História Patológica Pregressa (HPP)
Nessa etapa, são registradas e caracterizadas todas as patologias conhecidas do paciente – estejam elas em atividade (como as doenças crônicas) ou já resolvidas (como infecções

Quadro 2-2. Dados a Pesquisar na História Patológica Pregressa

- **Doenças crônicas ou degenerativas:** diabetes melito, hipertensão arterial sistêmica, dislipidemia, asma etc. Registrar eventuais intercorrências e hospitalizações a elas relacionadas
- **Medicações em uso atual:** de preferência, com o nome da substância ativa e evitando-se, dentro do possível, o nome comercial. Indicar doses e posologias usadas
- **Doenças infectocontagiosas pregressas:** tuberculose, hepatites virais, doenças sexualmente transmissíveis
- **Doenças comuns da infância:** varicela, sarampo, rubéola, caxumba, febre reumática
- **Imunizações na infância, adolescência e idade adulta**
- **Cirurgias pregressas:** registrar a idade do paciente à época, a indicação da cirurgia e a evolução no pós-operatório imediato e tardio
- **Acidentes pessoais:** registrar a idade de ocorrência, necessidade de internação, terapêutica realizada e presença de eventuais sequelas
- **Hemotransfusões:** registrar quando foram feitas, sua motivação e se houve reações adversas
- **Alergias:** medicamentosas (que devem ser diferenciadas de reações adversas), alimentares, relacionadas com exposições ambientais (pelos de animais, determinados tecidos etc.)

prévias). Isso inclui, necessariamente, a lista das medicações em uso atual e suas doses – muitas vezes, esta informação possibilita ao médico saber sobre a existência de uma doença até então não relatada. Intercorrências relacionadas com a saúde do paciente, tais como reações alérgicas, traumatismos, hemotransfusões, imunizações já realizadas e acidentes também devem ser citados. As cirurgias já realizadas também devem ser elencadas, bem como a ocorrência de eventuais complicações. Essa parte da anamnese é de grande importância por fornecer uma visão ampla do estado de saúde do paciente.

Além de identificar comorbidades, a HPP auxiliará na construção da hipótese diagnóstica ao identificar fatores de risco de forma mais individualizada. Caso o examinador perceba que determinada patologia preexistente se relaciona com o desenvolvimento do problema atual, é preferível mencionar esta patologia na HDA, pois isso facilitará a compreensão do caso. Por exemplo: o paciente portador de doença coronariana conhecida, que procura atendimento médico em decorrência de uma dor precordial aguda (Quadro 2-2).

História Fisiológica (HFis)

Neste segmento da anamnese, são analisados dados relativos aos antecedentes pessoais fisiológicos do paciente. Devem ser coletadas informações sobre o seu nascimento (via de parto, prematuridade, complicações); o seu crescimento e desenvolvimento na infância e na adolescência; seu desenvolvimento psicomotor e posterior vida sexual (data da sexarca, se existe vida sexual ativa, quantidade de parceiros ou parceiras, prática de sexo seguro).

Em pacientes femininas, deve-se perguntar sobre a idade da menarca, as características dos ciclos menstruais (regularidade, volume, sintomas associados), o início da menopausa e, naquelas que ainda estão em idade fértil, o uso de métodos contraceptivos. Nestas, a data da última menstruação (DUM) também deve ser informada. A história obstétrica também é investigada nesta etapa: número de gestações (G), número dos partos (P), número de abortos (A) e também a via do parto (normal ou cesárea).

Como exemplo: uma mulher em sua terceira gestação, e sem histórico de aborto, é G3/P2/A0. Essas informações podem ser complementadas com perguntas adicionais: em que estágio da gestação houve aborto, se este foi espontâneo ou provocado, se a gestação ou o parto foram complicados por alguma doença ou intercorrência (diabetes gestacional, pré-eclâmpsia) e se o parto ocorreu a termo ou prematuramente.

Tais perguntas podem influir na sustentação de hipóteses diagnósticas para as queixas do paciente e, acima de tudo, contribuir para que o examinador conheça melhor a pessoa que ali se apresenta. Assim, uma mulher de 40 anos, com vida sexual ativa, sem uso de preservativos e que nunca realizou o exame preventivo tem um risco aumentado para câncer de colo de útero e deve ser adequadamente orientada, mesmo que seu problema atual em nada se relacione a isso.

História Familiar (HF)
Esta etapa da anamnese pode fornecer pistas importantes a respeito do diagnóstico da doença atual. A maior ocorrência de certas patologias em membros da mesma família pode se relacionar a fatores genéticos, ambientais ou socioculturais. Ademais, a transmissibilidade de doenças infecciosas como a tuberculose e a Covid-19 é diretamente proporcional à proximidade entre os indivíduos, assim ditos "contactantes" ou "transmissores".

Assim, depois de caracterizar quem são os parentes próximos ao paciente e quais são suas idades, é de suma importância que a anamnese contenha informações sobre as **doenças presentes em cônjuges, parentes de 1º grau (irmãos, pais, filhos) e de 2º grau (avós, tios, primos-irmãos e netos).** Os tratamentos realizados devem ser elencados. Caso tais pessoas já tenham falecido, a doença responsável deve ser questionada.

História Social
Este é um espaço para caracterizar os hábitos de vida do paciente, suas condições socioeconômicas e suas relações com seu ambiente e círculo pessoal. Busca-se entender não só as condições de risco para eventuais patologias, como também conhecer os valores do paciente e entender suas limitações e estruturas de apoio.

Nessa abordagem, recomenda-se iniciar com perguntas mais gerais e objetivas: sobre as condições de moradia (tipo e tamanho da residência, quantos cômodos, com quem coabita, qualidade da ventilação e da iluminação natural, presença de coleta de lixo, água encanada e saneamento básico) e da vizinhança (situações de violência, poluição sonora ou aérea). A existência de animais domésticos e sua condição de vacinação, se pertinente, também deve ser questionada.

Em seguida, abordam-se aspectos mais individuais. Os **hábitos alimentares** são pesquisados para se determinar uma associação aos agravos de saúde do paciente e a eventual necessidade de aconselhamento a esse respeito.

A realização de **atividades físicas** também deve ser descrita em sua qualidade, histórico e frequência. Há consenso sobre a prática de atividades aeróbicas (caminhada, corrida, natação, por exemplo) como fator positivo de prevenção das doenças cardiovasculares e a redução do estresse. Entretanto, esta deve atingir 150 minutos por semana, de preferência em cinco sessões. O uso de suplementos alimentares, estimulantes e produtos para emagrecimento sem orientação técnica deve ser interrogado, pois é considerada uma prática de risco.

O **uso de drogas** lícitas e ilícitas pode configurar comportamentos compulsivos ou dependências químicas, devendo ser abordado tanto pelo risco que representa como para que se conheça melhor o perfil comportamental do paciente. Cumpre questionar sobre o tempo de uso, a quantidade e a regularidade do consumo – bem como eventuais tentativas de interromper o hábito.

No caso do **tabagismo**, é válido determinar a **carga tabágica**, medida empírica que se correlaciona ao risco cumulativo relacionado ao consumo de cigarros. Ela é calculada em "maços-ano": o produto entre o número diário de maços de cigarro consumidos e o tempo (em ano) transcorrido desde o início do hábito. Os pacientes com carga tabágica maior do que 20 maços/ano apresentam risco aumentado para DPOC, como também dislipidemia (síndrome metabólica) e risco cardiovascular. O uso de **cigarros eletrônicos** e **vaporizadores como narguilé (sessão de 1 hora corresponde fumar cerca de 100 cigarros comuns)** também devem ser descritos como notória nocividade.

Sobre o consumo de bebidas alcoólicas, indaga-se sobre o tipo (fermentada ou destilada), frequência de consumo (diário, semanal, festivo) e quantidade ingerida. Em termos práticos podemos considerar **1 dose-padrão média de 14 gramas de álcool**, que corresponde aproximadamente a uma taça de vinho (150 mL), uma dose de uísque ou outro destilado (50 mL) ou uma garrafa *long neck* de cerveja (350 mL).

Considera-se uma faixa de segurança em termos de saúde – **consumo moderado** – quando não se ultrapassa 7 doses-padrão por semana. Diante disso, é recomendável investigar se está ocorrendo o *binge-drinking*, uma modalidade de ingestão cada vez mais predominante em nosso meio, em que o indivíduo tende a beber nos fins de semana, consumindo quatro ou mais doses (mulheres) ou cinco ou mais doses (homens) em poucas horas. Tal prática aumenta os riscos de doenças cardiovasculares, neoplasias e hepatopatias, como a esteatose, a hepatite alcóolica e a cirrose.

Em seguida, podemos indagar o paciente sobre a sua **escolaridade** e caracterizar melhor a sua **vida profissional**, tanto com relação a riscos ocupacionais como no que concerne ao seu grau de realização pessoal com a atividade desempenhada, situações de estresse que possam estar presentes e planos para o futuro.

As **relações sociais** do paciente também devem ser exploradas: com quem vive cotidianamente? Há alguém que tenha dependência direta dele, seja material ou emocionalmente? Qual a rede de apoio emocional disponível? Qual a sua situação financeira? Esses fatores podem influir na estratégia de tratamento a ser empreendida.

Finalmente, é importante perguntar sobre **viagens e deslocamentos** recentes ou habituais, considerando-se que diversas doenças são endêmicas em determinadas regiões e países: é o caso da malária e da febre amarela em regiões de florestas tropicais do Brasil e de outros países.

História da Pessoa

Aqui, deve ser feito o registro **da percepção** do indivíduo sobre sua saúde e, mais amplamente falando, sobre sua vida pessoal. As suas expectativas e respeito do desfecho de seus atuais problemas devem também ser avaliadas. O Quadro 2-3 relaciona uma possível abordagem complementar – o mnemônico IPE (ideias/preocupações/expectativas).

Quadro 2-3. Dados Importantes na História da Pessoa

Ideias	Preocupações	Expectativas
Consciência sobre a doença	Dúvidas sobre seu prognóstico?	Cura? Retorno às atividades habituais?
Alterações que a doença impõe ao seu cotidiano e relações interpessoais	Temores acerca de sua condição?	O que ele pretende fazer quando sair dali?
Relação com o ambiente, serviço e colegas	Possíveis problemas familiares?	O que o espera lá fora?

CONCLUINDO A ANAMNESE

Ao terminar a entrevista com o paciente e preparar o seu relato formal, sugerimos que o examinador releia a sua anamnese e questione se o que foi escrito realmente corresponde à conversa que acabou de ter com o paciente, tanto em conteúdo como nas ênfases apresentadas. Assim, poderão ser feitas eventuais correções que tornem o texto o mais claro possível, para garantir a compreensão por parte de terceiros que o leiam ou do próprio posteriormente.

APROFUNDANDO

Na realização da anamnese, um elemento fundamental é a caracterização dos sintomas relatados. Um mesmo sintoma pode-se manifestar em uma ampla gama de patologias, e a descrição mais minuciosa de seus aspectos fornece importantes pistas para que o examinador consiga elaborar as hipóteses diagnósticas mais prováveis e, assim, direcione sua abordagem para investigá-las com mais profundidade. Nessa seção, exemplificaremos esse processo, analisando alguns sintomas cardinais sob esse prisma e indicando as perguntas que devem ser feitas a seu respeito.

Dispneia. Para este sintoma, é essencial descrever **quando** começou e como tem sido a **evolução temporal** de sua intensidade: tipicamente, descrevemos a dispneia como "leve" se ela ocorre aos grandes esforços físicos, "moderada" se ocorre aos médios esforços e "grave" quando ocorre aos mínimos esforços ou mesmo em repouso. Para essa quantificação, podemos perguntar especificamente sobre atividades do cotidiano: subir dois lances de escada, caminhar em torno de um quarteirão, vestir-se e pentear-se etc. A ocorrência de **sintomas associados** (febre, tosse, dor torácica) deve ser questionada. Investiga-se também se a dispneia teve **instalação súbita ou progressiva** e se pode estar relacionada com **fatores precipitantes** como mudanças súbitas de temperatura ou exposição a alérgenos.

Tosse. Pode ser **seca** (sem a eliminação de secreções) ou **produtiva** (com expectoração clara ou esverdeada). A presença de sangue na expectoração pode assumir a forma de **hemoptoicos** (pequenas "raias" de sangue) ou **hemoptise** (sangue em quantidade maior). O **tempo de instalação** e a presença de **sintomas associados** (febre, dor torácica, dispneia, pirose, congestão nasal) são informações importantes a averiguar. Da mesma forma, a eventual **relação com alergenos, substâncias irritativas ou mudanças climáticas** deve ser explorada.

Dor. Diante desse sintoma, é necessário descrever sua **localização e irradiação**. Precisamos também saber **há quanto tempo** a dor se instalou, **como evoluiu** desde seu início (melhor, pior ou estável) e o seu **caráter** (contínua, intermitente, esporádica). A sua **intensidade** pode ser avaliada por qualificadores (dor leve, moderada, intensa ou excruciante) ou escalas numéricas equivalentes (de zero a dez, sendo uma dor grau "dez" a mais intensa que o paciente já teve). Já a **qualidade** da dor descreve o tipo de sensação que ela representa: pode ser descrita como uma "pontada", uma "queimação", um "aperto", uma "facada", uma "cólica" etc. É importante também questionar se existem **fatores de piora ou de alívio** da dor, assim como **sintomas associados** (febre, náuseas, dispneia etc.). O Quadro 2-4 exemplifica algumas patologias e as características das dores que costumam provocar.

Quadro 2-4. Alguns Padrões de Dor Comuns na Prática Clínica

Patologia	Características típicas da dor associada
Isquemia coronariana	Dor precordial, em aperto, com frequentes irradiações para o pescoço, a mandíbula e o braço esquerdo. É desencadeada ou agravada pelo estresse pessoal e pelo esforço físico. Habitualmente melhora com o repouso e com o uso de nitratos. Associa-se a dispneia, sudorese fria e taquicardia
Embolia pulmonar	Dor torácica, em pontada, habitualmente unilateral, que se instala de forma súbita e piora marcadamente à inspiração. Não tende a se irradiar e não possui fatores de alívio claros. Tipicamente associada a taquicardia e dispneia
Herpes-zóster	Dor superficial, em "agulhadas", que se distribui ao longo de um ou mais dermátomos, em um território onde se observam lesões vesiculares que, após alguns dias, transformam-se em crostas. Piora ao toque ou ao contato com roupas e demais tecidos
Úlcera péptica	Dor epigástrica, em "queimação", sem irradiações, habitualmente associada a náuseas e plenitude pós-prandial. Agrava-se durante (ou logo após) as refeições e alivia-se com o uso de antiácidos ou inibidores da secreção ácida pelo estômago
Pancreatite aguda	Dor no terço superior do abdômen, com irradiação para o dorso, muito associada a náuseas e habitualmente disparada e agravada por refeições copiosas ou ingestão de bebidas alcoólicas
Litíase urinária	Dor em flanco, unilateral, de instalação rápida (segundos a minutos), muito intensa e que se irradia para o terço inferior do abdômen e órgãos genitais. Não há posições corporais de alívio ou piora
Hérnia discal lombar	Dor lombar, em pontada, unilateral, com irradiação para as regiões do glúteo e da coxa posterior, habitualmente pior quando o indivíduo fica em pé ou sentado por longos períodos

Sangramento. Neste caso, é muito importante questionar **há quanto tempo** vem sendo observado, seu caráter (contínuo ou intermitente), seu **volume aproximado** e sua **localização**, bem como saber se é um sangramento **isolado ou misturado às evacuações, à diurese ou às secreções respiratórias**. A presença de sintomas como adinamia, palpitações, oligúria e lipotímia pode ser indicativa de perdas mais graves. A ocorrência de outros sintomas (dor, febre, diarreia, emagrecimento) também deve ser pesquisada. No caso de sangramentos vaginais, a sua correlação com o ciclo menstrual é necessária para definir se estamos diante de um ciclo de características anormais ou de um sangramento fora da época esperada. De acordo com a localização do sangramento, devemos usar o termo adequado para nos referirmos a ele. O Quadro 2-5 descreve as terminologias mais importantes.

Cumpre ressaltar que o aparelho digestivo é dividido em dois segmentos. O tubo digestivo "alto" é composto pelo esôfago, estômago e duodeno, terminando no ângulo de Treitz, local em que ocorre a transição entre o duodeno e o jejuno. Já o tubo digestivo "baixo" é composto pelas estruturas distais ao ângulo de Treitz: jejuno, íleo, cólon, reto e mucosa anal.

Febre. É necessário avaliarmos se a febre foi **aferida** (com o valor de temperatura obtido) ou se foi apenas uma sensação subjetiva. A presença de **calafrios, sudorese, astenia, artralgias e mialgias** também deve ser investigada, mas sempre tendo em mente que a febre pode se associar a uma miríade de sintomas, os quais devem ser minuciosamente

Quadro 2-5. Denominações de Alguns Tipos de Sangramentos

Origem do sangramento	Termo utilizado e observações a respeito
Cavidade nasal	**Epistaxe**
Ouvidos	**Otorragia**
Vias aéreas – tosse	**Hemoptise** (maior volume) ou **hemoptoicos** (raias de sangue)
Vias urinárias – urina	**Hematúria**
Vaginal	**Metrorragia** – sangramento fora do ciclo menstrual **Hipermenorreia** – fluxo menstrual de volume ou duração excessivos
Tubo digestivo alto – vômitos	**Hematêmese**. O fluido eliminado tem uma coloração acastanhada, descrita como "borra de café"
Tubo digestivo alto – evacuações	**Melena**. As fezes têm cor negra (de "piche") e odor muito fétido
Tubo digestivo baixo	**Hematoquezia**. O sangue tem coloração vermelho-viva, podendo ou não estar misturado às fezes
Cavidade abdominal	**Hemoperitônio**
Espaço pleural	**Hemotórax**

questionados ao longo da entrevista. O **tempo de instalação e o padrão circadiano de evolução** devem ser relatados.

Perda de peso. Um dos seus aspectos essenciais é a **quantificação**: em geral, perdas não planejadas acima de 10% do peso corporal original em até 6 meses indicam a possibilidade de doenças sistêmicas como neoplasias ou outras patologias inflamatórias crônicas. O **tempo** em que a perda se desenvolveu deve ser esclarecido e, caso o paciente não saiba informar sobre a perda quantitativa de peso, parâmetros como a largura das roupas podem ser explorados. A avaliação de **mudanças nos hábitos de vida** (padrões de alimentação, exercícios físicos, uso de medicações para perda de peso) podem esclarecer as suas causas, e faz-se necessário também questionar sobre outros sintomas, tais como dores crônicas, febre, inapetência e diarreia.

Diarreia. Embora haja certa controvérsia sobre quais são as frequências e volumes diários de evacuações que constituem a diarreia, o parâmetro mais confiável é a comparação individual: o paciente descreve alterações de frequência, volume e consistência das suas evacuações em relação ao seu padrão normal. Assim, diante de uma queixa de diarreia devemos estabelecer sua **cronologia**: ela é **aguda** se ocorre há menos de 14 dias, **persistente** se ocorre entre 14 e 21 dias e **crônica** se tem duração maior que 21 dias. Para cada uma dessas situações, há diversas causas mais prováveis.

Outra questão importante, cujo esclarecimento pode ser facilitado pela história, é se a diarreia é **alta** (originada de lesões no intestino delgado) ou **baixa** (originada de lesões do cólon). Diarreias "altas" são normalmente mais volumosas, de conteúdo pastoso/gorduroso, ocorrem em relativamente poucos episódios por dia (cerca de 3 a 5 evacuações) e se associam mais a perdas ponderais e sinais de desnutrição. Já as diarreias "baixas" são tipicamente aquosas, ocorrem em pequenos volumes e muitos episódios (podendo chegar a mais de 10 evacuações diárias), e são muito associadas a cólicas abdominais e **tenesmo**: uma sensação de urgência para defecar e de evacuações incompletas.

Em ambos os casos, a avaliação da desidratação associada é fundamental, bem como de sintomas como febre, dor abdominal e náuseas. Informações a respeito de possíveis fontes de contaminação (alimentos contaminados, água e esgoto não tratados, ocorrência de diversos casos em grupos de pessoas próximas, viagens) são essenciais para o seu esclarecimento.

Ao longo deste livro, teremos a oportunidade de apresentar diversos outros sintomas e estudar como eles devem ser caracterizados, na anamnese, para que possamos compreender melhor o que representam no processo de saúde e doença do paciente.

CONCLUSÃO

O médico diligente se prepara tecnicamente para a anamnese e aborda seu paciente com tato e empatia. Dispensa o tempo necessário para a coleta de uma história completa, caracteriza cuidadosamente as queixas e dados-chave do relato, e prioriza o raciocínio clínico sobre o uso dos exames complementares. Tais atitudes possibilitam a construção de uma relação médico-paciente de confiança e elevam a qualidade da assistência. Disso resultam, via de regra, avaliações mais corretas, melhor aderência ao plano terapêutico e desfechos clínicos mais positivos.

BIBLIOGRAFIA

A Menace to the Public Health – Contact Tracing and the Limits of Persuasion. Acessado em 28 de ago de 2020. Disponível em: https://www.nejm.org/doi/full/10.1056/NEJMp2021887

Bates B, Bickley LS, Szilagyi PG. Bates Propedêutica Médica. 11. ed. Rio de Janeiro, RJ: Guanabara Koogan; 2015.

Even Moderate Drinking May Raise Hypertension Risk in Diabetes. Acessado em 28 de ago de 2020. Disponível em: https://www.medscape.com/viewarticle/937871

Exame Clínico/Porto, Celmo Celeno, Arnaldo Celeno Porto. 8. ed. Rio de Janeiro: Guanabara Koogan; 2017.

Five Practices May Help Physicians Be Present, Connect with Patients. Acessado em 3 de mar de 2020. Disponível em: https://www.medscape.com/viewarticle/923505

Gouveia TS, Trevisian AB, Santos CP, Silva BS, Ramos EMC, Proença M, Ramos D. Relação da carga tabágica com marcadores inflamatórios, marcadores metabólicos, composição corporal, força muscular e capacidade cardiorrespiratória em tabagistas. J Bras Pneumol. 2020;46(5):e20180353.

Longo DL et al. Medicina interna de Harrison. 19. ed. Porto Alegre: AMGH; 2016

Masson A, Sampaio L, Cavadas AC. Reflexões sobre o direito universal à anamnese clínica. Revista Dissertar [Internet]. 2018 [citado 29set.2020];1(28 e 29):11-8.

Masson A, Sampaio LV, Cavadas ACM. As Ciências Biológicas e da Saúde na Contemporaneidade Capítulo 9. Reflexões sobre o direito universal à anamnese clínica na nova era da autonomia dos pacientes. Athena Ed. [Internet]. 2019. Acessado em 3 de mar de 2020. Disponível em: DOI 10.22533/at.ed.1591928039

UC San Diego School of Medicine – A practical guide to clinical medicine. Acessado em 3 de mar de 2020. Disponível em: https://meded.ucsd.edu/clinicalmed/history.html

SINAIS VITAIS

Beatriz Moura de Oliveira ▪ Débora de Castro Rocha Wandermurem
João Victor Gonçalves de Hollanda ▪ Elizabeth Silaid Muxfeldt
Letícia Gonçalves da Rocha ▪ Monica Amorim de Oliveira

"Nenhum ser humano é capaz de esconder um segredo. Se a boca se cala, falam as pontas dos dedos."

Sigmund Freud

INTRODUÇÃO

Os sinais vitais são os indicadores básicos do estado de saúde de um paciente, constituindo um conjunto de dados clínicos que permitem a rápida **avaliação das funções vitais de forma quantitativa:** são medidas numéricas que podem refletir estresses fisiológicos ou situações patológicas, constituindo parte da abordagem inicial de um paciente. São dados semiológicos essenciais para a realização de um raciocínio clínico eficaz, assim como a anamnese e o exame físico segmentar.

Embora a aferição dos sinais vitais possa ser feita por diversos profissionais da área da saúde, muita vezes antes da consulta médica, recomenda-se que o médico a faça pessoalmente no início da consulta para efeito de maior precisão do seu exame físico.

Enfocaremos, a seguir, os quatro sinais vitais considerados clássicos: **temperatura, frequência cardíaca (estimada pelo pulso radial), pressão arterial e frequência respiratória** (Quadro 3-1). Entretanto, cabe complementar que, em cenários como as situações de emergência e os pacientes com maior instabilidade fisiológica, utiliza-se também a **oximetria de pulso** – técnica não invasiva para verificação da troca gasosa e da oferta de oxigênio tecidual – para avaliar eventual hipóxia especialmente na ocorrência de distúrbios ventilatórios ou cardiovasculares. Finalmente, ressaltamos que a presença de **dor** e a sua quantificação durante qualquer abordagem clínica constitui também outro parâmetro que pode ser considerado como um "sinal vital" e, de fato, contribui para uma avaliação mais abrangente do paciente. A análise da estimativa da dor e suas repercussões sobre o exame físico será aprofundada no Capítulo 18 – Abordagem do paciente grave.

Quadro 3-1. Sinais Vitais "Tradicionais"

- Temperatura
- Frequência respiratória
- Frequência cardíaca
- Pressão arterial

TEMPERATURA CORPORAL
Entendendo

A temperatura corporal é um importante indicativo de saúde ou de processo patológico. Ela é o resultado do equilíbrio entre a produção e a perda de calor pelo corpo, sendo seu controle realizado pelo centro termorregulador do hipotálamo. O valor fisiológico da temperatura corporal central pode variar de acordo com diversos fatores, tais como a idade, o ciclo circadiano e, em mulheres, a fase do ciclo ovulatório. Além disso, as medidas também variam com o local de aferição: mais elevadas na aferição retal, mais baixas no oco axilar e assumindo valores intermediários quando realizadas na cavidade oral ou na membrana timpânica. Cabe ressaltar, finalmente, que há variações individuais.

Para fins didáticos, vamos nos ater aos valores das medidas axilares, que são as mais comuns na prática cotidiana. De qualquer forma, para monitorização da temperatura corporal é recomendado que se utilize sempre o mesmo local para aferição, evitando as variações entre os diferentes locais de aferição (Quadro 3-2).

- **Termômetros:** conforme as normas definidas pela ANVISA (RDC nº 145/2017), a partir de janeiro de 2019, fica proibido em todo o território nacional a fabricação, importação e comercialização, assim como o uso em serviços de saúde, dos termômetros e esfigmomanômetros com coluna de mercúrio. Por conseguinte, é recomendado o uso de termômetros digitais calibrados no Brasil.
  - **Termômetro digital:** cuidados para a aferição da temperatura axilar (Fig. 3-1a):
    - Higienização da axila (evitar a umidade local) e do termômetro.
    - Ligar o termômetro e verificar se na tela aparece o seu valor inicial fixo.
    - Colocar a ponta do termômetro no oco axilar em contato com a pele.
    - Esperar alguns minutos até ouvir um sinal sonoro.
    - Retirar o termômetro e verificar o valor da temperatura na tela.
    - Limpar a ponta metalizada com algodão ou gaze umedecida em álcool 70º.
  - **Termômetro infravermelho:** dependendo do tipo de termômetro infravermelho de testa, é possível medir a temperatura colocando o aparelho diretamente em contato com a pele ou a uma distância de até 5 cm da fronte. Para usar este tipo de aparelho da forma correta, deve-se (Fig. 3-1b):
- Ligar o termômetro e verificar se na tela aparece o número zero.
- Aproximar ou encostar (a depender das especificações de cada aparelho) o termômetro na fronte, logo acima da sobrancelha. Se necessário, higienizá-lo com álcool após o uso.
- Ler o valor da temperatura e retirar o termômetro da fronte.

Quadro 3-2. Temperatura Axilar em Adultos

Valor aferido	Significado
Abaixo de 35,2º C	Hipotermia
35,2 a 36,9º C	Normal
37,0 a 37,5º C	Febrícula
37,6 a 38,5º C	Febre moderada
38,6º a 41,5º C	Febre alta
Acima de 41,5º C	Hiperpirexia

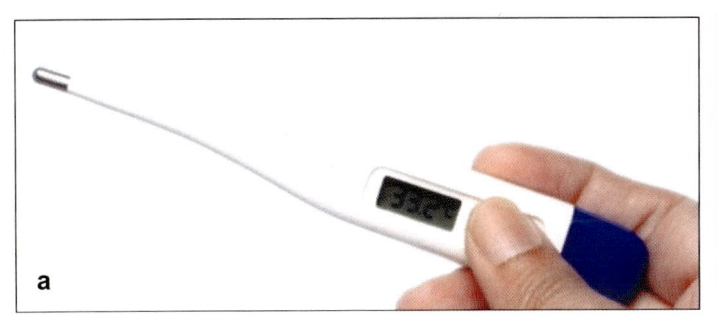

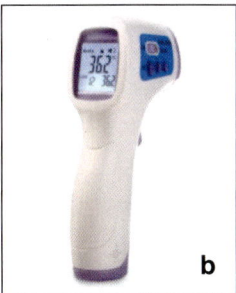

Fig. 3-1. Termômetros digital (a) e infravermelho (b).

Aprofundando
Febre
Pode ter origem central (por transtornos de termorregulação do próprio sistema nervoso) ou, mais comumente, decorrer da ação de pirogênios, substâncias endógenas (elementos da resposta imune do organismo) ou exógenas (componentes da estrutura de microrganismos, tais como bactérias e fungos) e que estimulam o aumento do ponto de ajuste no centro termorregulador hipotalâmico, causando a elevação da temperatura corporal. Tal elevação é mediada pela liberação de adrenalina, que eleva a velocidade das reações do metabolismo e o tônus muscular: o organismo gera calor por tremores musculares. Já o seu resfriamento ocorre por vasodilatação, permitindo perda de calor pela pele, com o aumento da sudorese e da evaporação.

A febre pode-se manifestar de diversas maneiras, devendo ser observadas as características semiológicas deste evento, como: início, intensidade, duração, evolução e término.

- *Início:* súbito (minutos a horas) ou insidioso (dias e semanas).
- *Intensidade:* febrícula, febre moderada, febre alta ou hiperpirexia. Neste último caso, a elevação sustentada acima de 41,5°C pode produzir lesões no sistema nervoso central.
- *Duração:* **prolongada** se acomete o paciente há mais de 1 semana de forma contínua ou não. Neste caso, correlaciona-se com patologias de apresentação subaguda ou crônica, tais como tuberculose, linfomas, endocardite infecciosa e colagenoses.
- *Evolução:* **contínua** quando a temperatura está sempre acima do normal, sem grandes variações (p. ex., pneumonia). É **irregular** quando existe grande variação cíclica ou até mesmo alternância com períodos afebris (p. ex., sepse, abcessos pulmonares, fase inicial da malária, tuberculose). Dentro da definição de febre irregular, pode-se ainda identificar padrões específicos de variação: febre **remitente** (hipertermia diária, como ocorre em diversos casos de sepse e infecções virais e bacterianas) ou **intermitente** (febre interrompida ciclicamente por um período de apirexia, como ocorre nos casos de malária).
- *Término:* avaliar se a febre cessa de forma abrupta (em "crise") ou gradual (em "lise").

Sinal de Lennander
É a dissociação da temperatura axilorretal maior que 1°C, presente nos casos de abdome agudo. Vale ressaltar que atualmente é raramente utilizado na prática clínica.

Síndrome Febril

Inclui a febre e outros sintomas e sinais, como: astenia, inapetência, cefaleia, taquicardia, taquipneia, oligúria, mialgia, calafrios, sudorese, náuseas, vômitos, delírio, confusão mental e até convulsões. A associação e a variação desses sinais e sintomas tem relação direta com a magnitude da hipertermia. Em idosos, a febre é um sinal menos observado, mesmo quando se trata diante de um processo infeccioso ou inflamatório sistêmico. Portanto, em pacientes idosos recomenda-se sempre atentar para a presença de outras possíveis manifestações de infecção grave, tais como prostração, confusão mental, inapetência e queda da pressão arterial, que ocorrem comumente em situações como infecções urinárias e pneumonias.

Hipotermia

Geralmente é ocasionada por ação da exposição prolongada em ambientes de temperatura extremamente baixa, quando os mecanismos neurológicos de termorregulação não conseguem mais compensar a perda de calor e a temperatura corporal fica abaixo de 35,2° C. No entanto, pode estar associada a disfunção endócrina, intoxicação por álcool e certos fármacos, desnutrição, vasoconstrição por sepse, distúrbios neurológicos que afetam a termorregulação e outras anormalidades sistêmicas. É mais comum em idosos e também frequente nos pacientes em pós-operatórios imediatos, onde a ação dos anestésicos pode alterar a termorregulação. Pode ainda ser acidental ou induzida, quando possui finalidade terapêutica (p. ex.: tratamento da hipertensão intracraniana).

FREQUÊNCIA RESPIRATÓRIA

Entendendo

A aferição da frequência respiratória (FR) é um método simples, prático e não invasivo de estimar um sinal vital que pode indicar, se anormal, a presença de distúrbios pulmonares, cardiovasculares, neurológicos, renais, metabólicos e hematológicos (Quadro 3-3).

Técnica do exame:

- Manter o paciente em uma posição confortável e em silêncio durante toda a aferição.
- Fazer a aferição de forma discreta, para que o paciente não altere, conscientemente ou inconscientemente, a FR.

Dicas:

- Simular a aferição do pulso radial enquanto se observam os movimentos respiratórios.
- Em casos de incursão respiratória de pouca amplitude, encostar a mão sobre o tórax do paciente, ou na região epigástrica, para sentir o movimento respiratório.
- Contar por 60 segundos, avaliando as incursões respiratórias por minuto (irpm). A aferição não deve ser feita em 15 segundos e multiplicada por 4, já que os valores de normalidade são baixos, multiplicar por 4 poderá amplificar o erro, tornando a técnica mais imprecisa.

Quadro 3-3. Frequência Respiratória – Valores Normais
- Recém-natos: 30 a 60 irpm
- Pré-escolares: 20 a 40 irpm
- Escolares (até 15 anos): 15t a 25 irpm
- Adultos: 12 a 20 irpm
- Idosos: 12 a 24 irpm

Quadro 3-4. Alterações na Frequência Respiratória

Taquipneia	Bradipneia
Embolia pulmonar	Abuso de opioides e benzodiazepínicos
Pneumonia e outras infecções graves	Alcalose metabólica e hipocalemia
Insuficiência cardíaca e edema agudo de pulmão	Hipertensão intracraniana – traumatismo cranioencefálico, acidente vascular cerebral
Choque hipovolêmico	Hipotireoidismo
Acidose metabólica	Apneia obstrutiva do sono
Dor intensa	Uso de anestésicos e bloqueadores musculares
Estresse ou ansiedade	Hiperóxia na doença pulmonar obstrutiva crônica

Observa-se um aumento fisiológico da frequência respiratória dos idosos. Isso se deve à redução da expansibilidade da caixa torácica e da complacência pulmonar, que resulta numa redução do seu volume-corrente e consequente aumento compensatório da frequência respiratória. Para a interpretação da frequência respiratória, algumas definições são importantes:

- *Eupneia:* FR normal, ausência de desconforto respiratório.
- *Taquipneia:* FR elevada.
- *Bradipneia:* FR baixa.
- *Apneia:* parada respiratória.
- *Dispneia:* dificuldade para respirar, ou seja, um desconforto respiratório.
- *Taquidispneia:* aumento da FR acompanhado de esforço respiratório.

O Quadro 3-4 mostra situações clínicas em que ocorrem alterações na frequência respiratória.

Aprofundando

A respiração tem a função de nutrir os tecidos com oxigênio (O_2) a partir da inspiração e eliminar dióxido de carbono (CO_2) pela expiração, estabelecendo-se assim a troca gasosa. A ventilação é definida pela entrada e saída de ar dos alvéolos pulmonares e é controlada pelos centros respiratórios, que estão localizados no bulbo, estrutura que faz parte do tronco cerebral. Desses centros, partem os nervos responsáveis pela contração dos músculos respiratórios: o nervo frênico, por exemplo, controla a contração do diafragma.

Em condições normais, o centro respiratório (CR) produz, a cada 5 segundos, um impulso nervoso que estimula a contração da musculatura torácica e do diafragma, fazendo-nos inspirar, com posterior expiração passiva. Por meio de quimiorreceptores sensíveis ao pH plasmático, o CR é capaz de modificar a frequência dos impulsos e, assim, alterar a FR. Quando o sangue se torna mais ácido, devido ao acúmulo de CO_2, o CR acelera os movimentos respiratórios. Em situação contrária, ocorre a diminuição da FR. Com isso, distúrbios que provocam acidose metabólica, tais como sepse, insuficiência renal e desidratação, promovem uma taquipneia de "compensação", onde a eliminação aumentada de CO_2 é elevada para tentar contrabalançar o acúmulo deste metabólito no sangue. Por outro lado, em situações onde prevalece uma alcalose metabólica, com níveis séricos baixos de CO_2, a resposta compensatória de bradipneia visa a aumentar o CO_2.

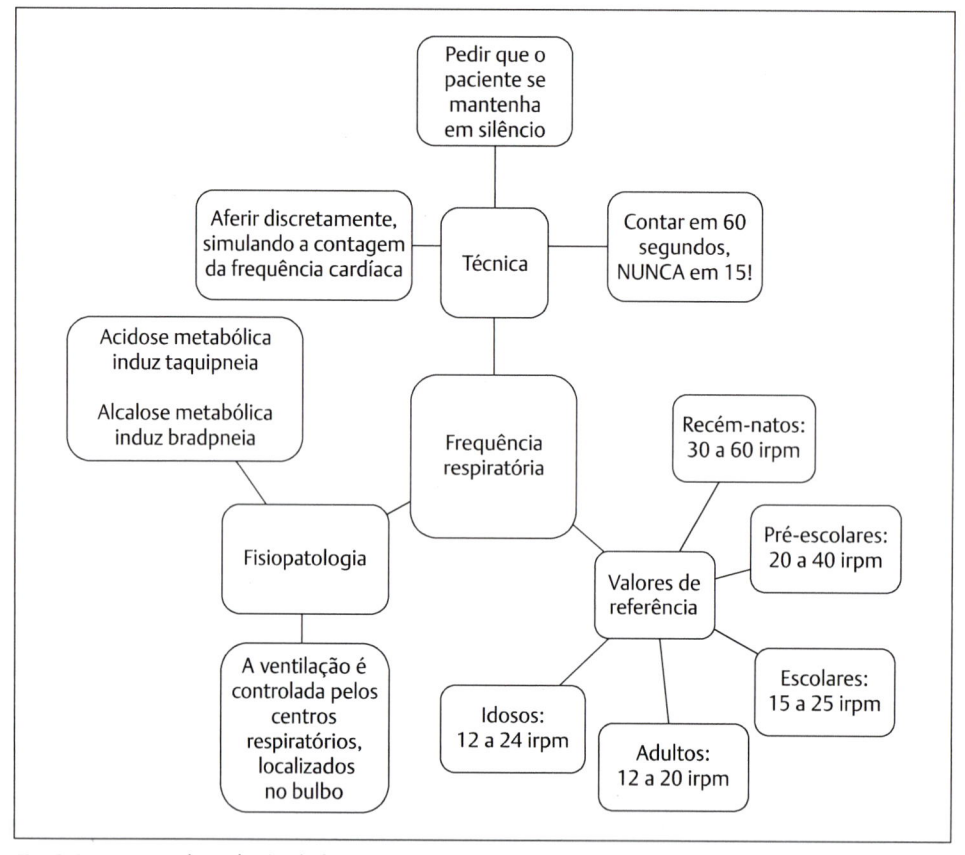

Fig. 3-2. Aspectos da avaliação da frequência respiratória.

Técnica
- Pedir que o paciente se mantenha em silêncio
- Aferir discretamente, simulando a contagem da frequência cardíaca
- Contar em 60 segundos, NUNCA em 15!

Frequência respiratória

Fisiopatologia
- Acidose metabólica induz taquipneia
- Alcalose metabólica induz bradpneia
- A ventilação é controlada pelos centros respiratórios, localizados no bulbo

Valores de referência
- Recém-natos: 30 a 60 irpm
- Pré-escolares: 20 a 40 irpm
- Escolares: 15 a 25 irpm
- Adultos: 12 a 20 irpm
- Idosos: 12 a 24 irpm

No caso da bradipneia, porém, prevalecem os distúrbios que deprimem diretamente o estímulo bulbar à contração respiratória (como as intoxicações por opioides) ou que reduzem a sensibilidade de seus quimiorreceptores ao CO_2, como se observa nos pacientes com doença pulmonar obstrutiva crônica com hiperóxia iatrogênica causada pelo uso de oxigênio em elevados fluxos

FREQUÊNCIA CARDÍACA – AVALIAÇÃO DO PULSO RADIAL
Entendendo
A avaliação da frequência de pulso pode ser feita em qualquer artéria periférica ou central. Na prática clínica, utilizamos a palpação do pulso radial por ser de fácil acesso e não gerar riscos ou maiores incômodos para o indivíduo.
Técnica de exame:

- Localizar o pulso radial: polpas digitais do II e III (indicador e médio) quirodáctilos do examinador sobre a artéria radial do paciente, situada na região lateral da superfície flexora do punho, próxima ao processo estiloide do rádio.
- Contar o número de batimentos do pulso por 60 segundos.

Quadro 3-5. Valores de Pulso Radial e seu Significado

Valor aferido (em batimentos por minuto)	Significado
Abaixo de 60 bpm	Bradisfigmia
60 a 100 bpm	Normosfigmia
Acima de 100 bpm	Taquisfigmia

- Se o ritmo for regular (o intervalo entre os batimentos é constante) o número de batimentos pode ser contado em 15 ou 30 segundos, multiplicando o resultado por 4 ou por 2, respectivamente.
- O valor encontrado é descrito em batimentos por minuto (bpm).

Atenção: na prática clínica, é comum o uso errôneo dos termos bradicardia e taquicardia para fazer referência as medidas do pulso radial. Embora a frequência cardíaca corresponda, por via de regra, ao pulso radial, existem situações onde os valores são discordantes. Um exemplo são as taquiarritmias como a fibrilação atrial, em que o número de batimentos cardíacos é superior ao número de pulsações periféricas.

Aprofundando

A bradisfigmia pode ser um achado fisiológico ou patológico. Habitualmente, atletas com bom condicionamento cardiorrespiratório podem apresentá-la fisiologicamente, sem que haja significado clínico. Entretanto, devemos suspeitar da presença de um processo patológico nos demais casos, tais como bloqueios atrioventriculares, algumas infecções (febre tifoide, febre amarela), hipotireoidismo e uso de medicações como betabloqueadores, digoxina e antagonistas de canais de cálcio. A taquisfigmia, por sua vez, pode ser fisiológica quando representa uma resposta ao exercício físico vigoroso e patológica quando associada a distúrbios como hipertireoidismo, febre, infecções, anemia e insuficiência cardíaca. Pode também ser provocada por transtornos de ansiedade e pelo uso de estimulantes, com bebidas ricas em cafeína.

Embora elevações de pulso e temperatura sejam habitualmente relacionadas, existem casos em que pode haver uma dissociação: é o SINAL DE FAGET (febre associada a bradicardia), que pode ocorrer em doenças como a febre amarela, febre tifoide, leptospirose e hepatites.

PRESSÃO ARTERIAL
Entendendo

A pressão arterial (PA) é um parâmetro essencial na avaliação clínica, sendo sua medida obrigatória em consultas de qualquer especialidade. Ela permite uma estimativa (especialmente se comparada com os valores habituais de um dado paciente) da adequada perfusão dos órgãos e tecidos e, assim, da estabilidade hemodinâmica de pacientes com afecções graves em cenários de emergência ou terapia intensiva. Por outro lado, sua elevação pode afetar a função (em caráter agudo e crônico) de órgãos essenciais como o coração, os rins e o cérebro. A hipertensão arterial é uma doença de elevada prevalência, geralmente insidiosa, e relacionada com maior ocorrência de algumas das principais causas de morbimortalidade na população em geral: acidente vascular cerebral, doença coronariana, insuficiência renal e insuficiência cardíaca, entre outras.

A PA depende de diversos elementos fisiológicos, tais como a volemia, o tônus muscular das arteríolas e a osmolaridade do sangue, parâmetro para o qual contribuem, principalmente, as concentrações plasmáticas de sódio e de glicose. É representada qualitativamente pela seguinte fórmula:

$$PA = \text{débito cardíaco} \times \text{resistência vascular periférica (RVP)}$$

Cabe ressaltar que sua elevação pode ser produzida por estímulos como o exercício físico, a dor e o estresse emocional, sem que isto corresponda, necessariamente, a um quadro de hipertensão arterial. Os principais parâmetros utilizados na prática clínica são:

- *Pressão arterial sistólica (PAS):* valor mais alto que a PA atinge em cada ciclo cardíaco, correlacionando-se com o volume ejetado pelo ventrículo esquerdo para a circulação sistêmica durante a sístole.
- *Pressão arterial diastólica (PAD):* valor mais baixo da PA no ciclo, correlacionando-se com a RVP.
- *Pressão de pulso (PP):* diferença entre a PAS e a PAD. Reflete o débito cardíaco e a rigidez das paredes arteriais.
- *Pressão arterial média (PAM):* representa a média ponderada da pressão ao longo de todo o ciclo, sendo a melhor estimativa do fluxo sanguíneo efetivo para os tecidos. Embora possa ser aferida invasivamente por um cateter intra-arterial, é estimada na prática pela fórmula: PAM = (PAS + 2PAD)/3. O maior peso atribuído à pressão diastólica reflete o fato de que a diástole corresponde, temporalmente, a 2/3 do ciclo cardíaco, enquanto apenas a sístole corresponde a 1/3 do tempo total.

Aferição da Pressão Arterial
Instrumento: Tipos de Esfigmomanômetro
- **O esfigmomanômetro aneroide** faz uma medida analógica que é lida pelo observador. É necessário realizar verificação anual da sua calibração de acordo com as orientações do INMETRO (Fig. 3-3).

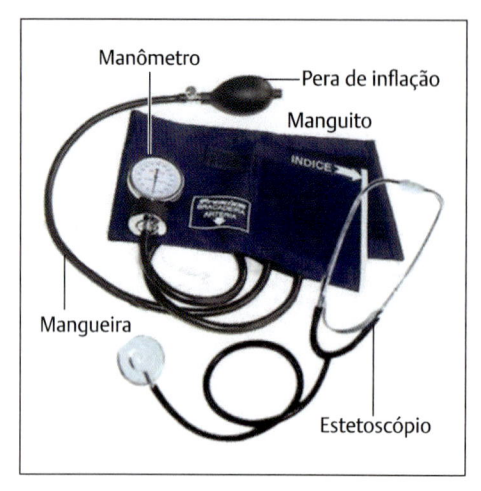

Fig. 3-3. Esfigmomanômetro aneroide.

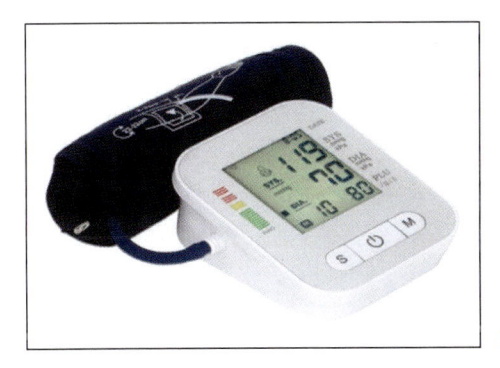

Fig. 3-4. Esfigmomanômetro digital.

Quadro 3-6. Dimensões Recomendadas do Manguito para Diferentes Biotipos de Pacientes

Circunferência do braço (cm)	Denominação do manguito	Largura do manguito (cm)	Comprimento da bolsa (cm)
≤ 6	Recém-nascido	3	6
6-15	Criança	5	15
16-21	Infantil	8	21
22-26	Adulto pequeno	10	24
27-34	Adulto	13	30
35-44	Adulto grande	16	38
45-52	Coxa	20	42

- **O esfigmomanômetro digital** é de fácil manuseio e produz leituras independentes do observador. Também deve ser calibrado anualmente (Fig. 3-4).

Obs.: os esfigmomanômetros de coluna de mercúrio não são mais utilizados na prática clínica por questões ecológicas.

O **manguito** deve possuir tamanho adequado: idealmente, sua largura deve equivaler a 40% da circunferência do braço e seu comprimento, a 80% desta circunferência. Com isso, há tamanhos diferentes de acordo com a idade e o biótipo do paciente. O manguito usado como padrão em adultos possui 13 cm de largura × 30 cm de comprimento. O uso de tamanhos inadequados pode levar a medidas imprecisas: um bom exemplo é a superestimação da PA em obesos quando se usa um manguito pequeno demais para a circunferência do braço (Quadro 3-6).

Etapas para a Realização da Aferição
Preparo do paciente:

- Explicar o procedimento ao paciente e deixá-lo em repouso de 3 a 5 minutos em ambiente calmo. Deve ser instruído a não conversar durante a medição.
- Certificar-se de que o paciente NÃO:
  - Está com a bexiga cheia.
  - Praticou exercícios físicos há pelo menos 60 minutos.
  - Ingeriu bebidas alcoólicas, café ou alimentos.

- O paciente deve estar sentado, com pernas descruzadas, pés apoiados no chão, dorso recostado na cadeira e relaxado.
- O braço deve estar na altura do coração, apoiado, semifletido, com a palma da mão voltada para cima e livre de roupas.

Preparo do material:

- Determinar a circunferência do braço no ponto médio entre acrômio e olécrano.
- Selecionar o manguito de tamanho adequado ao braço.
- Colocar o manguito, sem deixar folgas, 2 a 3 cm acima da fossa cubital, centralizando a bolsa inflável sobre a artéria braquial.

Método palpatório – estimativa da PA sistólica (Fig. 3-5):

- Palpar o pulso radial.
- Inflar o manguito até o desaparecimento do pulso, em seguida, insuflar mais 20 mmHg e desinsuflar lentamente (2 mmHg por segundo) até notar o retorno do batimento, determinando a PAS estimada.
- Após determinar a PAS, desinflar até o zero.

Método auscultatório (Fig. 3-6):

- Posicionar o diafragma do estetoscópio sobre a artéria braquial, sem compressão excessiva.
- Inflar rapidamente até ultrapassar 20 mmHg da PAS estimada, obtida pelo método palpatório.
- Desinflar lentamente (velocidade de 2 mmHg por segundo) até auscultar o primeiro som (fase I de Korotkoff), determinando a PAS.
- Após determinar a PAS, aumentar ligeiramente a velocidade de deflação até o desaparecimento dos sons (fase V de Korotkoff), determinando a PAD e, em seguida, desinsuflar rapidamente até o zero.

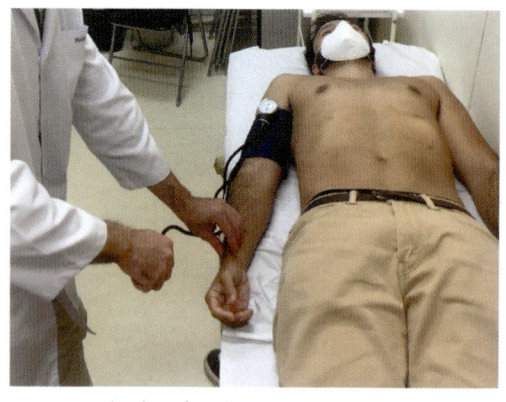

Fig. 3-5. Método palpatório.

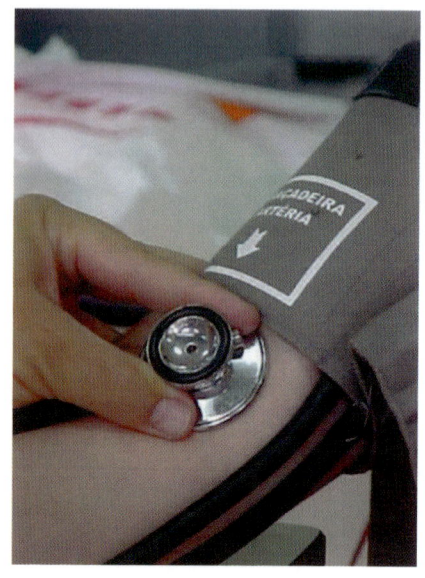

Fig. 3-6. Método auscultatório.

Obs.: Nos casos em que os ruídos persistirem até o esvaziamento total, devemos estimar como pressão diastólica o valor em que os sons passam a ser abafados à ausculta do examinador.

Na primeira avaliação, as medições devem ser feitas em ambos os membros superiores em pelo menos duas posições (sentada e deitada), com intervalo de 1 minuto entre as aferições. Usar como referência o braço que obteve maior valor. Em cada consulta, deverão ser realizadas no mínimo duas medidas no mesmo braço (aquele com PA mais elevada).

Os valores obtidos devem ser registrados sem "arredondamentos", indicando-se o braço e a posição em que o paciente se encontrava.

Interpretando as Medidas

Uma diferença "normal" de PA entre os dois braços pode ser de até 20 mmHg na PAS e 10 mmHg na PAD. Acima disso, é importante avaliar a amplitude dos pulsos de membros superiores para afastar possíveis patologias relacionadas com essa dissociação, tais como doença trombótica da artéria braquial/subclávia e coarctação da aorta torácica.

Definimos como **hipotensão postural ou ortostática** a redução maior que 20 mmHg na pressão sistólica ou maior que 10 mmHg na pressão diastólica (após 2-3 minutos) ao se passar o paciente da posição deitada ou sentada para a posição ortostática (em pé).

A hipotensão postural pode ser assintomática ou se associar a sintomas de baixo débito cerebral: tonteiras, náuseas, visão turva, lipotimia e até síncope. Possui diversas causas, como hipovolemia (diarreia, vômitos e sangramentos), neurológica (disautonomia, frequentemente observada em idosos e em diabéticos – neuropatia autonômica) e medicamentosa (uso excessivo de anti-hipertensivos e sedativos).

Aprofundando

Os sons de Korotkoff constituem a base do método auscultatório. Podem ser percebidos à medida que desinsufla lentamente o manguito do aparelho. Eles possuem 5 fases: São cinco tipos distintos de sons que se pode auscultar à medida que se desinsufla o manguito.

- *Primeira fase:* primeiro som de alta frequência, representando a **PA sistólica**.
- *Segunda fase:* com a parede da artéria pressionada, são produzidos sons mais suaves, por vezes difíceis de auscultar.
- *Terceira fase:* batimentos ficam mais audíveis devido à dilatação da artéria e à redução da pressão do manguito.
- *Quarta fase:* batimentos tornam-se mais abafados.
- *Quinta fase:* a artéria retoma seu calibre normal, voltando ao fluxo laminar. Assim, não há mais ruídos perceptíveis na ausculta. O momento em que os sons desaparecem corresponde à **PA diastólica**.

O Hiato Auscultatório

É uma condição fisiológica em que ocorre um abafamento dos sons de Korotkoff, entre a 2º e a 3º fase, tornando-o inaudível em aproximadamente 20% dos indivíduos. O hiato pode cobrir uma faixa de 30 a 40 mmHg, podendo subestimar o nível da PA sistólica e confundir um examinador menos experiente em sua aferição. Recomenda-se, assim, que seja realizada a ausculta atenta para identificar sempre o primeiro ruído, momento que representará a medida da PA sistólica. A Figura 3-7 ilustra esses fenômenos.

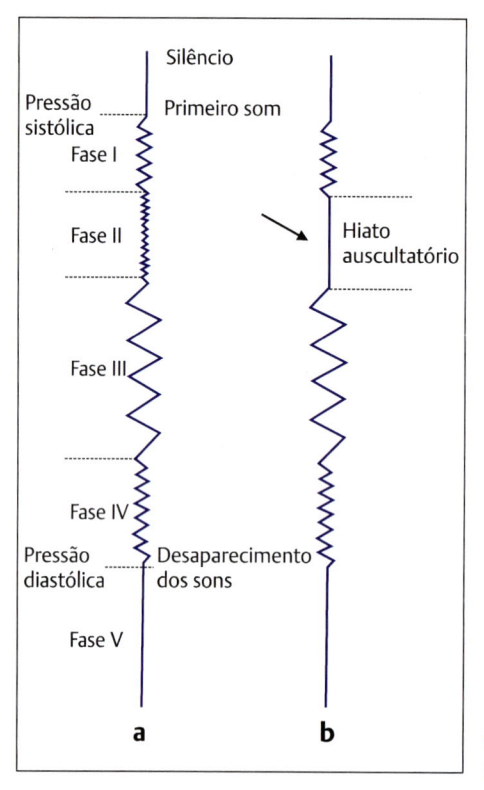

Fig. 3-7. Fases dos sons de Korotkoff: (a) normal, (b) hiato auscultatório.

Diagnóstico de Hipertensão Arterial

Embora não haja um consenso em diferentes diretrizes, a Sociedade Brasileira de Cardiologia estabelece que um paciente possui **hipertensão arterial sistêmica** (HAS) quando sua PA for igual ou superior a 140 × 90 mmHg, sendo este considerado, portanto, o valor de corte. O diagnóstico exige a confirmação desta elevação em duas consultas consecutivas em condições ideias e confirmado em medida fora do consultório. O Quadro 3-7 sintetiza o significado dos diferentes achados.

Quadro 3-7. Classificação de Hipertensão Arterial Baseada nos Valores da Medida de Consultório

Classificação	PA sistólica (mmHg)	PA diastólica (mmHg)
Normal	≤ 120	≤ 80
Pré-hipertensão	121-139	81-89
Hipertensão estágio 1	140-159	90-99
Hipertensão estágio 2	160-179	100-109
Hipertensão estágio 3	≥ 180	≥ 110
Hipertensão sistólica isolada	≥ 140	< 90

Se a PA sistólica e a PA diastólica estiverem em diferentes categorias, será considerada a maior para fins de classificação. A **monitorização ambulatorial da pressão arterial** (MAPA) é um excelente aliado para a confirmação da HAS. Consiste na instalação de um aparelho que realiza medidas de PA, em diversos intervalos, em um período de 24 horas, refletindo as variações circadianas da pressão arterial e as condições de vida habituais do paciente.

Limitações da Aferição de PA no Consultório

A interpretação dos valores medidos deve ser cuidadosa principalmente se estamos avaliando o paciente pela primeira vez e não o conhecemos bem para saber que fatores poderiam influenciar nos resultados obtidos.

- *Variabilidade da PA nas 24 horas:* a PA tem variações habituais no ciclo circadiano, por fatores individuais e ambientais. Um bom exemplo são os valores mais baixos que, quase sempre, são observados à noite durante o sono do indivíduo. Em hipertensos, a variabilidade é maior.
- *Fenômeno do jaleco branco (Fig. 3-8):* é o conjunto de variações da medida da PA (quando comparadas com o valor aferido pela MAPA) que podem ocorrer na aferição do médico no consultório e que podem ser atribuídas, grosso modo, à apreensão do paciente ao saber que sua PA será aferida. O fenômeno pode-se manifestar de três maneiras: hipertensão do jaleco branco, efeito do jaleco branco e hipertensão mascarada.
  - Efeito do jaleco branco: é a diferença de pressão entre as medidas obtidas dentro e fora do consultório em pacientes hipertensos.
  - Hipertensão do jaleco branco: PA de consultório elevada, porém com valores normais pela MAPA ou MRPA.
  - Hipertensão mascarada: valores normais da PA no consultório, porém elevados na MAPA. São pacientes sob maior risco de eventos cardiovasculares, pois sua HAS frequentemente não é diagnosticada.

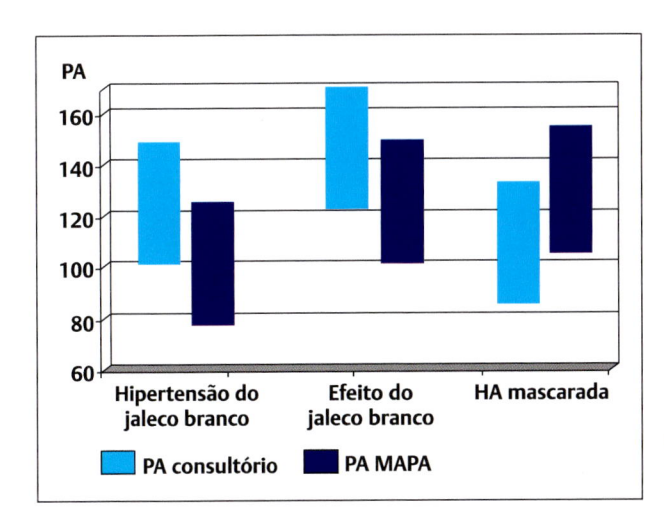

Fig. 3-8. Formas de apresentação do fenômeno do jaleco branco e da hipertensão mascarada.

Quadro 3-8. Valores Normais da MAPA

PA de 24 horas	< 130 × 80 mmHg
PA de vigília	< 135 × 85 mmHg
PA de sono	< 120 × 70 mmHg
PA matutina	< 135 × 85 mmHg
Descenso noturno	10% a 20% (padrão "*dipper*")

Medidas da PA Fora de Consultório

Devido a essas limitações, cada vez mais se recomenda a aferição da pressão arterial fora do consultório, por apresentar resultados mais confiáveis. Pode ser feita de três maneiras: a automedida da pressão arterial (**AMPA**), a monitorização residencial da pressão arterial (**MRPA**) e a monitorização ambulatorial da pressão arterial (**MAPA**), que é considerada o melhor exame. Quanto maior o número de medidas em diversos ambientes e situações e em horários variados, mais fidedigno será o valor da PA.

A AMPA é realizada pelo próprio paciente com o aparelho disponível na sua residência. Faz-se a medição em 3 dias consecutivos, com duas medidas matinais e duas noturnas, totalizando 12 medidas que devem ser registradas. Neste caso, considera-se normal uma PA < 135 × 85 mmHg. As principais limitações são a qualidade da medida e do registro e a calibração do aparelho utilizado.

A MRPA requer que o paciente ou um acompanhante receba um treinamento para manusear um aparelho digital, permitindo a realização das aferições de forma adequada. O aparelho registra automaticamente as medições. Os protocolos recomendam 5 a 7 dias de aferição, com 2 a 3 medições matinais e vespertinas. São considerados normais valores de PA < 135/85 mmHg.

A MAPA é considerada o padrão-ouro da medida da pressão arterial. O método permite o registro indireto e intermitente da PA enquanto o paciente realiza suas atividades habituais durante os períodos de vigília e sono, possibilitando a identificação das alterações circadianas da PA. As aferições são feitas a cada 15-30 min totalizando em média 70 aferições nas 24 horas (Quadro 3-8).

O "QUINTO" SINAL VITAL: A OXIMETRIA DE PULSO
Entendendo

O oxigênio (O_2) chega aos alvéolos pulmonares por meio da inspiração e é captado pelas hemácias, onde se combina com a hemoglobina (Hb), proteína cuja principal função é transportá-lo aos diversos tecidos corporais. A "taxa de ocupação" dos transportadores de O_2 de que dispõem as hemoglobinas é medida em um percentil, a saturação de oxigênio (SaO_2). Seus valores normais são de 94% a 100%, mas uma $SatO_2$ entre 90% e 94% ainda garante perfusão tecidual adequada.

A grande vantagem prática desta medida é a sua rapidez, seu baixo custo e o seu caráter pouco-invasivo, podendo ser usada em diversos contextos.

Técnica do exame:

- Ligar o botão (Fig. 3-9a).
- Posicionar adequadamente o dedo no oxímetro (Fig. 3-9b).
- Proceder à leitura da SaO_2 e da frequência de pulso (Fig. 3-9c) – Normal: 94 – 100%.

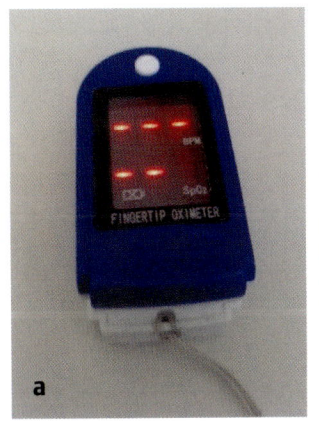

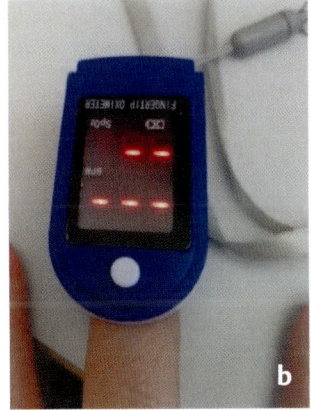

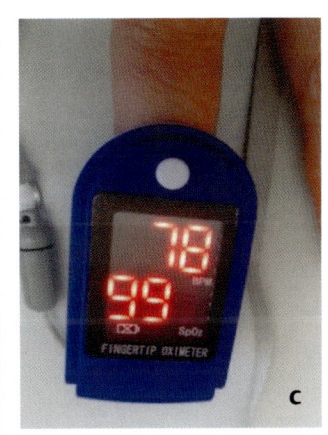

Fig. 3-9. Etapas do uso do oxímetro de dedo. (**a**) Ligar o aparelho. (**b**) Posicionar o dedo. (**c**) Fazer a leitura.

Após alguns segundos, o oxímetro detecta o pulso e indica a SaO_2, juntamente com a onda de pulso. Se a última não estiver presente, essas leituras não possuem validade.

Utiliza-se preferencialmente em extremidades digitais (mãos e pés) e lobos das orelhas. Caso haja dúvidas sobre a fidelidade de uma medida, pode ser aferida em diferentes locais, em um "rodízio". Medidas incorretas podem ocorrer, em certos casos, devido aos seguintes fatores: uso de esmaltes, movimentação exagerada do paciente, vasoconstricção periférica, choque hipovolêmico, arritmias e mau posicionamento do sensor.

Aprofundando

Valores reduzidos de $SatO_2$ indicam hipóxia, mas devem ser interpretados com cautela e sempre em conjunto com outros sinais de desconforto respiratório: alguns pacientes, como os portadores de asma e DPOC, têm habitualmente níveis mais baixos de $SatO_2$ (entre 85% e 90%) sem que isto represente descompensação aguda da função respiratória.

A importância da medida da $SatO_2$ é detectar a ocorrência de uma hipóxia com maior sensibilidade e precocidade: muitas vezes, sinais clássicos como cianose e taquipneia só aparecem em casos mais severos. A sensação de dispneia, por sua vez, é muito subjetiva e frequentemente não se correlaciona com a gravidade do problema. Um excelente exemplo tem sido, recentemente, o seu uso em pacientes com infecção pelo novo coronavírus: os valores de $SatO_2$ têm sido usados para se tomar decisões sobre a gravidade da hipóxia (e eventual necessidade de internação hospitalar pela Covid-19), pois os demais parâmetros clínicos podem não ser confiáveis.

BIBLIOGRAFIA

Cunha BA. Teaching fever aphorisms: Osler revisited. Eur J Clin Microbiol Infect Dis. 2007;26:371-373

Fernandez M, Burns K, Calhoun B et al. Evaluation of a New Pulse Oximeter Sensor. Am J Crit Care. 2017;16(2):146-152.

Hall JE. Guyton & Hall Fundamentos de Fisiologia Médica. 13. ed. Rio de Janeiro; Elsevier; 2016.

Malachias MVB, Souza WKSB, Plavnik FL et al. VII Diretrizes Brasileiras de Hipertensão. Sociedade Brasileira de Cardiologia. Arq Bras Cardiol 2016;107(3), Supl. 3.

McCallum L, Higgins D. Measuring body temperature. Nursing Times [online]. 2012;108(45):20-22.

Nobre F, Mion Júnior D, Gomes MAM et al. 6ª Diretrizes de Monitorização Ambulatorial da Pressão Arterial e 4ª Diretrizes de Monitorização Residencial da Pressão Arterial. Sociedade Brasileira de Cardiologia Arq Bras Cardiol. 2018;110(5), Supl.1.

Porto CC. Exame Clínico. 8. ed. Rio de Janeiro: Guanabara Koogan; 2017.

Teixeira CC, Boaventura RP, Silva Souza AC et al. Vital Signs Measurement: an Indicator of Safe Care Delivered to Elderly Patients. Texto & Contexto – Enfermagem. 2015;24(4):1071-1078.

Williams B, Mancia G, Spiering W et al. 2018 ESC/ESH Guidelines for the management of arterial hypertension. Eur Heart J 2018;39(33):3021-3104.

ECTOSCOPIA

CAPÍTULO 4

Isadora Pessoa ▪ Leonardo Villa Leão Ferreira ▪ Luisa Villaça Giron
Luiz Henrique Moreira dos Santos ▪ Luiza Amaral Nahoum
Luiza Barbosa Ramos ▪ Vicente Almeida ▪ Eduardo Micmacher
José Luiz de Jesus da Silva Jr

"Se podes olhar, vê. Se podes ver, repara."
(José Saramago, "Ensaio sobre a cegueira")

INTRODUÇÃO

A palavra "ectoscopia" é a combinação de dois vocábulos de origem grega: *ECTO* ("fora") e *ESCOPOS* ("observar"). Assim, a ectoscopia é a avaliação visual externa, realizada pelo profissional da saúde, acerca das condições e do estado funcional geral do paciente. Envolve aspectos objetivos, como a descrição de lesões de pele, estado nutricional e colorações de mucosas; e aspectos subjetivos, como a interpretação de padrões de fala, aparência e comportamento do paciente. É a etapa inicial do exame físico, e já se inicia no momento em que o contato com o paciente é estabelecido. Quando realizada pelo examinador de forma atenta, é um instrumento valioso para que se obtenha uma boa impressão inicial sobre a pessoa do paciente, para se fazer melhores hipóteses diagnósticas e para estimar a intensidade de determinados agravos, o que muitas vezes pode determinar a rapidez com que é necessário intervir para tratá-los.

ENTENDENDO

Os aspectos da ectoscopia descritos aqui podem ser avaliados na ordem que o examinador julgar mais adequada – a sequência que apresentaremos é apenas didática e visa facilitar, para quem está se familiarizando com o exame clínico, a compreensão daquilo que deve ser pesquisado e descrito. À medida que o examinador ganhar experiência prática, sua tendência será avaliar esses aspectos de forma integrada e natural, sem recorrer à memorização de etapas estanques.

A avaliação do estado mental do paciente é etapa essencial da ectoscopia. O nível de consciência é uma medida de quão alerta o paciente está durante o exame. Já a qualidade da consciência envolve diversos aspectos, muitos dos quais são difíceis de interpretar numa abordagem inicial, sendo os mais relevantes à ectoscopia:

- Orientação autopsíquica (relacionada com a própria pessoa) e alopsíquica (relacionada com as outras pessoas e o meio externo).

- Humor: o estado emocional mais habitual do paciente.
- Afeto: emoções demonstradas durante o exame e grau de cooperação com o examinador.
- Linguagem e pensamento: coerência, articulação e lógica do discurso.

As expressões faciais do paciente podem trazer informações a respeito de doenças específicas (as "fácies" que descreveremos mais adiante) ou sobre sofrimentos físicos e psíquicos agudos, como é o caso das expressões de dor intensa, choro e dispneia. Também se deve pesquisar a postura no leito (livre ou restrita, de acordo com as limitações físicas e psíquicas do paciente) e a presença de posições corporais anormais, que podem sinalizar certas patologias. A aparência do paciente é outro indicador importante, dizendo respeito aos seus cuidados de higiene pessoal (cabelos, unhas, asseio corporal, hálitos e outros odores) e vestimenta.

Dentre os aspectos mais objetivos da ectoscopia, destaca-se a avaliação de pele e mucosas. Enquanto a descrição das lesões primárias de pele (máculas, petéquias, úlceras e muitas outras) merecerá análise mais aprofundada no capítulo do exame dermatológico. Devemos já na inspeção inicial pesquisar o seu turgor e a elasticidade, que podem dar informações sobre a hidratação e o estado nutricional do paciente. Já a observação das mucosas (principalmente bucal e ocular), além de complementar a avaliação inicial da pele, pode demonstrar colorações anormais (palidez, icterícia, cianose) que sugerem diversas patologias. O estado nutricional, aliás, também pode ser estimado na ectoscopia pela avaliação de alterações como obesidade, sobrepeso, emagrecimento e caquexia. A descrição do biotipo (brevilíneo, normolíneo ou longilíneo) e o cálculo do índice de massa corporal (IMC) a partir da altura e do peso devem estar presentes.

A reunião de observações sobre aspectos como o estado nutricional do paciente, sua aparência e suas expressões faciais nos permitem fazer uma descrição que, embora subjetiva, é essencial para transmitir uma ideia sobre a sua saúde: o seu estado geral.

A presença de deformidades corporais, amputações e cicatrizes também é muito importante. Além disso, quaisquer dispositivos externos (acessos venosos, sondas, ostomias, curativos, drenos ou cateteres) devem ser descritos quanto à sua localização e aspecto.

APROFUNDANDO
Avaliação do Estado Mental

O nível de consciência é definido pelo grau de alerta do indivíduo. Embora sua aferição seja subjetiva, pode ainda assim indicar lesões ou disfunções neurológicas relacionadas com traumas, intoxicações, doenças cardioembólicas, encefalopatias metabólicas, infecções e diversas outras patologias que afetem o sistema nervoso central. Na ectoscopia, classificamos o nível de consciência do paciente em quatro "estágios": alerta, sonolento (ou letárgico), torporoso e comatoso.

O paciente alerta ou vigil não apresenta qualquer rebaixamento em seu nível de consciência. Percebe normalmente os estímulos do meio externo (verbais, táteis, dolorosos) e responde a eles dentro do tempo esperado. Já o paciente sonolento ou letárgico costuma responder de forma mais lenta, podendo ainda demonstrar um bradipsiquismo (com sua percepção algo comprometida) e uma fala lentificada. Pode não ter abertura ocular espontânea, mas é facilmente despertável mesmo mediante estímulos leves. Nos casos de torpor, o paciente responde apenas aos estímulos mais vigorosos (chamados em voz alta, sensações dolorosas, mobilizações vigorosas – como "sacudir os ombros") e, mesmo assim, de forma bastante imprecisa, incoerente, lenta e limitada, retornando rapidamente a um estado de franco rebaixamento da consciência uma vez cessadas as solicitações. Finalmente, no estado comatoso não há qualquer resposta do paciente aos estímulos externos, por mais vigorosos que sejam. Uma forma mais objetiva de avaliar o nível de consciência é a Escala de Coma de Glasgow, elaborada originalmente para estimar o grau de dano neurológico relacionado e lesões traumáticas agudas. Analisaremos seus componentes e interpretaremos seus valores nos capítulos de neurologia e de abordagem ao paciente grave.

A orientação é definida como a capacidade do indivíduo de reconhecer a si próprio (autopsíquica) e a outras pessoas; e de se situar no tempo e no espaço (alopsíquica). Para avaliá-la, o examinador deve fazer perguntas referentes à sua identidade (nome, idade, endereço, estado civil), localização (em que bairro, cidade e país se encontra, em que local está no momento) e outras que sejam, em princípio, facilmente respondidas por pessoas lúcidas e orientadas (motivos que o trouxeram ao hospital, nome dos familiares, em que ano estamos etc.).

Para fins de avaliação ectoscópica, consideramos que o humor é o "tônus" emocional do paciente, ou seja, a emoção que parece ser a mais constante em seu comportamento e que permeia suas atitudes perante outras pessoas e situações. Já o afeto é a manifestação momentânea daquele humor subjacente. Para determinarmos o humor de um paciente, é necessária uma anamnese que investigue suas sensações e percepções sobre sua vida ao longo do tempo, bem como as maneiras pelas quais ele reage às diferentes situações. Dentro dessa lógica, podemos identificar um humor deprimido, distímico, normal (ou eutímico), indiferente, elevado (eufórico ou excitado) ou irritável. O afeto, por sua vez, pode ser descrito pela observação das atitudes do paciente durante a entrevista, podendo ser triste, raivoso, tranquilo, ansioso, histriônico, apático (embotado ou restrito), alegre ou instável. Podemos também classificar os afetos do paciente em relação ao esperado para a situação que está vivendo. Assim, afetos inadequados são manifestações emocionais que não condizem com respostas normais – por exemplo, a pessoa que demonstra indiferença diante do falecimento de um ente querido, ou que se porta de maneira eufórica mesmo em situações como doenças terminais. Dentro da investigação de humores e afetos, é importante também descrever o grau de cooperação do paciente com o examinador, podendo ser cordial, receptivo, hostil, indiferente ou até agressivo.

Expressões e Aspectos da Face

Chamamos de fácies o conjunto de alterações na expressão ou na anatomia facial que permitem a identificação de doenças específicas ou mesmo problemas de início recente e impacto potencialmente ameaçador à saúde do paciente. Assim, a fácies de sofrimento agudo é observada em pacientes que apresentam dores recentes e muito intensas, sensações de dispneia moderadas a graves ou sentimentos profundos de tristeza, apreensão e sofrimento, secundários a situações como diagnósticos de doenças terminais, perdas de entes queridos ou crises de pânico. Sofrimentos agudos por dor e dispneia podem também ser caracterizados por outros sinais, como posições corporais atípicas, uso das musculaturas acessórias da respiração, taquicardia, taquipneia e cianose. Por outro lado, pacientes com fácies de doença crônica já estão em geral mais adaptados a seus problemas, predominando então expressões faciais de cansaço e desânimo, possível negligência com sua própria aparência e, eventualmente, sinais de desnutrição e desidratação.

O conhecimento de algumas fácies características de determinadas patologias também é essencial a uma ectoscopia eficiente, fornecendo dados importantes para o raciocínio clínico. Quando a face do paciente, em sua anatomia e expressões, não é indicativa de qualquer espécie de patologia, dizemos que se trata de uma fácies "atípica" – tal nomenclatura parece paradoxal, considerando o significado dessa palavra, mas denota apenas que a fácies daquele paciente "não é típica" de qualquer doença. Vejamos algumas das fácies patológicas comuns na prática clínica.

Além das fácies abordadas no Quadro 4-1, existem muitas outras com as quais o examinador se deparará à medida que adquirir experiência profissional, podendo assim interpretar os achados e elaborar hipóteses diagnósticas coerentes (Figs. 4-1 e 4-2).

Quadro 4-1. Algumas Fácies Típicas

Fácies	Características/patologias associadas	Imagem típica
Cushingoide	▪ Síndrome de Cushing: ocorre quando há aumento de corticoides na circulação por excesso de produção adrenal ou pela ingestão de medicações ▪ Face arredondada (em "lua cheia"), com hirsutismo, acne e vermelhidão, além de acúmulo de gordura no pescoço posterior ("giba de búfalo")	
Mixedematosa	▪ Ocorre no hipotireoidismo grave ▪ Edema facial difuso, protrusão da língua, pele seca, cabelos ásperos e quebradiços, expressão apática e madarose (rarefação de pelos nas laterais das sobrancelhas)	
Basedowiana	▪ Ocorre no hipertireoidismo por doença de Graves, associado à oftalmopatia ▪ Exoftalmia, pele úmida e quente, aparência assustada, abaulamento da tireoide (bócio)	
Acromegálica	▪ Ocorre na Acromegalia, doença causada pela produção excessiva de hormônio do crescimento – GH ▪ Cabeça alongada, com proeminências ósseas mais evidentes. Aumentos dos tecidos moles de nariz, lábios e orelhas, dando um aspecto mais "embrutecido" à face	

Quadro 4-1. *(Cont.)* Algumas Fácies Típicas

Fácies	Características/patologias associadas	Imagem típica
Parkinsoniana	▪ Na doença de Parkinson ▪ Expressão pobre e indiferente, com o pescoço inclinado para frente e um olhar fixo	
Nefrótica	▪ Na síndrome nefrótica ▪ Edema facial, mais periorbitário e pior pela manhã	
Hipocrática	▪ Pacientes em estado terminal, por doenças crônicas ▪ Emagrecimento profundo, com consumo da gordura subcutânea maxilar, olhos encovados e sinais de desidratação	
Esclerodérmica	▪ Pele mais fina e esticada, com perda das linhas de expressão da face ▪ Lábios quebradiços, com pregas verticais ▪ Dificuldade para abrir a boca completamente (microstomia), com dentes à mostra	

Postura no Leito e Posições Preferenciais

O paciente tem uma <u>postura livre no leito</u> quando se movimenta sem limitações e escolhe a posição que deseja adotar naquele momento (sentado, em decúbito etc.) entre todas as opções possíveis. Dizemos que está <u>restrito ao leito</u> se esta movimentação livre não é possível. Isso pode ocorrer por limitações mecânicas (imobilizações, amputações,

Fig. 4-1. Fácies leonina na hanseníase.

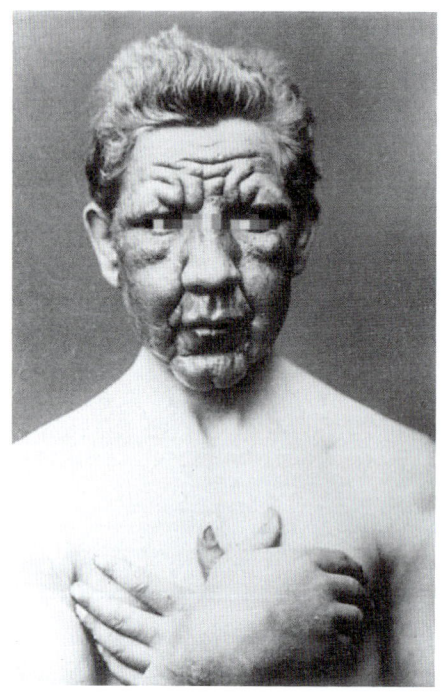

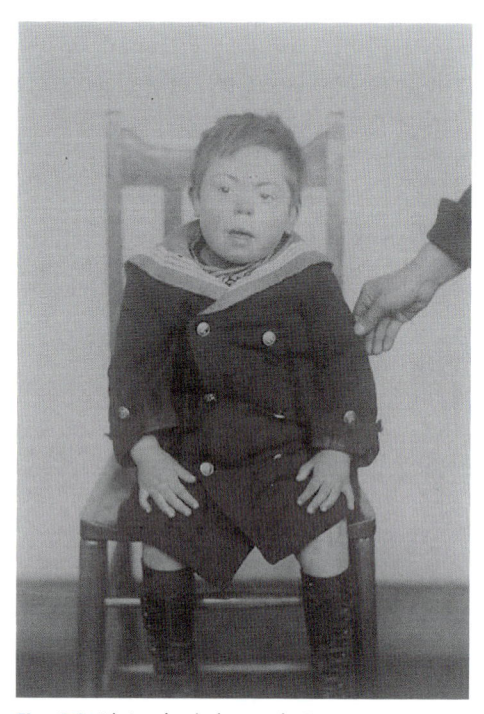

Fig. 4-2. Fácies da síndrome de Down.

acoplamento de drenos ou cateteres, contenção por amarras em casos de agitação psicomotora), funcionais (dor no pós-operatório, sintomas que se agravam fora de uma posição preferencial, como dispneia e náuseas) ou neurológicas (doenças neurodegenerativas, rebaixamento da consciência por traumas, intoxicações, doenças cerebrovasculares). A restrição ao leito pode ser total, quando o paciente é totalmente dependente do auxílio de terceiros para se mobilizar e executar funções básicas como a alimentação, o asseio e as eliminações fisiológicas, ou parcial, quando preserva algum grau de autonomia mas precisa de ajuda em ocasiões pontuais.

Pacientes com postura livre no leito podem, contudo, adotar posições preferenciais que tragam alívio para determinados sintomas. As mais clássicas são as posições antálgicas, adotadas para diminuir a intensidade da dor. Alguns exemplos interessantes: no herpes-zóster, o paciente evita o contato da região acometida da pele com o leito; enquanto no deslocamento traumático do ombro, mantém o membro superior lesionado em flexão e rotação interna.

Na posição genupeitoral (em "prece maometana"), o paciente se apoia simultaneamente com o tórax e os joelhos no plano horizontal, garantindo assim algum alívio para a dor e a dispneia causadas pela pericardite aguda e o derrame pericárdico (Fig. 4-3).

A posição de cócoras é adotada classicamente por pacientes com cardiopatias que têm *shunts* de sangue do ventrículo direito para o esquerdo. Dois eventos relevantes contribuem para a redução dos *shunts* e o alívio dos sintomas: as pressões hidrostáticas sobre o ventrículo esquerdo aumentam em razão da maior resistência vascular periférica e o retorno venoso ao coração direito se reduz (Fig. 4-4).

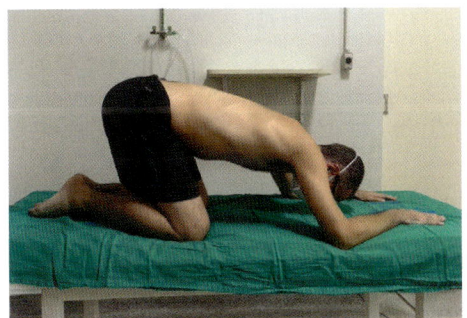

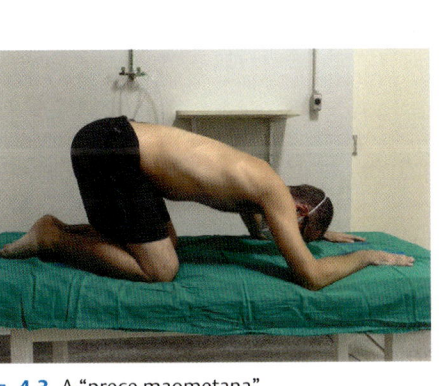

Fig. 4-3. A "prece maometana".

Fig. 4-4. Posição em cócoras.

Outro caso de posição preferencial assumida em algumas cardiopatias é a ortopneia: o paciente fica preferencialmente em pé ou sentado pois ao se deitar, sua congestão pulmonar se agrava à medida que as pressões sobre as câmaras esquerdas do coração aumentam. A insuficiência cardíaca congestiva aguda ou crônica é uma das principais causas de ortopneia. Uma situação extrema é o paciente que, para dormir, precisa colocar vários travesseiros para elevar o tronco.

O decúbito lateral preferencial pode ser observado em pacientes com derrames pleurais volumosos e unilaterais, que comprimem o pulmão do lado afetado. Nesse caso, a oxigenação é bem melhor no pulmão contralateral, que não tem restrições à sua expansão. Assim, o paciente tende a se deitar sobre o lado afetado pelo derrame, "liberando" o pulmão contralateral para se expandir.

Algumas posições adotadas pelo paciente podem ser involuntárias. É o caso do opistótono no tétano e na meningite (o paciente estende sua cabeça e coluna vertebral, formando um arco com seu corpo – (Fig. 4-5 e das hipertonias dos membros superiores e inferiores em portadores de doenças neurodegenerativas (como a doença de Parkinson) em sua fase terminal ou com sequelas de doença cerebrovascular.

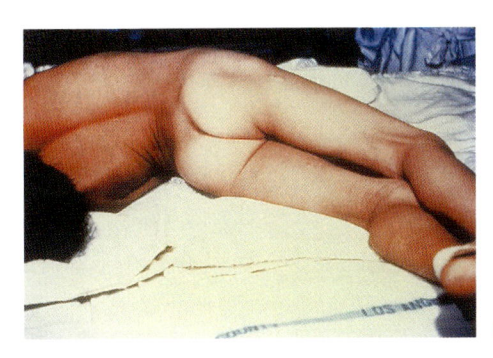

Fig. 4-5. Opistótono.

Aparência do Paciente

Para complementar a observação das expressões faciais e posturas do paciente, a avaliação do seu grau de autocuidado fornece informações a respeito de como ele se "relaciona" com os agravos à sua saúde. As falhas no asseio pessoal e nos cuidados com sua apresentação podem refletir doenças neuropsiquiátricas primárias, como demências, depressão *major* ou distúrbio bipolar; ou ainda o abatimento relacionado com problemas de elevada morbimortalidade. Eventualmente, podem até ser indicadores de maus-tratos ou de abandono de pessoas incapazes, como idosos frágeis e crianças pequenas.

O examinador deve analisar o estado das unhas, de dentes e gengivas, da pele e dos cabelos: as unhas estão bem cortadas? O cabelo está limpo e penteado? A barba do paciente masculino está bem aparada? A pele tem áreas de sujeira visível? Os dentes estão em bom estado de conservação, ou existem alterações como cáries não tratadas e periodontites crônicas? A presença de odores desagradáveis (como hálitos ou outras eliminações corporais) deve ser descrita. É importante observar também como o paciente se veste: as roupas estão limpas e bem conservadas? Estão "mal-ajambradas", ou existe preocupação sobre sua arrumação e caimento?

Pele e Mucosas

A pele é o maior órgão do corpo humano. Entre suas funções, destaca-se a proteção (efeito de "barreira") contra infecções por microrganismos patogênicos e toxicidades por inúmeros agentes químicos. A sua avaliação requer uma boa iluminação e atenção aos detalhes. Já durante a ectoscopia, diversas informações sobre a saúde do paciente podem ser obtidas a partir do seu exame.

O seu turgor e a sua elasticidade são testados fazendo-se, com suavidade, o pinçamento da pele com os dedos de uma mão: essa manobra pode ser aplicada no antebraço, na coxa ou no abdômen do paciente. Em pessoas mais idosas, existe uma perda natural de turgor e elasticidade, e assim os achados devem ser interpretados à luz daquilo que se esperaria para cada indivíduo. Desnutrição e desidratação são as maiores causas de redução patológica desses parâmetros, como veremos mais adiante.

Nas mucosas, o examinador deve atentar principalmente para o grau de hidratação e a sua coloração. Para a ectoscopia, os olhos, os lábios e a mucosa oral trazem as informações mais relevantes. Quando a hidratação corporal está comprometida, observam-se o ressecamento e a perda de brilho dos lábios, da língua e dos olhos, que assumem um aspecto mais "encovado". A palidez, a cianose e a icterícia observadas na pele e nas mucosas são achados que podem ser graduados "em cruzes" da seguinte forma:

- *Coloração normal:* descrito como normocorado, acianótico e anictérico.
- *Alteração leve, nem sempre percebida por todos:* uma cruz (+/4+).
- *Alteração moderada, mas claramente percebida:* duas cruzes (++/4+).
- *Alteração intensa:* três cruzes (+++/4+).
- *Alteração muito intensa:* quatro cruzes (++++/4+).

É importante lembrar que a gradação é subjetiva e varia entre examinadores, mas cada indivíduo deve desenvolver, com a experiência clínica, sua própria escala pessoal de avaliação.

A palidez cutaneomucosa é bastante sugestiva de anemia, uma anomalia caracterizada pela baixa quantidade de hemoglobina e que, assim, compromete a oxigenação dos tecidos. Possui diversas causas, com destaque para as doenças carenciais (deficiências de ferro, vitamina B₁₂, ácido fólico, entre outras), crônicas (cirrose hepática, insuficiência cardíaca, neoplasias) e hematológicas (doença falciforme, talassemias, leucemias). Ao examinar o paciente, deve-se atentar para a coloração da mucosa conjuntival e dos lábios, que é habitualmente rósea ou avermelhada em pessoas saudáveis. Na avaliação clínica, são achados gerais também sugestivos da síndrome anêmica: taquicardia, prostração, cefaleia e dispneia aos esforços. De acordo com a causa específica da anemia, outros achados podem ser observados: é o caso da queilite angular na anemia ferropriva.

A cianose tem como característica a cor azulada da pele e mucosas. Quando o sangue é bem oxigenado pelos pulmões, mas não há perfusão tecidual distal adequada, dizemos que há cianose periférica, que é observada nas extremidades dos membros. Isso pode ocorrer na exposição ao frio intenso ou em doenças que comprometam o fluxo arterial, como a insuficiência arterial crônica. Se o sangue já sai dos pulmões com má oxigenação, existe cianose central: aqui, a coloração azulada pode ser vista também nos lábios e na língua. Ocorre principalmente em doenças pulmonares crônicas, como DPOC e pneumopatias restritivas; ou cardíacas, como insuficiência cardíaca congestiva e cardiopatias congênitas. É interessante observar que doenças crônicas em que a oxigenação do sangue está comprometida produzem outro achado ectoscópico relevante: o baqueteamento digital (Figs. 4-6 a 4-8).

A icterícia é a tonalidade amarelada da pele e das mucosas (Fig. 4-9). É causada pelo acúmulo de bilirrubina e pode ser mais bem avaliada pelo exame da conjuntiva e do freio da língua, locais onde a cor da pele do paciente não interfere na observação. Várias são as patologias que podem provocar a icterícia, com destaque para as doenças biliares, as hepatopatias, algumas infecções (malária, leptospirose) e as anemias hemolíticas. Seu principal diagnóstico diferencial é a betacarotenemia – a pigmentação amarelo-alaranjada da pele, especialmente nas regiões palmar, plantar, testa e sulco nasolabial, poupando as mucosas.

O rubor é o incremento de intensidade da tonalidade rósea da pele, causado por um processo de vasodilatação local que pode ser fisiológico na medida que funciona como um dos mecanismos de eliminação de calor do organismo. Assim, ocorre após a realização de exercícios físicos intensos ou em um dia muito quente. Todavia, pode ser também

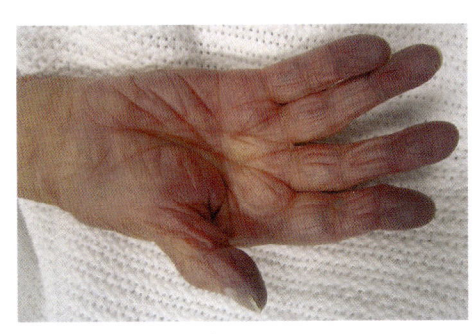

Fig. 4-6. Cianose periférica.

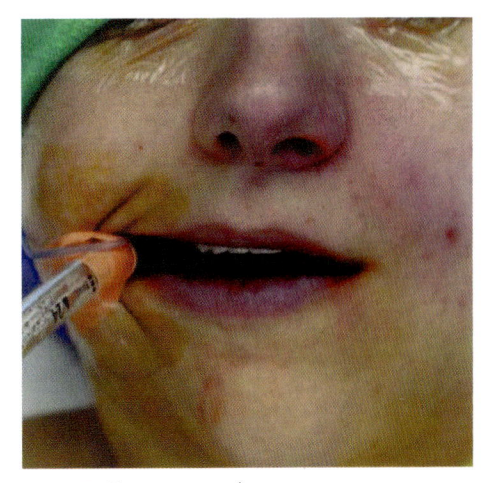

Fig. 4-7. Cianose central.

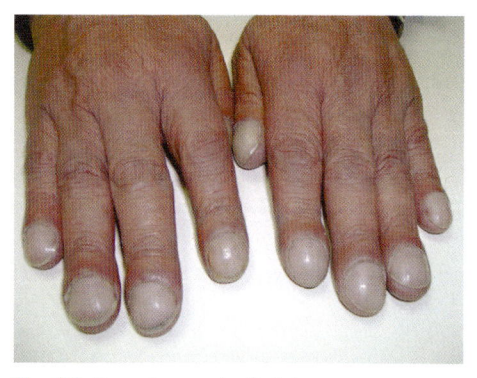

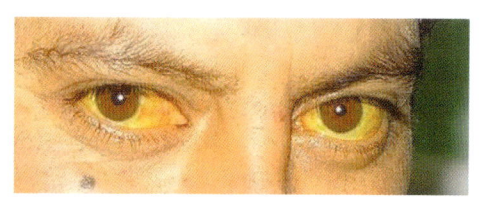

Fig. 4-9. Icterícia.

Fig. 4-8. Baqueteamento digital.

sinal de patologia subjacente, como nas doenças circulatórias (como a insuficiência venosa crônica) e inflamatórias: infecções de pele, artrites, queimaduras e traumas provocam vasodilatação para que sejam liberados localmente os mediadores inflamatórios que constituem a resposta do sistema imunológico à agressão local. Nesse último caso, outros sinais de inflamação (os sinais flogísticos) costumam se associar ao rubor: dor, calor e edema.

Edema e Enchimento Capilar

Na avaliação da pele e das mucosas, há ainda outros dois parâmetros cuja identificação e (quando aplicável) quantificação são importantes para o raciocínio clínico do examinador: o edema e o enchimento capilar periférico. O edema é o acúmulo de líquido no interstício, podendo ser localizado ou generalizado (neste caso, diz-se que existe anasarca). Pode-se relacionar a doenças circulatórias que comprometam o retorno venoso ou linfático, como a insuficiência venosa e a trombose venosa profunda; a alterações inflamatórias sobre determinada região corporal, como traumas e infecções; ou a doenças sistêmicas onde haja um desequilíbrio entre as pressões intra e extravasculares, o que pode ou não se associar a alterações na pressão coloidosmótica por hipoalbuminemia: a síndrome nefrótica, o insuficiência hepática e a insuficiência cardíaca são exemplos desse último caso.

Assim como fazemos para as alterações de coloração da pele e das mucosas, o edema pode ser quantificado de um a quatro "cruzes". Além disso, devemos sempre caracterizá-lo à palpação: qual sua localização? É simétrico nos membros? Está associado a sinais flogísticos (como dor, calor e rubor)? A área edemaciada é facilmente depressível (formando um "cacifo", que é a marca do dedo do examinador que comprimiu o local) ou está mais tensionada do que o normal? Há outras lesões locais e sistêmicas associadas? Vejamos no Quadro 4-2 alguns tipos de edema e suas causas mais habituais.

A medida do enchimento capilar periférico, por sua vez, é uma estimativa do grau de perfusão tecidual do indivíduo. Em casos de desidratação ou de resposta inflamatória sistêmica (como na sepse, nas grandes queimaduras, nos politraumatizados e na pancreatite aguda), um enchimento capilar lentificado nas extremidades geralmente reflete o fluxo insuficiente de sangue. Para avaliá-lo, o examinador comprime uma unha da mão do paciente com seus dedos e, após retirar a compressão, observa em quanto tempo a coloração esbranquiçada da compressão é substituída pela coloração rósea normal da unha. Em geral, isso deve ocorrer em até 2 segundos – tempos maiores indicam um enchimento capilar lentificado.

ECTOSCOPIA

Quadro 4-2. Características de Diferentes Tipos de Edema

Características do edema	Algumas causas	Imagem característica
Frio, mole, bilateral, facilmente depressível, com cacifo. Presença de achados como varizes e pigmentação acastanhada da pele. Pode-se apresentar como edema generalizado (anasarca) com acometimento das serosas (ascite, derrame pleural ou pericárdico)	▪ Insuficiência venosa crônica (de qualquer gravidade)	
Frio, indolor e bilateral, mas com a pele espessa e endurecida (em "casca de laranja"). Os achados da IVC leve, são presentes, juntamente a úlceras e transudatos	▪ Insuficiência venosa crônica avançada, com linfedema	
Quente, difusamente doloroso à palpação, unilateral, avermelhado, pele tensa e brilhosa, sem cacifo	▪ Infecções de pele ▪ Traumatismos ▪ Artrites	
Quente, com dor mais localizada à palpação da musculatura (que está empastada), unilateral, avermelhado, pele tensa e brilhosa	▪ Trombose venosa profunda	

Quadro 4-2. *(Cont.)* Características de Diferentes Tipos de Edema *(Continua)*

Características do edema	Algumas causas	Imagem característica
Frio, mole, bilateral, facilmente depressível, com cacifo. Sem outros achados típicos em sua proximidade	▪ Síndrome nefrótica ▪ Cirrose hepática ▪ Insuficiência cardíaca congestiva	

Estado Nutricional e Biotipo

A avaliação inicial do estado nutricional do paciente é uma combinação entre algumas medidas do indivíduo (como índice de massa corporal – IMC, que correlaciona o peso e a altura) e a observação da massa muscular, da distribuição da gordura corporal e de alguns outros parâmetros.

Os achados que caracterizam a desnutrição são, em geral, sinais de redução da massa muscular (sarcopenia) e de consumo da gordura subcutânea. Assim, além do emagrecimento, podemos observar:

- Protuberâncias ósseas mais evidentes: é o caso dos ossos zigomáticos da face, com a perda da gordura que recobre os maxilares (as "bolas de Bichat"), dos quadris e das clavículas, com um afundamento das regiões supra e infraclaviculares. As escápulas e as costelas se tornam mais visíveis, mesmo no repouso.
- O contorno das musculaturas se torna mais visível e a sua massa, francamente reduzida em relação às dimensões esperadas para o indivíduo em questão. Em associação, pode haver também perda de força.
- Os cabelos se tornam secos e quebradiços. Os lábios ficam ressecados e a língua perde sua distribuição normal de papilas. A pele se torna flácida, perdendo seu turgor habitual.
- Em pacientes femininas, a hipotrofia das mamas é um achado comum.

É importante lembrar que os valores do IMC não constituem diagnósticos definitivos porque podem refletir, ao menos parcialmente, a presença de biotipos e composições corporais variadas. Todavia, sua obtenção é uma boa estimativa inicial do estado nutricional, especialmente se sua evolução temporal for realizada. A faixa considerada normal está entre os valores de 18 a 25.

Feitas essas ressalvas, as seguintes faixas de IMC podem se relacionar à desnutrição (Fig. 4-10):

- *De 16 a 18:* levemente abaixo do peso.
- *De 15 a 16:* moderadamente abaixo do peso.
- *Abaixo de 15:* severamente abaixo do peso.

$$IMC = \frac{Peso\ (Kg)}{Altura\ (m)^2}$$

Fig. 4-10. Cálculo do IMC.

No caso do excesso de peso, existem gradações que vão desde um sobrepeso até graus variáveis de obesidade, alteração que, assim como a desnutrição e independentemente de suas implicações estéticas, também é reconhecida consensualmente como doença em face às diversas morbimortalidades que produz ou agrava.

Na avaliação ectoscópica, os achados mais evidentes são os acúmulos de tecido adiposo no abdômen, nos quadris, nos membros e nas dobras cutâneas – os padrões individuais podem ser bastante variáveis. A dermatite por estase venosa, relacionada com maior dificuldade para o retorno venoso dos membros inferiores, é uma alteração frequente. Infecções fúngicas e bacterianas podem ocorrer um dobras de pele, que devem ser avaliadas com atenção. Alterações metabólicas associadas, como o diabetes melito e a hiperlipidemia, podem produzir lesões como os xantelasmas e a acantose nigricans, um sinal de resistência insulínica. Os valores de IMC relacionados com o quadro são:

- *De 25 a 29,9:* sobrepeso.
- *De 30 a 34,9:* obesidade leve (grau 1).
- *De 35 a 39,9:* obesidade moderada (grau 2).
- *Igual ou acima de 40:* obesidade mórbida (grau 3).

Mais uma vez, devem-se usar tais valores com parcimônia, considerando o biotipo e a massa muscular do paciente. Da mesma forma, as medidas de circunferência abdominal são mais úteis quando têm sua evolução temporal analisada, pois não diferenciam entre diferentes tipos de distribuição da gordura corporal.

Ao avaliarmos o estado nutricional do paciente, é importante também descrevermos em linhas gerais o seu biotipo, um parâmetro que influencia tanto a distribuição corporal da gordura como os valores esperados do peso. Existem três categorias básicas: os indivíduos longilíneos são geralmente mais altos, magros, têm membros relativamente alongados e têm dificuldades para ganhar peso ou massa muscular. Já os brevilíneos têm características opostas: mais baixos, com pescoço e membros comparativamente curtos, tronco alargado, e com facilidade para acumular gordura. Os normolíneos apresentam maior equilíbrio nessas medidas (Fig. 4-11).

Na ectoscopia, uma medida que se correlaciona com os biotipos é o ângulo de Charpy, determinado pelos dois rebordos costais abaixo do processo xifoide: valores muito acima de 90° ocorrem nos brevilíneos, enquanto os longilíneos têm valores bem abaixo de 90° e os normolíneos têm medidas mais próximas a esse ponto de corte (Fig. 4-12).

Estado Geral

Uma ectoscopia atenta permite ao examinador formar uma visão mais ampla sobre os impactos físicos e psíquicos que um agravo de saúde provoca sobre um paciente. O estado geral, um conceito subjetivo, mas inquestionavelmente valioso, é um "resumo" que reúne impressões sobre aspectos como humor, afetividade, autonomia pessoal, expressão facial e corporal, cuidados com higiene e indumentária, estado nutricional e outros diversos. Na prática médica, descreve-se o estado geral como bom, regular ou ruim de acordo com a

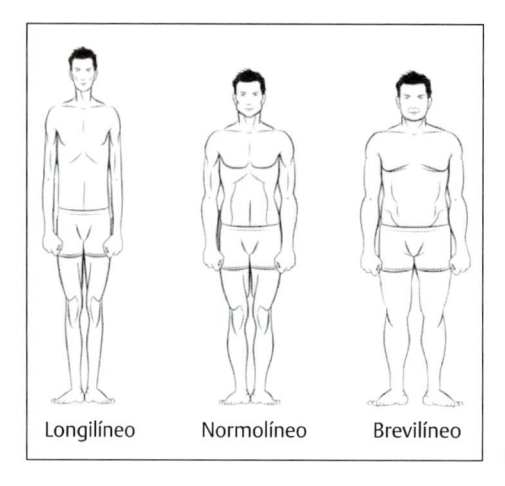

Fig. 4-11. Biotipos gerais.

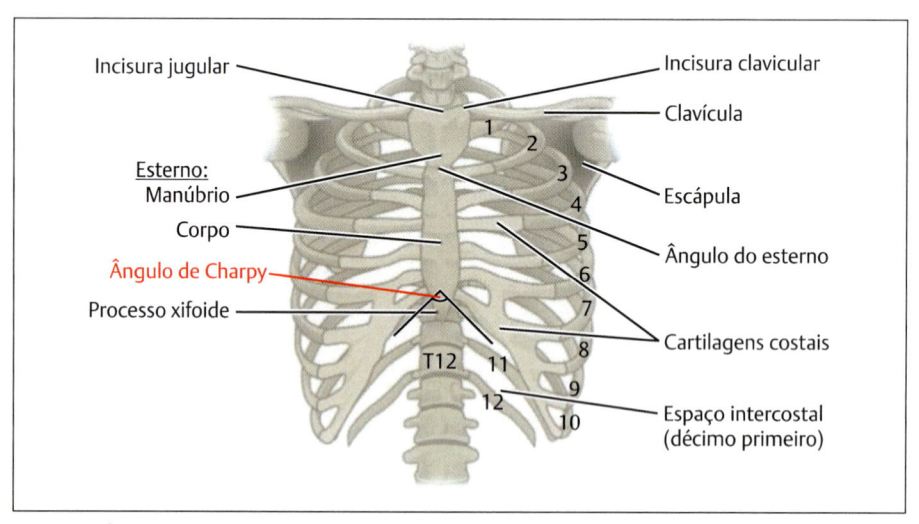

Fig. 4-12. Ângulo de Charpy.

interpretação dessas informações em conjunto. Quanto maior a experiência do examinador, mais precisa será essa descrição quanto à sua capacidade de identificar situações de gravidade e de indicar prognósticos de curto e longo prazos para o paciente.

Deformidades, Amputações e Outras Lesões

Uma etapa importante da ectoscopia é a descrição detalhada de anormalidades físicas que, mesmo não representando patologias naquele momento, são essenciais para que os interlocutores do examinador consigam ter, a partir do contato com a descrição do exame físico, uma ideia correta sobre o paciente em questão. As amputações envolvem mais frequentemente os membros superior e inferior em diversos níveis, podendo se relacionar com diabetes, hanseníase, doenças vasculares, neoplasias e traumas, entre várias outras possibilidades. As deformidades passíveis de identificação são muitas, podendo envolver a cabeça (microcefalias, afundamentos cranianos), a face (malformações congênitas, traumas, doenças genéticas), o tórax e a coluna vertebral (escolioses, lordoses, cifoses) e as articulações (desvios, subluxações, contraturas). As cicatrizes podem ser sequelas de traumatismos, queimaduras ou cirurgias, devendo ser descritas quanto à sua localização, extensão e aspecto geral (Hipertrófica? Limpa ou infectada? Deformidade cutânea em seu redor?). Os abaulamentos são protuberâncias das mais diversas origens: tumorações malignas e benignas, hérnias, abscessos etc.

Assim como os exemplos anteriormente citados, qualquer anormalidade observada durante a inspeção inicial do paciente deve ser relatada da maneira mais precisa e completa possível, mesmo que não se tenha ainda a noção exata do que ela pode representar (Figs. 4-13 a 4-15).

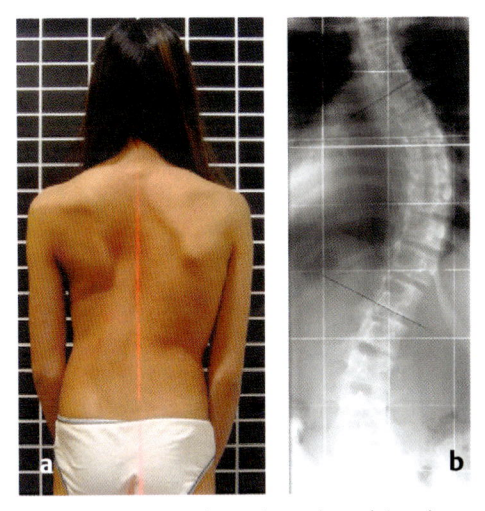

Fig. 4-13. (a, b) Escoliose: desvio lateral da coluna vertebral.

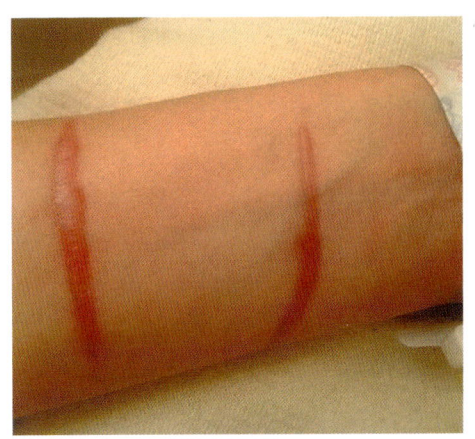

Fig. 4-14. Cicatriz tipo "queloide" no membro superior.

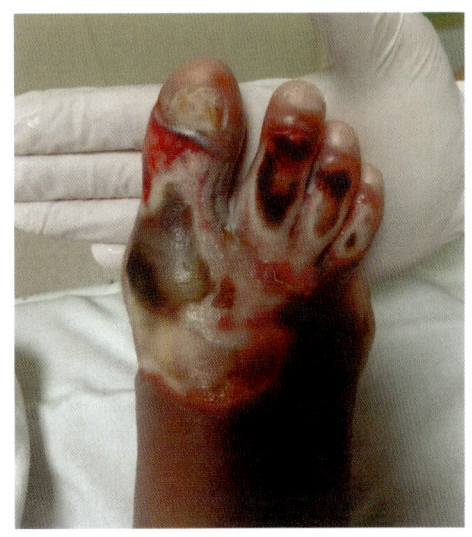

Fig. 4-15. Amputação e gangrena úmida em pé direito.

Dispositivos Externos

Na observação do paciente, especialmente em ambiente hospitalar, há uma ampla gama de dispositivos que devem ser localizados e descritos. Entre os mais comuns, temos: acessos venosos superficiais e profundos, drenos (torácicos e abdominais), sondas (vesical, nasogástrica), ostomias (gastrostomia, colostomia, traqueostomia), cateteres (hemodiálise, quimioterapia), marca-passos, tubos traqueais, curativos (em úlceras e feridas operatórias) e muitos outros (Figs. 4-16 a 4-18).

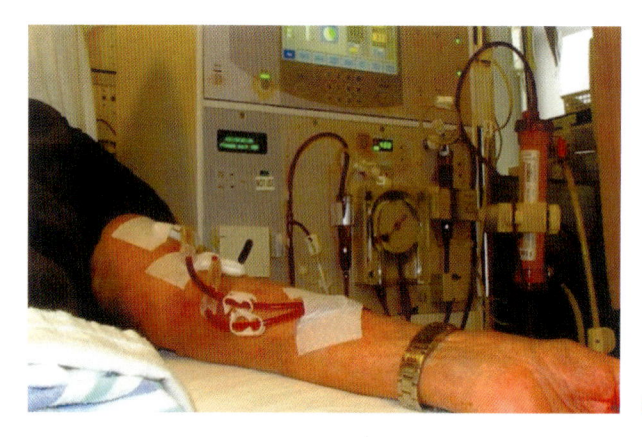

Fig. 4-16. Catéter de hemodiálise.

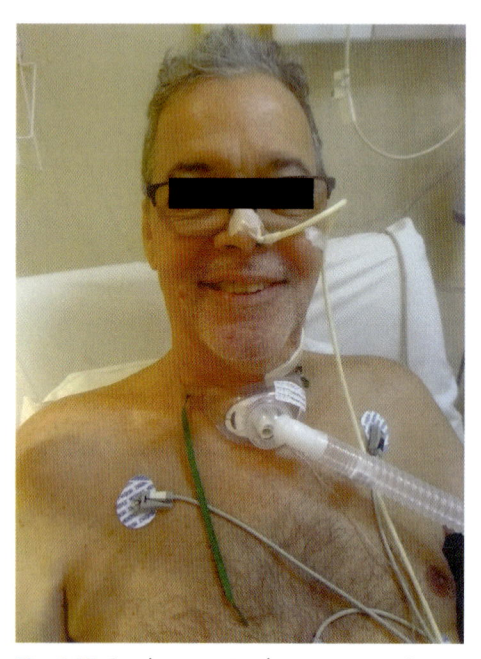

Fig. 4-17. Sonda nasoenteral e traqueostomia.

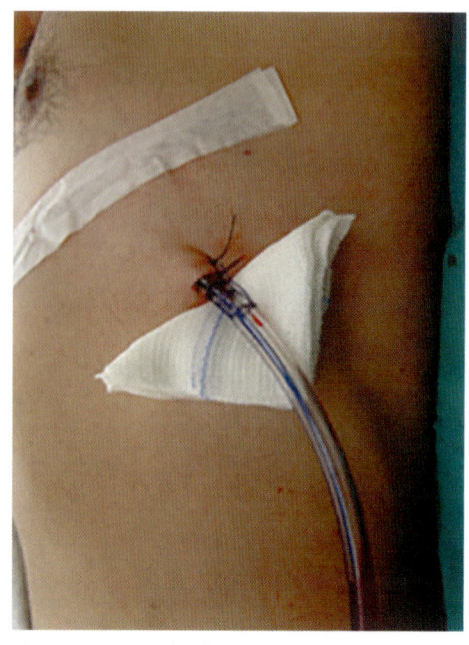

Fig. 4-18. Dreno de tórax.

RESUMINDO – ECTOSCOPIA

- Estado mental: nível de consciência, orientação auto e alopsíquica, cooperação, humor, afeto, linguagem e pensamento.
- Fácies e postura no leito.
- Aparência e estado de higiene.
- Avaliação de pele e mucosas: hidratação, palidez, icterícia e cianose. Turgor e elasticidade da pele.
- Edema e Enchimento capilar (perfusão periférica).
- Estado nutricional, biotipo e IMC.
- Estado geral.
- Lesões aparentes: amputações, cicatrizes, deformidades, etc.
- Dispositivos externos: acesso venoso periférico ou central, tubo orotraqueal, drenos, sondas vesical, SNG, etc.

VAMOS PRATICAR

Em primeiro lugar, é importante reunirmos os conceitos que discutimos acima para elaborar uma descrição da ectoscopia normal de um paciente. Uma forma correta de fazê-lo, considerando todos os itens relevantes, seria como se segue:

- Paciente lúcido e orientado no tempo e no espaço, tranquilo e cooperativo. Fácies atípica, com postura livre no leito e sem posições corporais preferenciais. Aparência bem cuidada, com roupas limpas e de caimento adequado. Pele com turgor e elasticidade normais. Normocorado, hidratado, anictérico, acianótico e eupneico. Bom estado nutricional, com biotipo brevilíneo e IMC = 23,5. Bom estado geral. Ausência de deformidades, amputações ou demais lesões relevantes. Observa-se um acesso venoso periférico em MSD.

Questão 1. Nesta questão, vamos descrever algumas ectoscopias com achados anormais. Identifique a síndrome ou a doença mais compatível com a descrição fornecida e justifique:

A) Paciente lúcida e orientada no tempo e no espaço, porém apresentando agitação psicomotora importante e discurso acelerado, mas cooperativa. Postura livre no leito. Apresenta semblante assustado, com exoftalmia bilateral e abaulamento uniforme e de volume moderado na área anterior do pescoço. Aparência bem-cuidada. Pele muito úmida, mais quente que o habitual ao toque. Corada, hidratada, anictérica, acianótica, levemente taquipneica. Bom estado nutricional, porém, emagrecida e com IMC = 17,5. Regular estado geral.

B) Paciente um pouco sonolento, com fala lentificada e certo bradipsiquismo, mas com linguagem coerente. Parótidas um pouco alargadas. Higiene pouco satisfatória, com barba mal-feita, unhas sujas e hálito desagradável. Pele com turgor algo reduzido, mas elasticidade normal. Hipocorado (+/4), hidratado, ictérico (+++/4+), acianótico, eupneico. Emagrecido e em mau estado nutricional, mas com ginecomastia e moderado aumento do volume abdominal, sugerindo ascite. IMC = 19,0. Presença de baqueteamento digital nos quirodáctilos e edema de MII (++/4+) mole, com cacifo e sem sinais flogísticos. Mau estado geral.

C) Paciente lúcido e orientado no tempo e no espaço, tranquilo e cooperativo. Necessita de algum auxílio para se movimentar no leito. Apresenta leve inclinação da cabeça e do tronco para a frente e rosto inexpressivo, aparentando indiferença. Caminha em passos lentos e se move "em bloco". Observa-se também tremor de extremidades em repouso, melhorando à medida que movimenta os membros. Boa aparência. Corado, hidratado, anictérico, acianótico, um pouco emagrecido, eupneico. Bom estado nutricional, com IMC = 21,0. Sem outras anormalidades à inspeção geral. Regular estado geral.

Questão 2. Para cada síndrome ou doença apontada, descreva a ectoscopia do paciente.

A) Doença pulmonar obstrutiva crônica (DPOC).
B) Insuficiência venosa crônica (leve e severa).
C) Depressão *major*.

BIBLIOGRAFIA
Bates B, Bickley LS, Szilagyi PG. Bates Propedêutica Médica. 11. ed. Rio de Janeiro, RJ: Guanabara Koogan; 2015.
Longo DL et al. Medicina interna de Harrison. 19. ed. Porto Alegre: AMGH; 2016
Porto CC. Exame Clínico. 8. ed. Rio de Janeiro, Guanabara Koogan; 2017.

SEMIOLOGIA CUTÂNEA

Laio Terranova ▪ Livia Miguel Romariz ▪ Luiz Filipe Fernandes Silva
Maria Clara Gutierrez Galhardo ▪ Martina Gutierrez Galhardo

"Uma pele saudável é um reflexo do bem-estar geral do corpo."
Howard Murad

INTRODUÇÃO

Na semiologia cutânea, muitas vezes, os pacientes solicitam a famosa "é só uma olhadinha", que é a consulta de corredor. Entretanto o diagnóstico vai depender, como em todos os outros casos, do resultado de uma história detalhada, exame cuidadoso e observação acurada.

A pele é o órgão com maior extensão do organismo. Entre suas funções, destacam-se: barreira do meio externo, termorregulação, síntese de vitamina D e as diversas formas de sensibilidade. Por ser um órgão visível, sua avaliação possui algumas particularidades. O exame direto é o pilar para o diagnóstico. Quando necessários, exames complementares – como a biópsia de pele – são de complexidade relativamente baixa, especialmente quando se faz a comparação com outras especialidades. Por outro lado, lesões inespecíficas, provocadas por estímulos internos e/ou externos ou aquelas próprias do envelhecimento, dificultam muitas vezes a visualização de lesões importantes a serem investigadas.

As manifestações cutâneas podem ser oriundas de doenças próprias da pele ou de doenças sistêmicas. Nesse caso, podem fornecer uma base preciosa para o diagnóstico clínico. **Identificar os padrões das lesões elementares é o primeiro passo para o aprendizado na semiologia cutânea.** Não são específicas de uma doença e uma única agressão pode levar a padrões diversos. Entretanto, funcionam como um "dicionário cutâneo" e, assim como a identificação dos roncos pulmonares ou sopros cardíacos, nos ajudarão a formular diagnósticos como nos outros sistemas.

Não existe uma anamnese própria na abordagem cutânea, mas alguns aspectos devem ser destacados. Na história da doença atual, deve-se perguntar sobre a evolução das lesões (para diferenciar em lesão primária ou secundária), seu mecanismo de surgimento (traumas, picadas de insetos, exposição a agentes químicos, alterações climáticas), o seu local de origem, se existe disseminação e sua duração. Em relação aos sintomas associados, prurido, dor e alterações de sensibilidade sempre devem ser investigados. Todos os fármacos devem ser listados, mesmo aqueles de uso eventual. Na história patológica pregressa, a história de alergias (medicamentosas ou não) deve ser detalhada.

ENTENDENDO

Para que o clínico realize a melhor avaliação possível, é importante lembrar que a dermatologia é basicamente visual e, por isso, o ambiente deve ser bem iluminado. O exame é realizado da "cabeça aos pés": tegumento, mucosas, cabelos e unhas. É a oportunidade de se fazer o diagnóstico de lesões que trouxeram o paciente ao médico, mas também avaliar lesões até então despercebidas, ajudando a orientar e promover saúde. Por isso, o paciente deverá estar adequadamente vestido com um avental que permita a exposição da pele.

Uma vez visualizada uma lesão, ela deverá ser palpada para analisar espessura, consistência, temperatura e sensibilidade. A digitopressão ou vitropressão são realizadas quando existirem lesões eritematosas para diferenciar as que têm origem vascular (que desaparecem com a manobra) daquelas de origem hemorrágica (que permanecem inalteradas). A compressão pesquisa a presença edemas e a compressão linear avalia se há dermografismo, que consiste em uma erupção cutânea localizada com prurido, comum em pacientes com alergia.

As lesões elementares refletem alterações em algum dos elementos que compõem a pele. Por isso, é importante termos em mente a sua estrutura histológica. A camada mais externa é a epiderme, que é composta por células (queratinócitos e melanócitos) e uma camada córnea, mais superficial, que corresponde a queratinócitos sem núcleo que são eliminados. Esse processo de renovação celular completa-se em 30 dias (Fig. 5-1).

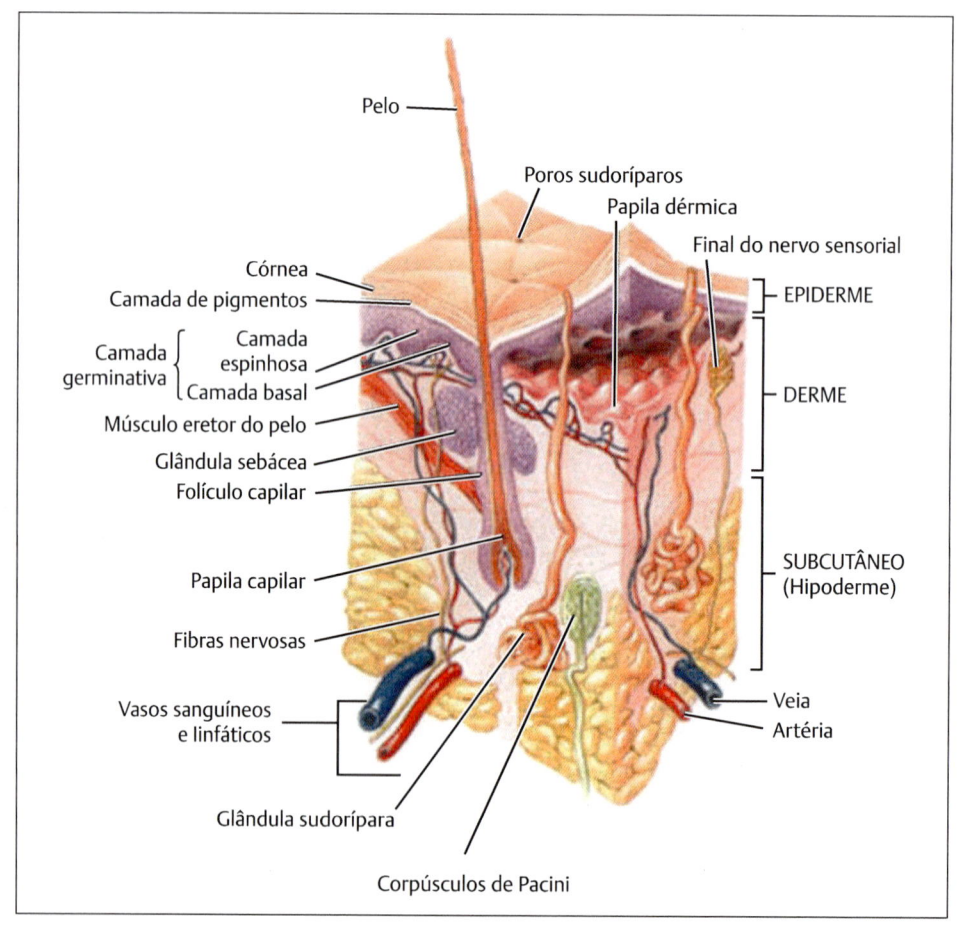

Fig. 5-1. Estruturas principais da pele, subcutâneo e anexos.

SEMIOLOGIA CUTÂNEA

A derme contém tecido conjuntivo, folículos pilosos, glândulas sudoríparas, vasos sanguíneos e células do sistema imune, fundindo-se com o tecido subcutâneo. Esse é nosso isolante térmico, que ajuda na conservação de calor do organismo.

Existem variações anatômicas na pele. Nas palmas das mãos e plantas dos pés é mais espessa e glabra (desprovida de pelos), enquanto no couro cabeludo é rica em folículos pilosos. O principal pigmento que dá a sua coloração é a melanina, em quantidades geneticamente determinadas. A oxiemoglobina dá o tom mais avermelhado e, quando há um aumento da hemoglobina reduzida no sangue (> 5 g/100 mL), ocorre a cianose, mais vista em extremidades como lábios, orelhas e ponta dos dedos. A deposição de caroteno no tecido subcutâneo, em regiões muito queratinizadas, pode conferir-lhes um aspecto amarelo-ouro: a ingestão regular de alimentos ricos nesse elemento (cenoura, batata-doce, espinafre) é uma causa frequente dessa alteração e não é patológica.

APROFUNDANDO
Lesões Elementares da Pele
Para o estudo dessas lesões, existem diversas classificações e adotaremos a de Bechelli e Curban, modificada. Abordaremos aquelas que julgamos serem mais relevantes na semiologia da pele.

Lesões Elementares Primárias
Ocorrem em pele previamente saudável e podem ser classificadas por alterações de cor ou por alterações de relevo.

Alterações de Cor
São lesões planas denominadas de manchas ou máculas de qualquer tamanho com alterações da cor da pele circundante. Podem ser:

- *Manchas pigmentares:* **manchas acrômicas** e **manchas hipocrômicas** por ausência ou diminuição de melanina. As **manchas hipercrômicas**, além do excesso de melanina, podem ser por várias causas, tais como: depósito de hemossiderina (em membros inferiores secundária à estase venosa), lesão residual pós-inflamatória (após uma picada de inseto), ou mesmo a tatuagens entre outras (Figs. 5-2 a 5-4).

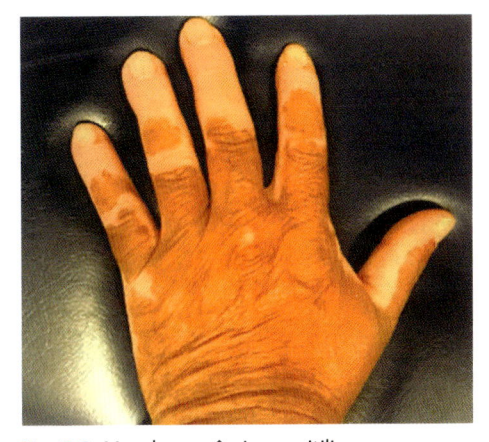

Fig. 5-2. Manchas acrômicas – vitiligo.

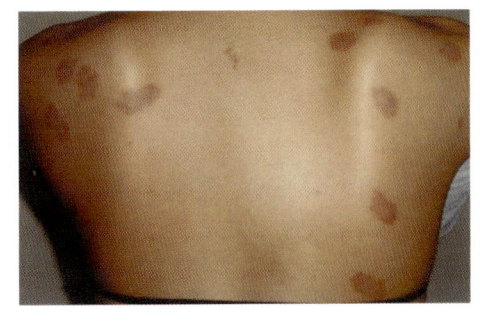

Fig. 5-3. Manchas hiperpigmentadas (lesão pós-inflamatória).

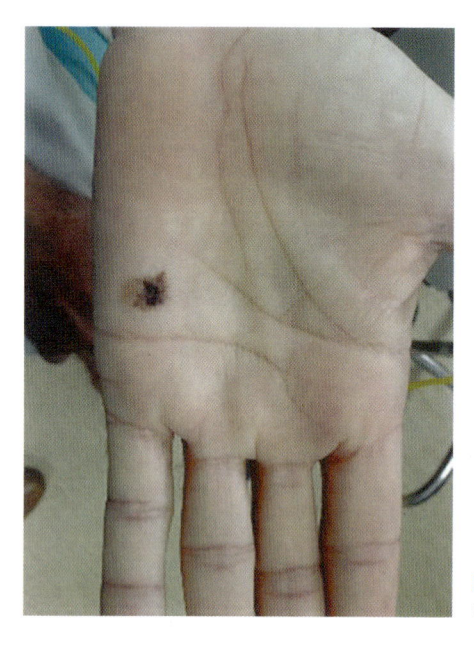

Fig. 5-4. Mancha com duas tonalidades (negra e marrom) com bordas assimétricas. Melanoma.

- *Manchas hemorrágicas:* são as **petéquias** quando menores de 1 cm, **equimoses** com mais de 1 cm e **víbices** que são lesões lineares, de natureza traumática. Ocorrem por extravasamento de sangue para a derme ou, menos frequentemente, para a hipoderme (Figs. 5-5 a 5-7).

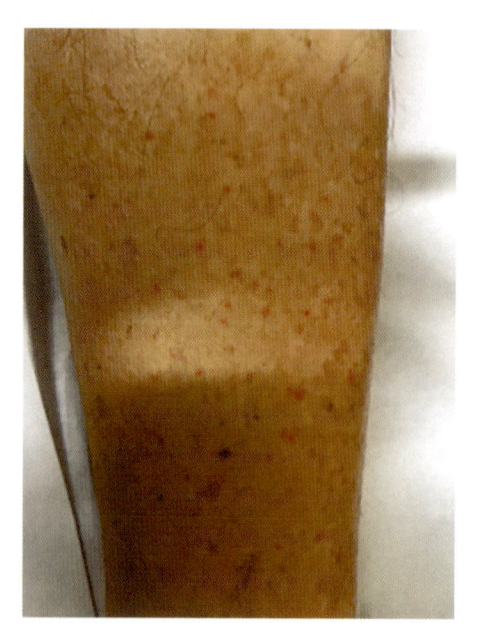

Fig. 5-5. Petéquias.

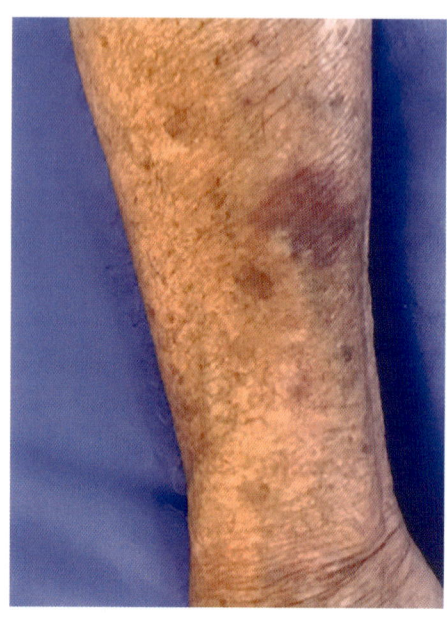

Fig. 5-6. Equimoses.

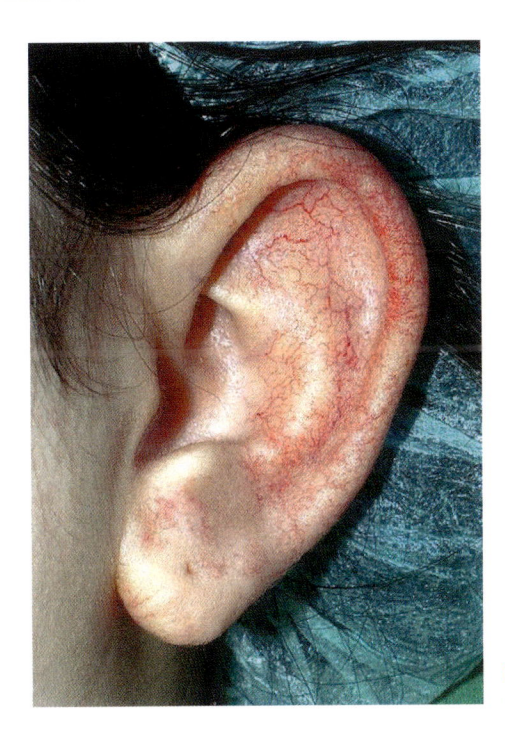

Fig. 5-7. Aranhas vasculares. Dilatação permanente de pequenos vasos.

- *Manchas vasculares:* são os **eritemas**, **telangiectasias** e **varizes**. Nos **eritemas** ocorre dilatação transitória de arteríolas, de ordem funcional (hiperemia ativa), variando o seu surgimento e duração com a natureza causal (p. ex., processos inflamatórios e infecciosos). Nas **telangiectasias** ocorre dilatação permanente de pequenos vasos, como as aranhas vasculares.

> É possível distinguir as lesões vasculares das hemorrágicas, realizando a vitropressão ou diascoscopia (com uma lâmina de vidro) ou digitopressão sobre a lesão. Enquanto as de origem vascular vão desaparecer pela isquemia transitória, as hemorrágicas não desaparecem, pelo fato do sangue extravasado estar contido na pele.

Alterações de Relevo

São lesões elevadas ou abauladas em relação à superfície cutânea devido a formações sólidas ou coleções líquidas.

- *Formações sólidas:* são lesões circunscritas que ocorrem por acúmulo de células em determinado local. A identificação delas no início pode ser difícil, mas com a prática e seu domínio, será de grande importância no diagnóstico de várias doenças. As **pápulas** têm um diâmetro menor que 1 cm, são superficiais e bem delimitadas. Podem apresentar a ponta arredondada, achatada ou pontiaguda. Com relação à cor, podem ser da cor da pele normal, eritematosas, violáceas, azuladas, acastanhadas ou enegrecidas. As **placas** são maiores (> 1 cm), com maior extensão na horizontal do que em altura. As **placas urticariformes**, característica de manifestação de hipersensibilidade, são lesões mais infiltradas, com bordas de cor rosada ou vermelho pálido, centro esbranquiçado de formas variáveis (arrendondadas, ovalares ou irregulares) eritematosas e pruriginosas. Duram menos de 24 horas (Figs. 5-8 a 5-10).

Os **nódulos** correspondem a lesões sólidas, globulares, geralmente maiores de 1 cm, visíveis ou apenas palpáveis na derme profunda e hipoderme de consistência firme, elástica ou mole. O **tumor** é maior que o nódulo e é exofítico (projeta-se para fora). A **goma** é quando o nódulo amolece e fistuliza (Figs. 5-11 a 5-13).

A **ceratose** é área de modificação circunscrita ou difusa da espessura da epiderme, tornando-a mais consistente, dura, inelástica e esbranquiçada, decorrente do espessamento da camada córnea. A **vegetação** corresponde à lesão exofítica, podendo ter várias reentrâncias e projeções, geralmente por hiperplasia da epiderme e derme (Figs. 5-14 a 5-16).

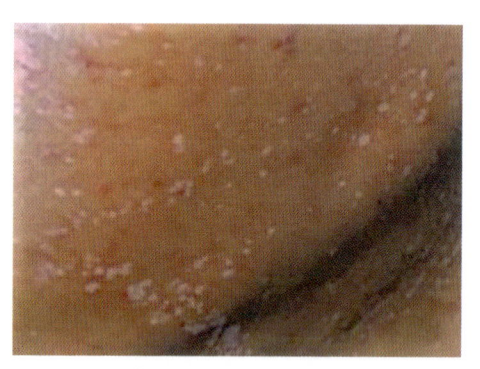

Fig. 5-8. Pápulas esbranquiçadas. Verrugas planas.

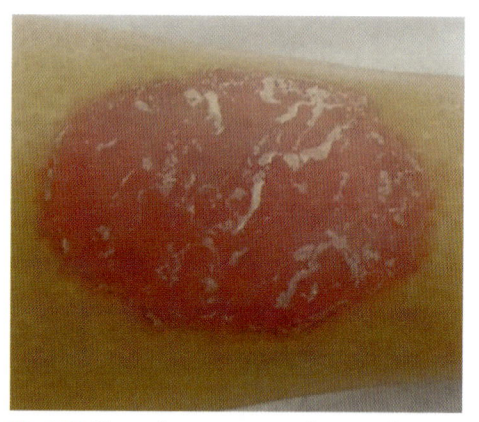

Fig. 5-9. Placa eritematosa com descamação. Psoríase.

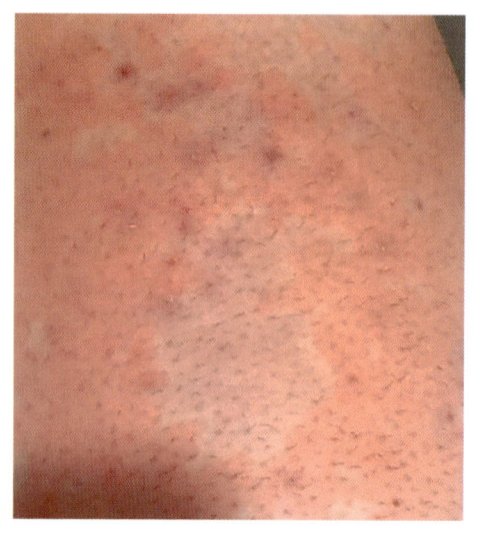

Fig. 5-10. Placas urticariformes.

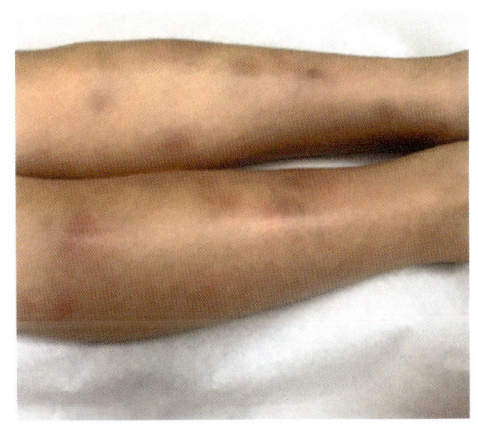

Fig. 5-11. Nódulos eritematosos. Eritema nodoso.

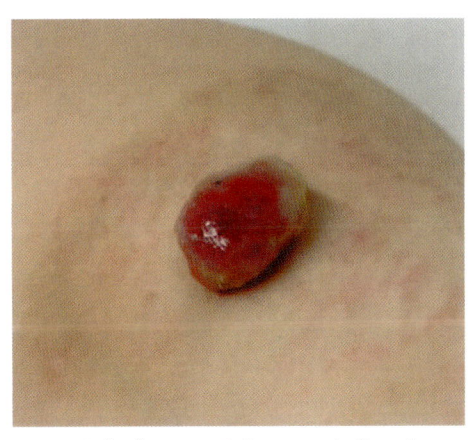

Fig. 5-12. Lesão tumoral. Sarcoma de Kaposi.

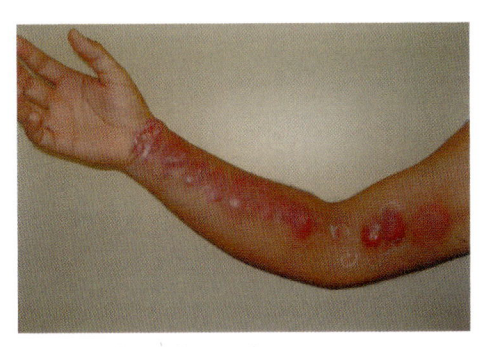

Fig. 5-13. Goma. Esporotricose.

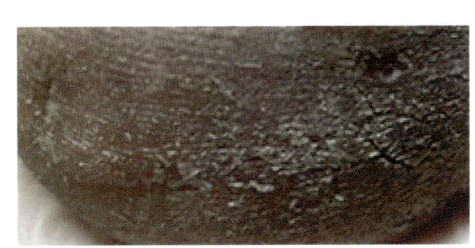

Fig. 5-14. Ceratose plantar.

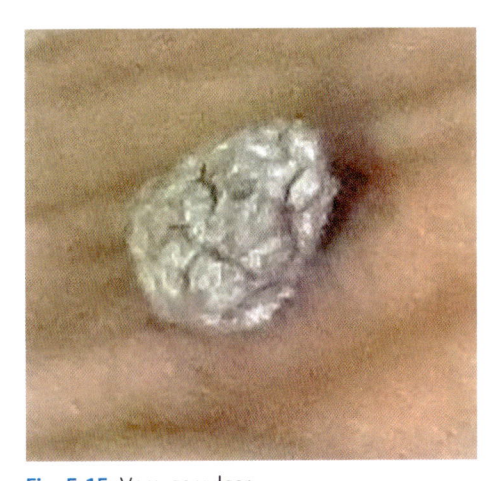

Fig. 5-15. Verruga vulgar.

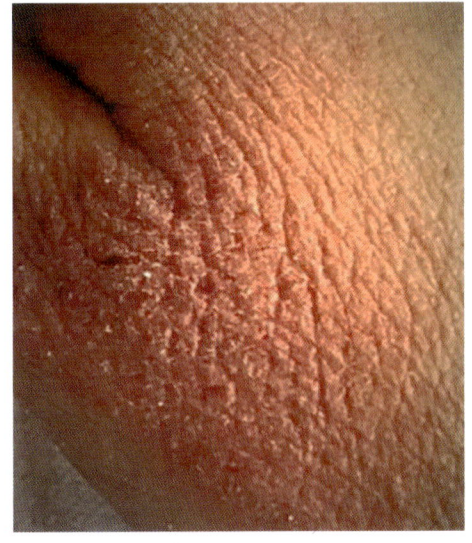

Fig. 5-16. Liquenificação com eritema. Eczema agudo.

A **fístula** é um pertuito cutâneo relacionado com um foco de supuração profundo com saída de líquido purulento, serossanguinolento ou gomoso.

Nas **alterações de consistência e espessura**, a pele se mantém depressível e sem acentuação das estrias. A **liquenificação** é em geral circunscrita e decorre do espessamento da epiderme, que passa a evidenciar com maior nitidez todas as suas pregas, associada ao ato de coçar. A **esclerose** é o endurecimento circunscrito ou difuso da pele tornando mais difícil seu pregueamento na palpação, consequente à proliferação de colágeno. No **edema**, há acúmulo de líquido no espaço intersticial, tornando a pele brilhante (Fig. 5-17).

- *Coleções líquidas:* são as **vesículas** (< 1 cm) ou **bolhas**, quando maiores (> 1 cm), com conteúdo claro ou citrino no seu interior. Quando as coleções líquidas são superficiais e apresentam conteúdo de coloração esbranquiçada, amarelada ou esverdeada, são chamadas de **pústulas**. Quando são mais profundas (na derme à hipoderme) de proporções variáveis, com tendência à flutuação (amolecimento) e eritema na pele circunjacente, são chamadas de **abscessos**. Coleções líquidas de conteúdo hemorrágico são os **hematomas** (Figs. 5-18 a 5-21).

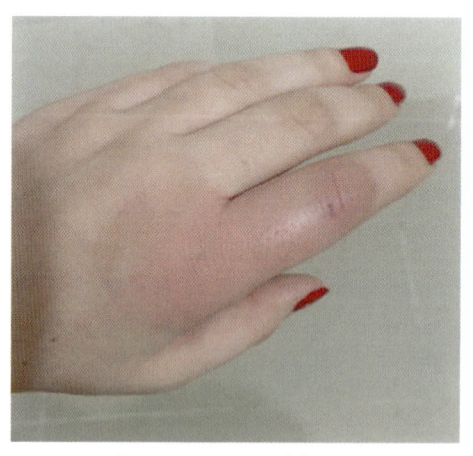

Fig. 5-17. Edema e eritema. Celulite.

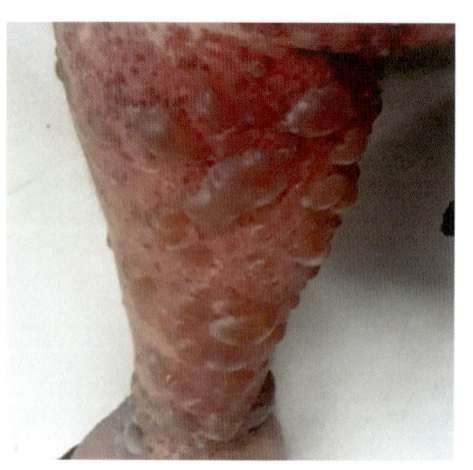

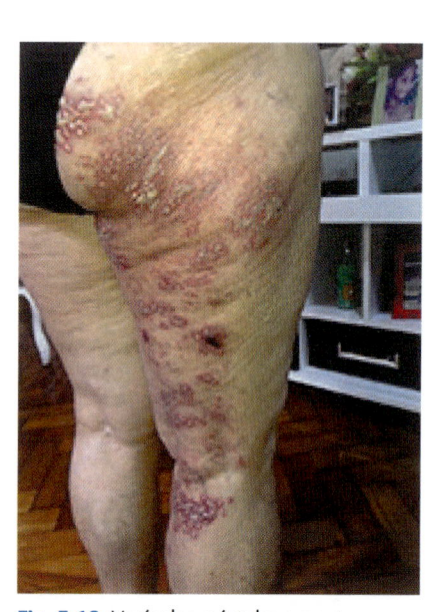

Fig. 5-18. Vesículas, pústulas e crostas. Herpes-zóster.

Fig. 5-19. Bolhas. Erisipela bolhosa.

Fig. 5-20. Abscesso. Furúnculo.

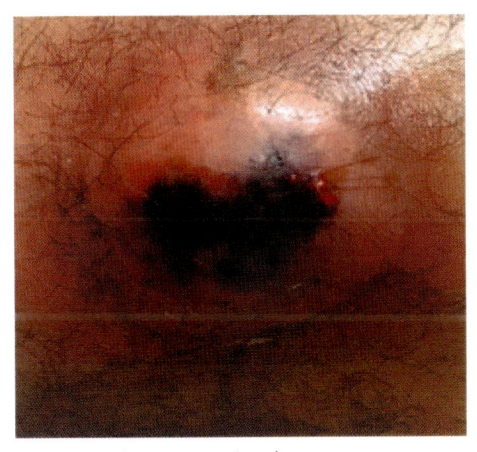

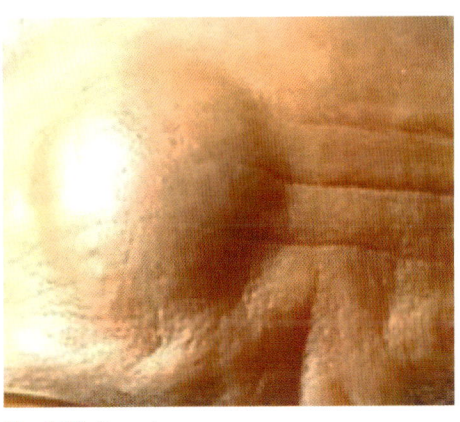

Fig. 5-21. Hematoma.

Lesões Elementares Secundárias

São aquelas que surgem a partir das primárias. São agrupadas em lesões de solução de continuidade, caducas e de sequelas.

- *Lesões de solução de continuidade:* são aquelas em que houve perda da integridade da pele. A **erosão** é a perda parcial da epiderme: quando se dá após o ato de coçar se chama de **escoriação**. A **exulceração** é um pouco mais profunda, atingindo a derme papilar. Essas lesões não deixam cicatrizes. Já na **úlcera**, a perda é mais profunda, atingindo derme reticular e hipoderme, e deixando cicatriz. A **fissura** é uma fenda linear na epiderme, podendo-se aprofundar até a derme. Resulta de ressecamento excessivo, espessamento ou perda de elasticidade da pele. Localiza-se mais frequentemente no fundo de dobras cutâneas ou ao redor de orifícios, como as cavidades bucal e anal (Figs. 5-22 a 5-24).

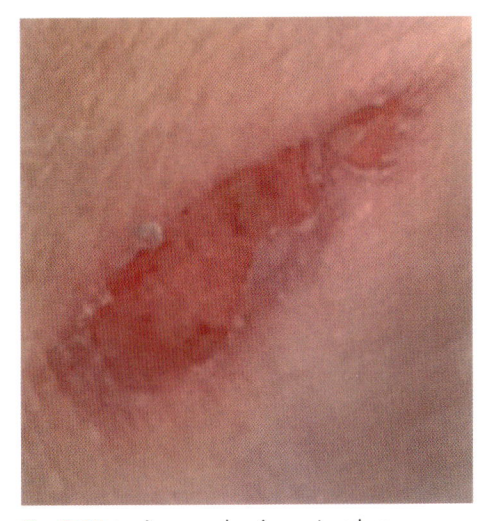

Fig. 5-22. Lesão erosada pós-queimadura.

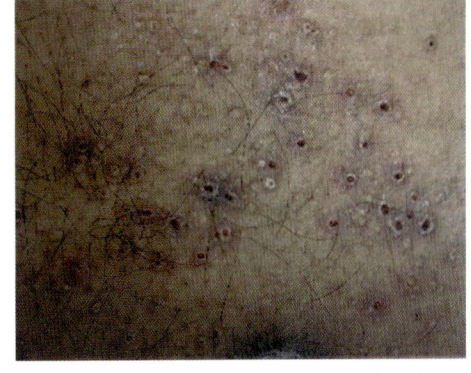

Fig. 5-23. Lesões escoriadas com crostas. Escabiose.

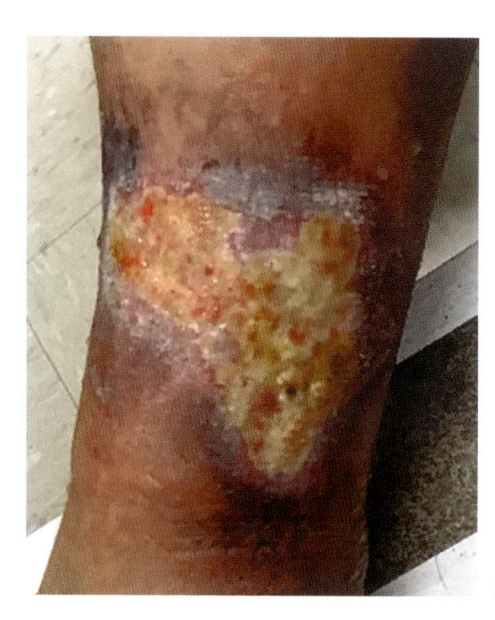

Fig. 5-24. Úlcera venosa.

- *Lesões caducas:* como o nome sugere, são lesões desvitalizadas. As **crostas** são provenientes do ressecamento de exsudatos de pele como soro, pus ou sangue. Podem ser finas e friáveis, ou grossas e aderentes. São chamadas **crostas melicéricas** (resultante de exsudato) ou **crostas hemáticas** (após sangramentos). As **escamas** são lâminas epidérmicas secas que tendem a se desprender da superfície cutânea. A **escara ou úlcera de pressão** (nome que vem sendo mais empregado) ocorre quando a pele é comprimida entre proeminências ósseas e superfícies de contato, ocorrendo obstrução arterial local e posterior. Resulta em área azulada-enegrecida, bem delimitada, com perda de determinado segmento da epiderme, derme e hipoderme, chegando muitas vezes a planos profundos (ósseos). Ocorre principalmente em idosos e imobilizados. Os locais de maior acometimento são a região sacra, quadris, calcanhares, orelhas, ombros, joelhos e escápulas (Figs. 5-25 a 5-27).
- *Lesões por sequela:* nesse grupo ocorreu um dano irreparável na pele. A **atrofia** consiste no adelgaçamento da pele por diminuição de seus componentes da epiderme, derme ou tecido subcutâneo, tornando-a mais fina e translúcida. As **estrias** são linhas de atrofia localizadas. A **cicatriz é** uma área de fibrose, da derme ou do tecido subcutâneo, resultante de um processo destrutivo prévio. Pode ser **atrófica**, **hipertrófica** ou **queloidiana** cada qual com tamanhos e formatos variados. Em relação à coloração, pode ser róseo-clara, avermelhada ou mais escura que a pele ao seu redor.

SEMIOLOGIA CUTÂNEA

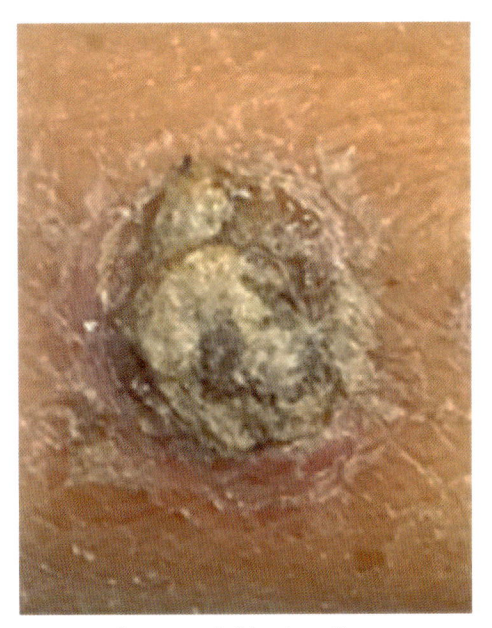

Fig. 5-25. Crostas melicéricas. Impetigo.

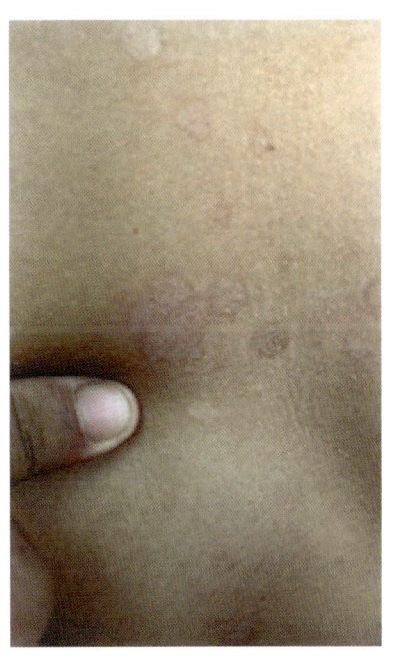

Fig. 5-26. Manchas róseas com escamas furfuráceas. Pitiríase versicolor.

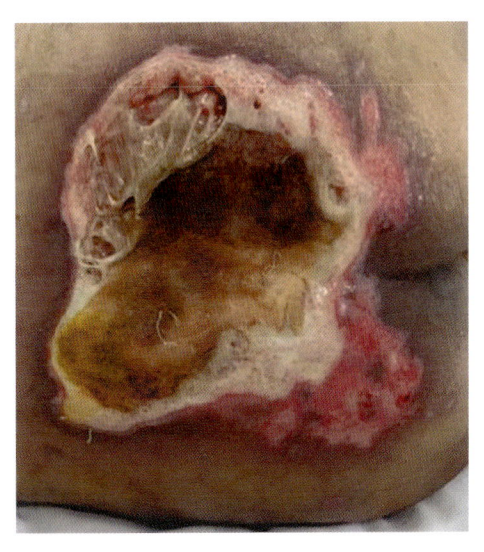

Fig. 5-27. Úlcera de pressão em região sacra.

Arranjo das Lesões Elementares

Após a identificação das lesões elementares devemos observar seu arranjo. Podem ser lineares, anulares (que crescem perifericamente), circinadas (como um círculo), arciformes (em arcos de círculos), numulares (como moeda), discoides (disco), serpinginosas (serpente), agrupadas, geográficas (como um mapa) e reticulares (Figs. 5-28 e 5-29).

Fig. 5-28. Cicatriz hipertrófica.

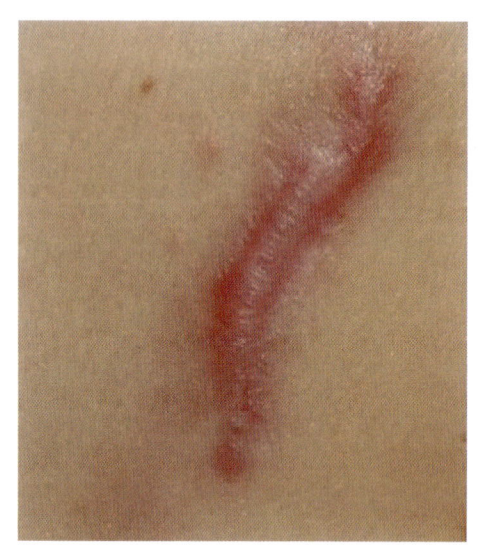

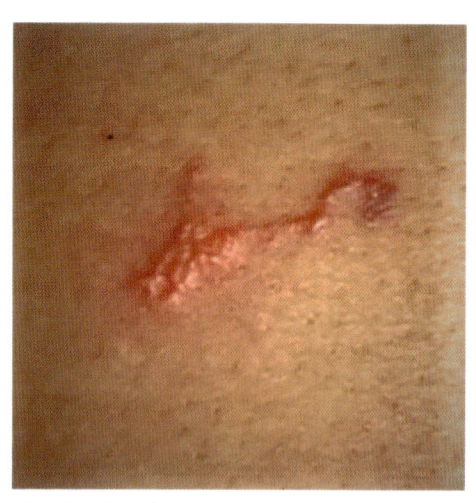

Fig. 5-29. Pápulas eritematosas em trajeto serpinginoso. Larva *migrans*.

Anexos Cutâneos

Também denominados de fâneros, compreendem cabelos, pelos e unhas. Nos cabelos devem ser observados o tipo de implantação, distribuição, quantidade, cor, brilho, espessura e consistência. No homem, têm uma implantação mais alta que na mulher. A distribuição dos cabelos é uniforme e, quando existe uma falha, chama-se de **alopecia localizada**. Se é uma diminuição da densidade dos cabelos, trata-se de **alopecia difusa**. Essa rarefação pode ocorrer em qualquer local em que tenha pelos, como na área da barba nos homens ou nas regiões axilar e genital (Figs. 5-30 e 5-31).

Se houve perda de todos os cabelos e pelos do corpo, diz-se que há **alopecia universal**. A **madarose** corresponde à rarefação do terço distal das sobrancelhas. Já a **hipertricose** corresponde ao aumento generalizado de pelos, enquanto o termo **hirsutismo** refere-se a pelos normoimplantados, porém mais longos, grossos e espessos que o habitual para aquela área (como ocorre, por exemplo, nos raros casos de mulheres que apresentam barba).

Nas unhas, deverão ser avaliadas: forma de implantação, espessura, superfície, consistência, brilho e coloração. A curvatura da unha de implantação normal percorre um ângulo inferior a 160°. Unhas mais convexas, que se curvam em ângulos maiores, são conhecidas como **unhas em vidro de relógio**. Ocorre em pacientes com hipoxemia crônica (por exemplo: DPOC, cardiopatias) e predomina em indivíduos da raça negra.

A **paroníquia** corresponde a inflamação nas pregas ungueais, geralmente por infecção fúngica ou bacteriana (*Staphylococcus aureus*). Os maiores fatores de risco são o hábito de roer as unhas, serviços de manicure e contato frequente com água. Tais infecções também podem causar **onicólise** (o descolamento do leito distal) e a **hiperceratose subungueal** (espessamento generalizado). **Unhas distróficas** ocorrem quando se observa toda a sua arquitetura destruída. A **onicogrifose** (unhas de gavião) é o aumento do comprimento e curvatura da unha, ocorre habitualmente em pessoas que não aparam as unhas com regularidade (Figs. 5-32 a 5-34).

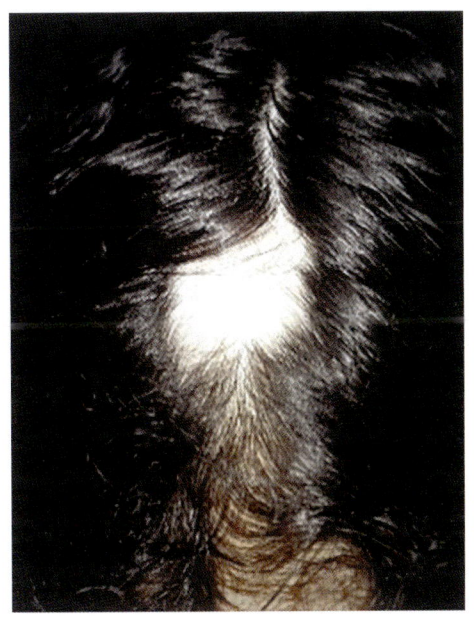

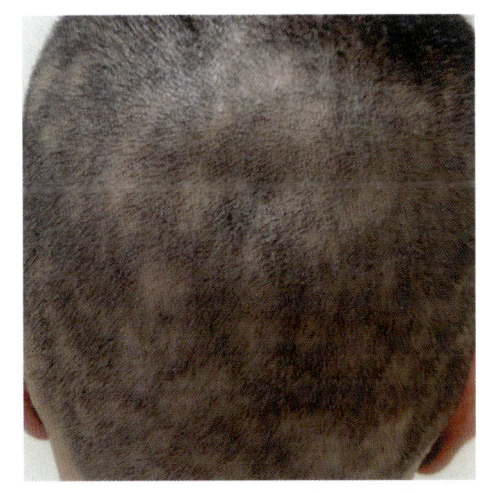

Fig. 5-30. Alopécia *areata*.

Fig. 5-31. Alopécia difusa (em clareira). Sífilis.

Nas alterações na lâmina ungueal que podem sugerir doença sistêmica, destacam-se:
- *Unhas de Beau:* depressões transversais, podem-se relacionar a múltiplas doenças sistêmicas (como cardiopatias), uso de quimioterápicos e desnutrição.
- *Unhas de Lindsay:* observa-se cor esbranquiçada na metade proximal da unha e avermelhada na metade distal, com clara demarcação. Ocorrem em portadores de insuficiência renal crônica, especialmente aqueles em hemodiálise.
- *Unhas de Terry:* têm um aspecto esbranquiçado, em vidro fosco, ocupando a maior parte da superfície da unha. São comuns em pessoas com cirrose hepática, diabetes e insuficiência cardíaca (Fig. 5-35).
- *Unhas de Plummer:* quando ocorre onicólise relacionada com hipertireodismo e, mais raramente, psoríase e dermatites de contato (Fig. 5-36).

Técnicas Especiais

Relacionamos abaixo alguns recursos semióticos práticos e laboratoriais da rotina dos dermatologistas, mas que podem ser utilizados na rotina de clínicos generalistas interessados, principalmente nos cenários do atendimento primário e de poucos recursos. Em certas situações, eles podem agilizar a investigação diagnóstica e evitar o encaminhamento ao especialista.

- *Curetagem metódica de Brocq:* curetar (raspar) as escamas da lesão, com o bisturi ou uma cureta, surgindo um pontilhado hemorrágico, sugestivo de psoríase.
- *Descolamento cutâneo (sinal de Nikolsky):* pressionar a área próxima de uma lesão vesicobolhosa, surgindo um descolamento da epiderme, sugestivo de pênfigo (lesão bolhosa).
- *Estirar a pele afetada por uma lesão escamosa:* ocorrerá uma descamação que poderá ser visualizada (sinal de Zileri), no caso da pitiríase versicolor.

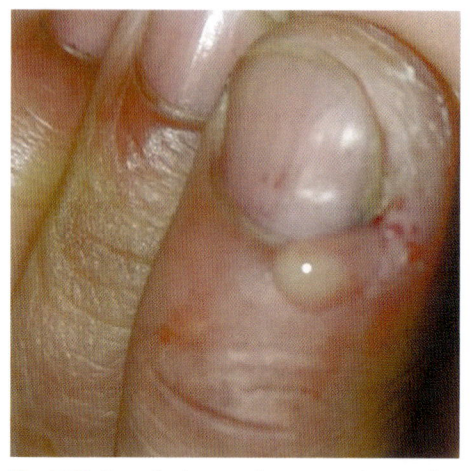

Fig. 5-32. Paroníquia com abscesso periungueal.

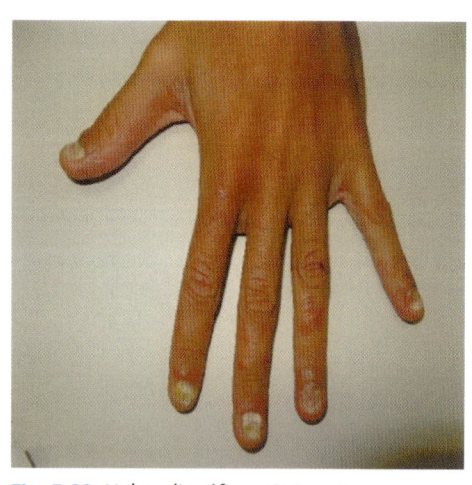

Fig. 5-33. Unhas distróficas. Onicomicose.

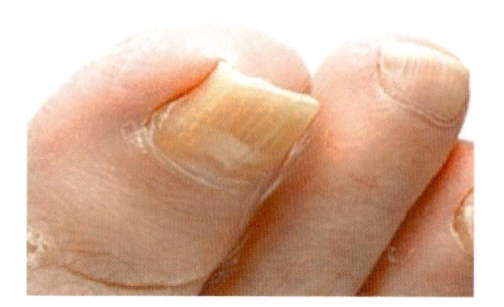

Fig. 5-34. Hiperceratose ungueal.

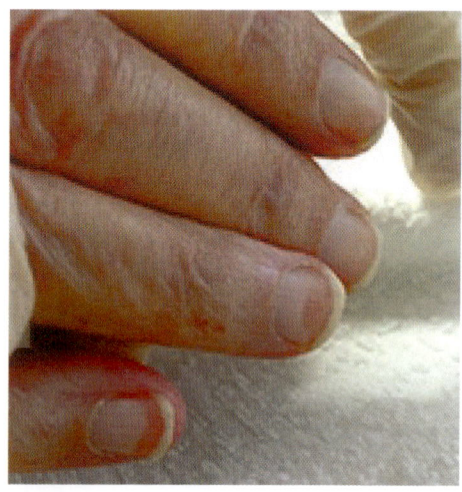

Fig. 5-35. Unhas de Terry.

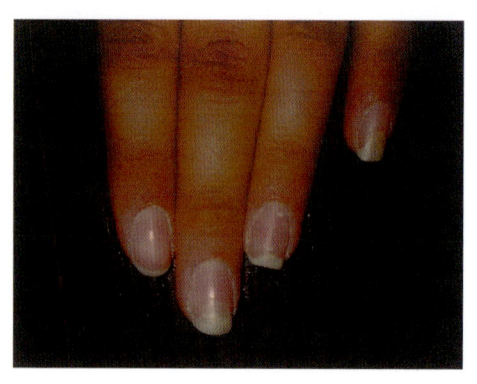

Fig. 5-36. Unhas de Plummer.

- *Dermatoscopia:* ao magnificar o campo de visão, permite uma melhor abordagem de algumas lesões, tais como as melanocíticas benignas e malignas. Atualmente, é uma ferramenta imprescindível para o dermatologista.
- *Testes de contato:* consistem na aplicação sobre a pele de substâncias comumente utilizadas em cosméticos e tecidos, sob forma de adesivos, quando se suspeita de dermatite de contato. A leitura é feita entre 48 e 96 horas após.
- *Análise microbiológica do raspado da lesão:* muito útil na pesquisa de parasitas, fungos e bactérias.
- *Microscopia das células da pele:* é usada na pesquisa de doenças vesicobolhosas causadas por infecção viral (herpes simples, herpes-zóster), pênfigo e molusco contagioso.
- *Biópsia de pele:* consiste na retirada de um pequeno fragmento de pele permitindo o estudo histopatológico e microbiológico. Constitui o padrão-ouro para o diagnóstico de diversas afecções neoplásicas, autoimunes e infecciosas da pele.

RESUMINDO

O reconhecimento das lesões elementares é primeira etapa para o exame dermatológico, que é uma ferramenta de extrema importância na prática do generalista, capaz de identificar doenças cutâneas e sistêmicas. O exame cutâneo completo inclui não só a análise da pele em si, mas também do couro cabeludo, unhas e mucosas. É uma habilidade a ser desenvolvida como as dos demais sistemas.

VAMOS PRATICAR

1. Sobre a pele e a sua propedêutica é incorreto afirmar:
    A) As manifestações cutâneas podem ser próprias da pele ou de doenças sistêmicas, fornecendo base para o raciocínio clínico.
    B) As lesões elementares são padrões morfológicos de alterações na pele que surgem provocados por processos patológicos e não são específicas de um único processo.
    C) Na semiologia cutânea, o diagnóstico correto vai depender da anamnese e exame físico, englobando não somente a alteração cutânea responsável pela queixa do paciente.
    D) O exame dermatológico corresponde à análise do tegumento.
2. Sobre as lesões elementares primárias que cursam com alterações na cor da pele, está correto:
    A) As lesões hemorrágicas e vasculares se diferenciam pelo tamanho da lesão, sendo que lesões do tipo hemorrágicas são maiores que as vasculares.
    B) As petéquias correspondem a lesões maiores que 1 cm.
    C) Uma mancha eritematosa pode ser distinguida de origem vascular ou hemorrágica através de digitopressão ou vitreopressão.
    D) Os hematomas correspondem a manchas e podem atingir todas as camadas da pele.
3) Marque a opção que só contém lesões secundárias e por solução de continuidade:
    A) Crosta, cicatriz, escara.
    B) Escama, esclerose, pápula.
    C) Erosão, fissura, úlcera.
    D) Liquenificação, ceratose, fístula.

BIBLIOGRAFIA

Bates B, Bickley LS, Szilagyi PG. Bates Propedêutica Médica. 11. ed. Rio de Janeiro, RJ: Guanabara Koogan; 2015.

Gontijo, GT. Exame da pele. In: López M, Medeiros JL editores. Semiologia Médica. 5. ed. Rio de Janeiro: Livraria e Editora Revinter Ltda; 2004. p. 56-65.

Lawley TJ, Yancey KB. Approach to the patient with a skin disorder. In Harrison´s principles of internal medicine. Braunwald E, Fauci A, Kasper D, Hauser DL, Longo DL, Jameson JL editores. 15. ed. Nova York: McGraw-Hill; 2012, 389-394.

Porto CC. Exame Clínico. 8. ed. Rio de Janeiro, Guanabara Koogan; 2017.

Torres NT, Sodré C. Semiologia dermatológica. In: Rocco JR, editores. Semiologia médica. 4. ed. Rio de Janeiro: Elsevier; 2010. p. 59-75.

EXAME DA CABEÇA

CAPÍTULO 6

Bernardo Lofiego Caffaro ▪ Laís Aguiar Carvalho ▪ Rodrigo Silva
Taís dos Santos Cardoso ▪ Diogo Gonçalves dos Santos Martins
Elizabeth Silaid Muxfeldt ▪ Ricardo Bedirian

"Cada cabeça um mundo, cada mente um mistério."
Tomé Passos

INTRODUÇÃO

O exame da cabeça realizado pelo clínico inicia-se já durante a ectoscopia e a coleta da anamnese. Trata-se de um exame geral: informações mais detalhadas e específicas de olhos, nariz, boca e orelhas são frequentemente obtidas por técnicas mais aprofundadas de exame, realizadas por especialistas. Porém, é fundamental que o clínico seja capaz de identificar alterações que indiquem condições clínicas de fácil resolução ou doenças sistêmicas, até mesmo para, quando necessária a avaliação do especialista, melhor embasar o encaminhamento.

CRÂNIO, COURO CABELUDO E SOBRANCELHAS

Entendendo

Na inspeção do crânio, devemos avaliar seu volume e seu formato. Ele também deve ser palpado, ao longo de toda a calota craniana, para identificar e caracterizar abaulamentos ou depressões. Para descrever os achados, divide-se a calota em regiões anatômicas: frontal, temporais, parietais e occipital, correlatas aos ossos de mesmo nome (Fig. 6-1).

No exame do couro cabeludo, devem-se observar os cabelos quanto à sua implantação, distribuição e textura, além de avaliar a pele circunjacente em busca de alterações de cor ou lesões como eritemas, escoriações e descamações.

É recomendável também observar a implantação e a distribuição dos pelos dos supercílios e cílios, visto que há uma gama de doenças que podem cursar com alterações nos mesmos. A madarose, por exemplo, é a queda dos pelos das sobrancelhas no seu terço externo, ocorrendo em doenças como hanseníase, sífilis e hipotireoidismo.

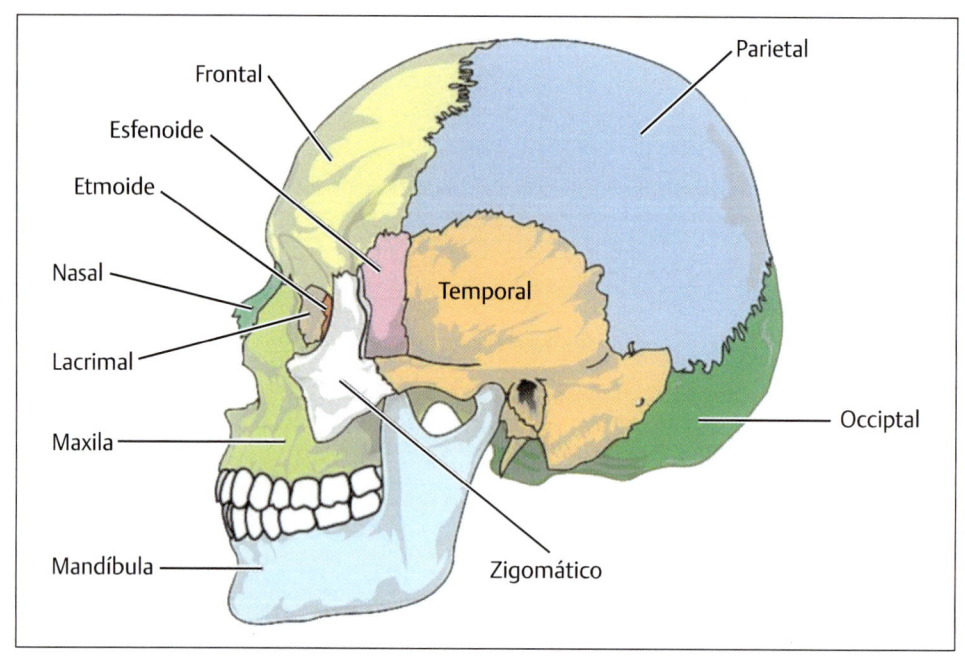

Fig. 6-1. Regiões do crânio e da face.

Aprofundando

O crânio, no início do desenvolvimento, é composto por quatro suturas primárias, três suturas secundárias e quatro ossos principais. Os ossos são separados por espaços membranosos, as fontanelas. As suturas cranianas, assim como as fontanelas, realizam sua fusão em períodos diferentes, completando-se o fechamento até o segundo ano de vida. O crescimento do crânio pode ser comprometido por desnutrição, doenças genéticas, distúrbios endócrinos e doenças cefálicas, resultando eventualmente em dimensões anômalas.

As microcefalias são em geral decorrentes de fusão prematura das suturas cranianas (craniossinostose) e estão associadas às mais diversas causas, com destaque para: condições genéticas e cromossômicas do feto, exposição à radiação ionizante durante a gestação, distúrbios hormonais maternos (como hipotireoidismo e diabetes gestacional), e doenças infecciosas como toxoplasmose, rubéola, citomegalovírus, herpes, sífilis e a recentemente descrita afecção pelo zika vírus. Já as macrocefalias ocorrem em diversas idades e podem-se relacionar a hidrocefalias ou variadas doenças que interferem com o crescimento e o metabolismo ósseo, tais como a doença de Paget (osteíte deformante) e a acromegalia. Além disto, deformidades da calota craniana podem decorrer de trauma provocado pelo parto a fórceps (Fig. 6-2).

Os abaulamentos podem ser cistos, tumores ósseos e malformações de diversos tipos. As depressões em adultos costumam corresponder a craniotomia cirúrgica prévia ou traumatismo craniano.

As lesões localizadas no couro cabeludo podem ser de origem infectoparasitária, inflamatória, alérgica ou neoplásica, dentre outras. Podem representar patologias localiza-

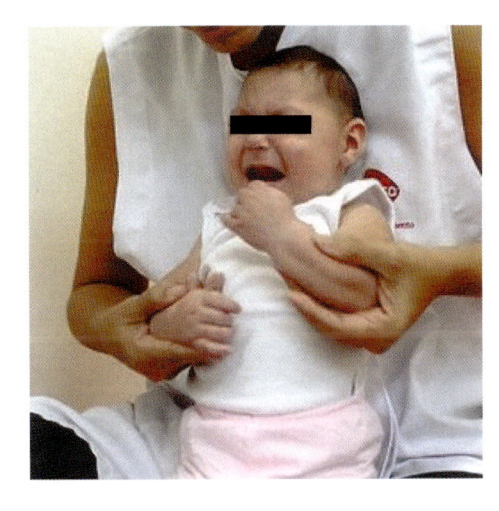

Fig. 6-2. Microcefalia.

das ou sinais de doenças sistêmicas. As principais dermatoses <u>descamativas</u> encontradas no couro cabeludo são o eczema seborreico e a psoríase, duas condições que devem ser diferenciadas, tendo as escamas coloração que tende ao prateado na psoríase (Fig. 6-3). Já a presença de <u>prurido</u> pode indicar pediculose, principalmente quando localizado nas regiões pré-auriculares e occipital. Além do parasita, podem-se identificar as lêndeas na parte proximal da haste dos cabelos.

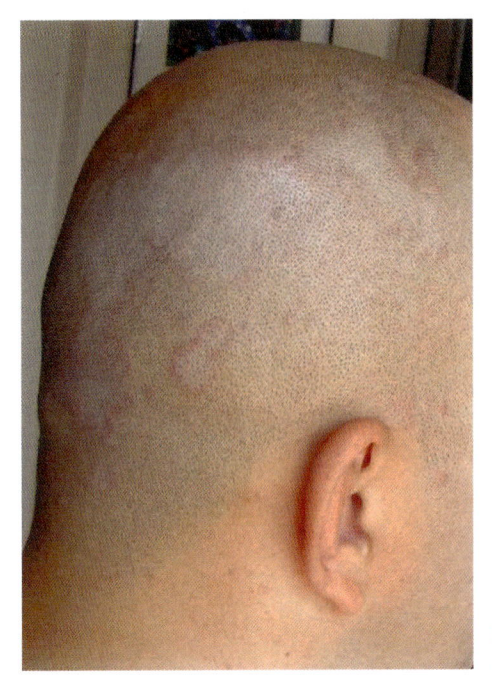

Fig. 6-3. Psoríase no couro cabeludo.

Embora a maior parte dos nódulos subcutâneos no couro cabeludo sugira benignidade, algumas lesões podem ser malignas. No exame dessas lesões, devem-se investigar história de trauma, diâmetro, hematomas, coloração, mobilidade, consistência e sintomatologia associada. Exames complementares de imagem e a histopatologia podem ser necessários na elucidação diagnóstica.

As alopecias designam a queda de cabelo por mecanismos variados. A mais comum, não relacionada com patologias, é a alopecia androgênica em homens, acometendo principalmente os vértices e as regiões frontotemporais. Alguns estudos, inclusive, sugerem que a alopecia androgênica com distribuição nos vértices pode estar associada a uma maior prevalência de doença coronariana. Nas mulheres, o processo é muito mais raro e difuso, poupando a linha frontal de implantação dos cabelos. Distúrbios sistêmicos, como lúpus eritematoso sistêmico, sífilis e desnutrição calórico-proteica também podem resultar em alopecia difusa não cicatricial. Vale lembrar que no lúpus podem também ocorrer lesões discoides com alopecia localizada e cicatricial. Já na alopecia areata, que é uma doença autoimune que pode-se associar à perda de pelos em todo o corpo e à ocorrência de outras condições como anemia perniciosa, vitiligo e doença tireoidiana autoimune, áreas geralmente bem delimitadas de perda capilar podem ser observadas (Fig. 6-4).

As alopecias cicatriciais, com destruição do folículo piloso, podem ser causadas por doenças dermatológicas (como o líquen plano), queimaduras e efeitos adversos de quimioterápicos.

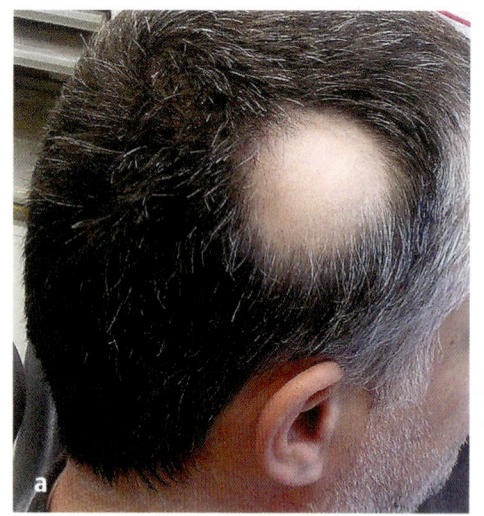

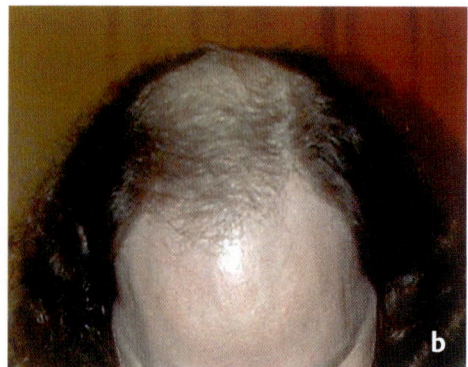

Fig. 6-4. Padrões de alopécia. Alopécia *areata* (**a**) e androgênica (**b**).

NARIZ E SEIOS DA FACE
Entendendo
O **nariz** é um órgão de formato piramidal, composto por duas fossas nasais que são divididas pelo septo nasal, uma estrutura composta por ossos em sua base (o etmoide e o vômer) e por cartilagem na sua ponta. As fossas nasais possuem pequenos óstios de drenagem, por onde se comunicam com diversas cavidades paranasais aeradas, os **seios da face** – são quatro pares: frontais, maxilares, esfenoidais e etmoidais. Além disso, as fossas nasais estão também em contato com o meio externo, pelas narinas, e com a **rinofaringe** através das coanas, aberturas localizadas na parte posterior da cavidade nasal (Fig. 6-5).

Sua função principal é a respiração, possuindo estrutura própria para aquecer e umidificar o ar inspirado e filtrar impurezas que eventualmente estejam nele presentes. Também é o órgão responsável pelo sentido do olfato e auxilia na produção e na modulação de sons.

Os **seios da face** possuem várias funções, entre as quais se destacam seu papel no aquecimento e na umidificação do ar e na equalização entre as pressões de ar nas vias respiratórias e na atmosfera. De acordo com suas localizações, eventuais processos obstrutivos ou inflamatórios podem provocar sensações de pressão e dor em diferentes regiões da face (Fig. 6-6).

O tecido de revestimento da cavidade nasal e dos seios paranasais é um epitélio ciliado, característico da mucosa respiratória. Pela continuidade dessas estruturas, processos patológicos que interfiram com o equilíbrio entre a produção e a eliminação de secreções podem acometer ambas: alergias, infecções e doenças autoimunes estão entre as possibilidades.

O exame do nariz inicia-se pela inspeção. Deve-se observar se seu formato é normal ou se apresenta deformidade sugestiva de patologia: nariz "em sela" na sífilis congênita, nariz "leonino" característico da hanseníase e nariz de "tapir" na leishmaniose são alguns exemplos (Figs. 6-7 e 6-8). Avaliam-se também lesões possivelmente traumáticas, como fraturas, edemas, deformidades e hematomas. Caso haja corrimento nasal (rinorreia), suas características devem ser descritas. Em muitos casos, é possível também identificar desvios de septo (curvaturas anômalas) que podem se relacionar com sinusites de repetição (Fig. 6-9).

Na palpação do nariz e dos seios da face, deve-se pesquisar a presença de desnivelamentos e crepitações decorrentes de trauma, além de possíveis massas tumorais. Os seios maxilar e frontal são os mais acessíveis à palpação, e a presença de hipersensibilidade sugere rinossinusite obstrutiva ou inflamatória. A investigação da permeabilidade de cada narina pode ser realizada, pedindo-se ao paciente que inspire enquanto o examinador oclui a outra narina.

Para complementar a avaliação, é recomendável que o examinador avalie também o interior das fossas nasais por visão direta. Este procedimento, a rinoscopia anterior, é em geral realizado com um otoscópio acoplado a um otocone que, ajustando-se bem ao diâmetro nasal do paciente, funcione como um "espéculo nasal". Caso esse equipamento não esteja disponível, o examinador poderá pedir ao paciente que incline sua cabeça um pouco para trás e, suavemente, levantar a asa do nariz e observar o interior da cavidade com o auxílio de uma lanterna.

Na rinoscopia, pode-se identificar um desvio da parte anterior do septo e a coloração da mucosa nasal: sua cor normal é rósea, mas pode estar avermelhada ou azulada em casos de rinite infecciosa aguda. A presença de corpos estranhos (tumores, pólipos) e a ocorrência de secreções (hialinas, purulentas, fétidas) devem ser notadas. Estruturas mais

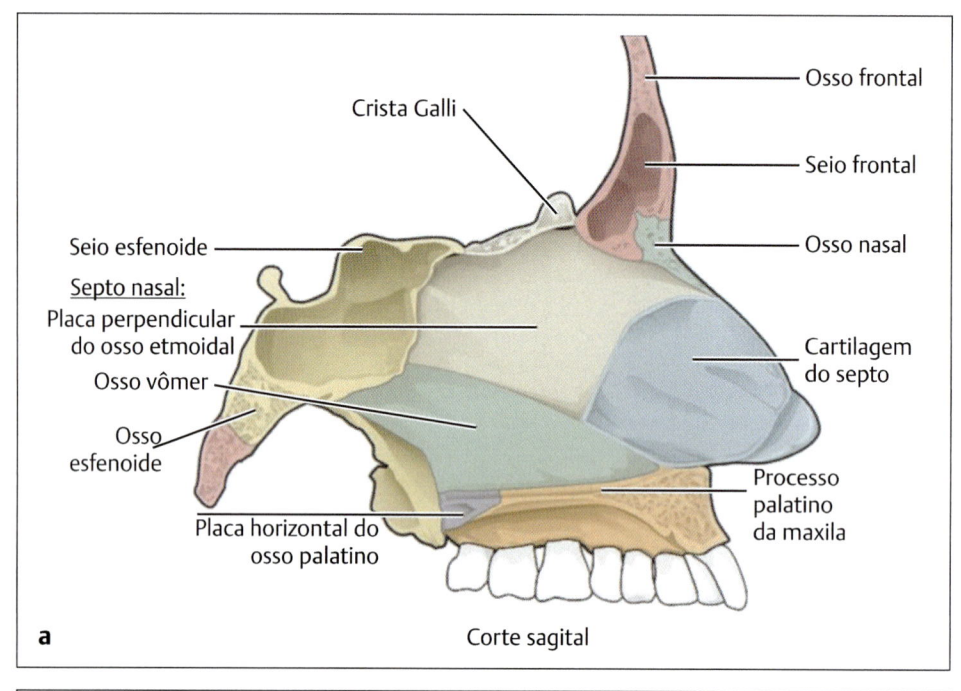

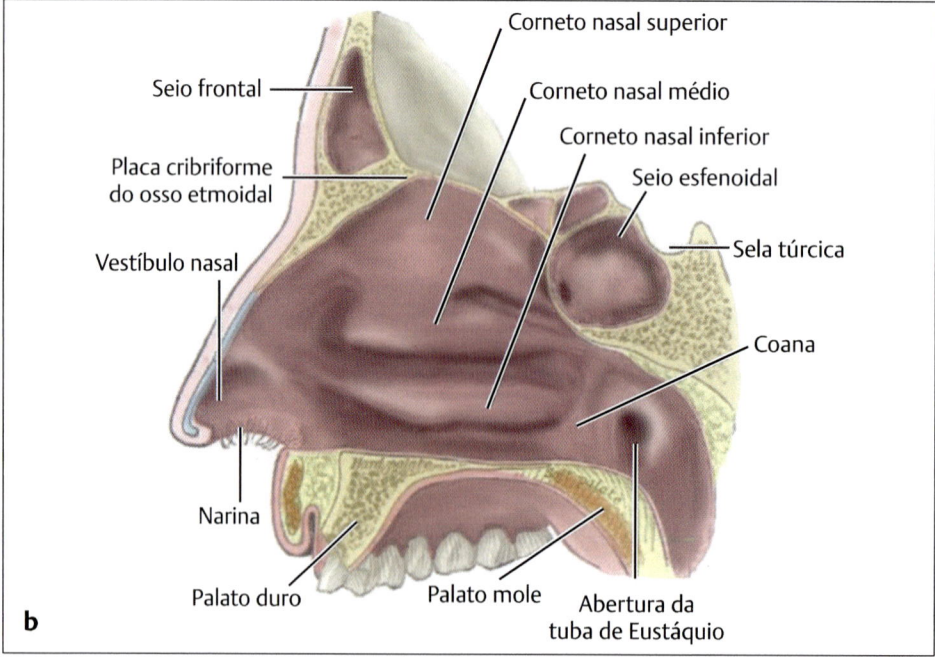

Fig. 6-5. (a, b) Cavidade nasal – estrutura óssea e revestimento mucoso.

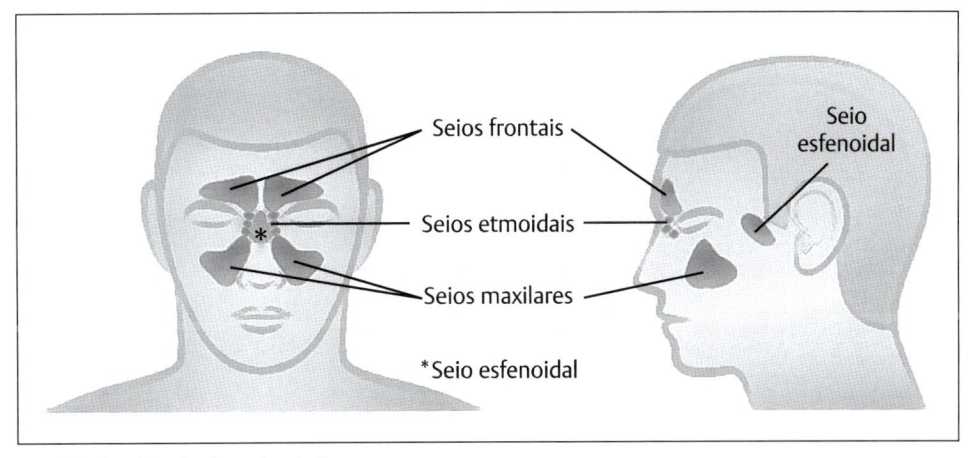

Fig. 6-6. Localização dos seios da face.

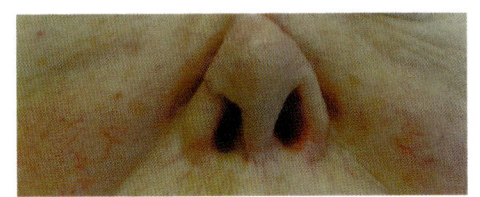

Fig. 6-7. Nariz "em sela" – sífilis congênita.

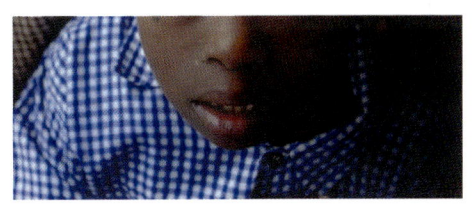

Fig. 6-8. Ponte nasal baixa – síndrome de Down.

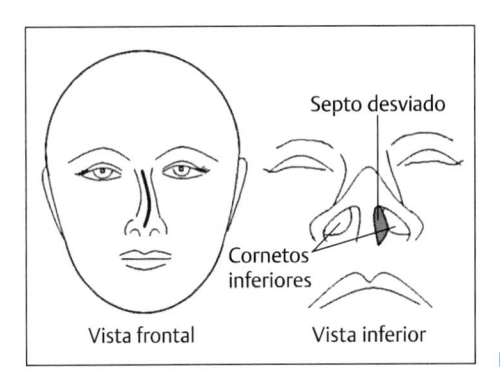

Fig. 6-9. Desvio de septo nasal.

posteriores, como as adenoides, são avaliadas com aparato específico para rinoscopia posterior que, na maioria das vezes, é realizada pelo especialista.

Aprofundando

- *Rinorreia:* é a saída de secreção mucoide, purulenta ou mucopurulenta pelas narinas, podendo ser causada por infecções das vias aéreas superiores, como resfriado comum ou gripe, e condições alérgicas, como a rinite.

- *Epistaxe:* é a eliminação de sangue pelas narinas, podendo ser secundária a traumas (causa mais frequente em crianças), infecções, tumores, crises hipertensivas ou discrasias sanguíneas. A rinoscopia muitas vezes permite identificar se a origem do sangramento é a região anterior do nariz, o que é mais comum e mais fácil de controlar. Sangramentos em localização posterior frequentemente exigirão avaliação do especialista e tamponamento mecânico.
- *Respiradores bucais:* uma das queixas nasais mais frequentes e que pode trazer repercussões sobre a qualidade de vida do paciente. São pessoas com obstruções nasais crônicas ou recorrentes que respiram primordialmente pela boca e, dessa forma, não conseguem aquecer, umidificar e depurar adequadamente o ar inspirado. A causa mais comum é a hipertrofia de adenoides. O respirador bucal tem o fácies adenoideano: boca entreaberta, língua pendente, olheiras (pela má qualidade do sono), tendência a babar e prognatismo maxilar (Fig. 6-10).
- *Sinusite aguda:* a apresentação clínica inclui dor ou sensação de pressão na face sobre o seio acometido, cefaleia, corrimento nasal mucopurulento, gotejamento posterior nasal, tosse e febre. Um sinal clínico que reforça a hipótese de sinusite aguda é a piora da dor ao se inclinar a cabeça para a frente. Pode ser de origem infecciosa (viral ou bacteriana) ou alérgica. Desvio do septo e hipertrofia de cornetos nasais, por dificultarem drenagem dos seios da face, são fatores de risco, assim como o ar frio e seco.

ORELHA
Entendendo
O aparelho auditivo divide-se em três porções: orelha externa, orelha média e orelha interna. A **orelha externa** é composta pelo pavilhão auricular e o meato acústico externo, tendo seu término na membrana timpânica. Tem a função de transmitir e amplificar os estímulos sonoros para o tímpano (Fig. 6-11).

A **orelha média** é uma cavidade preenchida por ar. Possui uma abertura, a tuba de Eustáquio, que a comunica com a nasofaringe, sendo útil para equalizar as pressões de ar. Sua função principal, porém, é desempenhada por três ossículos conectados em seu interior – o martelo, o estribo e a bigorna, que conduzem os estímulos sonoros até o ouvido interno (Fig. 6-12).

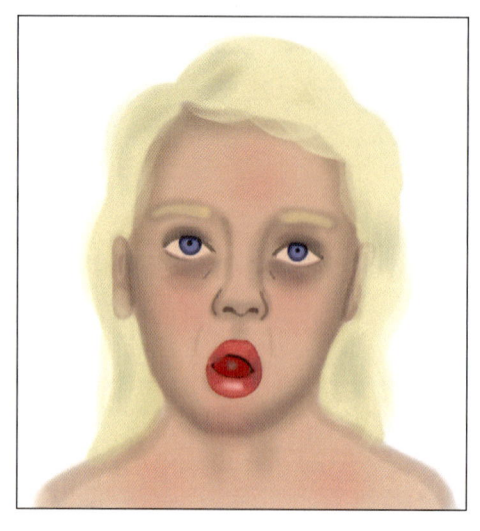

Fig. 6-10. Respirador bucal.

EXAME DA CABEÇA

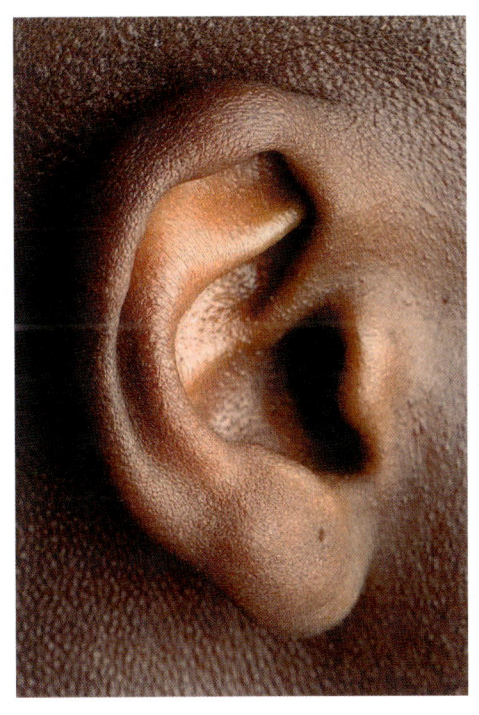

Fig. 6-11. O pavilhão auditivo.

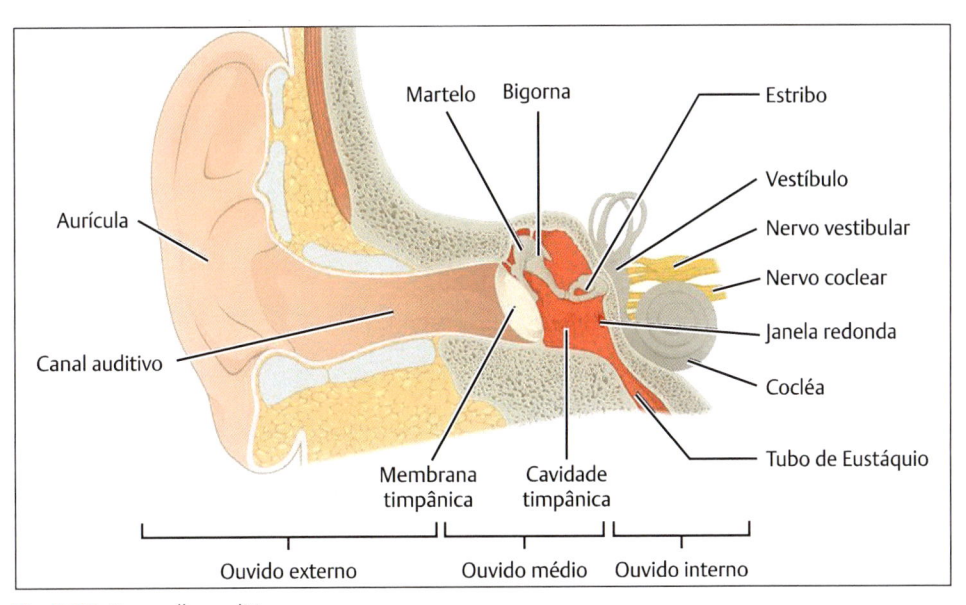

Fig. 6-12. O aparelho auditivo.

Na **orelha interna**, encontramos o aparelho vestibular e seus canais semicirculares, um dos responsáveis pelo equilíbrio, e a cóclea, órgão responsável pela audição.

O exame da orelha fica restrito às estruturas do terço externo, por causa do limite mecânico imposto pela membrana timpânica. As principais queixas otológicas estão relacionadas com a audição e o equilíbrio, suas funções primordiais. Porém, por sua comunicação com a via aérea superior, a orelha também é palco de processos inflamatórios, infecciosos ou não, que causam sintomas, como dor, prurido, zumbido e otorreia.

Na inspeção, avalia-se a implantação da orelha (que pode ser anormal em algumas doenças genéticas ou congênitas). A presença de lesões (nódulos, tumorações, escoriações, úlceras), corpos estranhos, rolhas de cerúmen e secreções (claras ou purulentas) deve ser descrita. Sinais de inflamação, como edema, hiperemia e calor local, podem indicar uma otite média ou externa (Figs. 6-13 a 6-15).

Na palpação, a dor à palpação do pavilhão ou do trago sugere otite externa aguda. Se houver dor na região posterior ao pavilhão, sobre o osso mastoide, pode ser sinal de mastoidite aguda. Nas cadeias pré e pós-auricular, deve-se tentar palpar e caracterizar eventuais linfonodomegalias.

Para uma melhor avaliação da orelha e, em especial, das características da membrana timpânica que delimita seu terço externo, é importante a realização da otoscopia. Usando um aparelho específico para o exame, o otoscópio, traciona-se o pavilhão auricular no sentido superoposterior, alinhando o conduto auditivo para melhor visualização do meato acústico externo e da membrana timpânica. Deve-se acoplar, ao otoscópio, um espéculo de tamanho adequado ao conduto do paciente e previamente esterilizado.

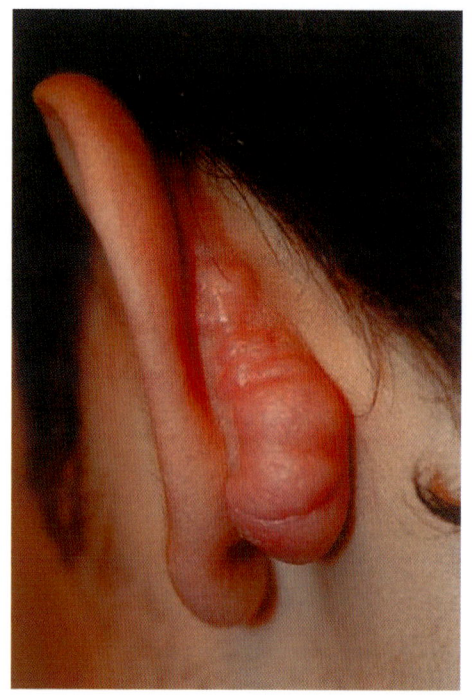

Fig. 6-13. Queloide em orelha.

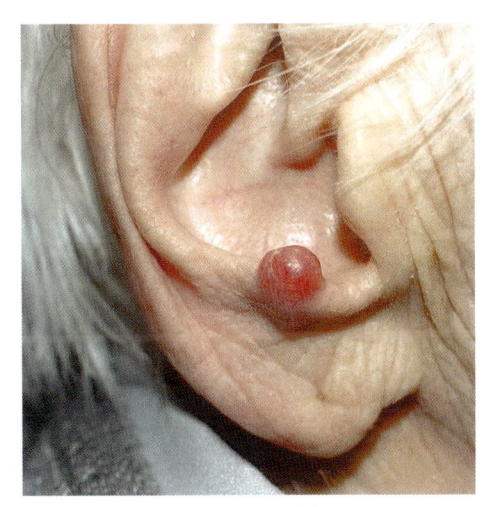

Fig. 6-14. Carcinoma espinocelular.

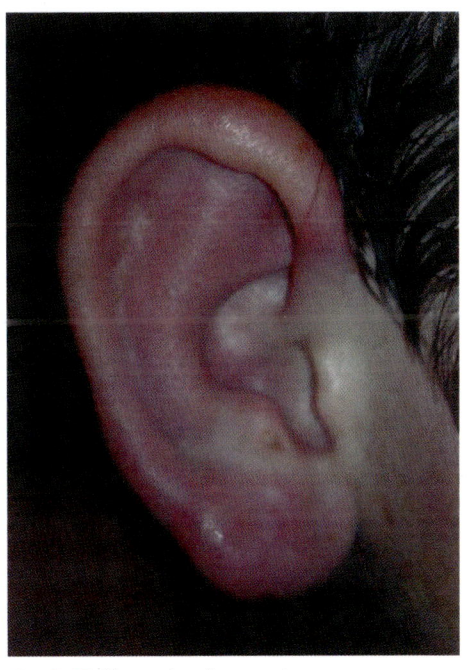

Fig. 6-15. Hanseníase lepromatosa.

A membrana timpânica normal é íntegra (sem perfurações), semitransparente, de coloração âmbar e levemente côncava. Uma membrana avermelhada, recoberta de secreção e protrusa pode indicar, por exemplo, uma otite média (Figs. 6-16 e 6-17).

As avaliações relacionadas com a audição e o equilíbrio serão abordadas no capítulo de semiologia neurológica.

Aprofundando

- *Otorreia:* é a exteriorização de secreções pelo ouvido. Pode ser serosa, purulenta ou sanguinolenta. Na avaliação, devem-se definir características como: volume, dor associada, tempo de instalação (aguda ou crônica), localização (uni ou bilateral) e se há dor anormal. A otoscopia, ao identificar uma perfuração da membrana timpânica, pode diferenciar entre secreções originadas da orelha externa ou média. A presença de otorreia crônica e purulenta ou com hipoacusia (perda auditiva) exige o encaminhamento a uma avaliação especializada.
- *Otite externa aguda:* caracteriza-se por otalgia, prurido, otorreia e hipoacusia. A mobilização do pavilhão auricular pode ser dolorosa e ele apresenta eritema e exsudato. A membrana timpânica pode estar eritematosa, fosca e edemaciada: se estiver também perfurada, o processo pode ter origem na orelha média. É uma infecção relacionada com exposição a água (como em nadadores), traumas por cotonetes ou fones auriculares, ou dermatites de contato com substâncias como *shampoos* e cosméticos (Fig. 6-18).
- *Otite externa maligna:* é uma infecção mais agressiva, comum em diabéticos e imunodeprimidos, que pode-se estender até as estruturas do ouvido interno, tecidos moles e nervos cranianos. Há otalgia e otorreia abundante, não respondendo aos tratamentos

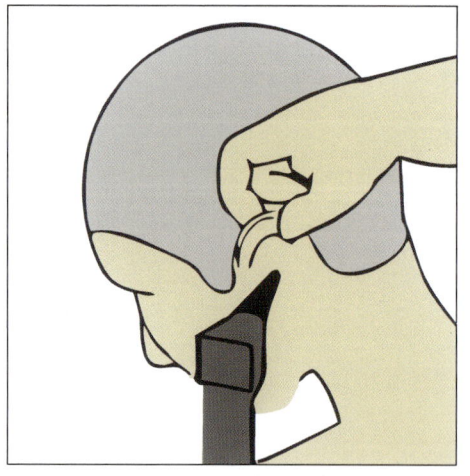

Fig. 6-16. Posicionamento do otoscópio.

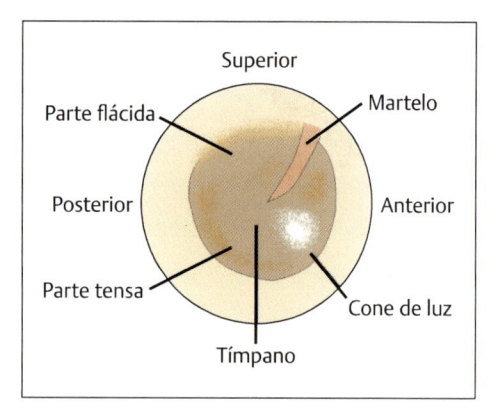

Fig. 6-17. Membrana timpânica normal.

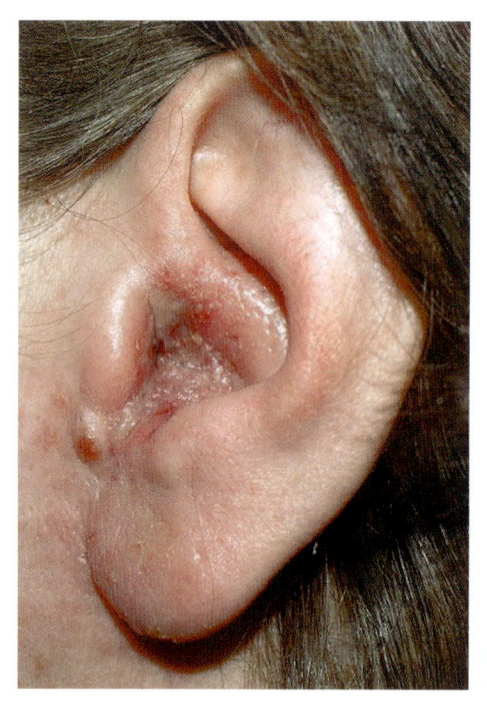

Superior
Parte flácida
Martelo
Posterior
Anterior
Parte tensa
Cone de luz
Tímpano

Fig. 6-18. Otite externa aguda.

tópicos que controlam a otite externa aguda comum: a internação hospitalar para o controle glicêmico e a antibioticoterapia venosa é necessária. Quadros de pericondrite (infecção da cartilagem adjacente) e osteomielite pode ocorrer por invasão da infecção, podendo também levar a quadros de paralisia facial.
- *Otite média aguda:* acomete adultos e, principalmente, crianças. É uma infecção aguda, supurativa, muitas vezes precedida por infecções do trato respiratório superior. É tipicamente unilateral e cursa com otalgia, hipoacusia e sensação de plenitude auricular (ouvidos "tapados"). A otorreia purulenta ocorrerá em casos de perfuração timpânica. Febre alta, dor severa atrás da orelha ou paralisia facial podem ocorrer, mas não são comuns. Na otoscopia pode-se encontrar a membrana timpânica abaulada, opacificada e eritematosa.
- *Sinal de Frank:* é a presença de uma prega no lóbulo da orelha externa. Representa um maior risco de desenvolvimento precoce de doença coronariana (Fig. 6-19).

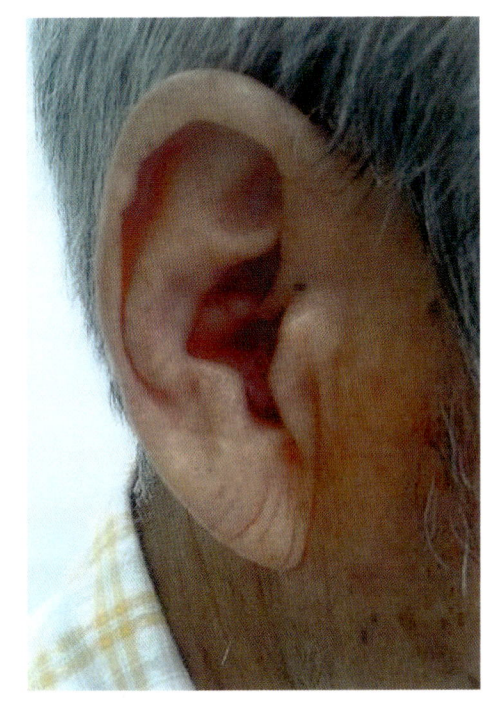

Fig. 6-19. Sinal de Frank.

CAVIDADE ORAL

Entendendo

As estruturas que serão avaliadas no exame da cavidade oral são os lábios, a mucosa jugal, os dentes, as gengivas, a língua, o palato duro, o palato mole, as amígdalas e a úvula (Fig. 6-20). Para fazer as manobras adequadas, o examinador precisará de: afastador bucal, abaixador de língua, lanterna e luvas de procedimento.

Os **lábios** são as estruturas mais externas da boca: duas pregas musculares oriundas do músculo orbicular da boca, revestidas por pele e de coloração rosada. Na sua inspeção, avalia-se sua integridade e hidratação, descrevendo-se a presença de rachaduras, úlceras ou nodulações. A palidez é uma manifestação comum nas anemias e a cianose aparece em situações de hipóxia central. Para se observar suas bordas mais internas e o aspecto dos freios labiais (pregas mediais que os conectam às gengivas), o examinador pode evertê-los com seus dedos.

Para examinar os dentes e a cavidade oral, o examinador deve inicialmente pedir ao paciente que retire a prótese dentária que porventura estiver usando. Os **dentes** são estruturas bastante resistentes, de coloração branca e implantadas nos alvéolos maxilares superior e inferior. São responsáveis pela mastigação e participam também da fonação. Os adultos possuem um total de 32 (16 superiores e 16 inferiores), subdivididos em oito incisivos, quatro caninos, oito molares e 12 pré-molares. A presença de manchas, alterações de cor, desalinhamentos e posições anormais deve ser descrita, assim como a eventual falta de um ou mais dentes. Para avaliar a parte mais posterior das arcadas, o uso de um abaixador de língua (para afastar a mucosa jugal) e de uma lanterna facilitam a observação (Fig. 6-21).

As **gengivas** são mucosas que se fundem às mucosas labiais e que recobrem os ossos alveolares da mandíbula e da maxila, fixando-se no colo dos dentes. Ao exame, normalmente são rosadas, lisas, úmidas e indolores à palpação. Seu exame requer o uso de gaze, luvas de procedimento e lanterna. Na inspeção, avalia-se a coloração, a hidratação e a presença de lesões, edemas, hiperplasia, sinais flogísticos, abscessos e sangramentos (Fig. 6-22).

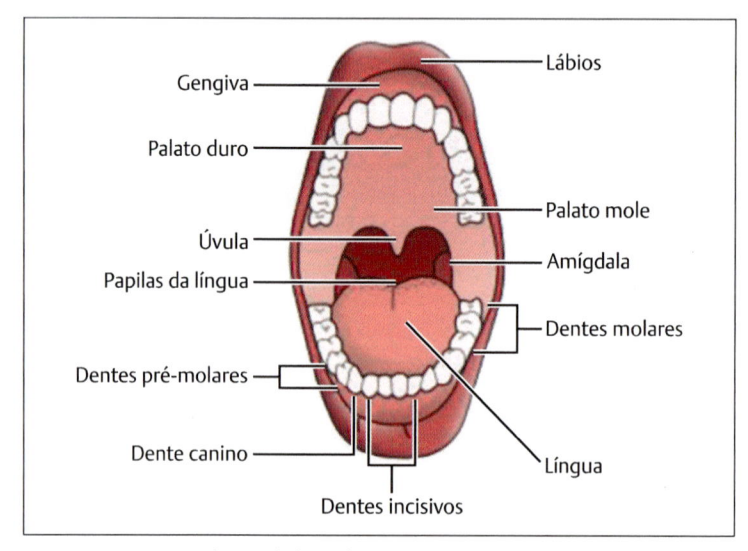

Fig. 6-20. Estruturas da cavidade oral.

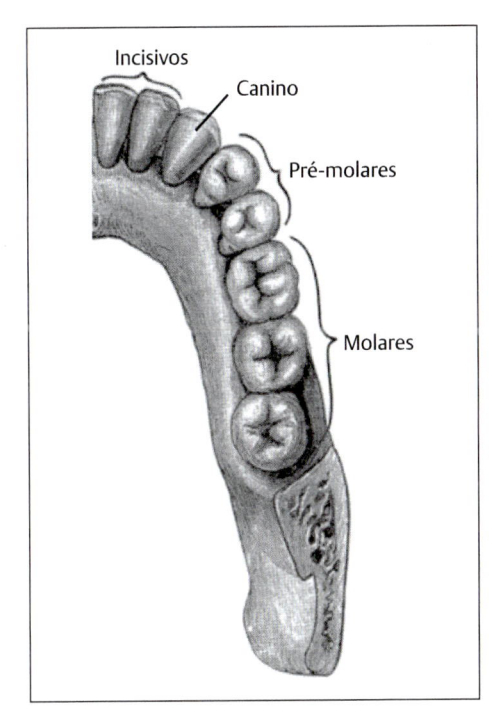

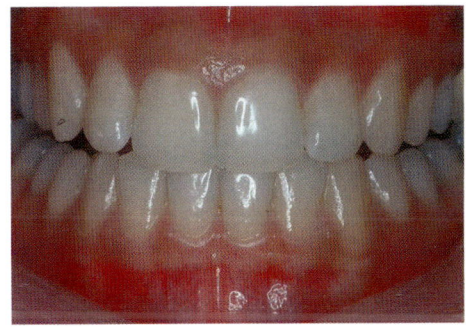

Fig. 6-22. As gengivas.

Fig. 6-21. A arcada dentária normal.

A **mucosa jugal**, face interna das bochechas, reveste a cavidade bucal, sendo delimitada pelas comissuras labiais e estendendo-se até os pilares palatinos anteriores. É bastante hidratada e tem aparência lisa e rosada. Para a sua inspeção, o uso de um abaixador de língua é necessário. Observamos a eventual presença de lesões como úlceras e tumorações. Os óstios de drenagem das glândulas parótidas podem ser visualizados na sua metade superior, próximos ao segundo molar (Fig. 6-23).

A **língua** é centralizada sobre o assoalho da boca, estritamente muscular e revestida por uma mucosa. Trabalha na deglutição dos alimentos, na gustação e na fonação. Ela possui um ápice anterior e uma raiz posterior. Seu dorso é uma superfície rugosa, recoberta por diversas papilas. É separado da raiz pelo sulco terminal e dividido em metades pelo sulco mediano da língua. Diversas papilas gustativas (para sensações de doce, amargo, azedo e salgado) se distribuem ao longo do dorso. Em oposição ao dorso, a região inferior da língua é uma mucosa lisa, hidratada e ricamente vascularizada, sendo fixada ao assoalho da boca pelo frênulo lingual (Fig. 6-24).

Ao inspecionar a língua, o examinador deve verificar se ela apresenta seu aspecto simétrico, róseo e hidratado normal, bem como se existe uma distribuição normal de papilas. A presença de nódulos, placas e úlceras deve ser pesquisada. Durante o exame, solicita-se ao paciente para mobilizar a língua, de modo a tornar possível a visualização de suas superfícies laterais e inferiores. Pode-se também, para isso, usar um pedaço de gaze e, suavemente, segurar a língua pelo ápice e mobilizá-la. Manobras relacionadas com a integridade neurológica A avaliação mais detalhada da mobilidade da língua e da inervação por ela responsável será discutida no capítulo de semiologia neurológica (Fig. 6-25).

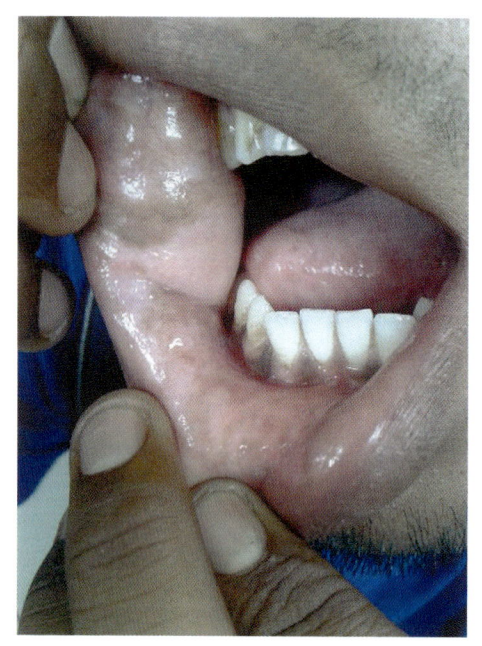

Fig. 6-23. A mucosa jugal. Melanose em paciente tabagista.

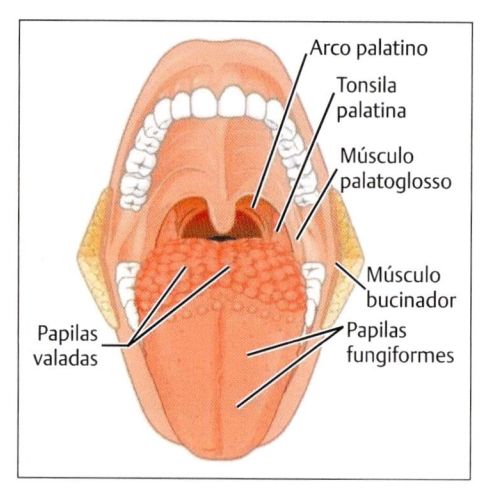

Fig. 6-24. Língua – visão anterior.

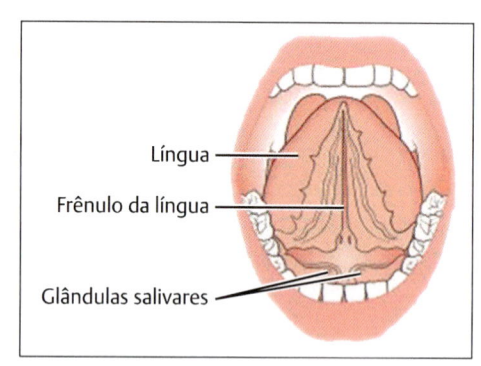

Fig. 6-25. Língua – visão posterior.

O **palato** é o revestimento superior da cavidade bucal – o "céu da boca". Divide-se em palato duro, sua região mais anterior e que reveste os ossos da maxila superior, e o palato mole, uma estrutura mais móvel e que possui um apêndice mediano, a úvula. Essas estruturas são importantes para a deglutição e a fonação – o palato mole, em particular, atua também na oclusão da nasofaringe durante a deglutição. Sua avaliação é feita essencialmente pela inspeção, que deve ser realizada com o auxílio de uma lanterna, procurando aspectos atípicos das mucosas e observando sua coloração, simetria e eventuais lesões que estejam presentes.

A **orofaringe** é o terço mediano da faringe (o terço superior é a **nasofaringe** e o terço inferior é a **hipofaringe**) e tem, como maiores funções, a fonação e a deglutição, tendo papel fundamental na coordenação dos movimentos de propulsão do bolo alimentar. Sua parede superior é composta pelo palato mole e pela úvula. Imediatamente atrás do véu palatino (onde a úvula se localiza), e formando as suas paredes laterais, temos os pilares amigdalianos anterior e posterior, pregas da mucosa que contém, entre elas, as amígdalas, órgãos linfoides que têm importante função na resposta imune direcionada a patógenos que entram em contato com as vias respiratórias superiores. A parede anterior é limitada pela base da língua e a posterior é uma mucosa que reveste as fáscias musculares no nível da coluna cervical (Fig. 6-26).

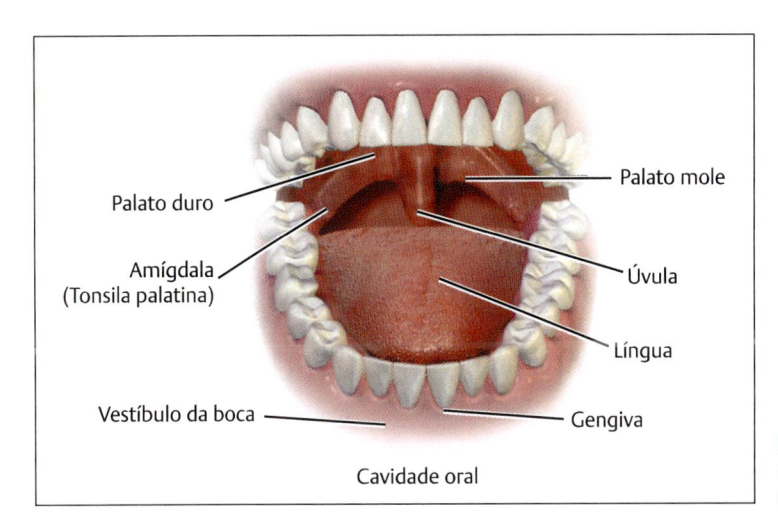

Fig. 6-26. Cavidade oral – estruturas da orofaringe.

Cavidade oral

Palato duro
Palato mole
Amígdala (Tonsila palatina)
Úvula
Língua
Vestíbulo da boca
Gengiva

Para examinar a orofaringe, é necessário o auxílio de um abaixador de língua e de uma lanterna. O paciente deve inclinar a cabeça levemente para trás enquanto o examinador rebaixa a língua e ilumina a cavidade oral e observa a coloração da mucosa e investiga a presença de exsudatos, membranas, úlceras ou tumorações. As amígdalas (ou "tonsilas palatinas") podem ser visualizadas, mas geral são pequenas e simétricas: seu aumento, hiperemia e presença de exsudato sugere a presença de amigdalite. Deve-se solicitar ao paciente que fale "AAA" ou "EEE", de modo a contrair a musculatura da faringe e facilitar a sua visualização. O exame deve ser feito com suavidade, para evitar a provocação do reflexo de vômito.

Aprofundando

Os **lábios** podem ter sua integridade afetada por traumas, queimaduras e exposição a agentes tóxicos, como o tabaco. Rachaduras e descamações também podem-se relacionar a desidratação, desnutrição e extremos de temperatura e umidade. A queilite actínica é uma reação à exposição solar prolongada: uma lesão pré-maligna que pode evoluir para um carcinoma basocelular ou epidermoide (Fig. 6-27). A queilite angular localiza-se tipicamente nos cantos dos lábios e pode ser causada por patologias como anemia ferropriva, candidíase e hipovitaminoses A (Fig. 6-28).

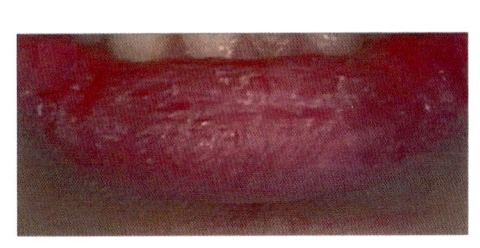

Fig. 6-27. Queilite actínica.

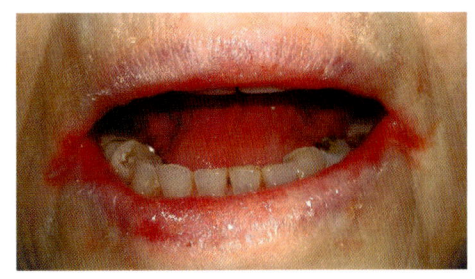

Fig. 6-28. Queilite angular.

O herpes labial é uma lesão vesicobolhosa causada pela infecção crônica pelos vírus do herpes simples (HSV 1 e 2). Acompanha-se de perda de sensibilidade e, por vezes, dor e sensação de queimação. É bastante prevalente e, após alguns dias, as lesões assumem a forma de crostas (Fig. 6-29).

A fissura labial e a fenda palatina são malformações congênitas decorrentes de falhas no desenvolvimento embrionário do recém-nascido (Fig. 6-30). Já o angioedema é um edema difuso e homogêneo, que deixa a consistência do lábio um pouco mais endurecida por acometer camadas mais profundas da derme. Pode ocorrer em outros segmentos corporais e costuma aparecer rapidamente, como uma reação alérgica (Fig. 6-31).

Entre as alterações mais comuns em **dentes e gengivas**, destacam-se as cáries. São lesões degenerativas do esmalte dentário, produzidas pelo metabolismo de bactérias comensais da mucosa bucal, que em geral são perceptíveis como pontos acastanhados no esmalte. Podem produzir dor e dificuldade à mastigação – sem tratamento, evoluem para abscessos dentários e até mesmo a perda do dente afetado. Já as erosões dentárias são relacionadas com ingestão crônica de bebidas ácidas (refrigerantes, suco de laranja, vinho) e refluxo ácido importante para a cavidade oral, problema especialmente comum em por-

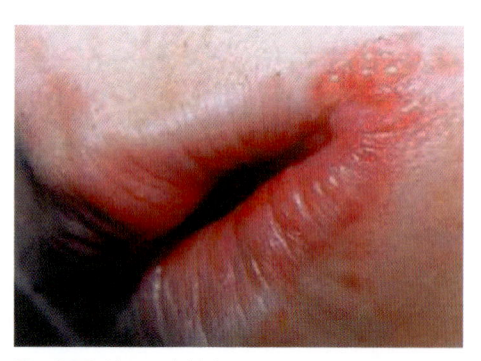

Fig. 6-29. Herpes labial.

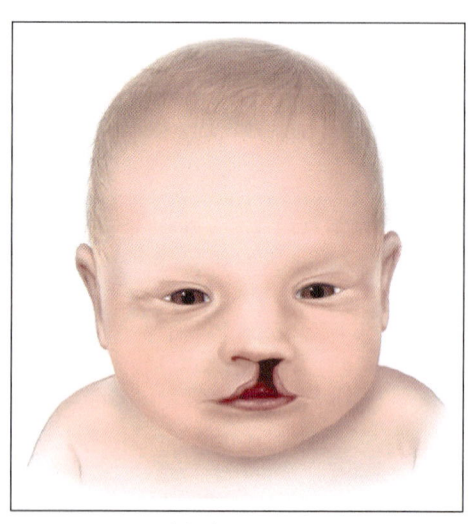

Fig. 6-30. Fissura labial.

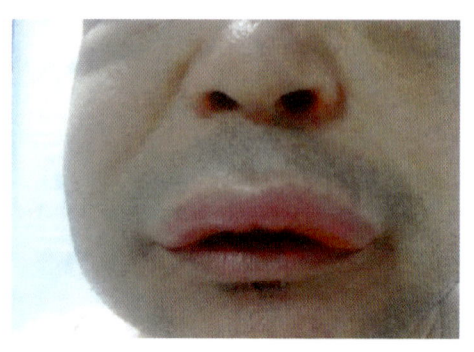

Fig. 6-31. Angioedema.

tadores de distúrbios alimentares como a bulimia. A periodontite crônica é causada pela presença crônica de placas bacterianas (tártaro), levando a uma inflamação dos tecidos de fixação dos dentes (Figs. 6-32 a 6-34).

Os dentes de Hutchinson são uma manifestação da sífilis congênita. Os incisivos centrais e laterais dos dentes permanentes apresentam uma concavidade, em forma de chave de fenda, além de apresentarem hipoplasia do esmalte. Além disso, são menores e mais separados do que o normal (Fig. 6-35).

As gengivites marginais são inflamações provocadas por infecções bacterianas localizadas, relacionadas com a presença de placas de tártaro nos sulcos gengivais. Como as cáries, associam-se a dietas ricas em açúcares e má higiene bucal. A hiperplasia gengival pode ser causada por medicamentos (como a fenitoína), algumas doenças (leucemias, alguns tipos de desnutrição), gravidez, respiração bucal e diversos outros fatores). Frequentemente se apresenta com notável hiperemia da mucosa gengival. Outro aspecto importante a notar é a hiperpigmentação gengival, que pode ser um achado constitucional normal ou surgir na doença de Addison, que é uma insuficiência adrenal primária autoimune (Figs. 6-36 e 6-37).

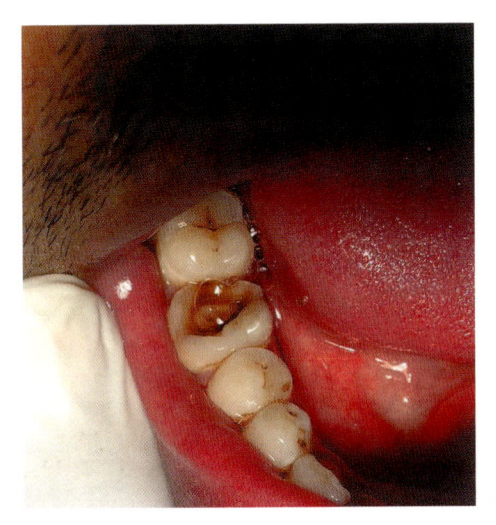

Fig. 6-32. Cáries.

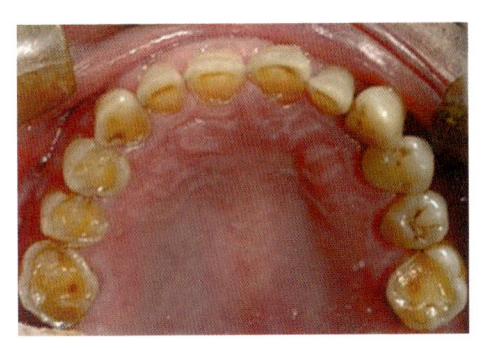

Fig. 6-33. Erosões dentárias.

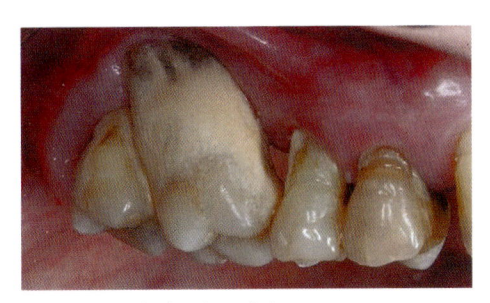

Fig. 6-34. Periodontite crônica.

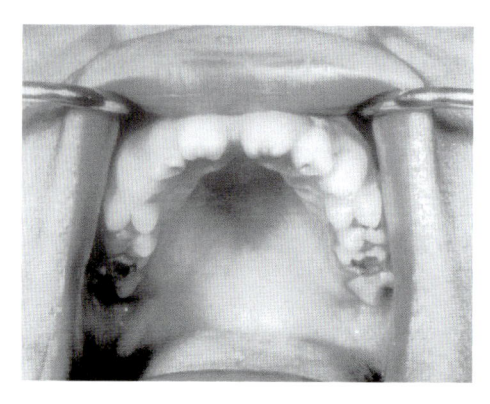

Fig. 6-35. Dentes de Hutchinson.

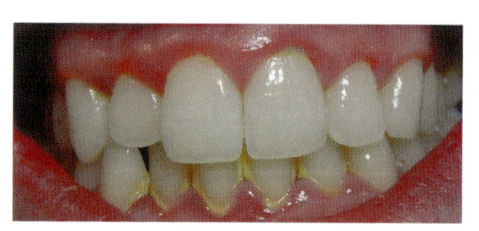

Fig. 6-36. Gengivite marginal.

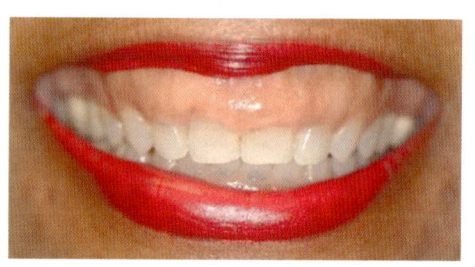

Fig. 6-37. Hiperplasia gengival.

Quanto à **língua**, designamos como macroglossia o seu aumento anormal, que pode ser congênito (síndrome de Down) ou adquirido (acromegalia, mixedema, amiloidose). Pode provocar dificuldades na mordida e alterações na anatomia da face, como o prognatismo (anteriorização). As fissuras são, quase sempre, achados fisiológicos, mas podem ser mais abundantes em pacientes com desnutrição proteico-calórica. A língua geográfica é mais comum em crianças. É uma afecção benigna, relacionada com infecções virais, bacterianas e estresse emocional. Ocorre um entremeamento de áreas com papilas normais e áreas despapiladas, de coloração mais avermelhada e aspecto liso, criando o aspecto de um mapa. A glossite atrófica é a língua despapilada: lisa e de aspecto avermelhado. Pode ser causada por desnutrição e anemias carenciais. Pode apresentar descamação e ardência local (Figs. 6-38 a 6-41).

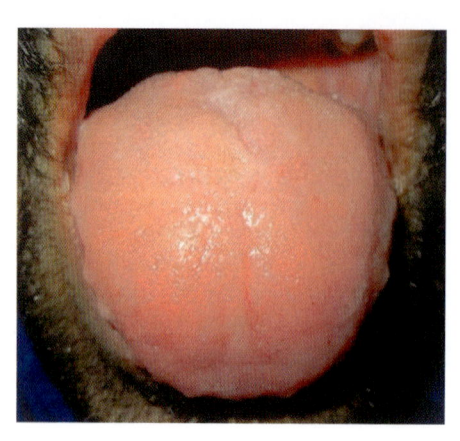

Fig. 6-38. Macroglossia com marcas dentárias no ápice.

Fig. 6-39. Língua com fissuras.

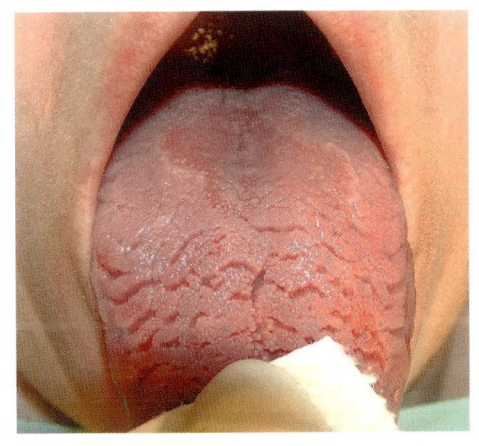

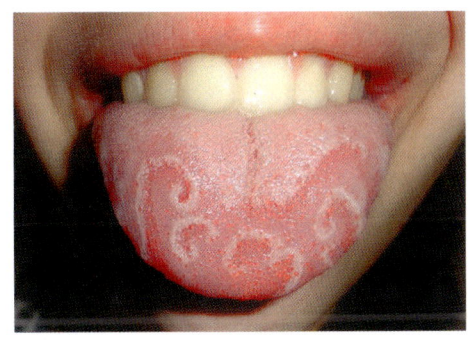

Fig. 6-40. Língua geográfica.

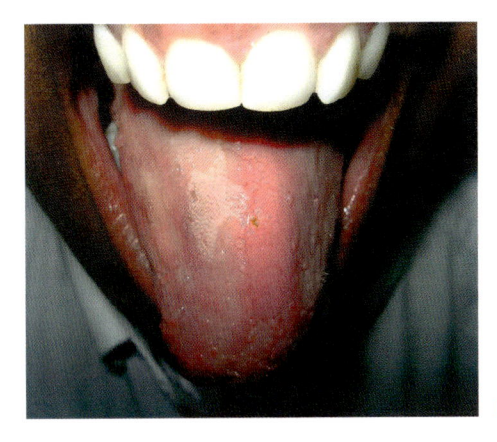

Fig. 6-41. Glossite atrófica.

A candidíase oral é uma infecção fúngica mais comum em pacientes imunossuprimidos. Produz lesões brancacentas e indolores na língua e em toda a mucosa oral e que podem ser removidas com uma gaze. As lesões podem deixar a mucosa friável, causando sangramento ao serem retiradas. Já a leucoplasia pilosa é uma lesão esbranquiçada, que afeta mais as laterais da língua e não é removível. Também ocorre mais em imunodeprimidos (Figs. 6-42 e 6-43).

Na **mucosa jugal**, são comuns as aftas – pequenas úlceras que também acometem outros locais da cavidade oral. São pequenas, geralmente dolorosas e têm diversas etiologias: infecções, desnutrição, toxicidade medicamentosa e refluxo ácido, entre outras. Úlceras indolores ocorrem no lúpus eritematoso sistêmico. Podem ser únicas ou múltiplas. As manchas de Koplik são máculas branco-azuladas, circundadas por eritema, que podem acometer toda a mucosa jugal. São patognomônicas de sarampo e antecedem o aparecimento do exantema. A eritroplasia é um eritema macular, bem delimitado e de textura macia. Pode aparecer em mucosa jugal, língua ou palato mole, e às vezes representa lesão pré-cancerígena (Figs. 6-44 a 6-46).

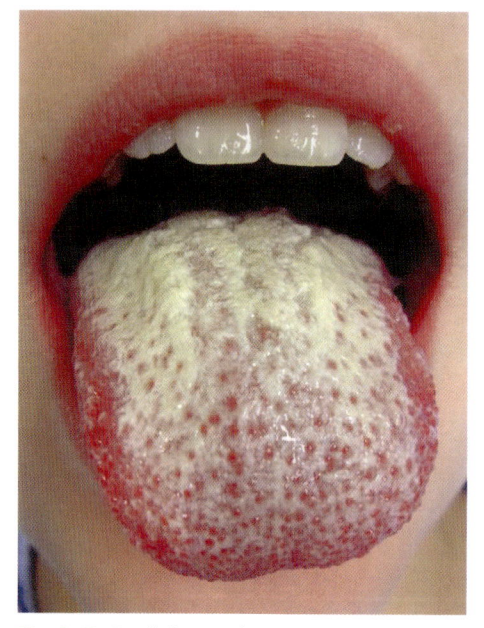

Fig. 6-42. Candidíase oral.

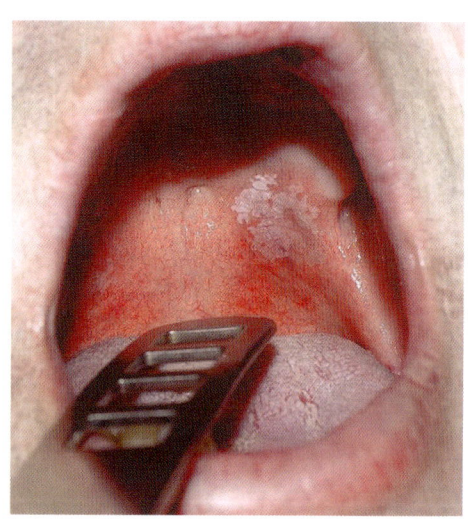

Fig. 6-43. Leucoplasia pilosa.

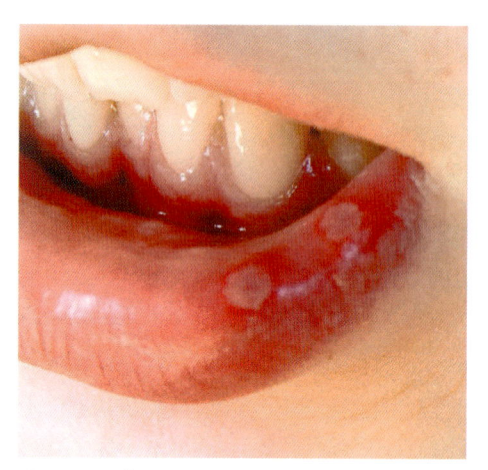

Fig. 6-44. Afta.

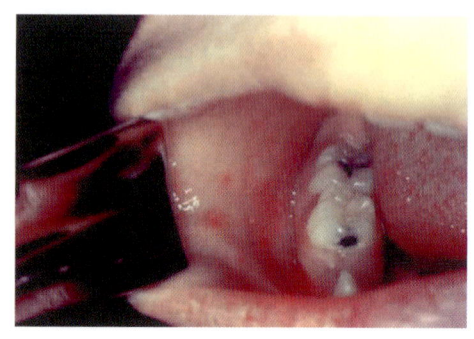

Fig. 6-45. Manchas de Koplik.

Na **orofaringe**, é especialmente importante a avaliação das infecções das vias respiratórias superiores, afecções muito comuns e que habitualmente produzem alterações na inspeção dessa estrutura. A faringite é uma infecção viral ou bacteriana que produz hiperemia difusa no palato mole, úvula e parede posterior da orofaringe, exsudato e dor à deglutição, além de sintomas gerais como febre e prostração. Já a amigdalite tem achados semelhantes aos da faringite, mas prevalece aqui a hiperemia das amígdalas, com a eventual presença de um exsudato branco as recobrindo (Figs. 6-47 e 6-48).

Fig. 6-46. Eritroplasia.

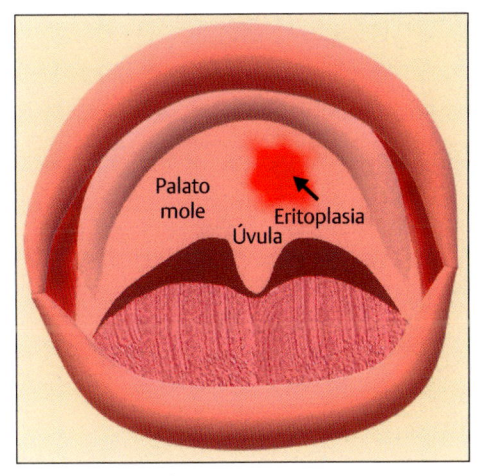

Fig. 6-47. Faringite.

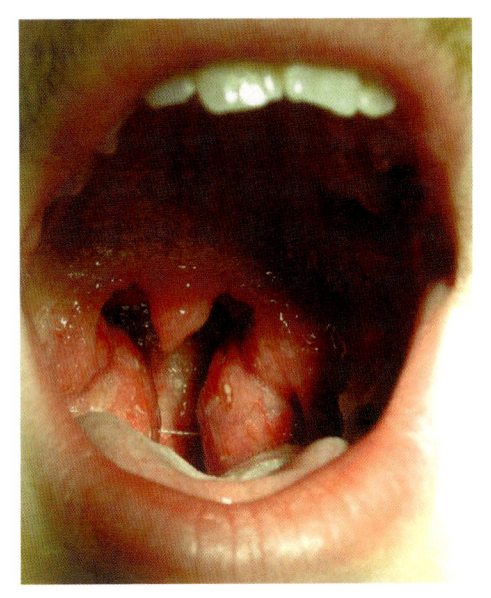

Fig. 6-48. Amigdalite com secreção purulenta.

Cabe ainda lembrar que a halitose é um fenômeno que pode ser notado em qualquer momento do exame da cavidade oral. Pode-se relacionar à má higiene oral, à má conservação de estruturas como dentes e gengivas, à presença de cáseos (estruturas sólidas esbranquiçadas, removíveis, decorrentes do acúmulo de secreções e resíduos nas criptas amigdalianas), a lesões locais (como úlceras e tumores) ou a doenças sistêmicas, como o refluxo gastroesofágico, a cirrose hepática e a insuficiência renal.

OLHOS
Entendendo
O exame das estruturas do globo ocular por meio de técnicas simples de inspeção e palpação é um instrumento útil para o diagnóstico de diversas afecções localizadas ou sistêmicas. Além disso, trata-se também de avaliar as funcionalidades que compõem o essencial sentido da visão: acuidade visual, mobilidade extraocular e capacidade de responder a diferentes intensidades de incidência da luz. Finalmente, permite também uma estimativa da integridade do tronco cerebral por meio de avaliação de alguns reflexos, algo fundamental em vítimas de traumas cranioencefálicos ou outras causas de rebaixamento do nível de consciência. Esta avaliação, porém, é relativamente limitada ao globo ocular externo, sendo importante a sua complementação com o exame por oftalmoscopia, que permite a visualização das estruturas do globo ocular interno – a sua identificação e o conhecimento das suas lesões mais comuns e relevantes também deve ser dominado pelo examinador.

Uma maneira prática de compreender a estrutura do globo ocular e examinar seus componentes é abordá-la de "fora para dentro". As **pálpebras** são pregas que cobrem o globo ocular e o protegem contra lesões. Seu movimento de fechamento, além de hidratar o globo com as lágrimas, permite a eliminação de impurezas que eventualmente se depositem em sua superfície. São separadas pela fenda palpebral e recobertas por cílios, pelos muito finos que as auxiliam em suas funções. Nas suas extremidades mediais, localizam-se os **ductos lacrimais**, por onde as glândulas lacrimais eliminam as lágrimas.

No globo ocular propriamente dito, a **esclera** e a **córnea** constituem o revestimento fibroso mais anterior: a esclera é o "branco dos olhos" e tem continuidade com a córnea, região mais central desta membrana fibrosa e que recobre a **íris** e a **pupila**. A **conjuntiva** é uma fina membrana mucosa que recobre a esclera e a córnea (Figs. 6-49 e 6-50).

A íris é uma estrutura circular, normalmente colorida, que controla dinamicamente o tamanho da pupila e, assim, a quantidade de luz que incide sobre o **cristalino**, a lente que se localiza logo atrás da pupila e que distribuirá o estímulo luminoso ao longo de toda a **retina**, camada que recobre internamente o globo ocular interno, ricamente vascularizada e que, pela riqueza de terminações nervosas fotossensíveis que abriga, representa a "porta de entrada" dos estímulos visuais que são levados até o nervo óptico e o sistema nervoso central. Outras estruturas do globo interno merecem destaque: a **fóvea** é uma pequena depressão que funciona como ponto de focalização da visão constitui a parte central da **mácula**, região nobre da retina, responsável pela visão em detalhes específicos. A **coroide** é uma fina membrana que separa a esclera da retina. Entre suas várias funções, destaca-se a nutrição e a oxigenação das células da retina por meio de sua rica

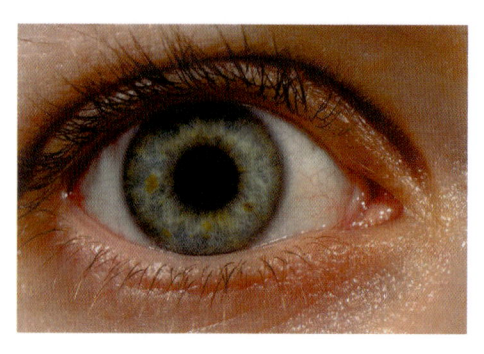

Fig. 6-49. Globo ocular – visão externa.

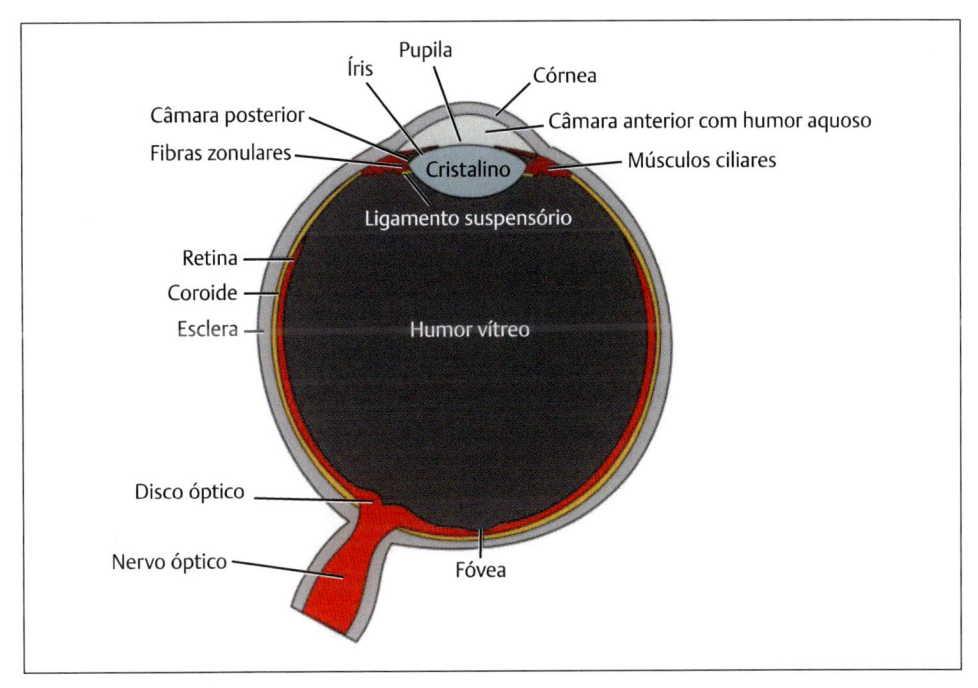

Fig. 6-50. Globo ocular – visão interna.

vascularização. O **disco óptico** (ou papila) é o ponto de saída das terminações distais do nervo óptico. O globo ocular posterior é todo preenchido pelo **humor vítreo**, uma substância gelatinosa que ajuda a manter o seu formato. Já as estruturas do globo ocular anterior (entre o cristalino e a conjuntiva) são hidratadas pelo **humor aquoso**.

Exame do Globo Ocular Externo

Para iniciar o exame, deve-se inspecionar o globo ocular quanto ao seu tamanho, simetria e alinhamento. A exoftalmia é a protrusão do globo, podendo ocorrer em situações como hipertireoidismo por doença de Graves. A enoftalmia é a sua retração, quando se encontra mais depressível do que o esperado à palpação. Os desalinhamentos, ou estrabismos, podem relacionar-se com diversas disfunções no aparelho neuromuscular que faz a movimentação dos olhos. O grau de abertura das pálpebras também é avaliado – a ptose ("olho caído") relaciona-se com a disfunção dos músculos levantadores da pálpebra ou de sua inervação. A implantação dos pelos das sobrancelhas deve ser descrita, podendo haver rarefações laterais no hipotireoidismo (a madarose) ou descamações na dermatite seborreica (Fig. 6-51).

Nas pálpebras, o examinador deve pesquisar a presença de eritemas, edemas e lesões (tumores, nódulos, abscessos). Para avaliar sua hidratação e coloração, deve-se suavemente evertê-las, de modo a expor suas faces internas. A esclera deve ter sua integridade e coloração avaliadas. Pode estar amarelada, em casos de icterícia. Além disso, há diversos padrões de vermelhidão que correspondem às mais variadas afecções (ver adiante, na seção "apro-

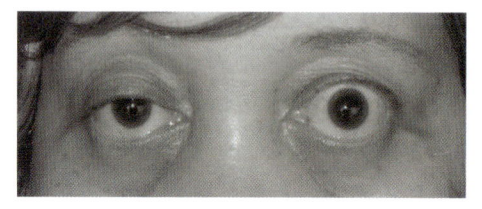

Fig. 6-51. Ptose palpebral unilateral.

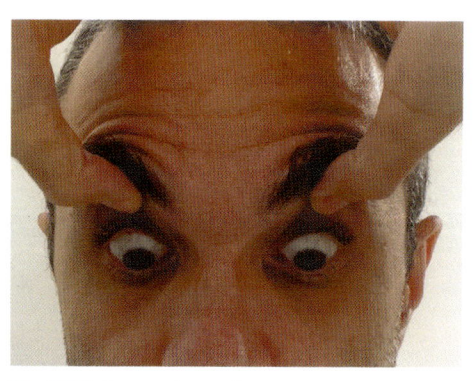

Fig. 6-52. Exame das escleras.

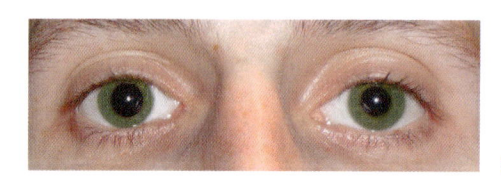

Fig. 6-53. Anisocoria.

fundando"). Para examiná-las de forma mais completa, pode-se puxar suavemente cada pálpebra, de modo a expor uma área maior da esclera (Fig. 6-52).

Com a experiência, o examinador poderá aprimorar sua capacidade de identificar opacificações na córnea e no cristalino, tais como a catarata. Para isto, recomenda-se incidir luz obliquamente sobre a pupila, atrás da qual o cristalino se localiza. O exame da íris e da pupila, aliás, tem na resposta à incidência de luz seu elemento mais importante. Pupilas de diâmetro aumentado, mesmo na presença de estímulo luminoso, configuram a midríase, enquanto as pupilas puntiformes, de pequeno diâmetro, representam a miose. Analisaremos algumas de suas causas ainda nesse capítulo. A anisocoria é a perda da simetria entre as duas pupilas. Após verificar se os formatos da íris e da pupila estão normais e se não se observam lesões, deve-se testar a resposta pupilar à incidência de luz (Fig. 6-53).

A resposta normal é a constricção à incidência de luz e a dilatação à sua retirada. Este é o reflexo fotomotor e também deve ser testado com luz incidindo obliquamente sobre cada olho. Como a via aferente deste reflexo (o nervo óptico) em cada olho faz sinapses com as vias eferentes (os nervos oculomotores) dos dois olhos, a resposta esperada é a constrição pupilar bilateral: que se denomina reflexo consensual.

Avaliação da Visão

A próxima etapa do exame oftalmológico consiste em avaliar a acuidade visual, a integridade dos campos visuais (campimetria) e a movimentação extraocular. Para examinar a acuidade visual, o examinador deve usar um cartaz de Snellen, contendo letras de diferentes tamanhos, em um ambiente bem iluminado. Em se tratando de acuidade visual (e não de defeitos de convergência como miopia ou hipermetropia), o paciente deverá usar os seus óculos ou lentes habituais e tentar ler as linhas do cartaz. Cada olho deve ser testado

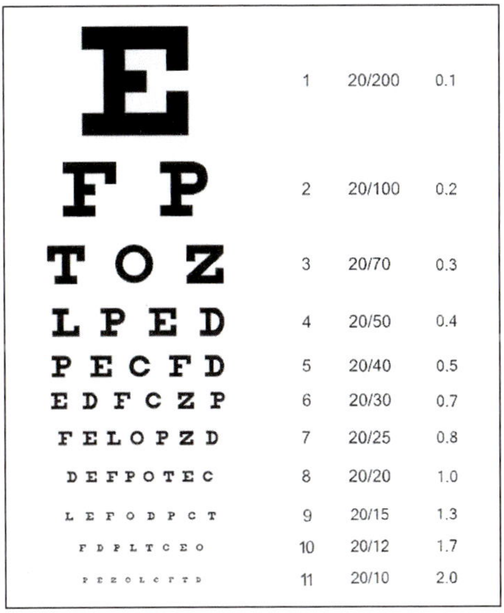

Fig. 6-54. Cartaz de Snellen.

individualmente, cobrindo-se o outro. De acordo com a distância usada e a última linha que o paciente conseguiu ler com nitidez, determina-se sua acuidade visual: por exemplo, uma visão de 20/20 é considerada perfeita e uma visão pior que 20/200 (lê apenas letras muito grandes a 6 m de distância) é o limite legal para se considerar que uma pessoa é funcionalmente cega (Fig. 6-54).

O passo seguinte é a avaliação dos campos visuais – a campimetria por confrontação. Para compreendê-la, devemos considerar que cada olho possui dois campos de visão: o campo nasal (mirada medial, "para dentro") e o campo temporal (mirada lateral, "para fora"). De acordo com o local de uma eventual lesão nas vias aferentes que conduzem o estímulo visual desde a retina até o córtex cerebral, padrões distintos de perda de campo visual podem ocorrer. Essas perdas, as hemianopsias ou quadrantopsias, estão esquematizadas na Figura 6-55.

Para realizar a campimetria por confrontação, o examinador posiciona-se diante do paciente, que deve cobrir o olho que não será testado. Com a sua mão, o examinador descreve um arco horizontal de movimento (da extremidade lateral até o centro), testando até que ponto o paciente é capaz de perceber o movimento dos seus dedos. O mesmo movimento, com a mesma técnica, deve ser descrito para baixo e para cima de modo a identificar os limites superior e inferior do campo visual funcional. Em seguida, repete-se a manobra com o outro olho (Fig. 6-56).

Para avaliar a movimentação extraocular, o examinador aplica uma técnica semelhante à da campimetria, mas com ambos os olhos do paciente descobertos. À medida que executa os movimentos com sua mão, o examinador observa se as miradas superior, inferior, medial, lateral e oblíqua de cada olho do paciente estão preservadas. Eventuais estrabismos (convergentes ou divergentes) ou até mesmo paralisias devem ser descritos e localizados. Além disso, avalia-se a presença de nistagmo: um movimento de "batimento" de globo ocular, semelhante a um tremor fino, que pode ser um sinal de doenças vestibulares, intoxicações exógenas ou lesões do sistema nervoso central, e que pode assumir

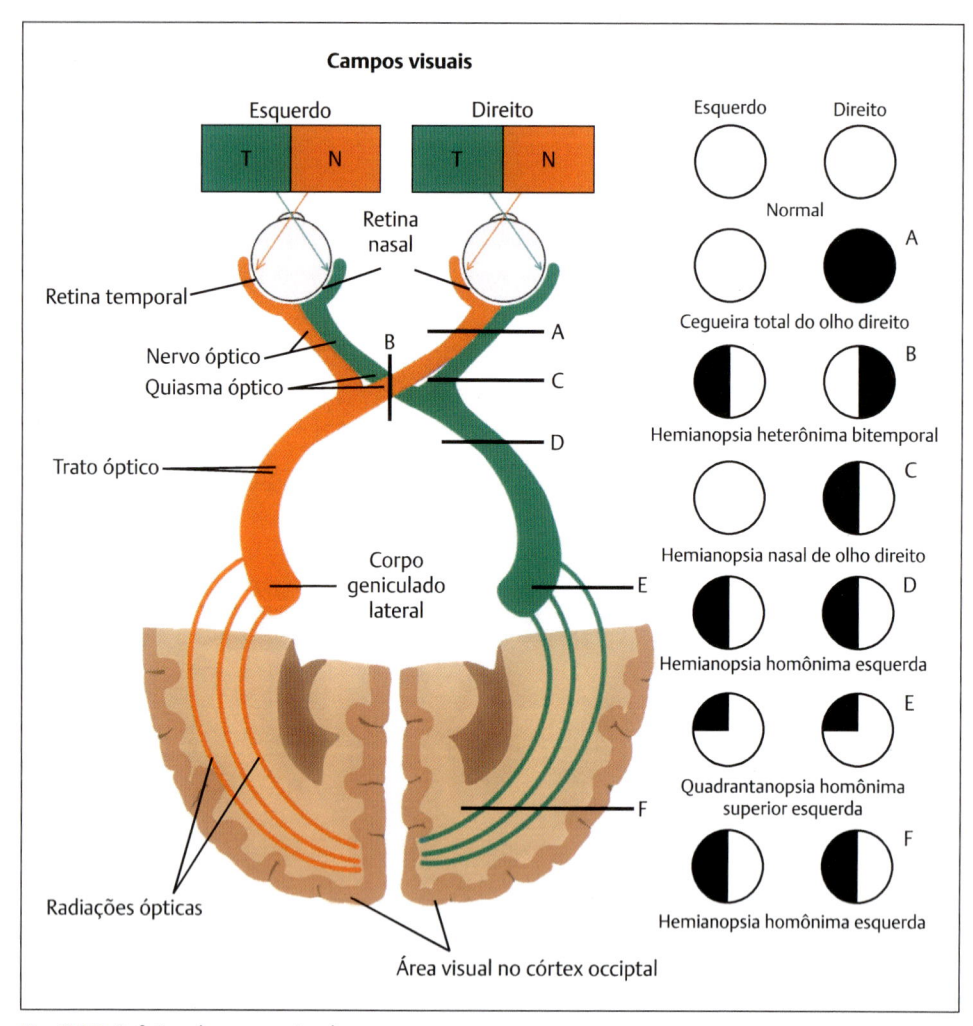

Fig. 6-55. Defeitos do campo visual.

direções horizontais (as mais comuns), verticais ou mesmo rotacionais. Pode ainda ocorrer em repouso ou apenas mediante o movimento dos olhos em determinadas direções. No capítulo de semiologia neurológica, detalharemos os defeitos mais comuns da movimentação extraocular e suas possíveis causas.

Exame do Globo Ocular Interno – a Oftalmoscopia

O exame do fundo de olho é um método não invasivo, que tem o objetivo de examinar as estruturas do globo ocular interno como artérias, veias e nervos da retina. Muitas vezes, permite ao examinador identificar alterações decorrentes de patologias sistêmicas como hipertensão arterial e diabetes melito. Em geral, o oftalmoscópio é utilizado após a aplicação de colírios que promovem dilatação pupilar (midríase) e assim facilitam a visualização da retina (Fig. 6-57).

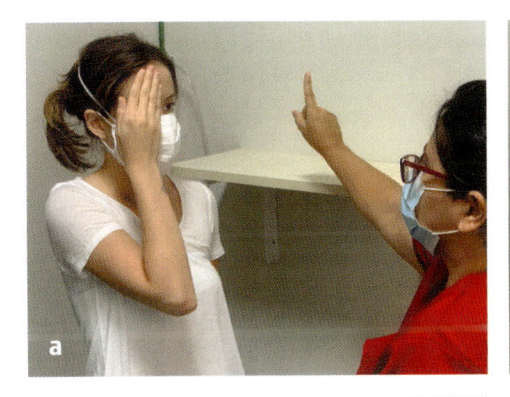

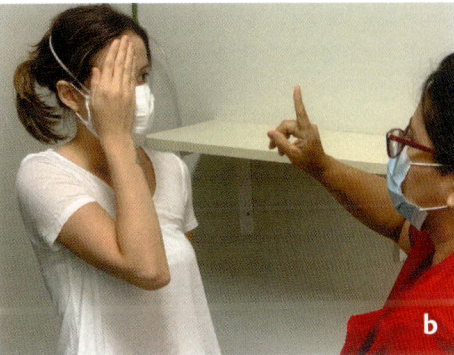

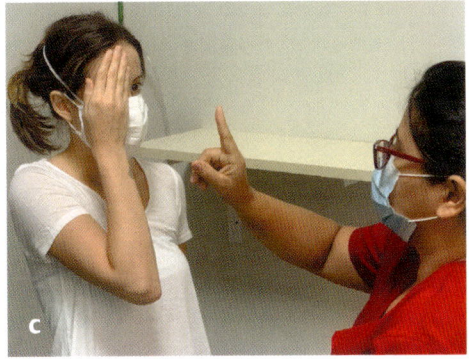

Fig. 6-56. (a, b) Campimetria visual.

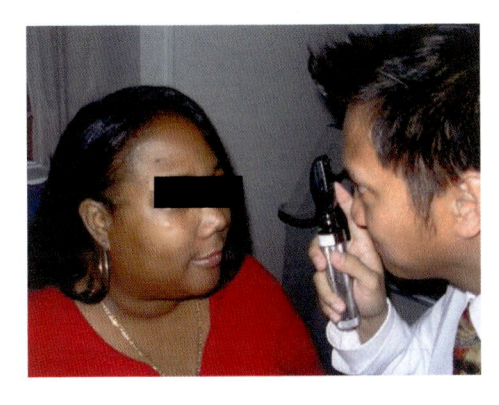

Fig. 6-57. Técnica de oftalmoscopia.

A oftalmoscopia deve ser realizada em um ambiente escuro. Para fazê-la, o examinador deve pedir ao paciente que fixe sua mirada em um ponto distante. Em seguida, aproxima-se do paciente de modo a usar seu olho direito para olhar pelo oftalmoscópio aplicado sobre o olho direito do paciente, e assim também para o lado esquerdo. O aparelho permite ajustes de foco, para que o examinador com algum defeito de convergência visual possa ajustá-lo e usá-lo sem os óculos. Com a prática, o examinador se tornará capaz de identificar estruturas como o disco óptico, a retina, os vasos principais, a mácula e a fóvea, bem como de descrever colorações normais ou anormais, exsudatos, hemorragias e outras alterações.

Vejamos alguns exemplos dos achados mais comuns à oftalmoscopia no cotidiano do clínico e do especialista (Quadro 6-1).

Quadro 6-1. Achados mais Comuns à Oftalmoscopia

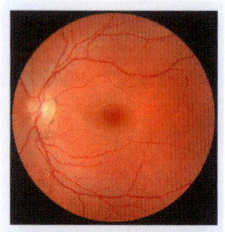

Fundoscopia Normal
Os vasos sanguíneos emergem da região nasal do disco óptico. Artérias são mais estreitas do que veias

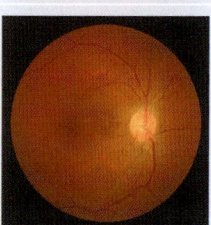

Cruzamentos Arteriovenosos
Característicos da hipertensão arterial sistêmica. A parede arterial torna-se endurecida e espessada, comprimindo a veia no ponto do cruzamento e diminuindo seu fluxo sanguíneo

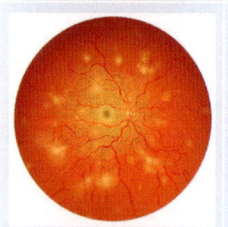

Exsudatos Algodonosos
São microinfartos de fibras nervosas da retina, decorrentes de diversas doenças crônicas, tais como hipertensão arterial, diabetes melito e HIV

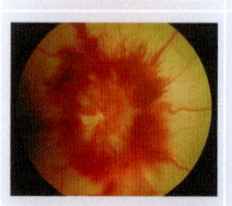

Edema de Disco Óptico
O disco óptico encontra-se elevado e sua superfície está coberta por manchas algodonosas (axônios danificados) e hemorragias em chama de vela (vasos danificados). Achado muito comum na retinopatia diabética

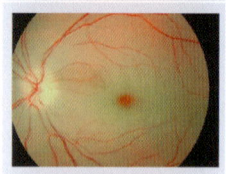

Infartos e Êmbolos
Pequenas placas de Hollenhorst causadas por êmbolo de plaqueta/fibrina/colesterol. Indicam aterosclerose avançada

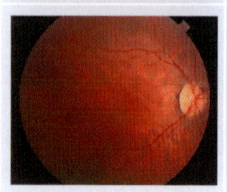

Manchas de Roth
Hemorragias com centro esbranquiçado. Causadas por várias condições, porém muito comuns em endocardite bacteriana

Aprofundando

Na avaliação do globo ocular externo, diversas alterações podem ser diretamente observadas. A exoftalmia, sua protrusão, é bilateral na doença de Graves (hipertireoidismo de origem autoimune) e tende a ser unilateral quando causada por tumores ou outras massas intracranianas. O edema periorbital pode ter origem alérgica (e neste caso pode ser uni ou bilateral, além de apresentar vermelhidão e prurido), traumática, infecciosa ou por retenção de líquidos (insuficiência cardíaca, síndrome nefrótica), além de outros mecanismos fisiopatológicos. As pálpebras inferiores podem eventualmente estar evertidas (ectrópio) ou voltadas para dentro (entrópio), sem que isso constitua um sinal de doença – é um achado mais comum em idosos (Figs. 6-58 a 6-60).

Ainda em torno das pálpebras, os xantelasmas são placas amareladas que, em geral, depositam-se em pessoas com dislipidemia crônica. Duas lesões nodulares das pálpebras

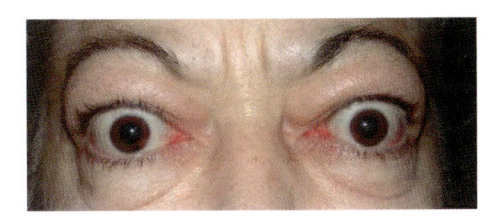

Fig. 6-58. Exoftalmia.

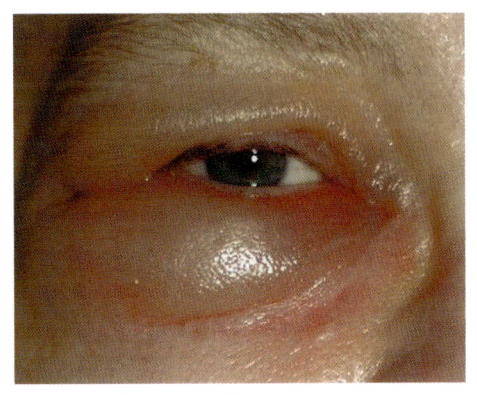

Fig. 6-59. Edema periorbital.

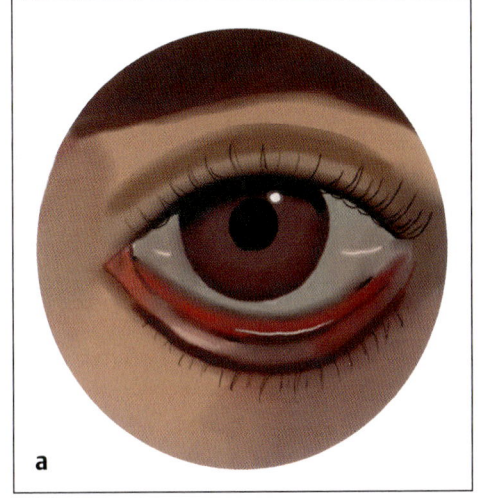

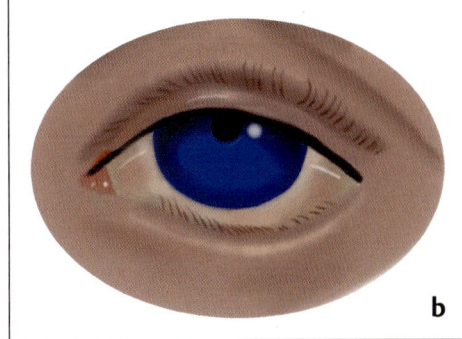

Fig. 6-60. (a, b) Ectrópio e entrópio.

são o terçol ou hordéolo (uma foliculite que afeta um dos cílios) e o calázio (uma inflamação crônica e indolor das glândulas meibomianas, que auxiliam na lubrificação do globo, mas que pode ter períodos de agudização dolorosa). A dacriocistite é uma inflamação aguda do ducto lacrimal, provocando dor e vermelhidão locais (Figs. 6-61 a 6-64).

No exame das escleras, a avaliação dos olhos vermelhos é muito importante pela variada gama de patologias comuns que podem ser identificadas e diferenciadas. Diante deste achado, as seguintes características devem ser pesquisadas: a distribuição da vermelhidão, a presença de dor (e sua intensidade), se existe piora da acuidade visual, se existe saída de secreção ocular (hialina ou purulenta). Vamos analisar como essas características indicam alguns diagnósticos (Quadro 6-2).

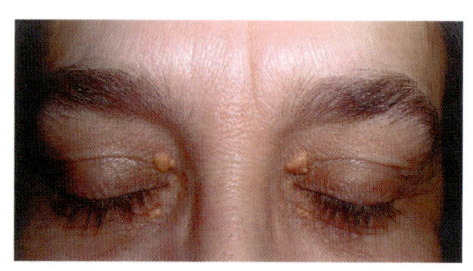

Fig. 6-61. Xantelasma.

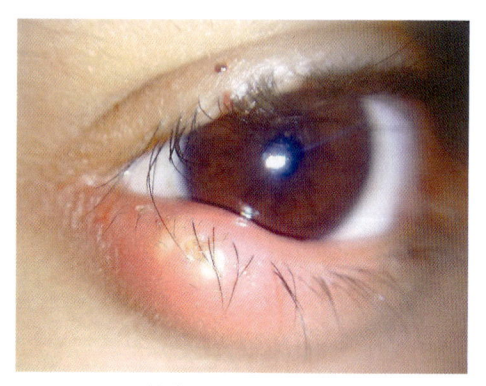

Fig. 6-62. Hordéolo.

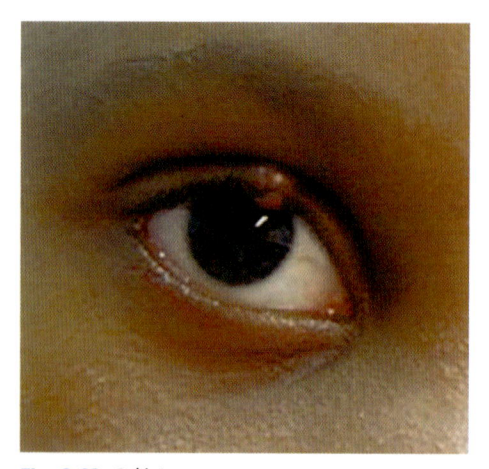

Fig. 6-63. Calázio.

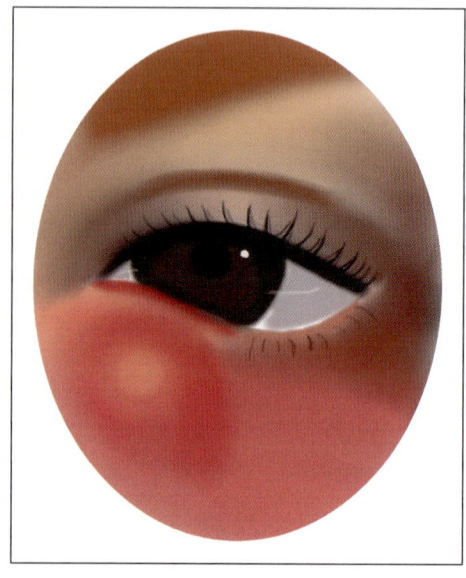

Fig. 6-64. Dacriocistite.

Quadro 6-2. Aspectos para Diferenciar entre Causas de "Olhos Vermelhos"

Diagnóstico	Características	Exemplo
Hemorragia subconjuntival	Visão normal, pouca ou nenhuma dor, área bem demarcada de vermelhidão, ausência de secreção. É causada por microtraumas vasculares, precipitados até mesmo por paroxismos de tosse. Condição totalmente benigna	
Glaucoma agudo	Importante redução na acuidade visual, dor intensa e contínua, ausência de secreção, vermelhidão mais intensa em torno da íris, assumindo um padrão radial	
Conjuntivite viral	Visão normal, vermelhidão difusa, pouca ou nenhuma dor, prurido generalizado, secreção serosa, sintomas unilaterais e agudos	
Conjuntivite bacteriana	Visão normal, vermelhidão difusa com sensação de corpo estranho, dor moderada a intensa, secreção purulenta que "gruda" os olhos ao acordar	
Ressecamento ocular	Visão normal, dor leve com prurido, vermelhidão bilateral, secreção aquosa, sintomas bilaterais e crônicos. Pode ser um problema isolado ou uma manifestação de doenças sistêmicas, como a síndrome de Sjögren	

Na avaliação da íris, da pupila e da membrana que as reveste, a córnea, algumas alterações comuns também podem ser notadas. O pterígio é um espessamento da conjuntiva que pode invadir a íris e a pupila e, eventualmente, comprometer a visão. O anel de Kayser-Fleischer é um halo castanho-esverdeado que se forma na borda da íris em pacientes com doença de Wilson, um distúrbio metabólico que promove o acúmulo de cobre em determinados tecidos corporais. Já a catarata, afecção extremamente comum em idosos, consiste na opacificação do cristalino sob a pupila, podendo muitas vezes ser visualizada por observação direta ou pela oftalmoscopia (Figs. 6-65 a 6-67).

Os tamanhos das pupilas e seus padrões de reatividade à luz, eventualmente acompanhados de outros sintomas, podem ser pistas importantes para doenças do sistema nervoso central e periférico ou até mesmo para outras patologias. Na síndrome de Horner, uma disfunção que afeta os ramos simpáticos dos nervos facial e oculomotor, observamos uma combinação de ptose, miose, enoftalmia e anidrose facial (ausência de sudorese). Diversas causas, benignas e malignas, podem existir – com destaque para o tumor de Pancoast, um tipo de câncer de pulmão localizado no ápice deste órgão. Já as pupilas de Argyll-Robertson são características da neurossífilis: não respondem à iluminação, mas se contraem quando fazem um esforço de convergência para focalizar um objeto. Na paralisia total do nervo oculomotor, por outro lado, uma pupila midriática é observada em conjunto com ptose e um estrabismo que pode ter um componente lateral e um inferior (Figs. 6-68 a 6-70).

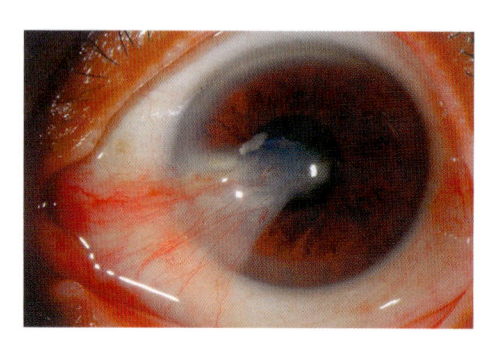

Fig. 6-65. Pterígio.

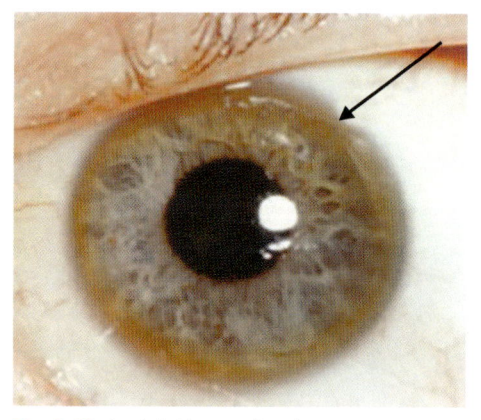

Fig. 6-66. Anel de Kayser-Fleischer.

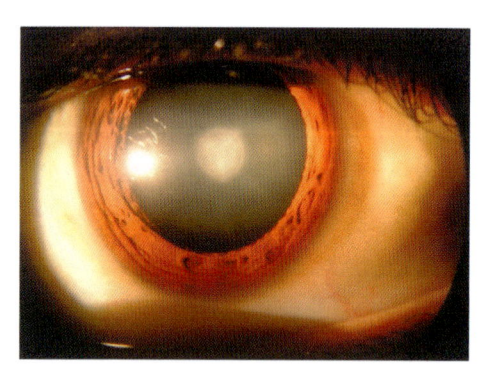

Fig. 6-67. Catarata.

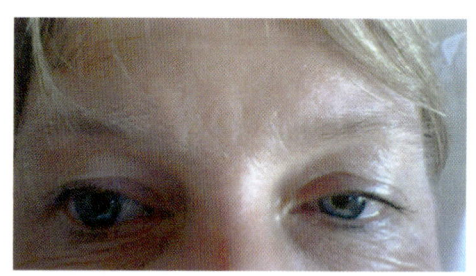

Fig. 6-68. Síndrome de Horner. Ptose e miose à esquerda.

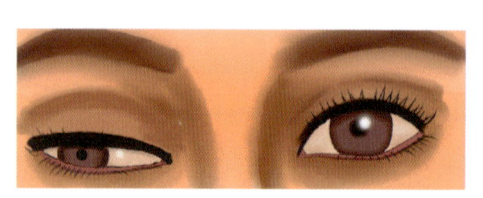

Fig. 6-69. Paralisia do nervo oculomotor. Ptose, midríase e estrabismo divergente à direita.

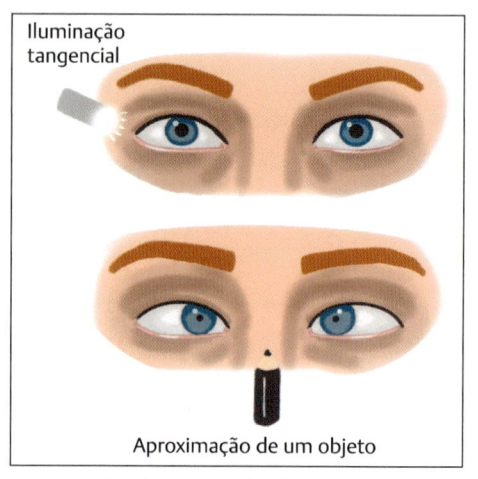

Fig. 6-70. Pupilas de Argyll-Robertson na neurossífilis.

Iluminação tangencial

Aproximação de um objeto

VAMOS PRATICAR

Questão 1. Uma mulher de 35 anos leva o seu filho de 3 anos para uma consulta médica. Ela está preocupada porque o menino está muito cansado e irritadiço. Além disso, os educadores da creche informaram que ele não participa de algumas atividades e tira "cochilos" quando pode. Você suspeita que a criança esteja dormindo mal por ser uma respiradora bucal.

A) Que achados da história e do exame físico poderão confirmar sua suspeita?
B) Quais são as causas mais comuns para esse problema?

Questão 2. Um rapaz de 17 anos apresenta dores moderadas na orelha esquerda há 1 semana. Trata-se de um nadador juvenil, que faz 3 a 4 horas diárias de treinamento. Ao examiná-lo, você tenta mobilizar o pavilhão auricular e o paciente queixa-se de piora da dor no local.

A) Qual o diagnóstico mais provável?
B) Que achados adicionais do exame clínico e otoscópico confirmariam a sua suspeita?

Questão 3. Uma paciente de 22 anos procura atendimento médico porque deseja fazer um tratamento para emagrecer, algo que diz estar tentando há alguns anos, sem sucesso. Ao examiná-la, você verifica que ela tem 1,72 m de altura e 44 kg de peso. Apresenta palidez ++/4+ nos lábios e nas pálpebras, algumas aftas distribuídas pela língua e pela mucosa jugal, erosões dentárias de profundidade moderada e língua despapilada, lisa e avermelhada.

A) Quais são as principais hipóteses diagnósticas para o conjunto de alterações apresentadas no exame da cavidade oral?
B) Quais seriam, nesse caso, os mecanismos responsáveis pela formação das erosões dentárias, da palidez, das aftas e da despapilação?
C) Na anamnese, que informações você deveria pesquisar para confirmar sua hipótese?

Questão 4. Um paciente de 46 anos procura seu atendimento porque seu olho direito apresenta vermelhidão, lacrimejamento com secreção serosa e prurido há 2 dias. Não há dor e nem perda da acuidade visual. Ele relata que seus dois filhos estão apresentando sintomas semelhantes, assim como vários colegas da escola deles. Está preocupado e pede a você um antibiótico para resolver o problema.

A) Qual é o diagnóstico mais provável?
B) Você deve prescrever o antibiótico? Que achados do exame físico justificam a sua conduta?

BIBLIOGRAFIA

Bates B, Bickley LS, Szilagyi PG. Bates Propedêutica Médica. 11. ed. Rio de Janeiro, RJ: Guanabara Koogan; 2015.
Longo DL et al. Medicina interna de Harrison. 19. ed. Porto Alegre: AMGH; 2016.
Porto CC. Exame Clínico. 8. ed. Rio de Janeiro, Guanabara Koogan; 2017.
Rocco JR. Semiologia Médica. 1ª. ed. Rio de Janeiro: Elsevier; 2010.
Rodrigues MLV. Semiologia oftalmológica. Medicina, Ribeirão Preto, 29:54-60, jan./mar. 1996.
Souza NV. Oftalmoscopia direta. In: Rodrigues, MLV Disciplina ROT-311 – Oftalmologia. Caderno de Exercícios. Legis Summa, Ribeirão Preto, p.18-19, 1989.

EXAME DO PESCOÇO E DA TIREOIDE

CAPÍTULO 7

Fabio Heitor Cardoso Matsuura ▪ Felipe Mussi ▪ Giulia Basilone
Isadora Pessoa ▪ Luisa Villaça Giron ▪ Luiza Barbosa Ramos
Pedro Julio Velasco ▪ Adriano Machado de Lacerda
Eduardo Micmacher

"Viva no meu corpo apenas um dia, e depois me diga se eu estou inventando todos esses sintomas."

Anônimo

INTRODUÇÃO

Neste capítulo, apresentaremos os principais referenciais anatômicos do pescoço, com a localização de seus principais ossos, cartilagens, músculos, vasos e cadeias linfonodais. Em seguida, estudaremos com mais detalhes as técnicas de exame e os principais achados semiológicos relacionados com a glândula tireoide. Há outras estruturas de igual importância no exame do pescoço, e que terão sua semiologia analisada com profundidade mais adiante: as técnicas de exame dos principais vasos (artérias carótidas e veias jugulares) serão estudadas nos capítulos de semiologia cardíaca e vascular; enquanto a avaliação das cadeias linfonodais da cabeça e do pescoço será vista no capítulo de semiologia das cadeias linfonodais como um todo, que inclui também o exame dos linfonodos axilares e das cadeias que drenam a circulação linfática dos membros inferiores e da região pélvica.

O pescoço pode ser dividido essencialmente em dois triângulos, ambos limitados pelo músculo esternocleidomastóideo (ECOM). O triângulo anterior é delimitado pela mandíbula, pela linha média do pescoço e pela borda medial do ECOM. O triângulo posterior é delimitado pela clavícula, pela borda lateral do ECOM e pela borda do músculo trapézio (Fig. 7-1).

No triângulo anterior, destacam-se alguns pontos de referência: o osso hioide é móvel e se situa logo abaixo da mandíbula, podendo ser facilmente palpado. Um pouco abaixo, estão as cartilagens tireoide (que forma o "pomo-de-adão") e cricoide, e logo em seguida está a face mais anterior da glândula tireoide, a qual nem sempre é palpável. A traqueia é um componente das vias respiratórias que passa posteriormente a essas estruturas, mas seus anéis se tornam mais palpáveis na área que se estende desde a borda inferior da glândula tireoide até a fúrcula esternal.

Os grandes vasos do pescoço (artéria carótida comum e veia jugular interna) possuem relação íntima com o ECOM, sendo o pulso carotídeo normalmente acessível pela palpação profunda ao longo da borda medial deste músculo. Já a veia jugular externa, bem mais superficial, cruza anteriormente o ECOM e é frequentemente visível, especialmente no decúbito e em alguns casos específicos de patologias, tais como a insuficiência cardíaca congestiva (Fig. 7-2).

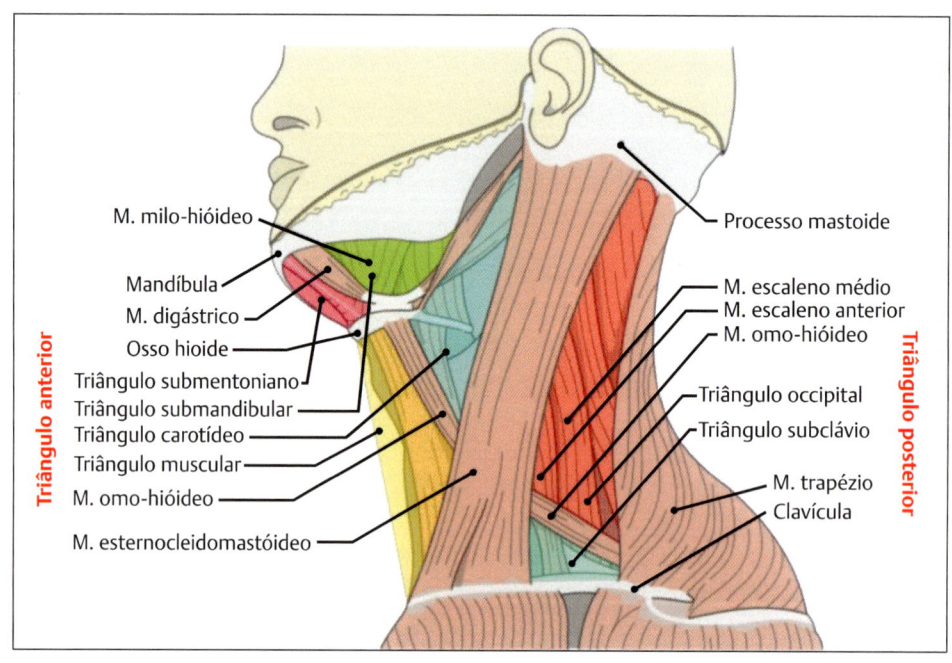

Fig. 7-1. Anatomia do pescoço.

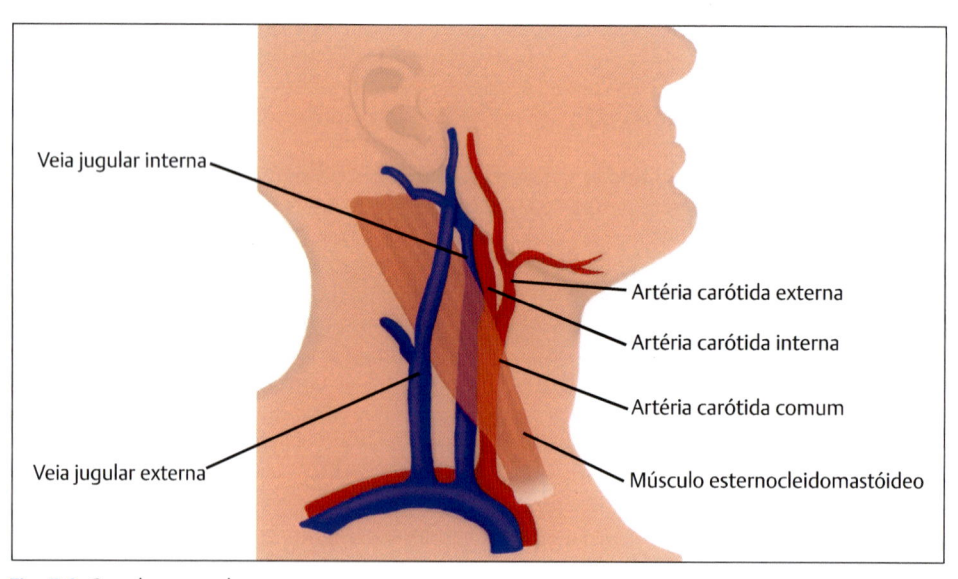

Fig. 7-2. Grandes vasos do pescoço.

EXAME DO PESCOÇO E DA TIREOIDE

Linfonodos da cabeça e do pescoço - principais cadeias

- Retroauriculares
- Occipitais
- Cervicais anteriores superficiais
- Cervicais posteriores
- Cervicais anteriores profundos
- Pré-auriculares
- Amigdalianos
- Submandibulares
- Mentonianos
- Supraclaviculares

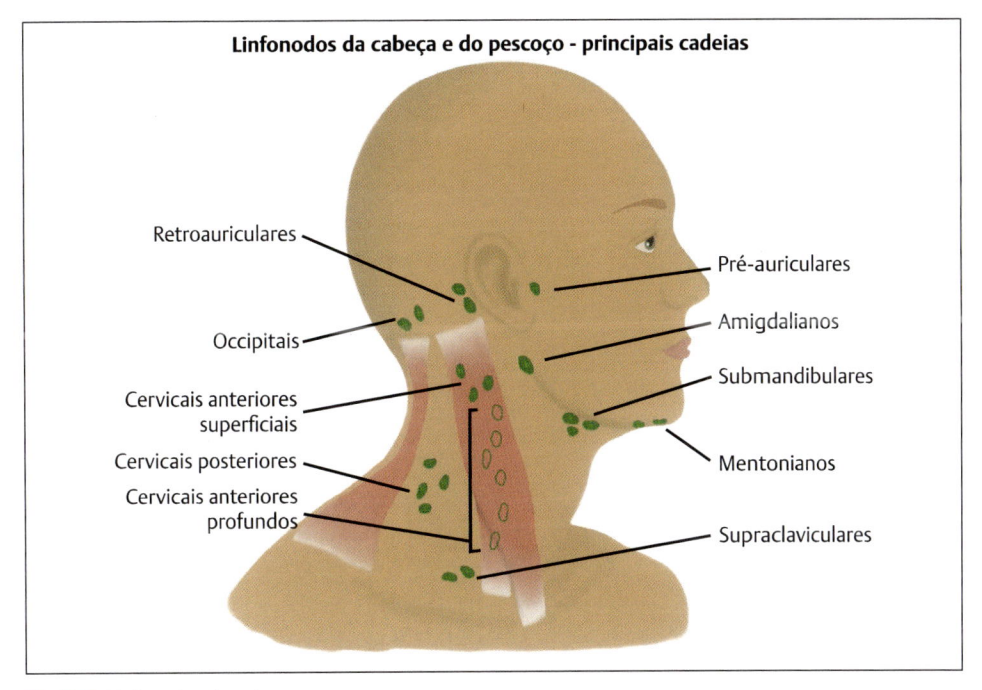

Fig. 7-3. Linfonodos de cabeça e pescoço.

A cabeça e o pescoço possuem, ainda, diversas cadeias linfonodais que são de interesse para o clínico na medida que diversas patologias podem-se manifestar por meio do aumento desses linfonodos. São elas: occipital, pré-auricular e retroauricular (ou pós-auricular), amigdaliana, submandibular, mentoniana, cervical anterior (superficial e profunda), cervical posterior e supraclavicular. Analisaremos as técnicas de exame dessas cadeias e os significados dos seus achados no capítulo sobre linfonodos (Fig. 7-3).

EXAME DA TIREOIDE
Entendendo

A tireoide é uma glândula endócrina que exerce papel fundamental no controle de processos como o metabolismo orgânico, a síntese proteica e, nas crianças, o crescimento e o desenvolvimento. Tais funções são desempenhadas por dois de seus hormônios: a triiodotironina (T3) e a tiroxina (T4), que têm sua síntese regulada pela hipófise por meio da tireotrofina (TSH), um hormônio que possui efeitos tróficos sobre a glândula e regula seu funcionamento. Além disso, atua também no controle do metabolismo do cálcio por meio de um terceiro hormônio, a calcitonina, cuja secreção é modulada pelas taxas de cálcio iônico, gastrina e pentagastrina.

Devido ao alcance e à relevância da ação de seus hormônios, as disfunções da tireoide podem produzir uma vasta gama de sinais e sintomas, tendo inúmeras patologias como diagnósticos diferenciais e podendo, às vezes, apresentar-se de forma insidiosa. Assim, o domínio da sua semiologia é fundamental para que o clínico seja capaz de identificar essas anormalidades e evitar diagnósticos incorretos.

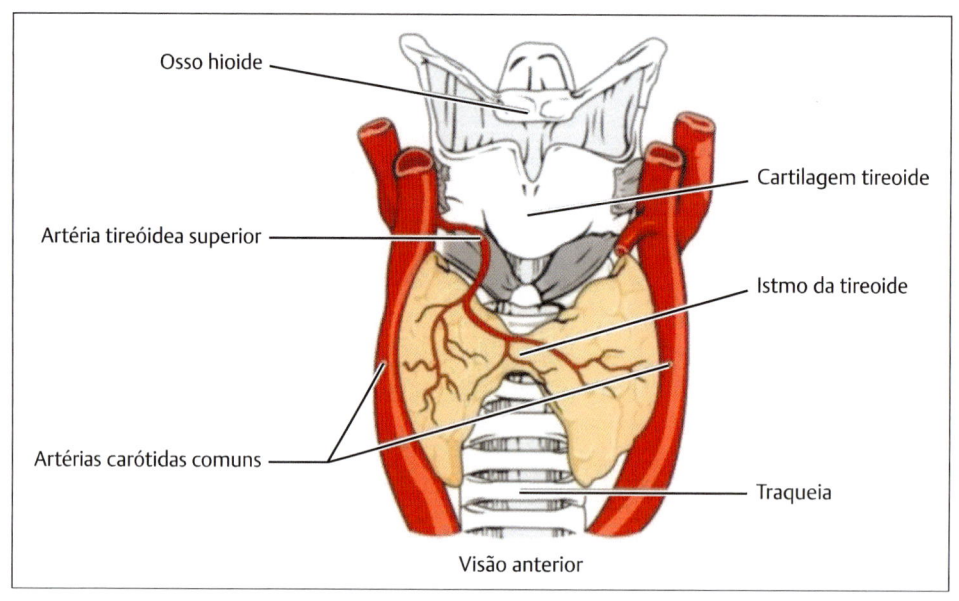

Fig. 7-4. Anatomia da tireoide.

A tireoide localiza-se na porção anterior e mediana do pescoço, na altura da quinta à sétima vértebra cervical. Seu tamanho normal é de 4 cm de largura por 4 cm de altura. Sua forma se assemelha à letra "H", sendo formada por dois lobos laterais unidos anteriormente, em seus polos inferiores, por um estreito istmo (Fig. 7-4). Além do lobo direito e esquerdo, cerca de 50% da população possui também o lobo piramidal, uma estrutura estreita que se estende superiormente a partir do istmo, à esquerda da linha média.

A glândula é suprida pelas artérias tireoidianas superior e inferior. Sua drenagem venosa é feita pelas veias tireoidianas superiores, médias e inferiores. Sua drenagem linfática, bastante rica, é feita pelos linfonodos cervicais profundos. A função da glândula é modulada pelo sistema nervoso autônomo, tanto pela sua divisão parassimpática (nervo vago e seus ramos) como pela divisão simpática (gânglios cervicais). Vale notar que, após cirurgias de tireoidectomia, uma sequela comum é a lesão unilateral do nervo laríngeo recorrente, que pode levar à disfonia por paresia ou paralisia da prega vocal.

O **exame da tireoide** fornece, muitas vezes, informações essenciais para que se suspeite de distúrbios tireoidianos e se faça seu diagnóstico. Ele compreende a inspeção, palpação e ausculta, sendo esta última reservada a situações especiais, como o aumento pronunciado da glândula. Na **inspeção**, normalmente a tireoide não é visível, exceto em pacientes emagrecidos e longilíneos. Para tentar identificá-la, o examinador deve pedir ao paciente para que estenda a cabeça e faça uma deglutição, o que desloca a glândula para cima. De qualquer forma, ao inspecionar a tireoide, o examinador deve localizar alguns pontos de referência da anatomia do pescoço. A cartilagem tireoide (ou "pomo-de-adão") é a maior protuberância da região anterior do pescoço e é facilmente visualizável, principalmente em homens. A cartilagem cricoide é uma protuberância menor, cerca de duas polpas digitais abaixo da cartilagem tireoide, e muitas vezes também passível de localização. A face mais anterior da glândula tireoide, formada pelo istmo e pela parte mais medial dos lobos direito e esquerdo, repousa sobre a traqueia e o lobo abaixo da cartilagem cricoide (Fig. 7-5).

EXAME DO PESCOÇO E DA TIREOIDE

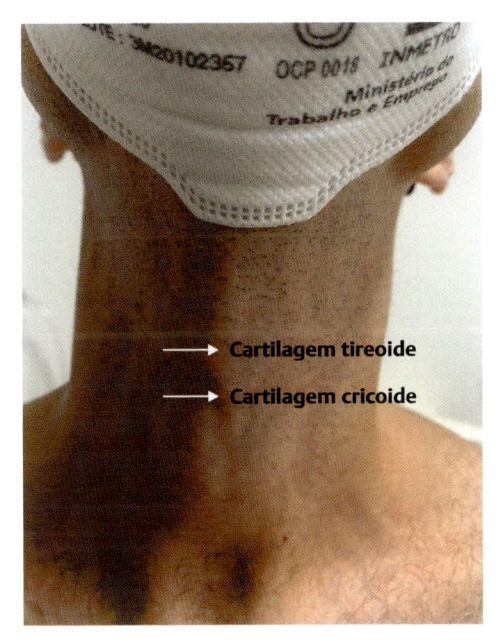

Fig. 7-5. Pontos de referência para o exame da tireoide.

Pode-se também iluminar a região tangencialmente com uma lanterna, o que facilita a localização e a caracterização da tireoide em alguns casos. Na inspeção, é necessário descrever se a tireoide é visível, móvel à deglutição e simétrica, como é o normal. Em seguida, deve-se indicar se está aumentada de tamanho (formando um **bócio**), a magnitude e a simetria desse aumento e a eventual presença de nodulações visíveis. Outros achados da inspeção do pescoço, como o alinhamento da traqueia e a presença de anormalidades como hematomas, úlceras, cicatrizes, batimentos arteriais visíveis e outras tumorações também precisam ser indicados.

Por meio da **palpação,** conseguimos delimitar e caracterizar melhor a tireoide (Quadro 7-1). Os nódulos, se forem palpados, devem ser descritos quanto a sua localização, tamanho, mobilidade e consistência. O paciente deverá ficar com a cabeça discretamente fletida para frente, uma vez que a palpação é mais difícil quando os músculos esternocleidomastóideos ficam estendidos. Para localizá-la, deve-se identificar os pontos já observados na inspeção visual: as cartilagens tireoide e cricoide, uma vez que o istmo da glândula tireoide se situa imediatamente abaixo da cartilagem cricoide. Existem duas técnicas de exame igualmente eficazes: a escolha vai depender da prática e da familiaridade do examinador.

Quadro 7-1 Características da Tireoide
- Tamanho: normal ou aumentado
- Consistência: elástica, endurecida ou pétrea
- Superfície: lisa ou rugosa
- Mobilidade: normal ou reduzida/abolida
- Sinais flogísticos (dor, calor e rubor): presentes ou ausentes

- *Abordagem anterior:* o examinador fica diante do paciente, ambos sentados ou em pé. Com seus dedos, o examinador vai localizar a cartilagem cricoide e, abaixo dela, o istmo da tireoide e os lobos laterais. Em seguida, ele repousa o polegar de uma de suas mãos sobre a glândula do lado que não será examinado e faz uma leve pressão no sentido contralateral, de modo que o lado da glândula a ser examinado fique mais superficial e fácil de palpar. Desta forma, palpa-se este lobo da glândula com os dedos indicador e médio da outra mão, que possuem maior sensibilidade que o polegar. Durante essa manobra, o examinador pode inclusive aprofundar um pouco os seus dedos indicador e médio, dissecando o espaço entre a traqueia e a margem medial do ECOM, de modo a palpar uma área mais ampla e posterior do lobo lateral. Durante a palpação, novamente o examinador deve solicitar ao paciente que faça uma deglutição (caso haja dificuldade, pode-se oferecer água), o que fará com que a superfície da glândula se mova sob os seus dedos e facilitará muito a identificação dos aspectos da glândula e suas eventuais alterações pela palpação. Terminada esta avaliação, executa-se a mesma manobra para palpar o lobo contralateral (Fig. 7-6).
- *Abordagem posterior:* o examinador coloca-se por trás do paciente, que poderá ficar em pé ou sentado de acordo com a altura que permita um maior conforto para a manobra. O examinador coloca ambas as suas mãos sobre os trapézios do paciente, com os polegares repousando sobre a apófise espinhosa da vértebra C7 (maior proeminência da coluna cervical posterior) e os outros dedos envolvendo seu pescoço. Com os indicadores, o examinador localiza as cartilagens tireoide e cricoide e, em seguida, a glândula tireoide lobo abaixo. Aqui, o movimento de pressionar levemente o lado da glândula que não será examinado no sentido contralateral deve ser feito pelos dedos indicador e médio da mão. Dessa forma, o lado oposto (que se pretende examinar) se torna mais superficial e pode ser então palpado pelos dedos indicador e médio da outra mão, que está repousando sobre ele. A palpação com a glândula em uma posição estática e durante a deglutição é então realizada. Em seguida, faz-se o mesmo procedimento para examinar o outro lado da glândula (Fig. 7-7).

A **ausculta** da glândula tireoide deve ser realizada, em princípio, se ela estiver aumentada de tamanho. A ausculta dos lobos laterais pode identificar um sopro, que é produzido pelo hiperfluxo sanguíneo e prontamente diferenciado dos sons inspiratórios ao ser percebido mesmo quando o paciente interrompe a respiração.

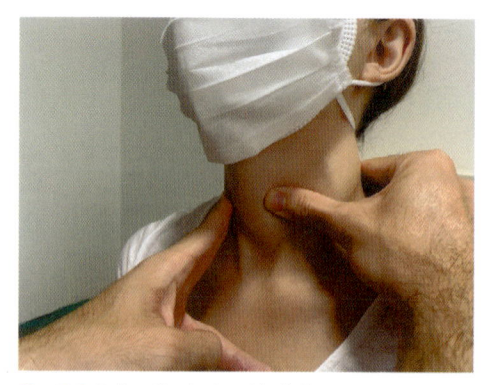

Fig. 7-6. Palpação da tireoide à direita – abordagem anterior.

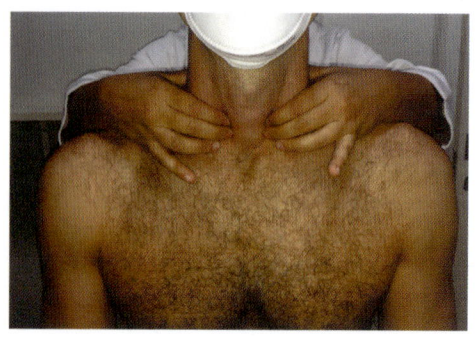

Fig. 7-7. Palpação da tireoide – abordagem posterior.

Aprofundando

A tireoide normal geralmente não é visível e pode ou não ser palpável. Seu tamanho é normal, com superfície lisa, consistência elástica, indolor, sem sinais de flogose e móvel à deglutição. Vamos agora estudar os vários tipos de bócio que o exame da tireoide pode mostrar e, depois, as características semiológicas dos dois distúrbios essenciais da função tireoidiana – o hipertireoidismo e o hipotireoidismo. Analisaremos, ainda, as diferentes doenças que podem levar a esses distúrbios.

O **bócio** é definido por um aumento do volume da glândula tireoidiana. Ele pode ser formado através de diferentes mecanismos e pode ocorrer tanto em casos de hipotireoidismo, hipertireoidismo e eutireoidismo, com função normal da glândula. Ele pode ser classificado de acordo com (Fig. 7-8):

- *Formato:* uninodular, multinodular ou difuso (aumento da glândula como um todo).
- *Produção de hormônios (no caso de bócios uni ou multimodulares):* tóxico (produz hormônios) ou atóxico (não os produz).

Além dessas categorizações, vale ressaltar que bócios muito volumosos podem comprimir estruturas do pescoço como nervos, laringe, esôfago, grandes vasos e a própria traqueia. Quando isso ocorre, dizemos que o paciente tem um bócio mergulhante. Os sintomas possíveis são vários: disfagia, rouquidão, dispneia, dor, tosse e estridor, entre outros. Para avaliá-lo, lançamos mão da manobra de Pemberton, que consiste em pedir ao paciente que erga seus braços. Caso seu rosto se torne avermelhado e um pouco edemaciado, indicando obstrução ao retorno venoso a partir da cabeça, dizemos que o sinal de Pemberton está presente, o que reforça a hipótese de estarmos diante de um bócio mergulhante (Fig. 7-9).

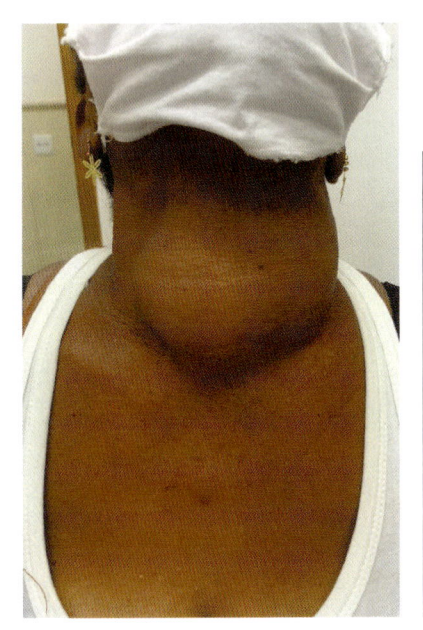

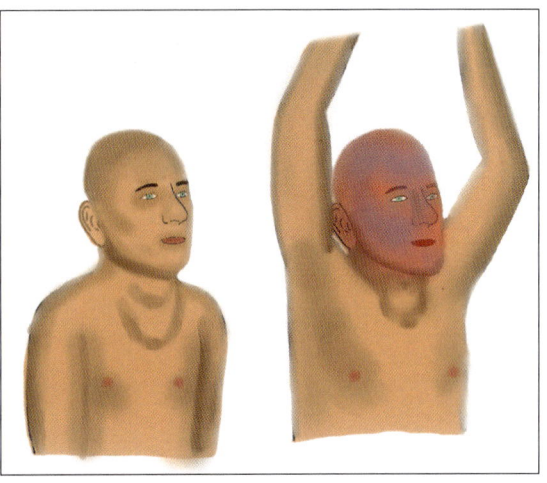

Fig. 7-8. Bócio.

Fig. 7-9. O sinal de Pemberton.

No Quadro 7-2 veremos alguns aspectos dos principais tipos de bócio.

O **hipertireoidismo** é a doença resultante do aumento da produção, pela glândula tireoide, de hormônios tireoideanos (T3 e T4), com consequente aumento de seus níveis sanguíneos (tireotoxicose). A variedade de manifestações clínicas decorrentes disso constitui uma verdadeira síndrome, com destaque para os descritos no Quadro 7-3.

Vale notar que doenças sistêmicas crônicas, como insuficiência cardíaca, DPOC e cirrose hepática podem ser descompensadas pelo hipertireoidismo, além disso, em idosos as manifestações clínicas podem ser bem diferentes das que observamos em adultos: nessa faixa etária, a doença pode manifestar-se com apatia, sonolência, mutismo e desorientação mental, configurando o hipertireoidismo apatético.

Quadro 7-2. Diferentes Tipos de Bócio

Bócio uninodular	É formado por um nódulo único. Quando há produção de hormônios (bócio uninodular tóxico), temos a doença de Plummer, ou adenoma tóxico. A cintigrafia da tireoide mostrará captação de iodo pelo nódulo apenas, sem captação pelo restante da glândula. Nesse bócio, a caracterização de tamanho, consistência, mobilidade e aderência aos planos profundos é essencial para identificar se há risco de doença maligna e, assim, direcionar a investigação diagnóstica: lesões neoplásicas são classicamente endurecidas, aderidas a planos profundos e não produtoras de hormônios
Bócio multinodular	Os nódulos são múltiplos e podem ter consistência variável. Os bócios multinodulares atóxicos, por preservarem a função tireoidiana, se mantém assintomáticos (do ponto de vista hormonal). Já no caso dos bócios multinodulares tóxicos, observam-se sinais e sintomas comuns ao hipertireoidismo. Novamente, o padrão de captação à cintigrafia nos bócios tóxicos se restringe aos nódulos, pois o hipertireoidismo decorrente deprime a função do resto da glândula pelos mecanismos de *feedback* negativo do eixo hipotálamo-hipófise-tireoide
Bócio difuso tóxico	O bócio difuso tóxico é caracterizado por um aumento global da tireoide, acompanhado de uma secreção anormal de hormônios tireoideanos. Ele é característico da doença de Basedow-Graves, e observa-se um aumento da glândula, que terá consistência elástica (porém mais firme que o habitual) e superfície lisa. Pode haver frêmitos e sopros sistólicos, sinalizando a presença de hipervascularização da glândula
Bócio difuso atóxico	Característico do hipotireoidismo por ingestão insuficiente de iodo – também chamado de **bócio endêmico**. Este elemento, fundamental na síntese dos hormônios tireoideanos, é habitualmente acrescentado ao sal de cozinha na sua comercialização, o que vem reduzindo muito a incidência desta condição. Com a deficiência de iodo, o eixo de *feedback* promove uma maior produção do TSH, que exerce efeito trófico sobre a tireoide sem, no entanto, promover com sucesso uma maior produção hormonal. Com isso, a glândula se torna aumentada
Bócio fisiológico (puberal e gestacional)	Algumas situações fisiológicas podem levar ao aumento do volume da glândula. No bócio puberal, a tireoide pode ter períodos de crescimento acelerado, mas que se normaliza após o estirão da puberdade. Na gestação, acredita-se que a ação da gonadotrofina coriônica (HCG) exerça efeito trófico moderado sobre a tireoide, fazendo-a aumentar leve a moderadamente

EXAME DO PESCOÇO E DA TIREOIDE

Quadro 7-3. Sinais e Sintomas do Hipertireoidismo

Sintomas
▪ Aumento do apetite associado a perda de peso, pelo aumento da taxa metabólica basal
▪ Hiperatividade, disforia, irritabilidade, insônia, redução na libido
▪ Intolerância ao calor, fraqueza muscular proximal, fadiga muscular
▪ Palpitações
▪ Diarreia, por aumento da motilidade intestinal
▪ Poliuria e polidipsia

Sinais
▪ Pele quente e úmida
▪ Tremores e sudorese profusa
▪ Taquicardia sinusal ou fibrilacão atrial
▪ PA divergente (grandes diferenças entre a PA sistólica e a PA diastólica)
▪ Retração palpebral com olhar fixo (aparência assustada)
▪ Exoftalmia (apenas no caso da doença de Graves, sua causa mais comum)
▪ Mixedema pré-tibial: edema em "casca de laranja" na face anterior da tíbia proximal. Também ocorre apenas na doença de Graves

Entre suas diversas causas, a mais comum é a doença de Basedow-Graves, um distúrbio autoimune que tipicamente associa as manifestações próprias do hipertireoidismo à oftalmopatia, produzindo a exoftalmia tão característica. Outro achado marcante nesta doença é o bócio difuso tóxico (Fig. 7-10).

No caso do bócio nodular tóxico, o hipertireoidismo decorre da produção isolada do nódulo: não ocorre oftalmopatia e nem bócio. Outra causa comum é a tireotoxicose factícia: não existe disfunção glandular, mas a ingestão de hormônios tireoideanos (em fórmulas para emagrecer, por exemplo) aumenta seus níveis circulantes e causa os mesmos sintomas. Temos uma tireotoxicose sem hipertireoidismo.

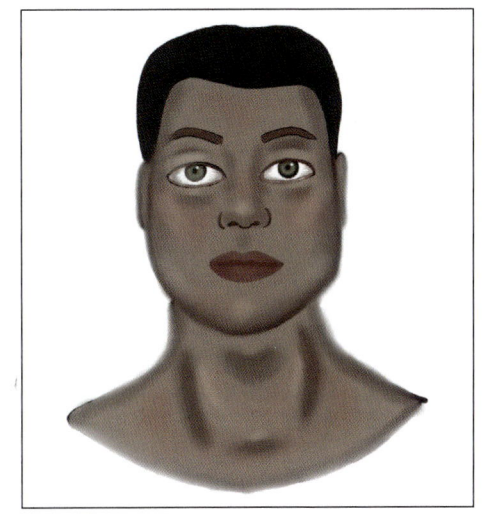

Fig. 7-10. Fácies basedowniana.

É importante também considerar as tireoidites: processos inflamatórios da glândula tireoide, de origem autoimune ou infecciosa, que em sua fase inicial evoluem com graus variáveis de bócio, dor e sinais flogísticos à palpação local. Algumas delas, nesta fase inicial, cursam com tireotoxicose – é o caso das tireoidites de Hashimoto e De Quervain – pela liberação de hormônios estocados no coloide do lúmen da glândula. Comumente retornam ao padrão de eutireoidismo (produção normal de hormônios) e podem, ao se cronificar, associar-se a hipotireoidismo, por causa das alterações fibróticas que se instalam no parênquima glandular.

Finalmente, lembramos que a crise tireotóxica é uma síndrome de tireotoxicose grave e sustentada com descompensação sistêmica, sendo uma causa importante de mortalidade em alguns indivíduos. Pode ocorrer por evolução natural do hipertireoidismo, mas comumente é precipitada por doenças agudas e cirurgias em pacientes cuja tireotoxicose ainda não havia sido reconhecida ou tratada adequadamente.

O **hipotireoidismo**, por sua vez, caracteriza-se pelos níveis séricos baixos dos hormônios tireoidianos. Entre seus principais sinais e sintomas, destacam-se os descritos no Quadro 7-4.

O hipotireoidismo, além de também poder descompensar doenças sistêmicas, muitas vezes é confundido com quadros depressivos e síndromes demenciais, especialmente na população idosa: nesses casos, a avaliação dos hormônios tireoideanos é mandatória. Um achado muito característico ao exame físico é o fácies mixedematoso, resultante da infiltração do tecido subcutâneo na face (Fig. 7-11).

A causa mais comum para o hipotireoidismo é a tireoidite de Hashimoto. Esta afecção autoimune tem uma fase inicial, que dura algumas semanas, em que pode surgir um quadro de tireotoxicose, mas em seguida prevalece o hipotireoidismo por infiltração fibrótica da glândula. O bócio, também pela infiltração crônica, é um dos achados característicos ao exame físico.

Entre as outras causas de hipotireoidismo, merecem destaque as doenças da hipófise, que podem cursar com hipopituitarismo e deficiência de TSH. São comuns também os casos de hipotireoidismo após a irradiação da tireoide (para tratamento de câncer ou de hipertireoidismo) ou sua retirada cirúrgica (para tratamento de hipertireoidismo, bócios compressivos ou, da mesma forma, câncer). Entre as medicações que podem estar implicadas na sua disfunção, destaca-se a amiodarona, droga antiarrítmica que pode causar tanto tireotoxicose (com ou sem um hipertireoidismo de base) como hipotireoidismo.

Quadro 7-4. Sinais e Sintomas do Hipotireoidismo

Sintomas
▪ Intolerância ao frio
▪ Ganho de peso
▪ Constipação intestinal
▪ Queda de cabelos
▪ Sonolência excessiva, perda de memória, dificuldade de concentração e bradipsiquismo
▪ Intolerância aos exercícios
Sinais
▪ Edema generalizado por retenção hídrica (mixedema)
▪ Bradicardia e PA convergente (PA sistólica e PA diastólica com valores próximos)
▪ Pele seca e áspera, alopecia difusa, madarose, unhas quebradiças
▪ Hiporreflexia (mais pronunciada no tendão aquileu)
▪ Confusão mental, desorientação
▪ Edema periorbitário (facies mixedematoso)

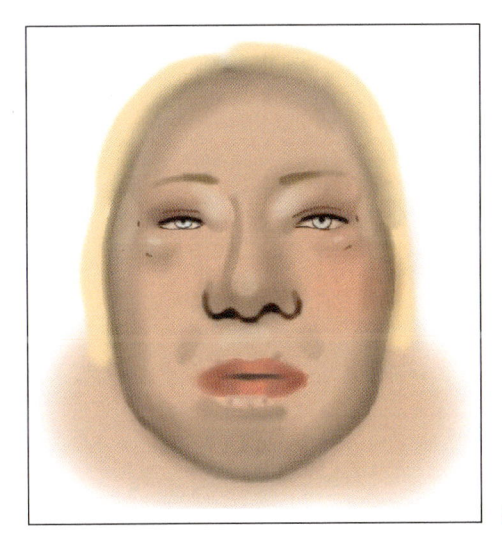

Fig. 7-11. Fácies mixedematoso.

VAMOS PRATICAR

Questão 1. Paciente feminina, 37 anos, negra, solteira, professora, natural do Rio de Janeiro. Na consulta médica tem as seguintes queixas: "perda de peso, apesar de estar se alimentando bem"; "insônia"; "agitação" e "coração batendo forte" e que surgiram nos últimos 6 meses. Ao exame físico apresenta estado geral regular, hidratada, normocorada, anictérica, acianótica, taquicárdica (FC = 110 bpm), taquipneica (FR = 23 irpm), temperatura axilar de 38°, PA = 135/55 mmHg. Apresenta também eritema palmar, tremor fino e mácula eritematosa com aspecto em "casca de laranja" em região pré-tibial em ambos os membros. Exames do aparelho cardiovascular, pulmonar e do abdômen sem alterações. Ausência de linfonodomegalias.

A) Qual é a principal hipótese diagnóstica?
B) Cite duas outras possíveis causas que devem ser consideradas. Que achado do exame físico daria a você a certeza sobre o diagnóstico aventado na primeira pergunta?
C) Como você espera encontrar, ao exame físico, a tireoide desta paciente? Descreva os achados desse provável exame.

Questão 2. Paciente feminina, 25 anos, estudante, solteira, branca, natural do Rio de Janeiro. Queixa-se durante a consulta médica que tem sentido muito sono e dificuldades para se concentrar no estudo. Ganhou 8 kg nos últimos 6 meses e seu ciclo menstrual está irregular nesse período. Tem apresentado constipação intestinal. Ao exame físico apresenta estado geral regular, hidratada, normocorada, anictérica, acianótica, bradicardica (FC = 48 bpm), eupneica (FR = 16 irpm), temperatura axilar de 35,2°, PA = 106/84 mmHg e IMC indicando sobrepeso. Exames do aparelho cardiovascular, pulmonar e abdômen sem alterações. Ausência de linfonodomegalias.

A) Que síndrome está descrita nesse relato?
B) Que outras manifestações clínicas (sinais e sintomas) poderiam estar presentes?
C) Como você descreveria o exame da tireoide dessa paciente, considerando a principal hipótese diagnóstica?

Questão 3. Paciente feminina, 67 anos, branca, natural do Rio de Janeiro. Relata que, nos últimos 4 meses, tem apresentado sudorese profusa, intolerância ao calor, aumento na frequência das evacuações e cabelos finos e quebradiços. Ao exame: estado geral regular, hidratada, normocorada, anictérica, acianótica, taquicárdica (FC = 104 bpm), eupneica (FR = 16 irpm), temperatura axilar de 37,8°, PA = 118/78 mmHg, IMC = 18. Pele úmida e quente, com rubor e eritema palmar. Exame respiratório, cardiovascular e abdominal sem alterações. Ausência de linfonodomegalias. Exame da tireoide: tamanho normal, móvel, de consistência elástica, com nódulo à palpação do lado esquerdo.

A) Qual o diagnóstico provável?
B) Que características do nódulo você deve investigar durante a sua palpação?

BIBLIOGRAFIA

Kovacs WJ, Ojeda SR. Textbook of endocrine physiology. 6th ed. New York: Oxford University Press; 2011.
Longo DL et al. Medicina interna de Harrison. 19. ed. Porto Alegre: AMGH; 2016
Neves C, Alves M, Delgado JL, Medina JL. Doença de Graves. Arq Medicina 2008; 22(4/5):137-146.
Seidel HM et al. Mosby's guide to physical examination. 7th ed. St. Louis: Mosby-Elsevier; 2011.

AVALIAÇÃO DOS LINFONODOS

CAPÍTULO 8

Danielle Pereira Zinezzi ▪ Filipe Detrano Ribeiro
Leonardo Villa Leão Ferreira ▪ Maria Eduarda Alves ▪ Matheus Barradas Braga
Natália Rossilho Moyses Ushijima ▪ Adriano Machado de Lacerda
Denise dos Santos Silveira ▪ Janice Gonçalves Subilhaga

*"Se você deseja um sistema imune saudável, você deve rir bastante,
ter uma atitude positiva e relaxar sua mente com frequência".*

Michael T. Murray

INTRODUÇÃO

Os linfonodos fazem parte do sistema linfático, que tem por objetivo formação de anticorpos, absorção de nutrientes no nível do intestino, remoção de proteínas do líquido intersticial além de remoção e destruição de bactérias. São estruturas capsuladas, formadas por coleções de linfócitos, células dendríticas, macrófagos e plasmócitos. Estão conectados à circulação sanguínea por vasos linfáticos aferentes e eferentes e distribuídos ao longo de todo o corpo, organizando-se em grupamentos superficiais e profundos. Concentram-se especialmente em cabeça e pescoço, axilas, mediastino, pelve, parede abdominal posterior, ao longo das vísceras e na região inguinal (Fig. 8-1).

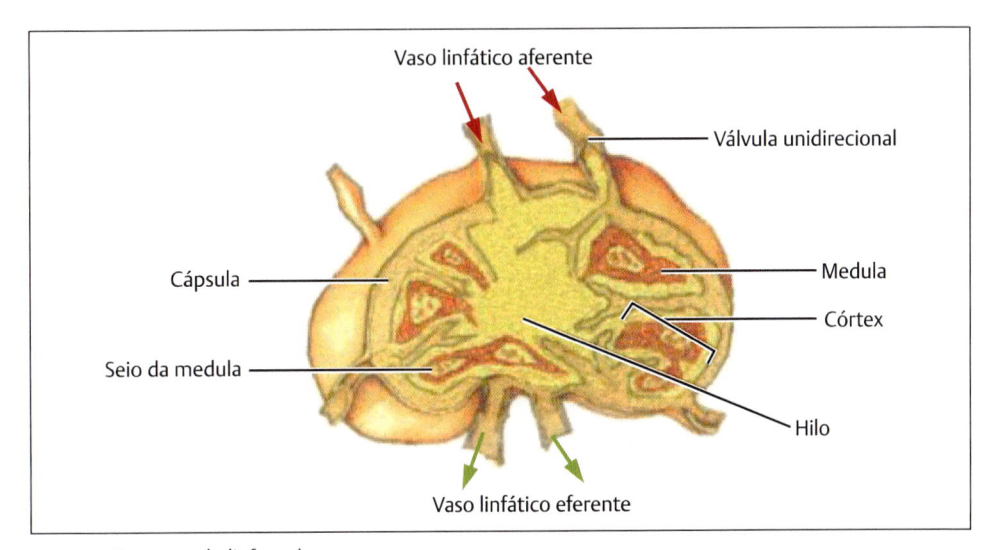

Fig. 8-1. Estrutura do linfonodo.

ENTENDENDO

Chama-se de adenomegalia ou linfonodomegalia o aumento de volume de um linfonodo. É um achado comum na prática clínica e representa uma resposta a um estímulo inflamatório e/ou infeccioso, mas pode ocorrer em decorrência de neoplasia. Dependendo de sua etiologia, as adenomegalias podem estar associadas a outros sinais e sintomas gerais e/ou específicos e, por isso, a anamnese e o exame físico criteriosos são essenciais na investigação diagnóstica e guiam a solicitação dos demais exames laboratoriais, de imagem e inclusive a solicitação de biópsia quando necessário.

As Figuras 8-2 a 8-5 mostram as principais cadeias ganglionares e suas áreas de drenagem. Contudo, é importante lembrar que na prática clínica somente as regiões de cabeça, pescoço, axilares, epitrocleares e inguinais podem ser abordadas no exame físico: são cadeias mais periféricas e superficiais, localizadas na pele e no tecido conjuntivo subcutâneo. As cadeias mais profundas ficam abaixo das fáscias musculares e no interior de cavidades, como o mediastino, o abdômen e a pelve) e podem ser visualizadas por exames de imagem.

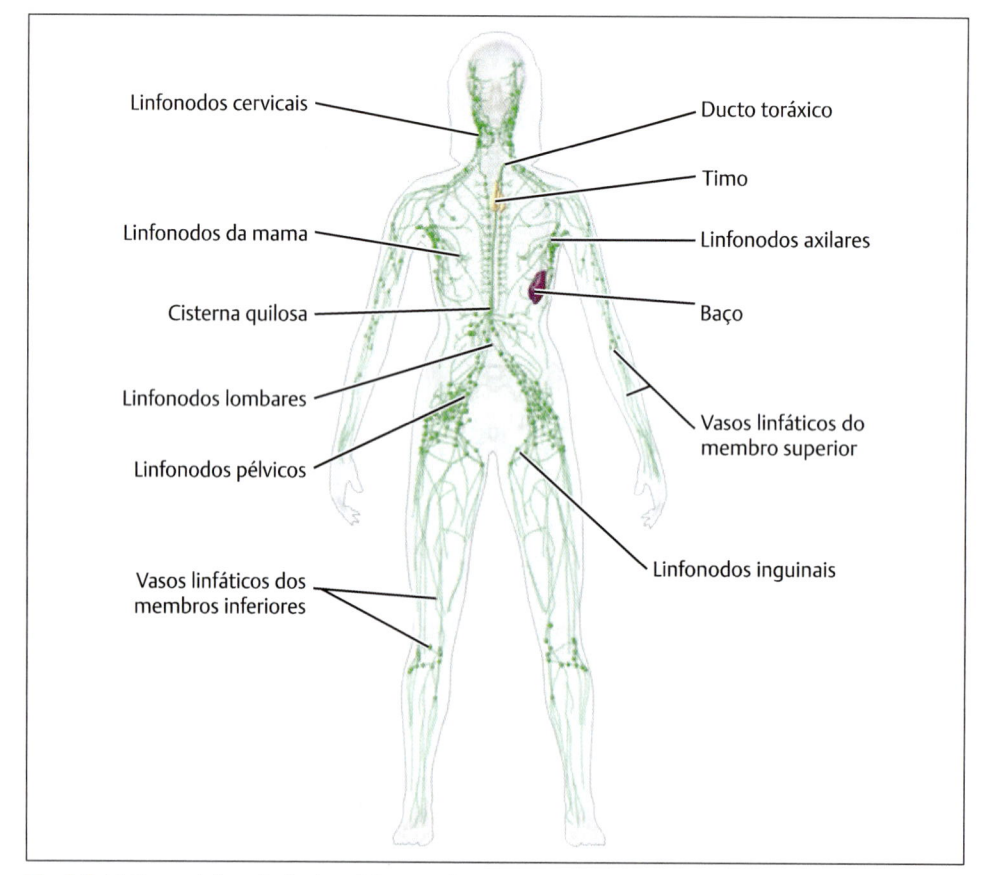

Fig. 8-2. Visão geral das principais cadeias ganglionares.

Durante a anamnese, devemos interrogar sobre a localização da adenomegalia, velocidade de crescimento, percepção de dor, presença de outros sinais flogísticos como rubor e calor, saída local de secreção e surgimento de outros sintomas associados que precederam ou foram concomitantes à observação da linfonodomegalia pelo paciente.

Já no exame físico, caso haja linfonodo palpável, devemos analisar as seguintes características: localização, tamanho, consistência, mobilidade ou aderência a planos profundos, sinais flogísticos, coalescência, dor à palpação, presença de fístula. Boa parte dos linfonodos palpáveis que achamos casualmente durante o exame pode ser considerado normal e não necessita de investigação diagnóstica. Em condições normais, esses linfonodos são geralmente menores que 2 centímetros, de consistência elástica, móvel, sem coalescência, sem sinais flogísticos, sem crescimento ao longo do tempo e isolados.

O exame inicia-se com a inspeção das regiões a serem avaliadas observando se há a presença de flogose, flutuação ou fistulização. A próxima etapa do exame é a palpação, na qual utilizam-se as pontas dos dedos indicador e médio em movimentos circulares, deslocando a pele sob os tecidos subjacentes em cada região, sem pressão excessiva. Dependendo da cadeia ganglionar a ser examinada, algumas ressalvas importantes devem ser feitas.

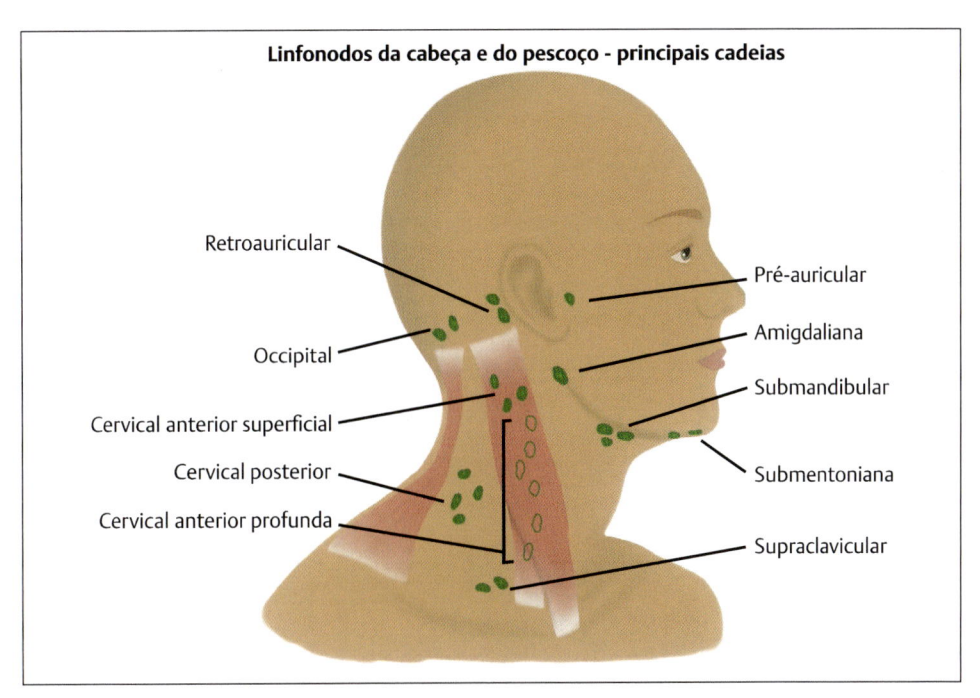

Fig. 8-3. Cadeias ganglionares de cabeça e pescoço e áreas de drenagem.

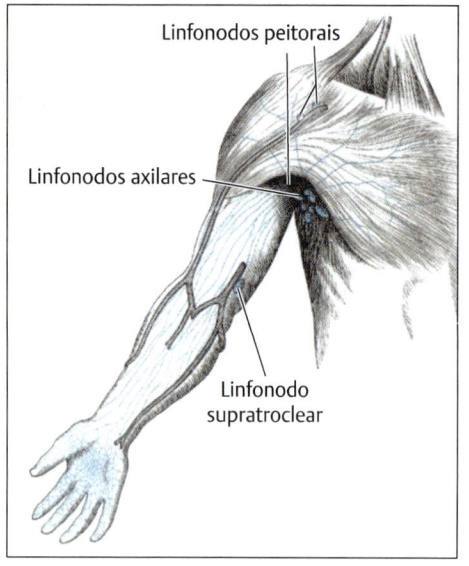

Fig. 8-4. Cadeias axilares e epitrocleares e áreas de drenagem.

Fig. 8-5. Cadeias inguinais e áreas de drenagem.

Cadeias de Cabeça e Pescoço

O examinador deve posicionar-se preferencialmente à frente do paciente que pode estar sentado ou em pé, sempre com a cabeça em uma posição neutra e relaxada. A palpação dos dois lados pode ser feita de forma simultânea ou não. Caso haja necessidade, ao palpar as regiões cervicais anteriores e posteriores, pede-se ao paciente para fletir discretamente a cabeça para frente e incliná-la um pouco para o lado a ser examinado, a fim de que a musculatura fique ainda mais relaxada (Fig. 8-6).

Durante a palpação da região submentoniana, enquanto uma das mãos palpa, a outra pode ser apoiada na parte superior da cabeça do paciente para manter a posição adequada.

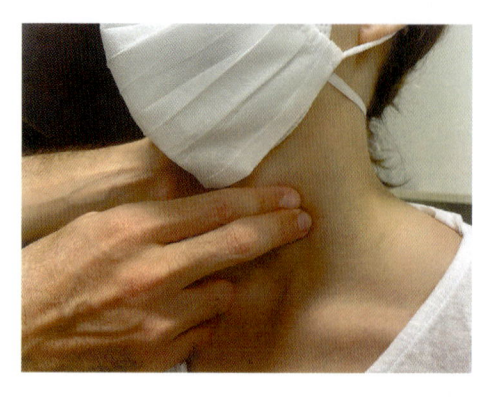

Fig. 8-6. Cadeia cervical anterior esquerda.

Região Axilar
O examinador deve posicionar-se à frente do paciente, que pode estar sentado ou em pé. Para palpar a axila direita, o examinador deve apoiar gentilmente o antebraço direito (ligeiramente fletido) do paciente com a sua mão direita. O braço direito deve estar abaixado, ligeiramente abduzido. Com a mão esquerda, o examinador deve palpar a fossa axilar direita do paciente realizando um deslizamento suave contra o gradil costal da região tentando alcançar o quanto possível a parte mais superior da axila. Para palpar a axila esquerda, o examinador deve utilizar a mesma sequência acima, segurando o antebraço esquerdo com a sua mão esquerda e palpando a região axilar esquerda do paciente com sua mão direita (Fig. 8-7).

Região Epitroclear
Geralmente se faz logo em seguida à palpação da região axilar. O antebraço deve continuar fletido e apoiado na mão do examinador. O examinador deslizará os dedos pela goteira epitroclear com a mão contrária e em forma de pinça (Fig. 8-8).

Região Inguinal
O paciente deve estar deitado e o examinador deve posicionar-se junto ao lado que será examinado (Fig. 8-9).

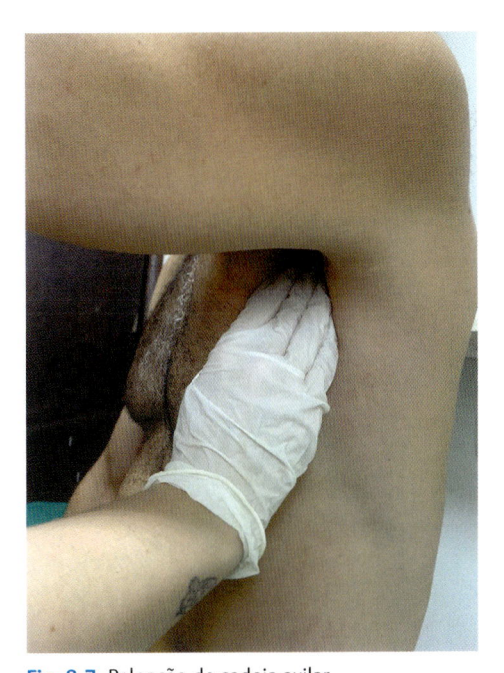

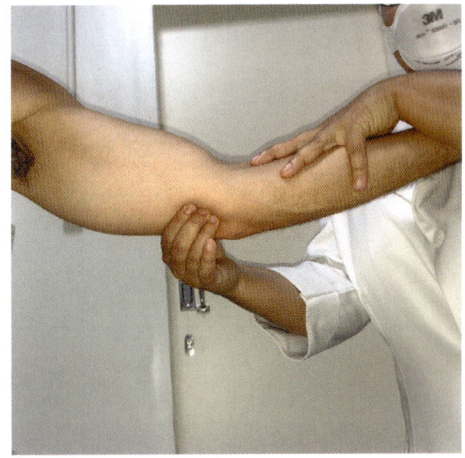

Fig. 8-7. Palpação de cadeia axilar.

Fig. 8-8. Palpação da região epitroclear.

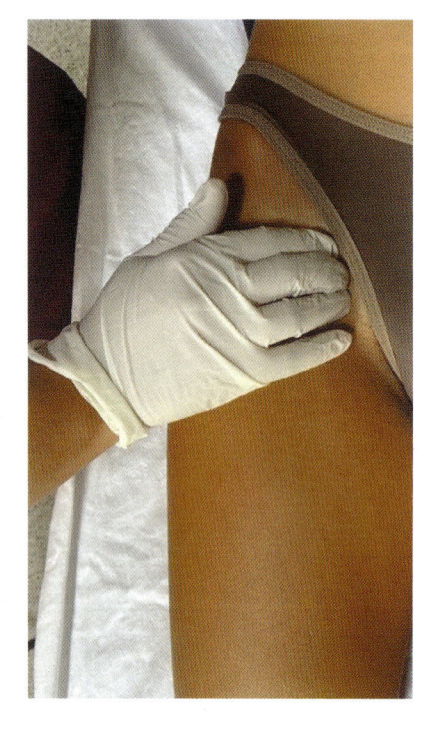

Fig. 8-9. Palpação da cadeia inguinal.

APROFUNDANDO

Linfonodomegalias se relacionam a condições como traumatismos locais, reações irritativas, ou a patologias sistêmicas como infecções e neoplasias. Para que possamos, em cada caso, usar nosso raciocínio clínico e estabelecer quais são as hipóteses mais relevantes para determinada linfonodomegalia, diversos fatores devem ser considerados:

- Os dados da história do paciente e o restante do exame físico, buscando especialmente indícios de uma doença de base.
- A localização da linfonodomegalia: o aumento de cada cadeia habitualmente se relaciona com o seu território de drenagem.
- Características dos linfonodos aumentados: tamanho, padrão de crescimento, presença de sinais flogísticos, consistência, mobilidade e aderência a planos profundos.

O conjunto dessas informações geralmente sugerirá uma causa traumática, inflamatória, infecciosa ou neoplásica para cada achado. Vejamos algumas correlações entre o aumento de cada cadeia e as doenças que mais habitualmente o provocam:

- *Cadeias inguinais:* infecções sexualmente transmissíveis (sífilis, cancro mole, herpes genital), neoplasias genitais e infecções de pele em membros inferiores.
- *Cadeias axilares:* fazem a drenagem do tórax, das mamas e dos membros superiores. Assim, são causas relacionadas: câncer de mama, mastites infecciosas, reações inflamatórias

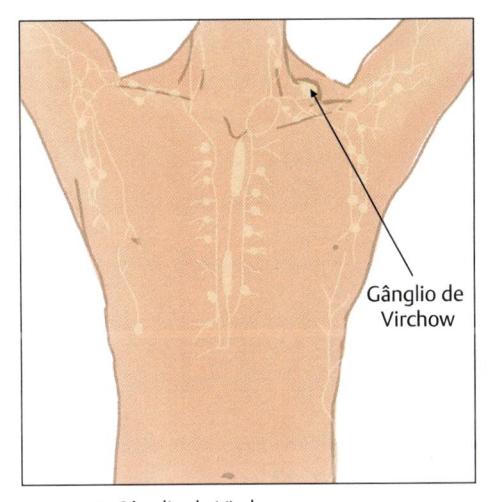

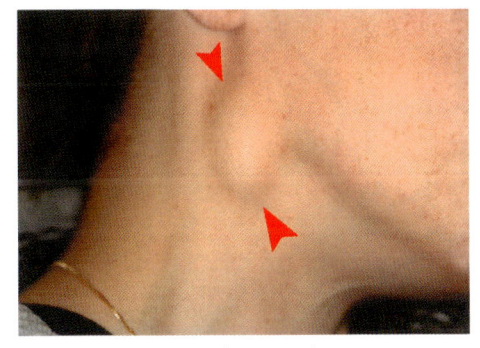

Fig. 8-10. Gânglio de Virchow.

Fig. 8-11. Adenomegalia cervical.

a próteses mamárias, infecções de pele nos membros superiores, hidradenites supurativas, arranhaduras de animais (como gatos) e traumas axilares.
- *Cadeias epitrocleares:* drenam a metade ulnar do antebraço, da mão e dos 3º, 4º e 5º dedos. Assim, podem ser palpáveis em certos casos de infecções que acometam essas regiões, bem como em alguns casos de linfoma.
- *Cadeias da cabeça e do pescoço:* infecções de vias respiratórias superiores e de estruturas da cabeça e do pescoço. O aumento do linfonodo supraclavicular esquerdo (gânglio de Virchow) é o sinal de Troisier (Fig. 8-10). Sugere possível metástase de neoplasia do tórax ou abdômen (Fig. 8-11).

Além disso, devemos lembrar que algumas doenças causam linfonomegalias generalizadas: aquelas que afetam duas ou mais cadeias não contíguas. É o caso das neoplasias hematológicas e de infecções como mononucleose pelo vírus Epstein-Barr, citomegalovirose, toxoplasmose, HIV e outras infecções virais. Doenças autoimunes, como lúpus eritematoso sistêmico e doença mista do tecido conjuntivo são outros exemplos. Assim, a identificação de todas as cadeias aumentadas deve ser procurada. O Quadro 8-1 mostra as características dos principais tipos de linfonodomegalia.

RESUMINDO
A avaliação das cadeias ganglionares abordáveis ao exame físico é parte importante da avaliação clínica. É a porta de entrada para avaliar a saúde de todo o sistema linfático. Constituem um dos sinais precoces da presença de infecções e neoplasias. Por isso, o reconhecimento da adenomegalia e de suas principais características são essenciais para formulação de hipóteses diagnósticas e seguimento da propedêutica. A Figura 8-12 sintetiza a sua caracterização.

Quadro 8-1. Linfonodomegalias por Acometimento Infeccioso do Próprio Gânglio e a Processo Viral

	Neoplasias hematológicas (linfomas)	Metástases de tumores não hematológicos	Infecções bacterianas	Acometimento do próprio gânglio: micobactérias (TB), fungos (blastomicose), clamídia (linfogranuloma venéreo)*	Processo viral (mononucleose, citomegalovírus, HIV)**
Tamanho	Maior que 2 cm	Maior que 2 cm	Menor ou igual a 2 cm	Maior que 2 cm	Geralmente menor ou igual a 2cm
Consistência	Elástica	Dura lenhosa/pétrea	Elástica	Amolecido evoluindo para flutuação	Elástica
Mobilidade/aderência	Móveis	Aderente aos planos profundos	Móveis	Móveis	Móveis
Sinais de flogose	Ausentes	Ausentes	Dor mais intensa, sem calor, rubor ou supuração	Presentes – dor, rubor, calor. Surgem antes do amolecimento e da coalescência	Ausentes, ou apenas dor leve
Coalescência	Pode estar presente	Geralmente presente	Ausente	Presente. Pode evoluir com fistulização	Ausente
Localização	Variável	Na área de drenagem correspondente	Na área de drenagem correspondente	Variável	Generalizada desde o início

* A tuberculose ganglionar acomete mais a cadeia cervical e a infecção por clamídia acomete mais a cadeia inguinal.
** Algumas doenças não virais como a toxoplasmose e a sífilis secundária produzem quadros semelhantes.

Linfonodomegalia

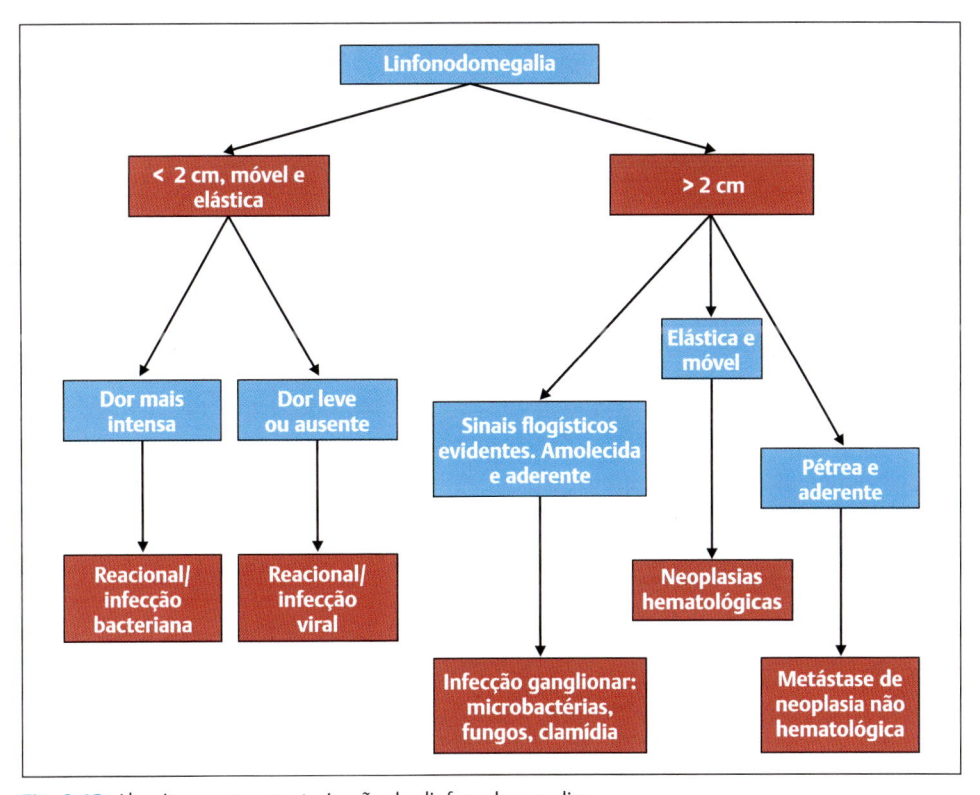

- **< 2 cm, móvel e elástica**
  - **Dor mais intensa** → Reacional/infecção bacteriana
  - **Dor leve ou ausente** → Reacional/infecção viral
- **> 2 cm**
  - **Elástica e móvel**
    - **Sinais flogísticos evidentes. Amolecida e aderente** → Infecção ganglionar: microbactérias, fungos, clamídia
    - (sem sinais flogísticos) → Neoplasias hematológicas
  - **Pétrea e aderente** → Metástase de neoplasia não hematológica

Fig. 8-12. Algoritmo para caracterização das linfonodomegalias.

VAMOS PRATICAR

Questão 1. F.D.G., sexo feminino, 47 anos, procurou atendimento médico por causa do surgimento de nódulo de consistência pétrea e indolor em axila esquerda. Nega febre. Exame físico evidenciou nódulo de 3 cm de diâmetro, duro, indolor e sem flogose em mama esquerda além de linfonodomegalia em região axilar esquerda de aproximadamente 3 cm. Exame físico restante sem alterações significativas.

São características prováveis desse linfonodo palpável:

A) Consistência elástica, com sinais flogísticos, indolor à palpação.
B) Tendência à coalescência, crescimento rápido e progressivo, indolor à palpação.
C) Consistência elástica, indolor à palpação, sem sinais flogísticos.
D) Consistência endurecida, indolor à palpação, aderido a planos profundos.

Questão 2. D.V., sexo masculino, 30 anos, natural do Rio de Janeiro, refere que há mais ou menos 3 meses notou surgimento de nódulo em região cervical direita, de consistência mais firme e indolor à palpação. Desde então, vem observando aumento progressivo da lesão além de febre não aferida e emagrecimento (não sabe quantificá-lo). Há 3 semanas, observou, mudança da consistência da lesão (agora amolecida) além de hiperemia e dor local. Há 2 dias notou saída de secreção purulenta da lesão e decidiu procurar assistência médica. Nega outros sintomas. Nega surgimento de adenomegalia em outras áreas.

Pai falecido de complicações de diabetes. Mãe e irmão tiveram tuberculose pulmonar há 3 anos. É professor de matemática e sente-se estressado pela intensa jornada de trabalho diária. Nega tabagismo e etilismo. Nega viagens recentes, nega contato com ambientes úmidos ou mofados e nem com ambiente agropecuário. Considerando a história clínica, a causa mais provável da adenomegalia é:

A) Infecção por citomegalovírus.
B) Tuberculose ganglionar.
C) Linfoma de Hodgkin.
D) Metástase de tumor de estômago.

BIBLIOGRAFIA

Longo DL et al. Medicina interna de Harrison. 19. ed. Porto Alegre: AMGH; 2016.
Porto CC. Exame Clínico. 8. ed. Rio de Janeiro, Guanabara Koogan; 2017.
Seidel HM et al. Mosby's guide to physical examination. 7th ed. St. Louis: Mosby-Elsevier; 2011.

EXAME DO TÓRAX E DO APARELHO RESPIRATÓRIO

CAPÍTULO 9

Ana Gabriela Moreira dos Santos Correia ▪ Bárbara Oliveira Castro
Emily Quintino Soares ▪ Giovanna Padilha Comerlato ▪ Julia de Reis Lucena
Larissa Simões Galvão da Rocha ▪ Maria Luiza Silva Barbosa
Rebeca Fernandes de Azevedo Dantas ▪ Timna Cardoso D'Almeida
Victor Barros Rolim ▪ Vitória Carreiro Brum ▪ Yasmin Trindade Bandoli
Janice Gonçalves Subilhaga ▪ José Luiz de Jesus da Silva Jr
Rita de Cássia Barboza Guimarães

"Respira fundo: pela frente ainda tem muito mundo."
Pedro Antonio Gabriel Anhorn, em "Eu me chamo Antônio"

INTRODUÇÃO

A anamnese detalhada e o exame físico bem-feito orientam o examinador na formulação da hipótese diagnóstica e na solicitação dos exames complementares, e a abordagem clínica do aparelho respiratório não foge à regra. Como exemplo, podemos citar a pneumonia lobar e o pneumotórax hipertensivo: são duas situações onde os dados obtidos através da história clínica e do exame físico prescindem, em um primeiro momento, de exames complementares e são suficientes para o início do tratamento.

  No entanto, para que o raciocínio até o diagnóstico seja bem construído, é necessário que o examinador tenha conhecimento da anatomia e da topografia torácica, dos principais sintomas do aparelho respiratório e que o exame físico seja feito de maneira organizada e sistemática. É o que veremos a seguir.

ENTENDENDO

Considerações Anatômicas

O aparelho respiratório é dividido em via aérea superior e via aérea inferior, sendo a glote a delimitação entre as duas vias (Fig. 9-1). A via aérea superior é formada pelas fossas nasais, nasofaringe, orofaringe, laringofaringe e laringe. Tem as funções de condicionar, umidificar, filtrar e conduzir o ar inspirado até a traqueia. A via aérea inferior é formada pela árvore traqueobrônquica e pelos pulmões. É dividida em três zonas:

- *Zona condutora:* composta por estruturas que não contêm alvéolos e, portanto, não permitem a difusão de ar para o parênquima pulmonar adjacente. Inclui traqueia, brônquios, bronquíolos e bronquíolos terminais.

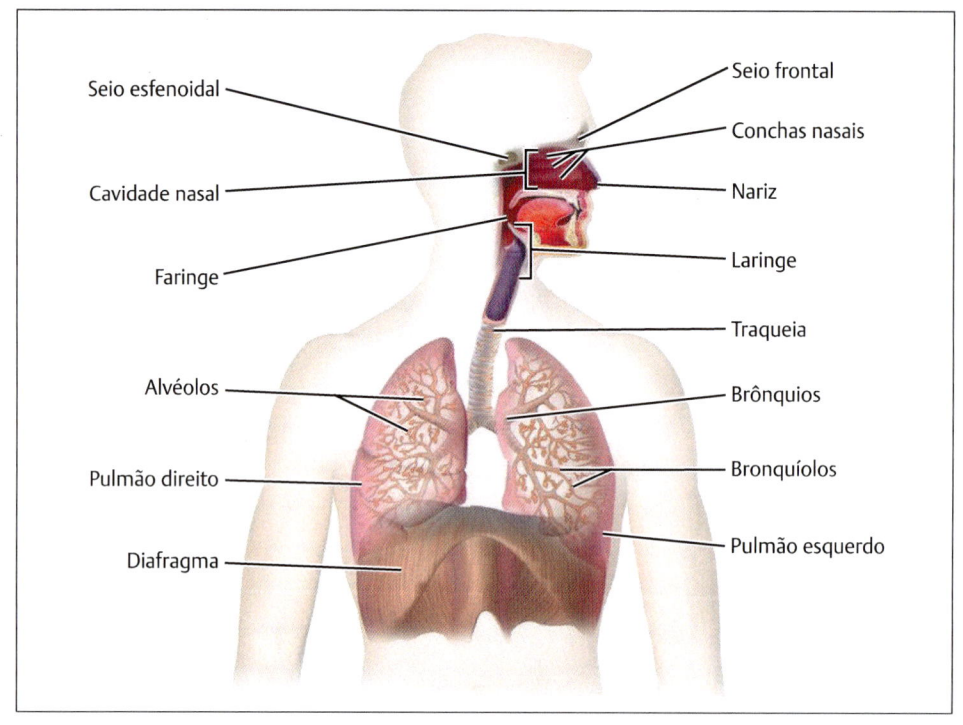

Fig. 9-1. Via aérea superior e inferior.

- *Zona de transição:* tem as funções de conduzir o ar e participar da troca gasosa. É composta pelos bronquíolos respiratórios e ductos alveolares.
- *Zona respiratória:* é formada pelos alvéolos, cuja principal função é a troca gasosa.

> **O que é o parênquima pulmonar?**
> O parênquima pulmonar é composto por dois compartimentos:
>
> - **Espaço aéreo** – corresponde à luz dos bronquíolos, ductos alveolares e alvéolos.
> - **Interstício** – corresponde aos septos alveolares, tecido conjuntivo perivascular e peribronquiolar.

Os pulmões direito e esquerdo estão localizados na cavidade torácica e são envoltos pela pleura, membrana serosa composta pelos folhetos parietal (que recobre a parede torácica) e visceral (que recobre a superfície do pulmão). Entre os pulmões há o mediastino, região ocupada pelo coração e vasos que saem e chegam a ele, traqueia, troncos nervosos e esôfago. As estruturas que penetram no pulmão (brônquios principais, veias e artérias) formam a raiz do pulmão e o local de entrada dessas estruturas do pulmão é chamado de hilo pulmonar (Figs. 9-2 a 9-4).

O pulmão direito divide-se em lobo superior, médio e inferior. A grande cissura (ou cissura oblíqua) separa o lobo inferior dos lobos médio e superior e esses últimos são separados pela pequena cissura (cissura horizontal). Já o pulmão esquerdo tem dois lobos (superior e inferior) que são separados pela cissura oblíqua esquerda. Cada lobo do pul-

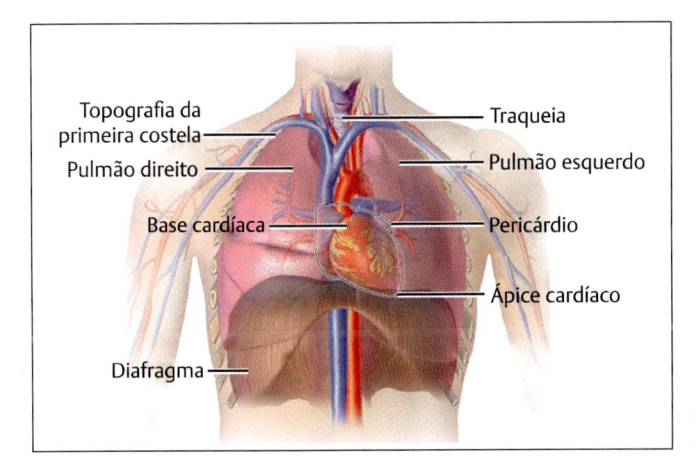

Fig. 9-2. Conteúdos torácicos *in situ*.

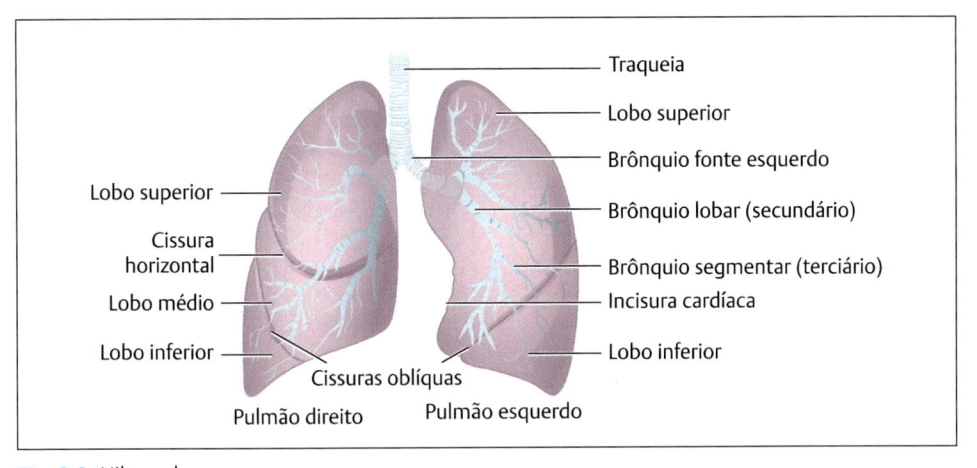

Fig. 9-3. Hilos pulmonares.

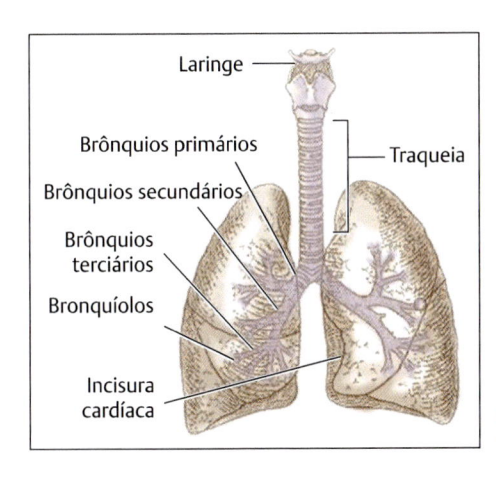

Fig. 9-4. Segmentação brônquica.

mão é subdividido, por sua vez, em segmentos broncopulmonares, que são normalmente independentes e recebem cada um seu próprio brônquio e ramos da artéria pulmonar. É importante lembrar que o leito arterial pulmonar conduz o sangue venoso, oriundo do ventrículo direito, aos capilares pulmonares para que haja a troca gasosa. As artérias brônquicas são ramos da aorta torácica e são responsáveis pela nutrição dos pulmões, irrigam a árvore brônquica e a pleura visceral. As veias de maior calibre dos segmentos pulmonares constituem, por confluência sucessiva, as veias pulmonares, que vão desembocar no átrio esquerdo.

É possível projetar os lobos pulmonares na parede torácica. Na região anterior, os ápices pulmonares se projetam aproximadamente a 3 cm acima do terço medial da clavícula. A borda inferior dos pulmões cruza a sexta costela na linha hemiclavicular, a

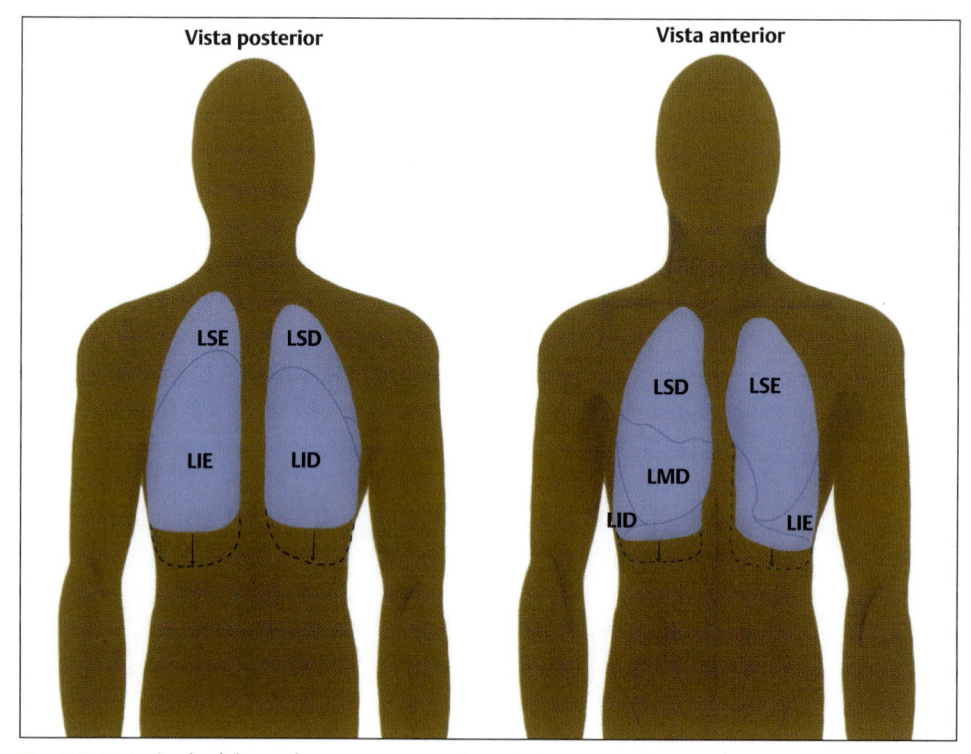

Fig. 9-5. Projeção dos lobos pulmonares nas paredes anterior e posterior.

oitava costela na linha axilar média e vai até o nível do processo espinhoso da décima vértebra torácica (durante a inspiração, a borda inferior vai um pouco além desse limite) (Figs. 9-5 e 9-6).

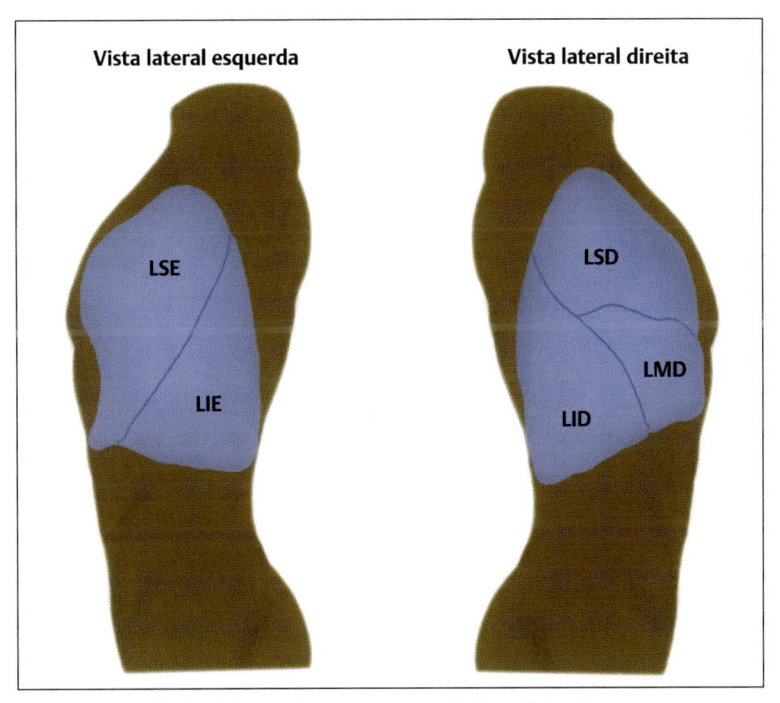

Fig. 9-6. Projeção dos lobos pulmonares na parede lateral do tórax.

Topografia do Tórax – Linhas de Referência

Para que as alterações encontradas no exame físico sejam bem localizadas, é necessário delimitar as principais linhas de referência nas paredes anterior, lateral e posterior do tórax (Fig. 9-7):

- *Linha medioesternal (LME):* linha vertical que passa pelo meio do esterno.
- *Linha paraesternal (LPE):* linha vertical que começa na articulação esternoclavicular e percorre a borda esternal por completo.
- *Linha hemiclavicular (LHC):* linha vertical que passa pelo meio da clavícula (ponto médio entre as articulações esternoclavicular e acromioclavicular).
- *Linha escapular (LE):* linha vertical que passa pela borda medial da escápula, estando o paciente com membros superiores pendentes junto ao tórax.
- *Linha vertebral (LV) ou espinhal:* linha vertical que se superpõe aos processos espinhosos das vértebras.
- *Linha paravertebral (LPV):* linha vertical paralela e equidistante das linhas vertebral e escapular.
- *Linha axilar anterior (LAA):* linha vertical que passa pela borda do peitoral maior.
- *Linha axilar posterior (LAP):* linha vertical que passa pelo bordo inferior do latíssimo do dorso.
- *Linha axilar média (LAM):* linha vertical que se inicia a partir do vértice da axila e que está entre as linhas axilar anterior e posterior.

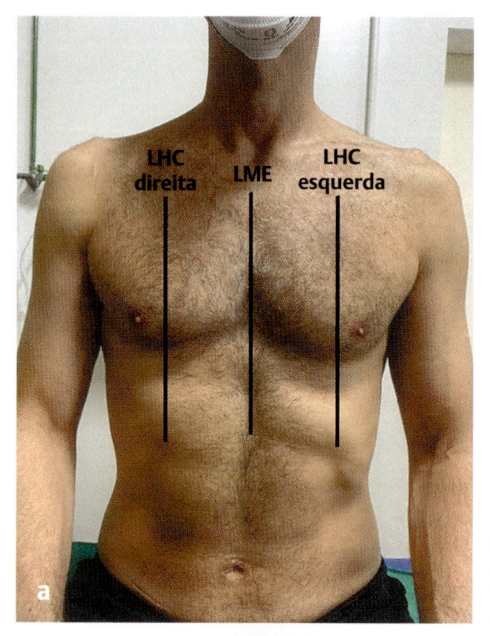

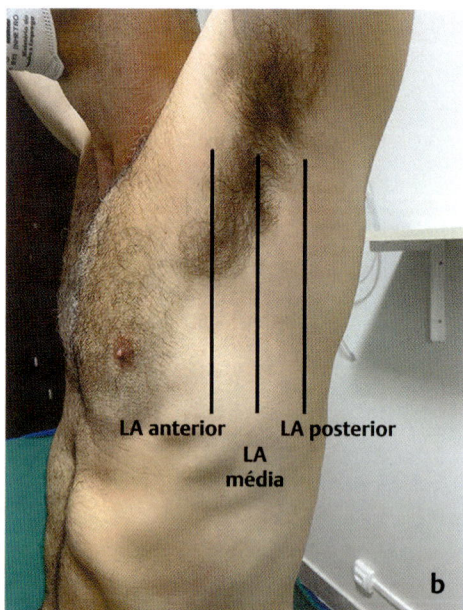

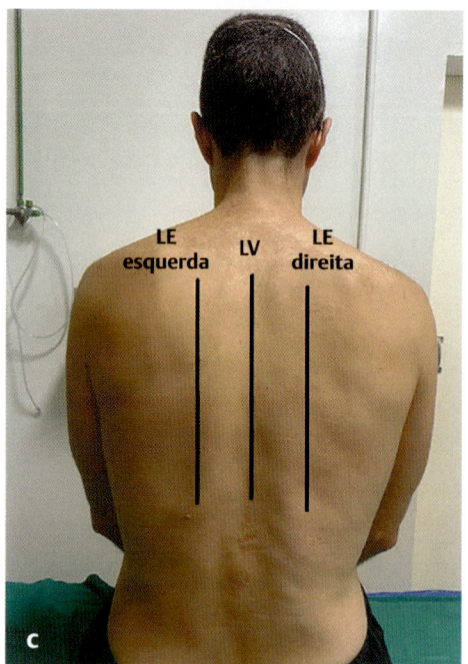

Fig. 9-7. (a-c) Principais linhas de referência anatômica do tórax.

Temos ainda outros marcos anatômicos importantes:

- <u>Incisura jugular</u>: incisura que se localiza na parte superior do manúbrio do esterno.
- <u>Ângulo de Louis</u> ou ângulo esternal. Constitui uma discreta elevação palpável entre o manúbrio e o corpo do esterno. Localiza-se, aproximadamente, na altura da quarta vértebra torácica e da bifurcação da traqueia. A partir do ângulo de Louis, é possível contar os espaços intercostais: o segundo espaço intercostal localiza-se logo abaixo e ao lado.
- <u>Ângulo de Charpy</u> ou ângulo costal: ângulo entre as últimas cartilagens costais no ponto onde se inserem no esterno.
- Na região anterior do tórax, na expiração, a <u>borda inferior do pulmão</u> cruza a 6ª costela na linha hemiclavicular e a 8ª costela na linha axilar média (Fig. 9-8). Na região posterior, a borda inferior do pulmão situa-se aproximadamente no nível do processo espinhoso da décima vértebra torácica (T10) (Fig. 9-9). Na inspiração, estes limites descem dois espaços intercostais aproximadamente.
- Para fazer essa delimitação da borda inferior do pulmão, usamos como referência a palpação dos processos espinhosos da sétima vértebra cervical (C7) ou da primeira vértebra torácica (T1) porque são mais proeminentes, e contamos a partir deles. Também pode-se partir do ângulo da escápula e, neste caso, estima-se que a borda inferior do pulmão esteja cerca de 3 a 4 cm abaixo do ângulo da escápula, que corresponde à sétima vértebra torácica (T7).

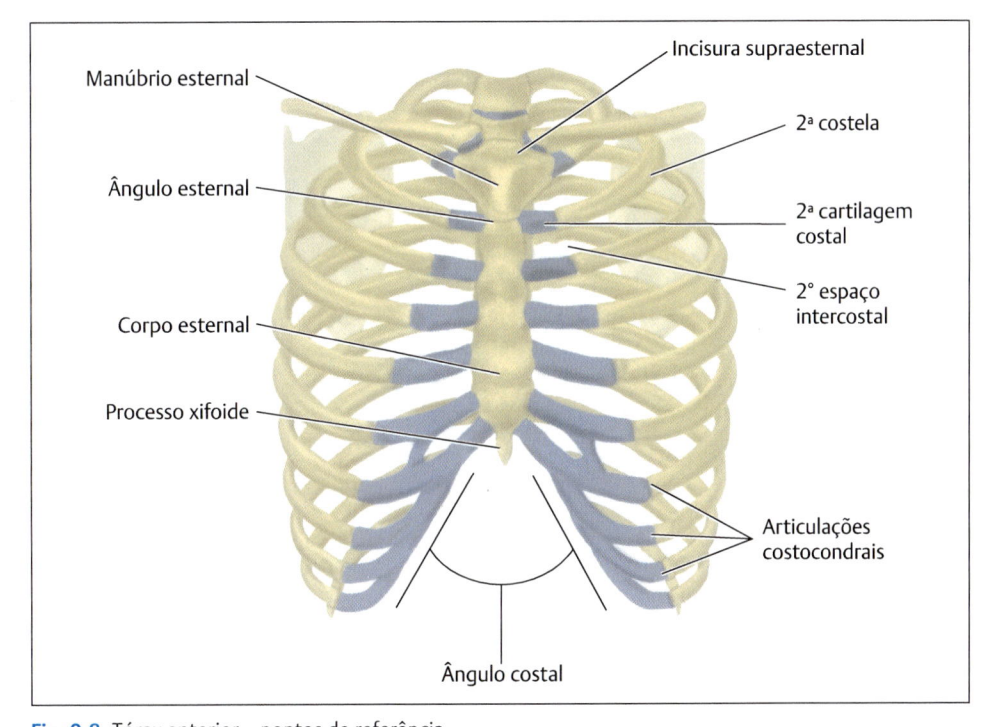

Fig. 9-8. Tórax anterior – pontos de referência.

Processos espinhosos de C7 e T1

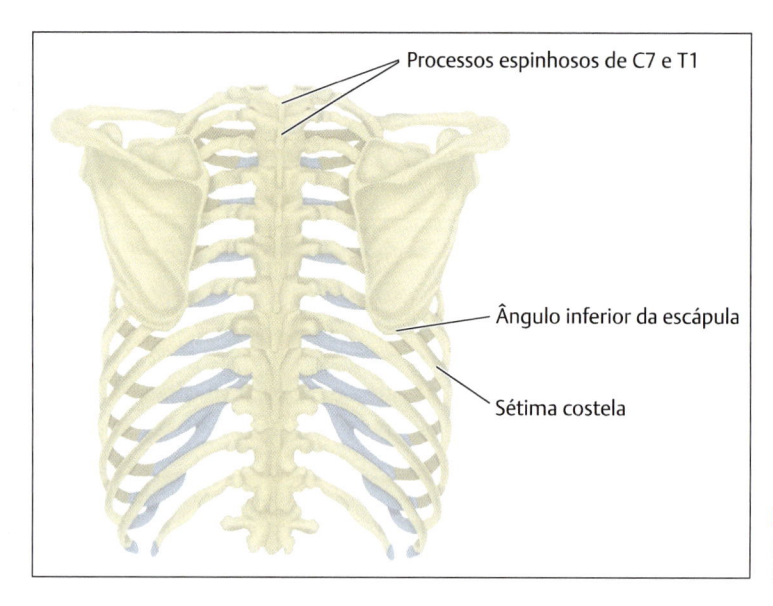

Ângulo inferior da escápula

Sétima costela

Fig. 9-9. Tórax posterior – pontos de referência.

O Exame Físico

A sequência do exame físico do aparelho respiratório consiste em inspeção, palpação, percussão e ausculta. Deve ser feito em local bem iluminado, sem barulho excessivo e com a região torácica do paciente desnuda. Salvo na avaliação da expansibilidade, todo o tórax do paciente (paredes anterior, posterior e laterais) deve ser examinado. Contudo, é importante salientar que cada região do tórax tem a sua peculiaridade e, portanto, exige a adequação tanto da posição do paciente quanto do examinador.

A **inspeção** do tórax é dividida em estática e dinâmica. Na inspeção estática, são avaliados: simetria torácica, formato do tórax, presença de abaulamentos e retrações, lesões de pele, circulação colateral tipo cava superior e ginecomastia (Figs. 9-10 a 9-13 e Quadro 9-1).

Na inspeção dinâmica, são analisados a frequência, o padrão e o ritmo respiratórios, a expansibilidade e a presença de sinais de esforço respiratório.

A frequência respiratória é o número de incursões respiratórias em 1 minuto (irpm). Em pacientes adultos, seu valor normal varia de 12 a 20 irpm, (nos idosos, considera-se 24 irpm como valor máximo normal). Assim sendo, chama-se de normopneia quando a frequência respiratória está dentro da faixa esperada; bradipneia quando a frequência respiratória está abaixo de 12 irpm e taquipneia quando está acima do valor máximo.

O ritmo respiratório normal tem incursões respiratórias que se sucedem regularmente e com a mesma amplitude. A inspiração é intercalada com a expiração por uma pausa quase imperceptível. Quando um ou mais desses parâmetros se modificam, temos os ritmos respiratórios anormais (Quadro 9-2).

Os sinais de esforço ventilatório indicam uma maior dificuldade para a ventilação, mobilizando estruturas que normalmente não são necessárias para garantir uma boa ventilação. Um deles é o uso evidente de musculatura respiratória acessória (músculos intercostais, músculos da cintura escapular, músculo reto abdominal), cuja solicitação é normalmente muito suave, e quase imperceptível, em pacientes eupneicos. Dizemos também que há tiragem intercostal e tiragem supraclavicular quando as contrações dessas musculaturas são visíveis à inspeção. O batimento de asa de nariz e a depressão da fúrcula esternal são outros sinais notáveis.

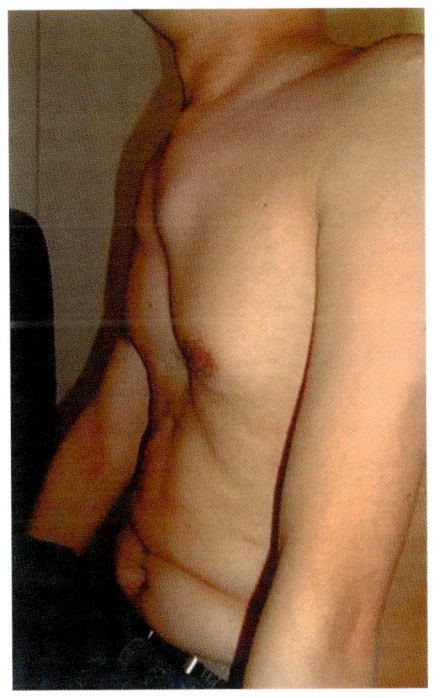

Fig. 9-10. Abaulamento da parede anterior do tórax.

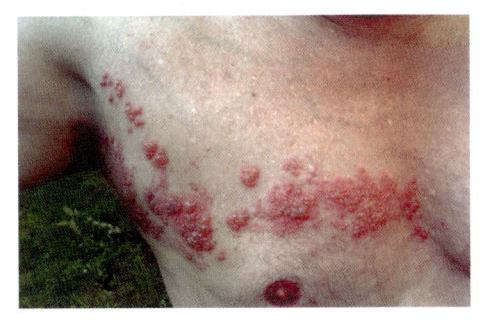

Fig. 9-11. Herpes-zóster em parede lateral do tórax.

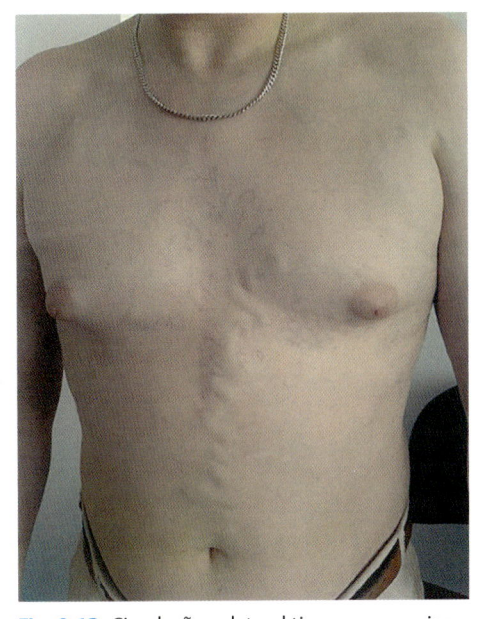

Fig. 9-12. Circulação colateral tipo cava superior.

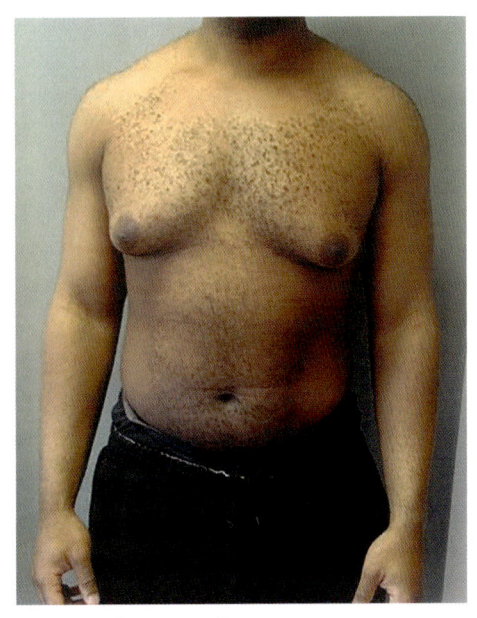

Fig. 9-13. Ginecomastia.

Quadro 9-1. Formatos do Tórax

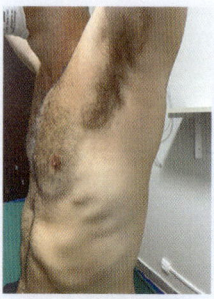	**Tórax atípico** Sem anormalidades	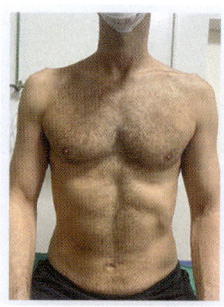	**Tórax atípico** Sem anormalidades
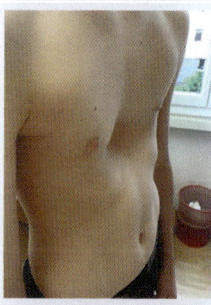	*Pectus excavatum* **ou "tórax em sapateiro"** Depressão em terço inferior do esterno	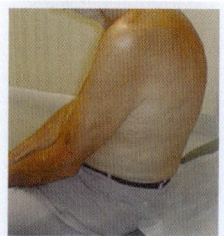	**Tórax cifótico** Encurvamento posterior da coluna torácica
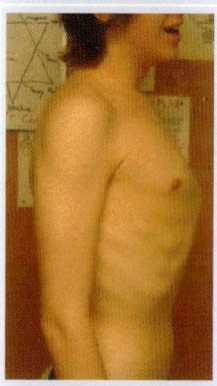	*Pectus carinatum* – **"tórax em quilha"** Proeminência no corpo do esterno	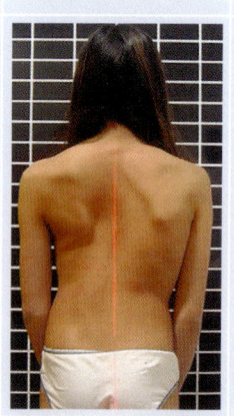	**Tórax escoliótico** Desvio lateral da coluna torácica
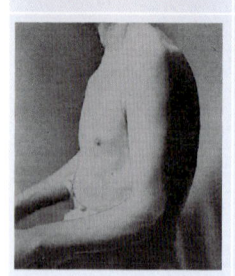	**Tórax em tonel ou em barril** Aumento do diâmetro anteroposterior do tórax, comum em pacientes com enfisema pulmonar	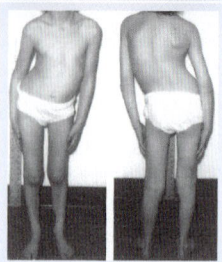	**Tórax cifoescoliótico** Desvio lateral e encurvamento posterior da coluna torácica

EXAME DO TÓRAX E DO APARELHO RESPIRATÓRIO

Quadro 9-2. Ritmos Respiratórios

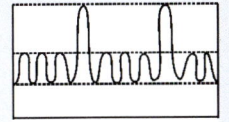 Dispneia suspirosa	**Dispneia suspirosa** Os movimentos inspiratórios são profundos, esporádicos, em meio a um ritmo respiratório normal. Surge em indivíduos com distúrbios psicológicos decorrentes de alterações emocionais
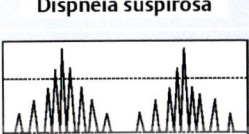 Ritmo de Cheyne-Stokes	**Ritmo de Cheyne-Stokes** Os movimentos respiratórios vão gradativamente se tornando mais profundos e amplos para em seguida, pouco a pouco, tornarem-se menos amplos e profundos. São intercalados por períodos de apneia (ausência de respiração). As causas mais frequentes são hipertensão intracraniana, insuficiência cardíaca, tumores cerebrais, traumatismos cranioencefálicos, intoxicação por substâncias depressoras do sistema nervoso central, uremia. Pode acontecer em algumas crianças e idosos sem estar relacionado com a condição patológica
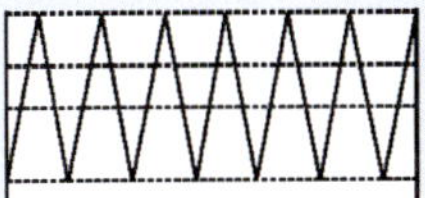 Ritmo de Cantani	**Ritmo de Cantani** Há aumento da amplitude dos movimentos respiratórios, ruidosa, porém, não há pausa respiratória. Acontece por casa da acidose metabólica, encontrada, por exemplo, na cetoacidose diabética ou na insuficiência renal
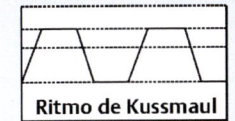 Ritmo de Kussmaul	**Ritmo de Kussmaul** Inspirações profundas e ruidosas seguidas de pausas respiratórias, depois das quais há expirações breves também seguidas de pausas. A causa principal é cetoacidose diabética
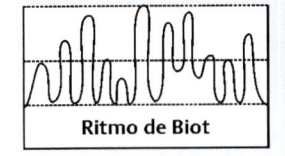 Ritmo de Biot	**Ritmo de Biot** Os movimentos respiratórios são imprevisíveis, irregulares, com amplitudes diferentes e são intercalados por períodos de apneia que, por sua vez, também aparecem irregularmente e têm duração variável. As causas mais frequentes são meningite, hematoma extradural, isquemia de tronco encefálico, neoplasia de sistema nervoso central etc.

Para estimar a expansibilidade torácica, o examinador deve observar a parede posterior do tórax, avaliando a simetria dos movimentos entre os ápices e entre as bases pulmonares. A expansibilidade é mais bem avaliada na palpação.

Na **palpação** do tórax, são analisados a expansibilidade e o frêmito toracovocal. Para a análise da expansibilidade, examinamos os ápices e as bases pulmonares, na parede posterior do tórax. O examinador deve posicionar-se atrás do paciente, que pode estar sentado ou em pé, e solicitar que o mesmo inspire profundamente. Nesse momento, é observada a simetria dos polegares durante os movimentos dos ápices (elevação e descida) e das bases (deslocamento para os lados).

Para palpar os ápices pulmonares, o examinador deve espalmar as mãos na base do pescoço de modo que os polegares fiquem na mesma altura na parede posterior do tórax sobre a coluna vertebral e os outros dedos repousem sobre as clavículas e as regiões supraclaviculares. Para palpar as bases, o examinador deve fazer uma prega cutânea com os polegares no nível aproximado da décima vértebra torácica, enquanto os outros dedos são apoiados sobre a caixa torácica, fazendo uma leve pressão para dentro (Figs. 9-14 e 9-15).

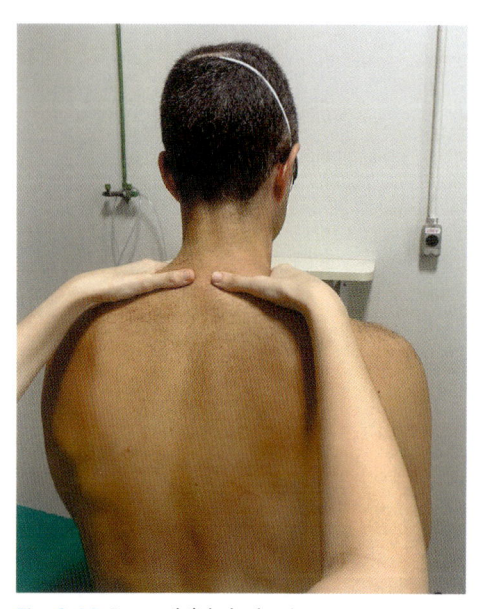

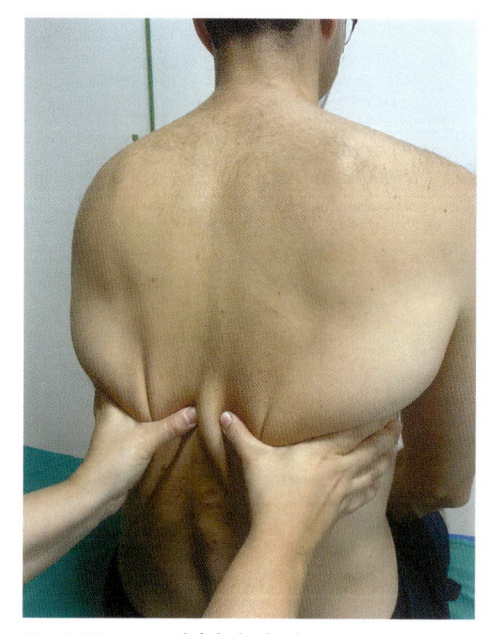

Fig. 9-14. Expansibilidade dos ápices.

Fig. 9-15. Expansibilidade das bases.

A expansibilidade pode estar normal, diminuída globalmente (nos dois ápices e nas duas bases) ou com reduções localizadas em um lado ou segmento (ápice ou base).

O frêmito toracovocal (FTV) é a sensação tátil da voz do paciente transmitida até a caixa torácica. O som é produzido pela vibração das cordas vocais na laringe e transmitido para os seios paranasais e também para baixo através da árvore traqueobrônquica até a parede torácica, ocasionando a vibração dessas estruturas que é percebida pela mão do examinador (Fig. 9-16).

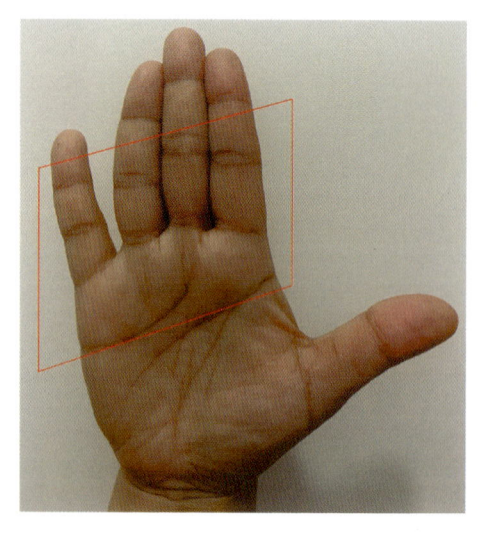

Fig. 9-16. Região a utilizar na pesquisa do FTV.

O FTV deve ser pesquisado nas regiões anteriores, laterais e posterior do tórax com a superfície palmar dos dedos, enquanto o paciente fala de maneira clara "trinta e três". A palpação deve ser sempre feita apenas com uma mão (preferencialmente a que tiver maior sensibilidade), na posição vertical e em "barra grega" para que haja uma comparação adequada entre o hemitórax direito e esquerdo e entre as regiões de um mesmo hemitórax. É importante salientar que o frêmito, assim como os sons percebidos na percussão e na ausculta é mais intenso na parede anterossuperior direita do tórax, pois o brônquio fonte direito é mais anteriorizado e mais calibroso que o esquerdo.

Na palpação da região posterior do tórax, o espaço entre as escápulas e a coluna vertebral deve ser aumentado (pedindo para que o paciente se abrace, por exemplo) para que a área examinada seja ampliada e o frêmito fique mais perceptível. Na palpação da região posterior, o examinador deve delimitar com mais exatidão o limite inferior dos pulmões com a borda ulnar de sua mão. Na palpação da região lateral, a mão do examinador pode estar horizontalizada para um maior conforto (Figs. 9-17 e 9-18).

Na região anterior do tórax, a palpação (assim como a percussão e a ausculta) é feita até o segundo espaço intercostal, pois, além desse espaço, os sons podem estar naturalmente alterados devido às mamas e ao coração. As regiões supraclaviculares (correspondentes aos ápices pulmonares) são examinadas com a mão em forma de pinça (Figs. 9-19 e 9-20).

A **percussão** produz vibrações na parede torácica que são transmitidas aos tecidos subjacentes à pele e que geram um som cujo timbre depende da relação entre ar e tecido existente no tórax. No entanto, mesmo que a percussão seja feita com a técnica correta, o som só se reflete a 5-6 cm de profundidade em relação à pele, logo, a alteração do som só

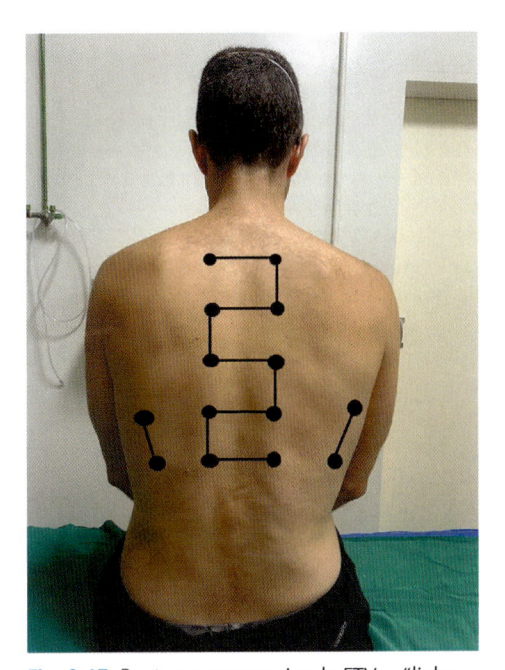

Fig. 9-17. Pontos para pesquisa do FTV: a "linha grega".

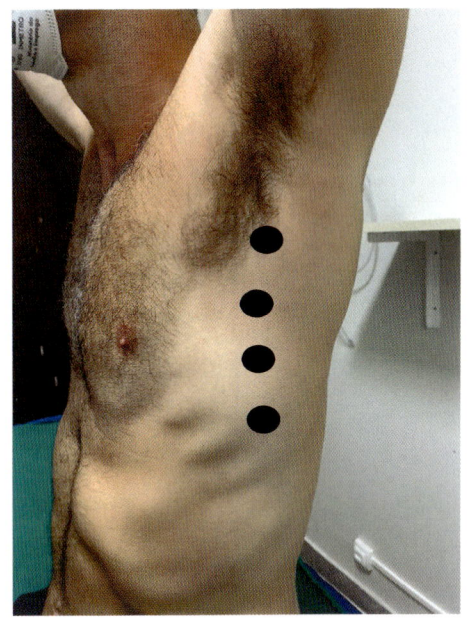

Fig. 9-18. Posição do paciente para palpação do tórax na parede lateral, com a localização dos pontos a avaliar.

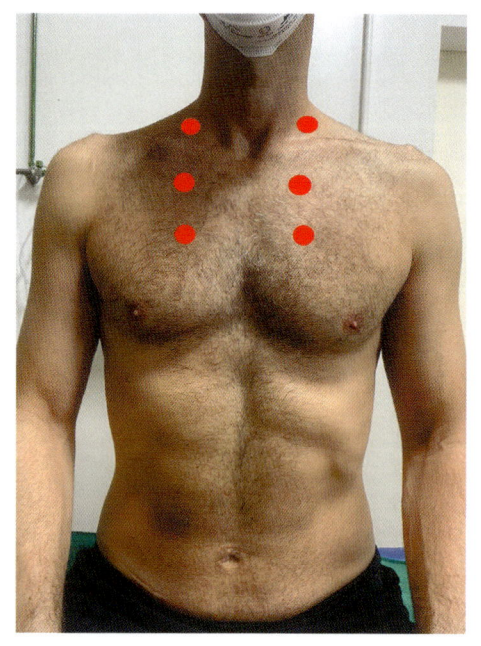

Fig. 9-19. Pontos para pesquisa do FTV no tórax anterior.

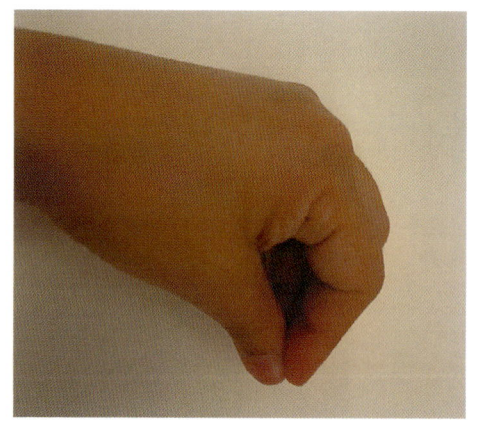

Fig. 9-20. Posição da mão para pesquisa do FTV na fossa clavicular.

será perceptível para lesões mais superficiais e que tenham dimensões suficientes para alterar a densidade da região afetada.

A percussão também deve ser feita em barra grega e nas mesmas regiões nas quais o frêmito é pesquisado. O examinador deve posicionar a face palmar do dedo médio de uma das mãos horizontalmente no espaço intercostal da região a ser examinada e percutir a articulação interfalangiana distal com o dedo médio da outra mão. Dois golpes rápidos e firmes são suficientes e a força aplicada não deve ser excessiva e nem leve. Para que a percussão seja eficiente, o contato dos outros dedos com a parede torácica deve ser evitado (a fim de que as vibrações não sejam abafadas), o punho deve estar relaxado, o cotovelo semifletido e o antebraço imóvel (Fig. 9-21).

O som normal encontrado na percussão pulmonar é o claro atimpânico, um timbre intermediário entre o som mais ressonante (timpânico, como na percussão de uma alça intestinal) e o menos ressonante (maciço, como na percussão do fígado). (Fig. 9-22). No entanto, quando a relação entre ar e tecido existente no tórax está alterada, podemos encontrar sons inesperados, como por exemplo:

- *Macicez:* o som é curto e sem ressonância. Pode ser reproduzido ao se percutir a coxa. Ocorre quando o ar desaparece dos espaços alveolares sendo substituído ou não por outro material (como sangue, secreção purulenta ou células neoplásicas) ou quando há líquido no espaço pleural.
- *Submacicez:* semelhante à macicez, este som é mais bem definido como sendo um som intermediário entre o som maciço e o claro atimpânico, que pode ser reproduzido na percussão da transição entre o pulmão e o fígado. Ocorre nas mesmas situações da macicez.

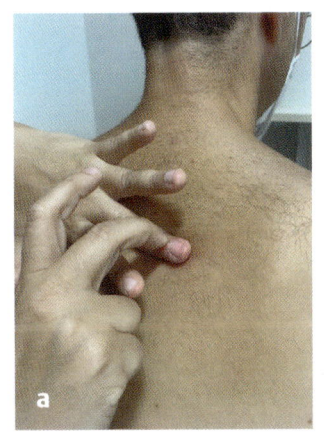

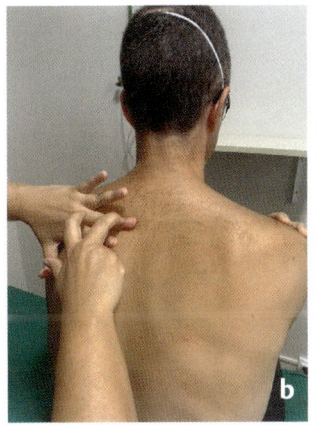

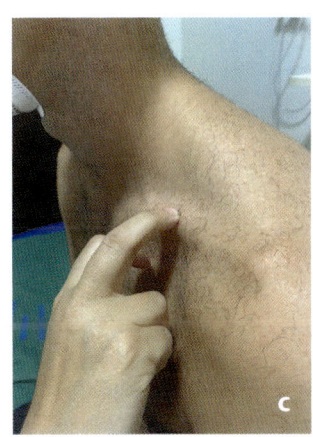

Fig. 9-21. (a-c) Técnicas de percussão posterior e da fossa supraclavicular.

Som maciço - Som submaciço - Som claro atimpânico - Som hiper-ressonante - Som timpânico

Menos ressonante → Mais ressonante

Fig. 9-22. Espectro da sonoridade da percussão.

- *Timpanismo:* o som é mais longo e com ressonância maior que o normal. Pode ser reproduzido ao se percutir o espaço de Traube (área do abdômen que corresponde ao fundo gástrico, que é repleto de ar). Ocorre quando há ar no espaço pleural (pneumotórax).
- *Hiperssonoridade:* parecido com o timpanismo, no entanto, menos intenso. O som também é longo, no entanto é menos ressonante que no timpanismo. Ocorre nos casos onde há aprisionamento aéreo, como no caso dos pacientes com enfisema pulmonar ou nos casos de crise asmática.

A **ausculta pulmonar** deve ser feita em barra grega, nas mesmas regiões onde foram pesquisados o FTV e a percussão. O paciente deve estar sentado ou em pé e o examinador deve solicitar a ele que respire profundamente e com a boca aberta. Com isso, há maior entrada de ar e elimina-se os sons produzidos pela passagem de ar nas vias aéreas superiores, gerando melhor percepção do som. É importante lembrar que, durante o exame da parede posterior do tórax, o paciente deve abraçar-se e que, durante o exame da parede torácica lateral, o paciente deve colocar as mãos na cabeça, para que haja maior exposição dessas regiões.

Os sons respiratórios normais que auscultamos nesta parte do exame são produzidos pela turbulência do ar circulante ao chocar-se contra as paredes e saliências das bifurcações da árvore brônquica. Os sons devem ser analisados quanto a frequência, qualidade e predominância no ciclo respiratório.

O som respiratório normal, encontrado na maior parte do tórax, é o murmúrio vesicular, cujo componente inspiratório é mais duradouro e mais intenso em relação ao componente expiratório. Na parede anterossuperior do tórax e nas regiões supraescapulares, o som tende a ter maior volume. Essa alteração é mais notória na parede torácica anterossuperior direita por causa das características do brônquio fonte direito, que é mais calibroso e mais próximo da parede torácica que o esquerdo.

Define-se como som traqueal, aquele que é encontrado ao se auscultar a traqueia. É um som extremamente rude cujo componente expiratório é mais prolongado e mais intenso que o inspiratório. Sua presença em outras regiões do tórax é anormal e pode indicar consolidação pulmonar.

Os sons respiratórios anormais são chamados de ruídos adventícios. São eles:

- *Cornagem ou estridor:* ruído grosseiro, predominantemente inspiratório, gerado pela passagem do ar turbulenta por área de obstrução em via aérea inferior extratorácica (laringe ou traqueia). Muitas vezes pode ser auscultado à distância do paciente. Pode ser encontrado, por exemplo, em estenose de traqueia, tumor de laringe, edema de glote, laringite aguda e difteria.
- *Sibilo:* ruído agudo, predominantemente expiratório, podendo ocorrer na inspiração também. Som semelhante a um assobio, chiado ou miado de gato. Ocorre devido ao estreitamento dos brônquios de pequeno calibre, que se dá por constrição da musculatura lisa, edema da mucosa e/ou presença de secreção intraluminal. Acontece na asma, na doença pulmonar obstrutiva crônica (DPOC) e nas infecções brônquicas. Os sibilos são em geral disseminados, ou seja, são auscultados em todo tórax. No entanto, quando são localizados apenas numa determinada região, sugerem obstrução parcial por neoplasia ou corpo estranho.
- *Ronco:* ruído grave, presente tanto na inspiração quanto na expiração e se assemelha ao roncar ou ressonar de um indivíduo. Os roncos desaparecem ou mudam de lugar com a tosse e são causados pela presença de secreção na parede de brônquios de grande e médio calibre. Podem estar presentes nas infecções brônquicas, na asma e DPOC.
- *Estertor crepitante ou fino:* ruído agudo que ocorre no final da inspiração, podendo se prolongar até o início da expiração. É um som semelhante ao roçar de cabelos ou à separação de duas superfícies de velcro. Pode ser produzido pela abertura sequencial dos alvéolos anteriormente colabados pela presença de exsudato em seu interior (como acontece na pneumonia) ou pela alteração do interstício pulmonar (como nas doenças intersticiais e na congestão pulmonar). Neste último caso, há estertor crepitante porque o espaço intersticial afetado por congestão ou outro tipo de infiltrado perde sua complacência e restringe a abertura dos alvéolos durante a inspiração, ocasionando o surgimento deste ruído.
- *Estertor subcrepitante ou bolhoso:* ruído grave, presente desde o início da inspiração e durante toda expiração e que pode ser mobilizado com a tosse. Ocorrem em razão de fechamento e abertura de bronquíolos com secreção na sua luz. São comuns nas bronquiectasias, na bronquite aguda e bronquite crônica. Podem também ocorrer em casos de edema agudo de pulmão, pois toda a via aérea está preenchida por líquido.
- *Grasnido:* ruído agudo, predominantemente inspiratório, semelhante a um piado de gaivota, que ocorre em pacientes com doenças nas quais há comprometimento bronquiolar.
- *Atrito pleural:* ruído grave, grosseiro e áspero, audível tanto na expiração quanto na inspiração, sendo mais intenso nesta última. É produzido por doenças que provocam a inflamação das pleuras visceral e parietal: infecções, neoplasias, doenças autoimunes com acometimento pleural etc. Assemelha-se ao som do atrito entre duas superfícies de couro e é mais audível na face lateral inferior do tórax, em razão da maior expansibilidade nessa área.

- *Sopro tubário:* ruído grave, de intensidade mais elevada na expiração e comparável ao som que se obtém soprando um tubo. É semelhante ao som traqueal transmitido por uma área de consolidação pulmonar, quando há brônquio permeável até o foco da condensação. É o sopro clássico das condensações pulmonares.

A **pesquisa da ressonância vocal** (ou ausculta da voz) é uma etapa do exame que pode ser considerada um dos elementos da ausculta pulmonar. Ressonância vocal é o som produzido pela voz e auscultado na parede torácica. O paciente deve falar "trinta e três" enquanto o examinador ausculta o tórax do paciente com a membrana do estetoscópio, nos mesmos pontos da ausculta habitual, perfazendo uma linha grega. O som auscultado no parênquima pulmonar normal é habitualmente pouco nítido, não sendo possível distinguir perfeitamente as sílabas das palavras faladas.

A ressonância vocal pode estar normal, diminuída ou aumentada. Quando está aumentada, chama-se de broncofonia: o som da voz ainda é pouco nítido, mas de volume mais alto. Ocorre na síndrome de consolidação. Na pectorilóquia fônica, o som é mais intenso (como na broncofonia), mas as sílabas são ouvidas com nitidez. Este som acontece também em casos de consolidação ou quando há uma cavidade permeada por uma consolidação.

Na pectorilóquia afônica, também chamada de ausculta da voz baixa ou sussurrada, é possível auscultar as sílabas com clareza mesmo quando o paciente sussurra as palavras. É o sinal mais precoce de síndrome de consolidação pulmonar. Já na egofonia, as sílabas são ouvidas com pouca nitidez e o som tem um volume mais alto e um timbre anasalado, assemelhando-se ao som emitido por uma cabra (voz caprina). Ocorre quando há derrame pleural entre a consolidação e a parede torácica ou quando o derrame causa atelectasia da área pulmonar adjacente.

APROFUNDANDO

Nesta seção, estudaremos as características dos principais sinais e sintomas relacionados com o exame do aparelho respiratório: dispneia, tosse e expectoração, dor torácica, hemoptise e disfonia. A cianose, outro sinal relevante, já foi discutida no Capítulo 4 – Ectoscopia. Em seguida, falaremos sobre as principais síndromes pleuropulmonares, que representam os padrões mais comuns de doenças respiratórias e que podem, na maioria das vezes, ser identificadas pelos dados da anamnese e do exame físico.

Principais Sinais e Sintomas do Aparelho Respiratório

Dispneia

É definida como dificuldade de respirar e pode ser referida pelo paciente como cansaço (atenção para não confundir com fadiga muscular), respiração ou fôlego curtos, dificuldade de colocar o ar para fora ou para dentro, sensação de sufocação e etc. Pode ser notada apenas pelo paciente (dispneia subjetiva) ou também evidenciada ao exame físico (dispneia objetiva) e pode ter como causa outras condições além das patologias pulmonares e cardíacas, conforme mostra o Quadro 9-3.

Durante a realização da anamnese, deve-se investigar o modo de instalação (súbito, progressivo ou crônico), tolerância aos esforços (dispneia aos grandes, médios e pequenos esforços), exposições ambientais e ocupacionais, alterações do clima, estresse, sintomas associados, fatores que melhoram e que pioram (uso de medicamentos, repouso, relação com o decúbito).

Quadro 9-3. Principais Causas de Dispneia

Causas de dispneia	Exemplos
Pulmonares	Asma, DPOC, difteria, obstrução mecânica de árvore brônquica, infecções parenquimatosas e de via aérea de condução, doenças intersticiais, hérnias e paralisias diafragmáticas, derrame pleural, pneumotórax, fratura de arcos costais, cifoescoliose, alterações da circulação pulmonar, neoplasia, tromboembolismo pulmonar
Cardíacas	Insuficiência cardíaca esquerda, doenças coronarianas, doenças valvares, arritmias, doenças do pericárdio
Neuromusculares	Síndrome de Guillain-Barré, distrofia muscular, esclerose múltipla
Outras	Atmosféricas (ar rarefeito), refluxo gastroesofágico, obesidade, falta de condicionamento físico, psicogênica, transtorno de ansiedade, anemias

Existem várias escalas para quantificar a dispneia, no entanto, optamos por mencionar a escala de dispneia do Medical Research British Council modificada (mMRC) que relaciona a dispneia à tolerância com os esforços devido à sua praticidade e fácil aplicação na prática clínica (Quadro 9-4).

Alguns termos relacionados com a dispneia precisam ser esclarecidos:

- *Ortopneia:* dispneia que surge ou se agrava quando o paciente está em decúbito dorsal. O paciente necessita sentar-se ou ficar de pé para que haja melhora do sintoma. Pode ocorrer, por exemplo, em pacientes com insuficiência ventricular esquerda, asma e DPOC.
- *Dispneia paroxística noturna:* situação na qual o paciente tem seu sono interrompido por uma sensação intensa e dramática de falta de ar, levando-o a sentar-se no leito ou até mesmo levantar-se para procurar uma área mais ventilada. Ocorre em pacientes com insuficiência ventricular esquerda grave: com o decúbito, há uma reabsorção progressiva do edema periférico, aumentando o retorno venoso para o coração e a circulação pulmonar. Isso agrava a congestão preexistente e leva a uma piora da dispneia após cerca de 1 a 2 horas. O paciente melhora na posição ortostática porque ela permite uma redução da pré-carga cardíaca.
- *Platipneia:* sensação de falta de ar quando o paciente fica em pé e que se alivia no decúbito. Ocorre na pericardite, na presença de comunicações entre as câmaras cardíacas direitas e esquerdas, e em doenças neuromusculares que afetem primariamente a mobilidade da parede torácica.

Quadro 9-4. Escala de Dispneia do Medical Research British Council Modificada

Grau	Descrição
0	Sem dispneia, a não ser durante exercícios extenuantes
1	Dispneia ao correr no plano ou ao subir numa inclinação leve
2	Devido à dispneia, caminha no plano mais vagarosamente do que pessoas da mesma idade ou quando andando no plano em seu próprio ritmo, tem que interromper a marcha para respirar
3	Interrompe a marcha para respirar após caminhar em torno de 100 metros ou após andar poucos minutos no plano
4	A dispneia impede a saída de casa ou apresenta dispneia ao vestir-se ou despir-se

- *Trepopneia:* sensação de falta de ar que surge quando o paciente adota determinado decúbito lateral. O paciente com derrame pleural à direita, por exemplo, terá dispneia caso adote o decúbito lateral esquerdo.

Tosse

É o sintoma respiratório mais comumente relatado pelos pacientes e é definida como inspiração rápida e profunda, seguida de fechamento da glote, contração dos músculos respiratórios (em especial o diafragma), terminando como uma expiração forçada após abertura súbita da glote. É um mecanismo de defesa das vias aéreas que resulta de uma resposta reflexa à irritação da mucosa respiratória, podendo ser causada por diversos elementos de natureza mecânica, inflamatória, química ou térmica.

Durante a investigação deste sintoma, devemos avaliá-lo em relação a: duração, frequência, período do dia no qual predomina, exposição a alergenos, relação com o decúbito, sinais e sintomas associados (gotejamento pós-nasal, sintomas gastrointestinais, emagrecimento, febre, coriza etc.), uso de medicamentos (principalmente de inibidores da enzima conversora de angiotensina e de betabloqueadores) e tabagismo. A presença de expectoração associada à tosse também deve ser avaliada. Se a tosse for acompanhada de expectoração, ela é classificada como produtiva, caso contrário, é chamada de seca.

Quanto à evolução, a tosse pode ser classificada em aguda, subaguda e crônica:

- *Aguda:* quando dura até 3 semanas.
- *Subaguda:* quando dura de 3 a 8 semanas.
- *Crônica:* quando dura mais de 8 semanas.

As principais causas de tosse quanto à sua evolução estão listadas no Quadro 9-5.

Expectoração

A expectoração é definida como secreção eliminada através da tosse, oriunda das vias respiratórias. Constitui importante mecanismo de eliminação de patógenos e impurezas que adentrem as vias respiratórias. Seu volume diário normal é de 100 mL. Ao tentarmos caracterizá-la, devemos avaliar seu volume (pequeno, médio ou grande), seu odor (marcadamente fétido na pneumonia por anaeróbios, por exemplo) e seu aspecto (seroso ou mucoide, purulento ou esverdeado, sanguinolento). Quando a expectoração tem aspecto sanguinolento (ou presença de raias de sangue), é chamada de hemoptoico. Damos o nome de vômica à expectoração abundante de secreção purulenta através das vias respiratórias, presente nos casos de abscesso pulmonar.

Quadro 9-5. Principais Causas de Tosse

Tosse aguda	Tosse subaguda	Tosse crônica
- Resfriado/gripe - Rinite/laringite/traqueíte - Sinusite aguda - Exposição à alérgeno - Asma/DPOC - Pneumonia - Embolia pulmonar - Drogas	- História de virose recente - Asma/DPOC - Refluxo gastroesofágico (DRGE) - Tuberculose pulmonar - Drogas	- Rinossinusite - Asma/DPOC - DRGE - Tuberculose pulmonar - Drogas

Hemoptise

É a eliminação de sangue pela boca passando através da glote. O suprimento sanguíneo dos pulmões é feito pelas artérias brônquicas (que representam um sistema de alta pressão, pois são ramos da aorta) e pelos ramos das artérias pulmonares (que representam um sistema de baixa pressão). O volume do sangramento depende de qual desses sistemas foi afetado. No caso das hemoptises volumosas (como pode acontecer nas bronquiectasias, nas cavidades tuberculosas, nas fístulas atrioventriculares) há acometimento da circulação brônquica, um sistema de alta pressão. Quando há acometimento da circulação pulmonar, um sistema baixa pressão, a tendência é que a hemoptise seja de pequeno volume, como pode acontecer geralmente nos casos de abscesso pulmonar, pneumonia, infarto pulmonar e neoplasias. Vejamos algumas causas de hemoptise (Quadro 9-6).

É necessário salientar a diferença entre hemoptise e hematêmese. Na hematêmese também há eliminação de sangue pela boca, no entanto, diferentemente da hemoptise, o sangramento tem origem no aparelho gastrointestinal. As principais diferenças entre os dois sinais estão listados no Quadro 9-7.

Disfonia

É qualquer dificuldade na emissão vocal que dificulte ou impeça a produção adequada da voz. Durante a sua investigação, devemos avaliar alguns aspectos importantes como idade, etilismo, tabagismo, profissão, história de doença neurológica, história de cirurgia e/ou de intubação orotraqueal prolongada, progressão da disfonia, natureza da disfonia (persistente ou intermitente) e se há sintomas (como dor, hemoptise, febre) ou doenças

Quadro 9-6. Causas de Hemoptise

Lesões nas vias de condução do ar	Lesões do parênquima pulmonar	Lesões dos vasos pulmonares	Outros
▪ Tuberculose ▪ Bronquiectasia ▪ Corpo estranho ▪ Neoplasia de laringe ▪ Carcinoma brônquico ▪ Traqueíte ▪ Adenoma brônquico	▪ Tuberculose ▪ Pneumonia ▪ Micose ▪ Abscesso ▪ Neoplasia ▪ Cistos ▪ Traumatismo	▪ Infarto pulmonar ▪ Fístula arteriovenosa ▪ Vasculite ▪ Estenose mitral ▪ Edema pulmonar ▪ Aneurisma de aorta ▪ Obstrução venosa	▪ Coagulação ▪ Parasitose pulmonares ▪ Fibrose cística

Quadro 9-7. Diferenças entre Hemoptise e Hematêmese

	Hemoptise	Hematêmese
Sintomas que a antecedem	Tosse	Náuseas e vômitos
Aspecto	Aerado ou espumoso	Pode ter restos alimentares
Coloração	Vermelha viva	Tende a ser vermelha mais escura
História pregressa	Doença cardiopulmonar	Doença gastrointestinal
Sintomas associados	Dispneia	Náuseas e vômitos

associadas (como afecções da tireoide ou refluxo gastroesofágico). A disfonia pode ser categorizada como orgânica, funcional ou organofuncional.

A disfonia orgânica pode ser causada por diversos processos que lesionam as cordas vocais, havendo consequência direta sobre a produção da voz. Independe do uso vocal mais ou menos frequente. Entre suas maiores causas, destacam-se as lesões sólidas (tumores, nódulos, pólipos), infecções agudas (laringites bacterianas, virais ou tuberculosas), doença do refluxo gastroesofágico, pós-operatórios de cirurgias do pescoço (como a tireoidectomia) e doenças neurológicas.

A disfonia funcional ocorre em decorrência de um desgaste pelo uso inadequado da voz, podendo ainda se relacionar a alterações psicogênicas. A disfonia organofuncional ocorre quando surge uma lesão estrutural benigna em decorrência do uso inadequado ou excessivo da voz. Os calos em cordas vocais, comuns em cantores, são um bom exemplo.

Dor Torácica

É um sintoma extremamente comum na prática clínica, sendo um dos principais motivos de procura de atendimento nos serviços de emergência. Dentre as suas inúmeras causas, aquelas mais relacionadas com o aparelho respiratório merecem destaque (Quadro 9-8).

A dor torácica relacionada com lesões próprias do aparelho respiratório ocorre pelo estímulo nociceptivo sobre a traqueia, os brônquios de grosso calibre, a parede da artéria pulmonar e seus ramos, e a pleura parietal. Demais estruturas, como o parênquima pulmonar, vias aéreas de menor calibre (como os bronquíolos) e a pleura visceral são insensíveis a estímulos nociceptivos.

A dor provocada por estímulos sobre a traqueia e os grandes brônquios tem localização retroesternal, é percebida como uma "queimação", agrava-se com a tosse e melhora ao se deitar sobre o lado afetado. Por outro lado, a dor pleurítica indica acometimento da pleura parietal e é geralmente descrita como uma "facada", piorando com movimentos do tronco e com a inspiração profunda. Já o estiramento da artéria pulmonar e de seus ramos produz dor retroesternal, profunda, do tipo constrictiva e que se irradia para o dorso.

É importante lembrar que, independentemente da sua causa, a dor sempre deve ser caracterizada quanto à sua localização, qualidade, intensidade, irradiação, frequência, duração, presença de fatores atenuantes e fatores agravantes.

Quadro 9-8. Algumas Causas de Dor Torácica

Aparelho respiratório	Pneumotórax, derrame pleural, traqueobronquite, pneumonia, embolia pulmonar, infarto pulmonar, neoplasia
Aparelho cardiovascular	Infarto agudo do miocárdio, angina, pericardite, derrame pericárdico, aneurisma dissecante da aorta, hipertensão pulmonar
Aparelho digestório	Esofagite de refluxo, hérnia hiatal, ulceração gastroesofagiana, úlcera péptica, colecistite, cólica biliar, pancreatite
Mediastino	Tumores, pneumomediastino, mediastinite aguda e crônica
Outros	Dorsalgia, nevralgia herpética, hérnia, espondilite, fratura de costela, osteocondrite, ansiedade

Síndromes Pleuropulmonares
Síndromes Pleurais

- *Síndrome de derrame pleural:* produzida pelo acúmulo de líquido no espaço pleural, que pode ocorrer por:
  - Aumento da pressão hidrostática capilar, por exemplo.: insuficiência cardíaca.
  - Diminuição da pressão oncótica, por exemplo.: síndrome nefrótica.
  - Aumento da permeabilidade da membrana pleurocapilar, por exemplo.: processos inflamatórios e infecciosos.
  - Distúrbio da drenagem linfática do espaço pleural, por exemplo.: neoplasia, obstrução do canal torácico.
  - Passagem transdiafragmática do líquido peritoneal através de pertuitos diafragmáticos, por exemplo.: cirrose hepática, pancreatite.

  Geralmente, o paciente com derrame pleural apresenta dispneia e tosse seca, no entanto, o surgimento e a intensidade dos sinais e sintomas dependem do volume de líquido acumulado e da causa do derrame. No Quadro 9-9 veremos os achados típicos ao exame físico.

- *Síndrome de pneumotórax:* causada pelo acúmulo de ar no espaço pleural, que pode ser espontâneo (por ruptura de bolhas subpleurais e DPOC, por exemplo) ou adquirido (por trauma, barotrauma e procedimentos como punção venosa profunda, biópsias de pulmão transtorácica, toracocentese e biópsia de pleura). O paciente pode referir tosse seca além de dor torácica e dispneia de início súbito. Os achados principais são listados no Quadro 9-10.

Quadro 9-9. Achados do Exame Físico no Derrame Pleural

Inspeção	- Expansibilidade reduzida - Possível assimetria (se for unilateral)
FTV	Reduzido ou abolido
Percussão	Macicez
Ausculta pulmonar	Murmúrio vesicular reduzido ou abolido
Ausculta vocal	- Diminuída - Egofonia (caso haja consolidação associada)

Quadro 9-10. Achados do Exame Físico no Pneumotórax

Inspeção	- Expansibilidade reduzida - Possível assimetria (se for unilateral)
FTV	Reduzido ou abolido
Percussão	Timpanismo
Ausculta pulmonar	Murmúrio vesicular reduzido ou abolido
Ausculta vocal	Diminuída

Síndromes Pulmonares

- **Síndrome de consolidação:** ocorre quando há substituição do ar nos alvéolos por outro material mais denso, como sangue, secreção purulenta ou células neoplásicas. Os principais sinais e sintomas associados à síndrome de consolidação pulmonar são dispneia, tosse seca ou produtiva, dor torácica e presença de hemoptise ou hemoptoico. Assim como ocorre na síndrome de derrame pleural, os sinais e sintomas, bem como a sua magnitude, dependem da etiologia e extensão do acometimento pulmonar (Quadro 9-11).
- **Síndrome de atelectasia:** ocorre quando há o desaparecimento do ar dos alvéolos associado à redução de volume pulmonar. Não há substituição do ar por outro material como acontece na consolidação. É causada pela obstrução das vias respiratórias de condução. Entre suas causas, podemos destacar as neoplasias endobrônquicas, corpos estranhos, rolhas de secreção espessa e compressões do parênquima pulmonar (por derrame pleural ou pneumotórax, por exemplo). Analogamente às demais síndromes, a magnitude dos sinais e sintomas depende da extensão da atelectasia. Os sintomas mais comumente relacionados com atelectasia são dispneia, tosse seca e desconforto torácico (Quadro 9-12).
- **Síndrome de congestão pulmonar:** ocorre quando há acúmulo de líquido no interstício pulmonar por extravasamento de líquido intravascular. Os achados clínicos mais frequentes são a tosse seca, a sibilância e a dispneia paroxística noturna. Pode ser decorrente de:
  - Aumento da pressão hidrostática venocapilar, por exemplo.: insuficiência cardíaca esquerda, estenose mitral.
  - Diminuição da pressão oncótica intravascular, por exemplo.: síndrome nefrótica.
  - Aumento da permeabilidade capilar, por exemplo.: processos infecciosos e inflamatórios pulmonares.
  - Obstrução linfática.

Quadro 9-11. Achados do Exame Físico na Síndrome de Consolidação

Inspeção	- Expansibilidade reduzida - Possível assimetria (se for unilateral)
FTV	Aumentado
Percussão	Macicez ou submacicez
Ausculta pulmonar	- Murmúrio vesicular diminuído, mas em alguns casos encontra-se sopro tubário, som semelhante ao som traqueal - Estertores crepitantes
Ausculta vocal	Pode estar aumentada, com broncofonia, egofonia e pectorilóquia afônica

Quadro 9-12. Achados do Exame Físico na Síndrome de Atelectasia

Inspeção	- Expansibilidade reduzida, com retração dos espaços subcostais - Possível assimetria (se for unilateral)
FTV	Reduzido ou abolido
Percussão	Macicez ou submacicez
Ausculta pulmonar	Murmúrio vesicular abolido
Ausculta vocal	Diminuída

Quadro 9-13. Achados do Exame Físico na Síndrome de Congestão Pulmonar

Inspeção	Normal
FTV	Normal
Percussão	Normal ou submacicez nas bases
Ausculta pulmonar	Estertores crepitantes nas bases. Em casos mais graves, estertores subcrepitantes mais difusos. Pode haver sibilos
Ausculta vocal	Normal

Quadro 9-14. Achados do Exame Físico na Síndrome de Hiperaeração Pulmonar

Inspeção	Expansibilidade reduzida. Tórax em tonel
FTV	Reduzido
Percussão	Hipersonoridade
Ausculta pulmonar	Murmúrio vesicular reduzido. Estertores crepitantes, roncos e sibilos
Ausculta vocal	Reduzida

- Os sintomas mais comumente associados à congestão pulmonar são dispneia paroxística noturna, tosse seca e sibilância (Quadro 9-13).
- *Síndrome de hiperaeração pulmonar:* ocorre principalmente em portadores de enfisema pulmonar, que tem como definição o aumento irreversível dos espaços aéreos distais aos bronquíolos terminais, por causa da destruição das paredes alveolares sem fibrose evidente. As alterações que configuram o enfisema são particularmente comuns em portadores de doença pulmonar obstrutiva crônica (DPOC). A DPOC é uma obstrução prevenível, crônica e persistente do fluxo de ar nas vias respiratórias, geralmente progressiva e acompanhada de reação inflamatória a partículas ou gases nocivos. O principal fator de risco é o tabagismo e os sintomas mais comuns são dispneia progressiva aos esforços, tosse e expectoração (Quadro 9-14).

Síndromes Brônquicas

Ocorrem por obstrução, infecção e/ou dilatação dos brônquios. Os achados do exame físico vão depender da sua causa (Quadro 9-15).

Quadro 9-15. Achados do Exame Físico nas Síndromes Brônquicas

Inspeção	Normal ou com expansibilidade reduzida
FTV	Normal
Percussão	Hipersonoridade ou claro atimpânico
Ausculta pulmonar	Murmúrio vesicular normal ou reduzido. Roncos, sibilos e estertores subcrepitantes
Ausculta vocal	Normal ou reduzida

- *Bronquite aguda:* é um processo inflamatório agudo e transitório da mucosa brônquica, na maior parte das vezes decorrente de vírus, podendo ser causado também por bactérias. Os sintomas mais comuns são febre, mal-estar, cefaleia, mialgia, rouquidão e tosse. Na ausculta pulmonar, pode haver roncos, sibilos e estertores subcrepitantes. O restante do exame físico é normal.
- *Bronquite crônica:* é definida clinicamente como presença de tosse produtiva durante 3 meses em 2 anos consecutivos. Tem como principal fator de risco o tabagismo e poluentes ambientais e os sintomas mais comuns são tosse produtiva acentuada e frequente além de dispneia. Também é muito comum em portadores de DPOC. Na inspeção, é possível observar cianose e fácies pletórica e a expansibilidade pode estar normal ou diminuída. Geralmente, o frêmito toracovocal é normal e à percussão o som é claro atimpânico. Na ausculta, há presença de roncos, sibilos e estertores subcrepitantes.
- *Asma:* é uma doença inflamatória crônica das vias aéreas inferiores caracterizada por obstrução difusa e variável ao fluxo aéreo, reversível totalmente ou espontaneamente após tratamento. A luz brônquica é diminuída devido à hipersecreção, edema e broncoespasmo e os sintomas mais comuns são sibilância, tosse, dispneia e sensação de aperto no peito. Quando o paciente está fora de crise e com a doença controlada, o exame do tórax pode ser normal. No entanto, quando o paciente entra em crise, é possível observar sinais de esforço respiratório, presença de sibilos difusos, roncos e estertores subcrepitantes. Nesse caso o frêmito toracovocal pode estar diminuído e à percussão podemos encontrar hipessonoridade.
- *Bronquiectasia:* é a dilatação brônquica anormal, de caráter irreversível, ocasionada por destruição da musculatura, cartilagens e do tecido elástico de suporte dos brônquios. Pode ter causas congênitas, no entanto, na maior parte dos casos, ocorre por sequela de infecções que acometem a parede brônquica. Os sintomas mais comuns são tosse crônica com expectoração purulenta e hemoptise. No exame físico, é possível encontrar a expansibilidade normal ou diminuída, frêmito toracovocal aumentado ou normal, som claro atimpânico ou submacicez além de estertores subcrepitantes.

VAMOS PRATICAR

Questão 1. Paciente de 33 anos, sexo masculino, procurou o ambulatório de clínica médica por causa do surgimento há 1 semana de febre baixa, tosse com expectoração mucoide e desconforto torácico que piora com a tosse e esforço respiratório. Relatava alimentação precária e irregular, poucas horas de sono devido ao trabalho intenso e ausência de doenças crônicas. Negou tabagismo e etilismo. Ao exame clínico, tinha fácies de doença aguda, murmúrio vesicular universalmente audível, roncos difusos. Restante do exame normal. Sem alterações nos exames laboratoriais e radiografia de tórax. O paciente recebeu orientações gerais, prescrição médica e retornou para casa.

Pergunta-se:

1. Qual é a síndrome respiratória apresentada pelo paciente e a sua provável causa?
   (A) Síndrome brônquica, pneumonia como principal causa.
   (B) Síndrome de hiperaeração, enfisema como principal causa.
   (C) Síndrome de consolidação, pneumonia como principal causa.
   (D) Síndrome brônquica, bronquite aguda como principal causa.

Questão 2. O paciente do caso acima, retornou ao ambulatório após 1 semana com piora da febre e da tosse além de expectoração amarelada, dor torácica do tipo pleurítica em hemitórax direito e dispneia. Ao exame físico, o paciente encontrava-se taquicárdico, febril e taquipneico, porém, sem sinais de esforço respiratório; macicez à percussão, estertores crepitantes e broncofonia em 1/3 inferior de hemitórax direito. Hemitórax esquerdo sem alterações. Exame físico restante sem alterações evolutivas. O paciente foi monitorizado e internado para realização de medicação intravenosa e prosseguimento da investigação diagnóstica. Tentativa de punção venosa periférica sem sucesso. O médico puncionou a veia subclávia esquerda e solicitou radiografia de tórax.

Pergunta-se:

1. Qual é a provável síndrome respiratória descrita agora?
   (A) Síndrome de consolidação.
   (B) Síndrome de derrame pleural.
   (C) Síndrome de congestão pulmonar.
   (D) Síndrome de atelectasia.
2. Quais outras alterações poderíamos encontrar no exame físico do aparelho respiratório?
3. Nesse caso, qual é a fisiopatologia dos estertores crepitantes? Em quais outras poderíamos encontralos?

Questão 3. Após 10 minutos, a enfermeira chamou o médico de plantão pois o paciente estava cianótico, mais dispneico e com sinais evidentes de esforço respiratório. Ao exame, murmúrio vesicular muito diminuído à direita, expansibilidade diminuída em hemitórax direito.

1. Neste caso agora, qual é a provável síndrome pleuropulmonar relatada?
2. Qual é a sua provável causa?
3. Quais são as outras alterações que o paciente poderia apresentar no exame físico?

BIBLIOGRAFIA

Bickley LS, Szilagyi PG, Hoffman RM. Bates, propedêutica médica. 12. ed. Rio de Janeiro: Editora Guanabara Koogan; 2018.
López MM, Medeiros JL. Semiologia Médica, as bases do diagnóstico clínico. 5. ed. Rio de Janeiro: Editora Revinter; 2004.
Porto CC, Porto AL. Exame clínico. 8. ed. Rio de Janeiro: Editora Guanabara Koogan; 2017.
Posso IP et al. Tratado de dor. Rio de Janeiro: Editora Atheneu; 2017.

EXAME DO APARELHO CARDIOVASCULAR

CAPÍTULO 10

Bruna Gopp Botelho ▪ Bruno Elias Peres ▪ Daniela Gomes Barbalho
Flávia Libório ▪ Jéssica Pinheiro dos Reis
Letícia Zarur Junqueira de Andrade ▪ Mariana Ferreira Ribeiro
Rafael Bellotti Azevedo ▪ Rafael Góes Coelho ▪ Raphael Mariz
Raquel Ebel de Castro ▪ Roxanne Cabral Pinto do Santos
Elizabeth Silaid Muxfeldt ▪ Henrique Mussi ▪ Letícia Gonçalves da Rocha
Monica Amorim de Oliveira

"A vida não é medida em minutos, mas em batimentos do coração."
Joan Nixon

INTRODUÇÃO

O exame físico cardiovascular é complexo, dinâmico e fundamental à prática clínica. Pela riqueza dos seus achados, especialmente na ausculta, os diagnósticos semiológicos são interessantes e permitem ao examinador uma oportunidade única de desenvolver e aplicar seu raciocínio clínico. Para entendermos a semiologia cardiovascular, é necessário um bom conhecimento de anatomia e fisiologia, com destaque para o ciclo cardíaco.

Historicamente, o exame cardiovascular teve a maior evolução com a invenção do estetoscópio pelo médico francês René Laennec em 1816. Com o tempo, esse instrumento e as técnicas de exame foram evoluindo. Em 1961, o cardiologista David Littman consolidou o padrão de exame vigente nos dias atuais. Mesmo assim, as potencialidades do estetoscópio continuam em evolução, com a introdução das capacidades de gravação e amplificação do som auscultado.

O exame físico do precordio é dividido em três etapas: inspeção, palpação e ausculta. A percussão já foi utilizada no passado para a delimitação de área cardíaca, mas essa técnica já não é mais realizada cotidianamente.

ENTENDENDO

Considerações Anatômicas

Ao inspecionarmos a região anterior do tórax, é importante visualizarmos as estruturas cardíacas subjacentes. O coração, localizado no mediastino médio, é dividido em duas metades – direita e esquerda – por um septo longitudinal, orientado obliquamente. A metade direita é composta pelo átrio direito (AD) e ventrículo direito (VD) e a metade esquerda pelo átrio esquerdo (AE) e ventrículo esquerdo (VE) (Fig. 10-1).

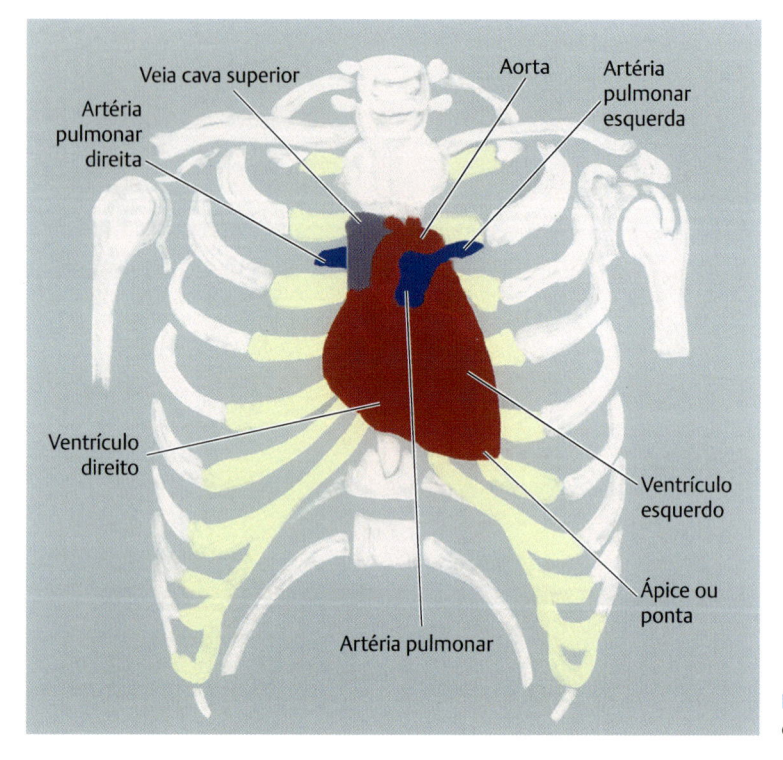

Fig. 10-1. Projeção do coração no tórax.

O Quadro 10-1 esquematiza os elementos principais da passagem do sangue pelas câmaras direitas e esquerdas do coração.

> **Valva ou válvula?**
> **Valva**: conjunto de músculo papilar, cordoalhas e cúspides.
> **Válvula**: conjunto de cúspides.

Quadro 10-1. Circuito Sanguíneo nos Lados Direito e Esquerdo do Coração

Lado direito ("coração direito")
▪ Veias cavas (inferior e superior) transportam sangue pouco oxigenado (venoso) oriundo da circulação sistêmica para o AD
▪ O AD envia o sangue para o VD através da valva tricúspide
▪ O VD bombeia o sangue em direção ao tronco e artérias pulmonares (direita e esquerda) através da valva pulmonar, para ser oxigenado nos pulmões

Lado esquerdo ("coração esquerdo")
▪ As veias pulmonares (direitas e esquerdas, superiores e inferiores) transportam sangue oxigenado (arterial) oriundo dos pulmões para o AE
▪ O AE envia o sangue para o VE através da valva mitral
▪ O VE bombeia o sangue oxigenado em direção a aorta, de onde é distribuído para todos os sítios orgânicos, através da valva aórtica

Alguns termos são habitualmente usados para descrever certos aspectos da anatomia do coração. Assim, as valvas tricúspide e mitral são também conhecidas como valvas atrio-ventriculares e as valvas pulmonar e aórtica, que separam os ventrículos das grandes artérias, são chamadas de valvas semilunares por causa do seu formato anatômico (Fig. 10-2).

A base do coração localiza-se no seu aspecto mais superior, na topografia aproximada dos segundos espaços intercostais na sua parte mais medial, próximos às bordas esternais. Fazem parte dela os átrios, que se situam atrás e acima dos ventrículos, e os grandes vasos arteriais e venosos que se originam (ou desembocam) nas câmaras cardíacas. O AE é a estrutura mais posterior do coração. Recebe o afluxo das veias pulmonares e localiza-se à esquerda e atrás do AD, e, por isso, não pode ser diretamente examinado. O AD situa-se à direita e um pouco mais anteriormente em relação ao esquerdo. Constitui a borda direita do coração e recebe os fluxos das veias cavas superior e inferior, mas habitualmente não pode ser identificado ao exame físico. As origens da artéria pulmonar e da aorta também são estruturas da base. A aorta encurva-se para cima, partindo do ventrículo esquerdo até o nível do ângulo esternal, no qual descreve um arco posteriormente (arco aórtico), para a esquerda e, depois, para baixo.

A maior parte da superfície cardíaca anterior é ocupada pelo VD, que é situado atrás e à esquerda do esterno. O VE é situado atrás e à esquerda do VD, formando a margem lateral esquerda do coração. A extremidade inferior do VE é cônica e é chamada de **ápice cardíaco**, *ictus cordis* ou **choque de ponta**. Nessa região é originado o **impulso apical**, que representa a breve pulsação inicial do ventrículo esquerdo, quando ele se movimenta em sentido

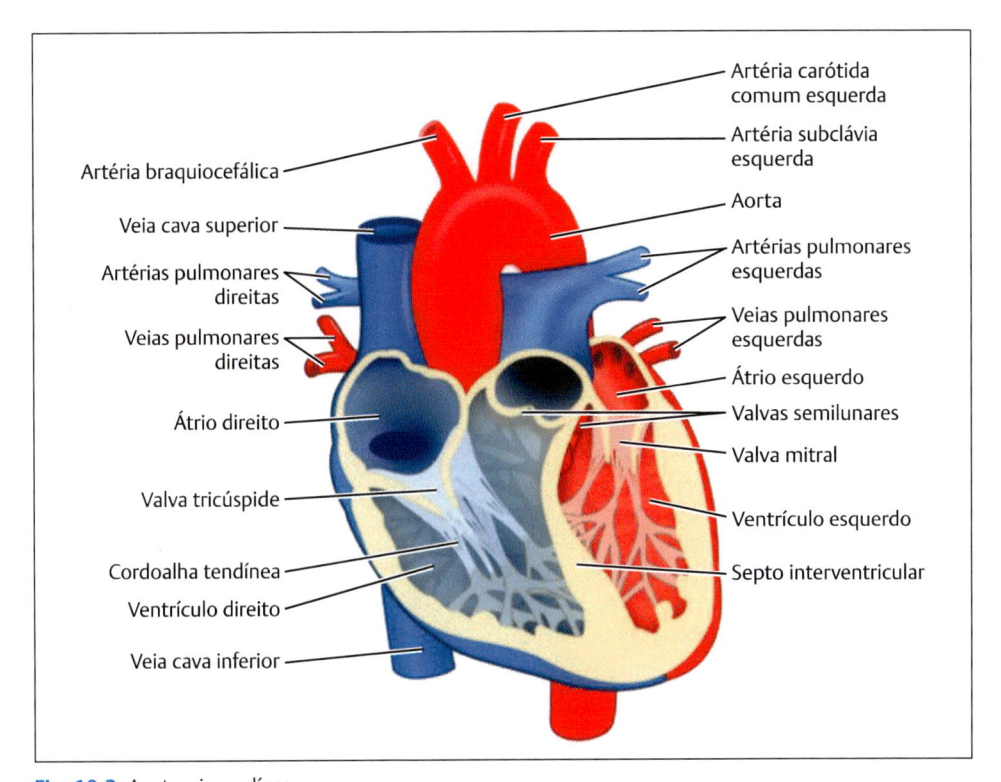

Fig. 10-2. Anatomia cardíaca.

anterior durante a contração e entra em contato com a parede torácica. *O ictus cordis* se localiza no 5º espaço intercostal esquerdo (EICE) e até a 2 cm da linha hemiclavicular esquerda na maioria das pessoas. Nos indivíduos brevilíneos, o *ictus cordis* estará frequentemente no 4º EICE e, nos indivíduos longilíneos, estará no 6º EICE. Sua extensão varia entre 1 a 2,5 cm de diâmetro. A detecção do impulso apical pode ser afetada também pela posição do paciente durante o exame. Ocasionalmente, a ponta do coração está localizada no lado direito do tórax e, para designar tal situação, emprega-se o termo **dextrocardia**.

> ***Ictus Cordis***
> A maioria das doenças cardíacas acomete o ventrículo esquerdo e o *ictus cordis* é o único acesso que temos ao VE durante o exame do precórdio.
> Por isso sua inspeção e palpação são tão importantes.

Ciclo Cardíaco

O bombeamento ritmado e contínuo de sangue para a circulação pulmonar (pelo ventrículo direito) e para a circulação sistêmica (pelo ventrículo esquerdo) é a função primordial do coração. Sua efetividade depende de uma combinação de vários eventos que ocorrem de maneira altamente sincronizada. A coordenação desses eventos é feita por estímulos elétricos que, em momentos diferentes, promovem a despolarização e a repolarização das células do miocárdio das quatro câmaras. Com isso, suas paredes musculares irão se contrair ou relaxar em diferentes momentos do ciclo e as valvas que as delimitam serão abertas ou fechadas.

Chamamos de ciclo cardíaco todo o conjunto de eventos que produz uma contração dos ventrículos (a **sístole**) e o seu relaxamento (a **diástole**). Na prática, equivale a um batimento cardíaco. Deve-se ressaltar, como veremos adiante, que os termos "sístole" e "diástole", quando usados isoladamente, referem-se aos eventos dos ventrículos, ficando as contrações e os relaxamentos dos átrios designadas mais especificamente pelos termos sístole atrial e diástole atrial. É importante lembrar que as câmaras esquerdas do coração, por serem responsáveis pela circulação sistêmica, trabalham sob pressões cerca de cinco vezes mais elevadas. Isso faz com que o lado direito, embora receba o estímulo elétrico no mesmo momento que o lado esquerdo, tenha um pequeno "atraso" em seus movimentos de contração e relaxamento, o que faz seus sons serem perceptíveis um pouco depois na ausculta.

> **Câmaras esquerdas** → contraem-se antes e estão sob pressões mais elevadas.
> **Câmaras direitas** → contraem-se depois e estão sob pressões mais baixas.

A atividade elétrica do coração é iniciada e comandada pelo nódulo sinoatrial (NSA), estrutura localizada na junção da veia cava superior (VCS) com o átrio direito e que constitui o marca-passo natural do coração. O estímulo elétrico gerado pelo NSA viaja por ambos os átrios, despolarizando-os e provocando sua contração, até chegar ao nódulo atrioventricular (NAV), que se localiza no septo interatrial. Após uma breve desaceleração, o impulso segue do NAV para o sistema de condução dos ventrículos, cujos miócitos serão então despolarizados para se contrair sincronicamente. Em seguida, as câmaras cardíacas passam por um período de repolarização (durante o qual estão refratárias a novas contrações) quando então um novo pulso elétrico do NSA inicia um novo ciclo (Fig. 10-3).

Para compreendermos melhor a sincronização desses eventos, vamos analisá-los em maior detalhe com o auxílio da Figura 10-4, que ilustra sua ocorrência com destaque para os eventos no coração esquerdo – no coração direito, são basicamente os mesmos.

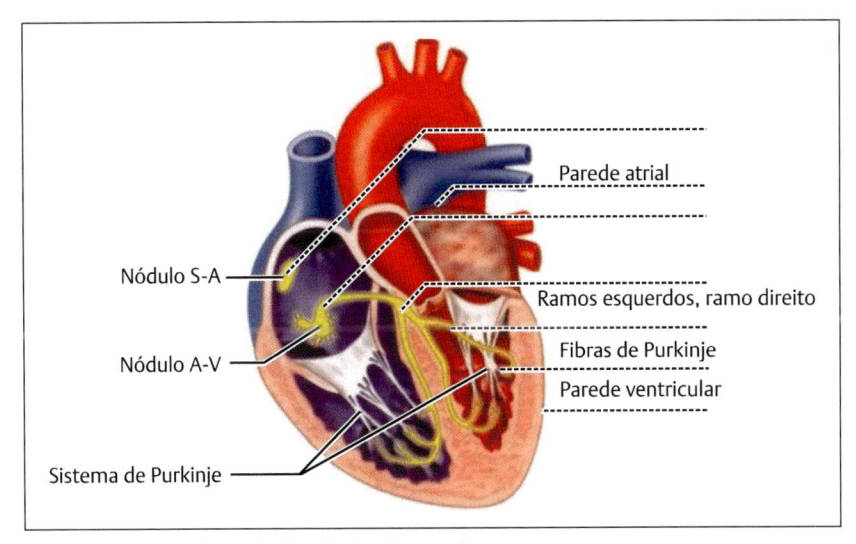

Fig. 10-3. Sistema de condução elétrica do coração.

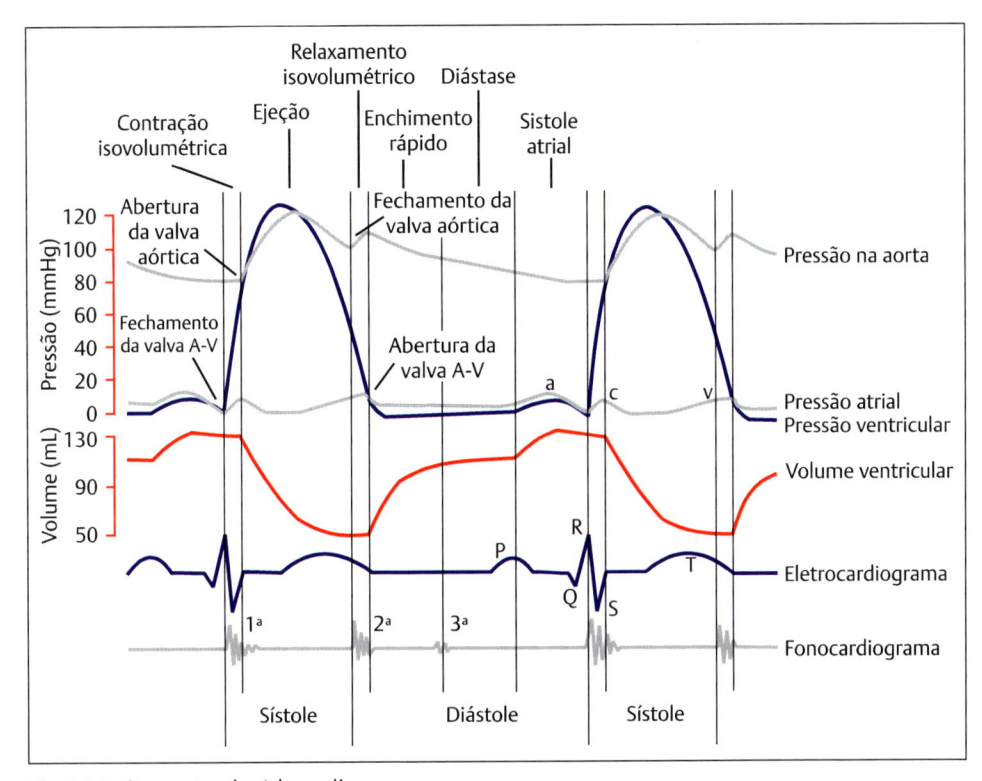

Fig. 10-4. Os eventos do ciclo cardíaco.

A **sístole ventricular** é iniciada pelo fechamento das valvas atrioventriculares (mitral e tricúspide), um evento que produz à ausculta um som que chamamos de primeira bulha cardíaca, ou B1. A primeira etapa da sístole ventricular é a contração isovolumétrica: logo após o fechamento da mitral e da tricúspide, os ventrículos repletos de sangue começam a se contrair enquanto as valvas semilunares (aórtica e pulmonar) ainda estão fechadas: assim, as contrações ocorrem sem que haja esvaziamento do sangue e, portanto, alterações no volume dessas câmaras: é a contração isovolumétrica. Isso provoca um rápido aumento de pressão no seu interior que, rapidamente, "força" as valvas aórtica e pulmonar a se abrirem, dando início à próxima fase da sístole.

Ocorre então a etapa da ejeção rápida: o sangue sob alta pressão no interior dos ventrículos é rapidamente ejetado para as artérias pulmonar (pelo VD) e aorta (pelo VE). A maior parte do esvaziamento ventricular na sístole acontece nessa etapa. É o momento em que, ao examinarmos o paciente, sentimos uma onda de pulso sob nossos dedos quando palpamos artérias centrais, como a carótida, ou periféricas, como a radial.

À medida que os ventrículos se esvaziam e suas pressões caem, inicia-se a etapa da ejeção lenta. Quando os gradientes de pressão entre ventrículos e suas respectivas artérias se tornam finalmente nulas, as valvas pulmonar e aórtica voltam a se fechar, num movimento que produz o som que chamamos de segunda bulha cardíaca (B2): é o término da sístole e o início da diástole.

A **diástole ventricular**, analogamente, tem uma etapa inicial de relaxamento isovolumétrico dos ventrículos: suas paredes relaxam enquanto as valvas tricúspide e mitral ainda não se abriram, gerando uma rápida queda em suas pressões. Com isso, as pressões nos átrios repletos de sangue (seu enchimento ocorreu durante a sístole ventricular, período no qual receberam sangue das veias cavas e pulmonares enquanto as valvas tricúspide e mitral estavam fechadas) tornam-se mais altas e acabam por "forçar" a abertura dessas valvas.

Começa então a etapa seguinte da diástole, em que ocorre o esvaziamento atrial e o enchimento ventricular rápido. Como resultado, o sangue passa de forma rápida do átrio para o ventrículo. Como veremos melhor adiante, nessa etapa ocasionalmente pode-se auscultar uma terceira bulha (B3), um som que é então percebido após a B2, no início da diástole.

Segue-se então a fase de enchimento ventricular lento da diástole. No seu final, como um mecanismo para otimizar o enchimento ventricular, ocorre uma contração ou sístole atrial, que é produzida pela despolarização atrial que precede a despolarização ventricular. A contração atrial, como também analisaremos adiante, pode produzir uma quarta bulha (B4) à ausculta. Esse som ocorre no final da diástole e é imediatamente anterior a B1 (Quadro 10-2).

Quadro 10-2. Eventos do Ciclo Cardíaco

	Resumindo...
B1	Fechamento das válvulas mitral e tricúspide – início da sístole
Sístole	• Fase de contração isovolumétrica • Fase de ejeção
B2	Fechamento das válvulas aórtica e pulmonar – início da diástole
Diástole	• Fase de relaxamento isovolumétrico • Enchimento ventricular rápido • Contração atrial

Técnicas de Exame

O exame do aparelho cardiovascular é complexo, em especial em relação à ausculta cardíaca. Desta forma, deve ser realizado da periferia para o precórdio, de modo a permitir que, quando chegarmos à ausculta cardíaca, já tenhamos subsídios para melhor interpretar nossos achados. O exame deve seguir a seguinte ordem:

> 1. Exame dos pulsos periféricos
> 2. Exame dos pulsos centrais
> 3. Exame do pulso venoso
> 4. Inspeção do precórdio
> 5. Palpação do precórdio
> 6. Ausculta cardíaca

O ambiente onde se realiza o exame deve dispor de iluminação adequada. As áreas a serem examinadas – pescoço, face anterior do tórax e epigástrio - precisam estar descobertas. Uma boa posição inicial para o paciente é o decúbito dorsal com a cabeceira a 30° e o tórax deve estar despido. Nas mulheres, recomenda-se manter as mamas recobertas em todos os momentos que não estiverem sendo observadas ou manipuladas pelas manobras do exame, para minimizar constrangimentos.

Exame dos Pulsos Periféricos
Palpação dos Pulsos Arteriais

Essa etapa do exame cardiovascular fornece informações a respeito de vários aspectos do ciclo cardíaco e da contratilidade do miocárdio. Os pulsos "periféricos" que devem ser palpados são o braquial, o radial, o poplíteo, o tibial posterior e o pedioso. Detalharemos melhor as patologias do sistema vascular periférico em seu capítulo específico – nessa seção, descreveremos as técnicas de exame, as características que devem ser pesquisadas e o significado dos tipos de onda mais comumente encontradas.

Em primeiro lugar, devemos conhecer a **localização** dos pulsos. A Figura 10-5 ilustra, de maneira geral, as localizações dos pulsos que devemos avaliar no exame cardiovascular. O pulso radial é palpado medialmente ao processo estiloide do rádio. Por ser muito superficial, é frequentemente usado para estimar a frequência cardíaca. O pulso braquial, na maioria das pessoas, é localizado na borda medial do tendão braquial do bíceps braquial, embora tenha profundidade variável (Figs. 10-6 e 10-7).

O pulso pedioso é bastante superficial e está localizado sobre o dorso do pé (Fig. 10-8). Por sua vez, o pulso tibial posterior é palpado sobre o maléolo medial (Fig. 10-9). Em pacientes com edema de membros inferiores, muitas vezes a palpação do pulso tibial posterior está dificultada.

Para palpar o pulso poplíteo, mais profundo e difícil de localizar, pede-se o paciente deitado que flexione sua perna sobre a maca. O examinador posiciona então suas duas mãos em formato de garra e palpa profundamente a região poplítea posterior, atrás do joelho, até localizar o pulso (Fig. 10-10). Uma opção a esta manobra é colocar o paciente em decúbito ventral e, com os polegares, buscar o pulso na região poplítea.

Todos os pulsos devem ser examinados bilateralmente, até porque a simetria é um dos aspectos que devem ser pesquisados. A assimetria entre pulsos de lados diferentes pode ser produzida por doenças vasculares periféricas (como insuficiência arterial aguda ou crônica) ou centrais (como a coarctação e a dissecção da aorta). Dizemos que os pulsos

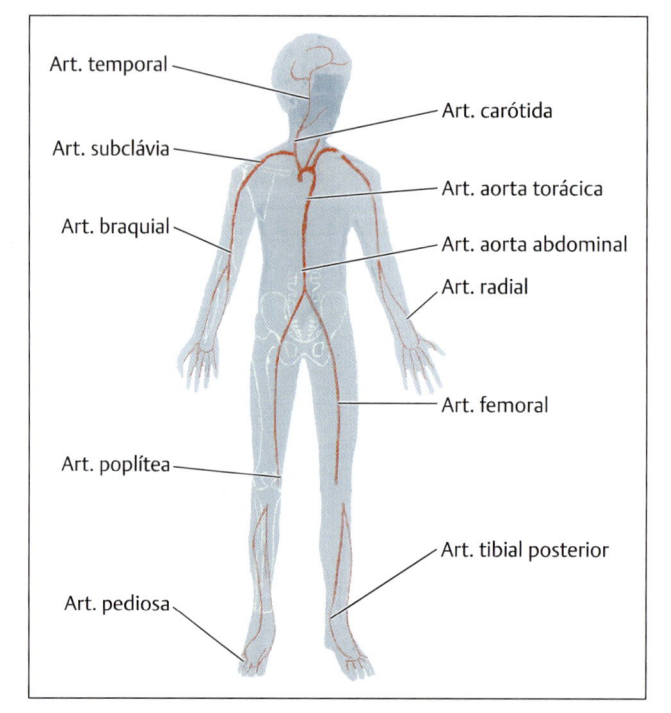

Fig. 10-5. Principais pulsos arteriais.

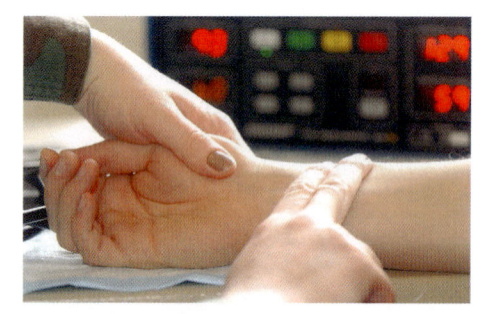

- Art. temporal
- Art. subclávia
- Art. braquial
- Art. poplítea
- Art. pediosa
- Art. carótida
- Art. aorta torácica
- Art. aorta abdominal
- Art. radial
- Art. femoral
- Art. tibial posterior

Fig. 10-6. Pulso radial.

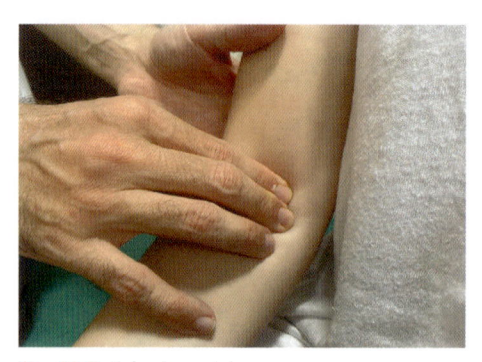

Fig. 10-7. Pulso braquial.

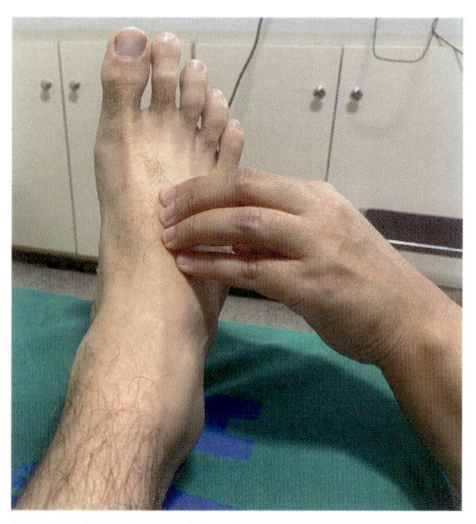

Fig. 10-8. Pulso pedioso.

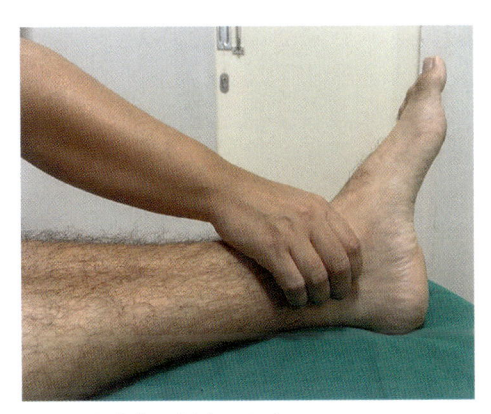

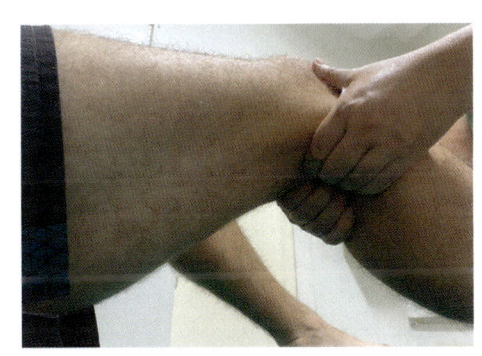

Fig. 10-9. Pulso tibial posterior.

Fig. 10-10. Pulso poplíteo.

são isóbaros se possuem as mesmas amplitudes e isócronos se suas ondas são percebidas ao mesmo tempo.

O examinador deve localizar o pulso com seus dedos indicador e médio e procurar o ponto onde a onda de pressão é mais claramente sentida. Ao localizar um pulso, devemos caracterizá-lo também por sua frequência, ritmo, amplitude e duração. A elasticidade da parede (normal ou reduzida) é um parâmetro mais passível de avaliar em pulsos centrais, mais calibrosos. Para maior simplicidade, a frequência e o ritmo devem ser avaliados em um dos pulsos, de preferência o radial.

As alterações de frequência são a taquisfigmia (PR > 100 bpm) e a bradisfigmia (PR < 60 bpm). Quase sempre refletem com precisão a frequência cardíaca, mas pode haver discrepâncias em situações como extrassístoles, arritmias (como a fibrilação atrial) e disfunções graves de VE. Para sua aferição, recomenda-se a contagem por 15 segundos caso o ritmo esteja regular e por 60 segundos em caso contrário.

Já o ritmo de um pulso pode ser regular ou irregular. As irregularidades normalmente indicam arritmias e, por isso, é importante aprofundar sua caracterização:

- *Pulsos "regularmente irregulares":* os batimentos saem do ritmo regular de forma previsível. É o caso das extrassístoles e de alguns tipos de bloqueio atrioventricular.
- *Pulsos "irregularmente irregulares":* os batimentos estão fora do ritmo e não seguem nenhum padrão previsível. Ocorre nas fibrilações atriais e em diversas outras arritmias.

A amplitude de um pulso pode estar aumentada quando a contração do miocárdio é mais intensa, seja por estados hipercinéticos (exercícios físicos, febre, hipertireoidismo) como por patologias como a hipertrofia ventricular esquerda e a insuficiência aórtica. Ocasionalmente, a presença de calcificações nas paredes das artérias em pessoas idosas pode dar ao examinador a falsa percepção de uma maior amplitude. Por outro lado, a amplitude está reduzida em casos de disfunção do miocárdio, hipovolemia e choque séptico, sendo descrito em casos extremos como pulso filiforme. No caso da estenose aórtica, apesar de uma contração até mais forte do miocárdio, a obstrução do trato de saída do VE ao fluxo de sangue para a aorta reduz o volume efetivamente ejetado e também provoca uma queda de amplitude (Quadro 10-3).

Quadro 10-3. Pulsos Periféricos

Resumindo...	
Pulsos Periféricos	**Características**
Radial	Frequência
Braquial	Ritmo
Pedioso	Amplitude
Tibial Posterior	Simetria: isóbaros e isócronos
Poplíteo	Elasticidade

Exame dos Pulsos Centrais

Os pulsos "centrais" que devem ser avaliados são o carotídeo e o femoral. Por serem mais calibrosos, eles permitem uma melhor avaliação da forma de onda dos pulsos arteriais.

O pulso carotídeo é sentido na borda anterior do músculo esternocleidomastóideo. Deve-se palpá-lo na área mais inferior do pescoço para reduzir o risco de síncope por massagem do seio carotídeo, que se localiza na altura do ângulo da mandíbula (Fig. 10-11). Além disso, o pulso carotídeo não deve ser palpado nos dois lados simultaneamente pelo risco de redução do fluxo sanguíneo, podendo levar a um baixo débito cerebral, especialmente em idosos.

O pulso femoral é palpado com o paciente deitado, posicionando-se os dedos sobre um local aproximadamente 2 a 3 cm abaixo do ponto médio do ligamento inguinal, que liga a crista ilíaca à sínfise pubiana (Fig. 10-12). Além do formato normal, alguns padrões podem refletir patologias específicas.

Durante a palpação dos pulsos centrais, devemos pesquisar a presença de frêmitos que se associam a sopros à ausculta nessas topografias. Sua ocorrência à palpação normalmente indica a presença de uma lesão de parede que provoca o turbilhonamento do fluxo local. A ausculta carotídea deve ser feita mesmo na ausência de frêmitos. Ao identificarmos um sopro nesta localização, a ausculta do precórdio nos ajudará e definir se estamos diante de uma obstrução carotídea ou de uma irradiação de um sopro relacionado com a estenose da valva aórtica.

A forma do pulso é definida pela sua duração e amplitude (Fig. 10-13). É capaz de nos dar informações importantes a respeito do débito cardíaco e pode direcionar o diagnóstico para algumas patologias valvares. A duração de um pulso é estimada pelo tempo em que o examinador sente a onda de pressão passar sob seus dedos. É habitualmente reduzida em casos de insuficiência aórtica e, por vezes, em estados hipercinéticos. Por outro lado, está aumentada em casos de estenose aórtica, patologia em que a sístole ventricular se prolonga para tentar compensar a dificuldade de ejeção ventricular.

Na insuficiência aórtica, a contração sistólica é muito rápida e intensa para contrapor a regurgitação de parte do sangue ejetado para o VE. Assim, a onda de pulso tem uma elevação e uma queda muito pronunciadas e rápidas: é o "pulso em martelo d'água" (também conhecido como pulso de Corrigan ou pulso "magno e célere", pela sua grande amplitude e rápida duração). Deve ser diferenciado do pulso hipercinético que encontramos em pessoas após exercícios físicos ou com febre, e que apresenta amplitude aumentada com uma duração normal.

EXAME DO APARELHO CARDIOVASCULAR

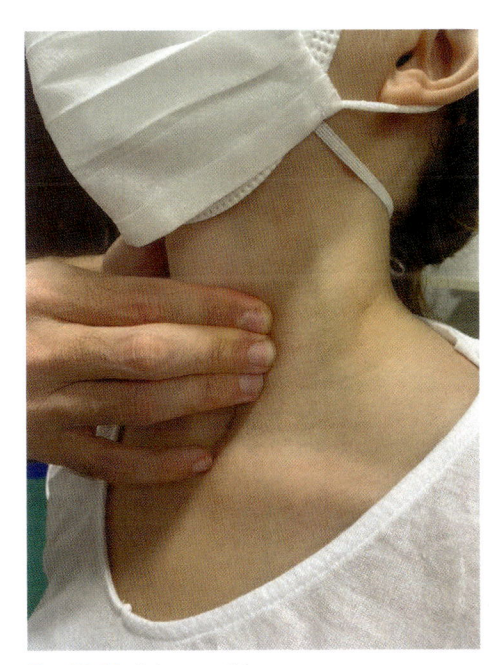

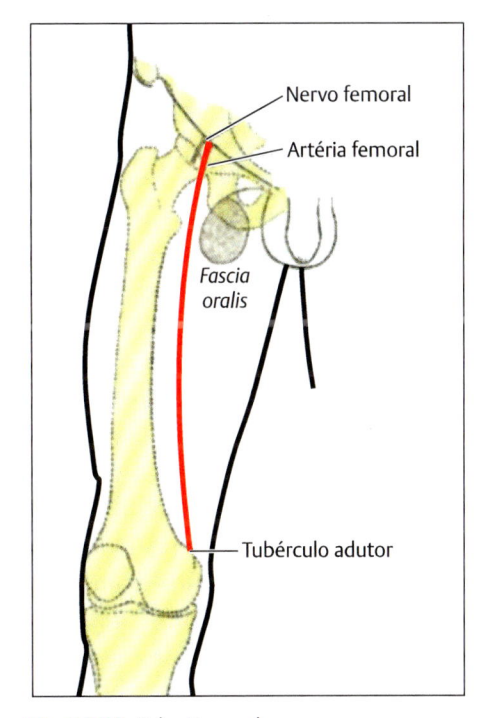

Fig. 10-11. Pulso carotídeo.

Fig. 10-12. Pulso Femoral.

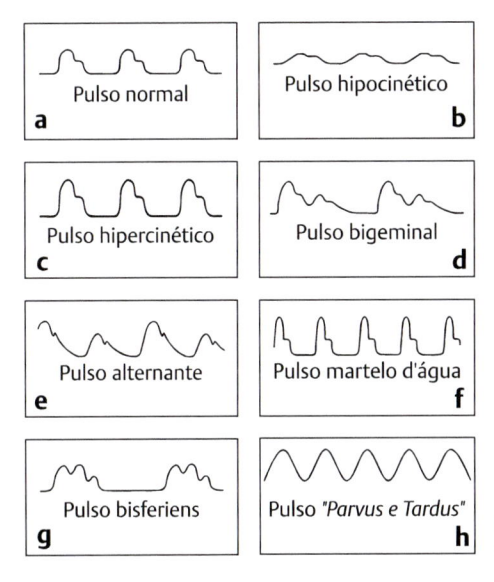

- Nervo femoral
- Artéria femoral
- Fascia oralis
- Tubérculo adutor

a. Pulso normal
b. Pulso hipocinético
c. Pulso hipercinético
d. Pulso bigeminal
e. Pulso alternante
f. Pulso martelo d'água
g. Pulso bisferiens
h. Pulso *"Parvus e Tardus"*

Fig. 10-13. Padrões de onda do pulso arterial.

Já na estenose aórtica, o oposto se verifica: a sístole prolongada contra um anteparo fixo que dificulta a ejeção do sangue gera uma onda de pulso achatada, com menor amplitude e maior duração: é o pulso "*parvus* e *tardus*". Ele deve ser diferenciado do pulso filiforme que caracteriza situações de hipovolemia ou choque séptico, e que tem amplitude baixa e curta duração, sendo às vezes até difícil de palpar por sua brevidade, estando frequentemente associado a taquisfigmia.

Em pacientes com disfunção ventricular esquerda grave, a contração do ventrículo pode apresentar forças variáveis a cada ciclo. Isso gera o pulso alternante à palpação. No caso das extrassístoles, ocorrem periodicamente batimentos ectópicos prematuros e de menor amplitude em intervalos fixos (1:2, 1:5, 1:10 etc.), o que se reflete em pulsações "antes de hora" e com menor amplitude e seguidas por uma pausa um pouco mais prolongada antes de se retomar o ritmo regular: é o pulso bigeminado. O pulso bisferens, com dois picos distintos de onda dentro do mesmo ciclo, pode ser palpado em pacientes com cardiomiopatia hipertrófica ou naqueles com dupla lesão (estenose e insuficiência) de valva aórtica.

Finalmente, em algumas situações podemos palpar o pulso paradoxal. Normalmente, durante a inspiração profunda o retorno venoso para as cavidades direitas do coração aumenta, fazendo com que o VD exerça uma leve compressão sobre o VE e reduzindo um pouco o seu volume de ejeção. Como o VE é relativamente móvel dentro do saco pericárdico, esse efeito costuma ser brando. Com isso, a pressão sistólica durante a inspiração profunda é ligeiramente menor do que durante as outras fases da respiração (no máximo 3 mmHg), o que é imperceptível quando palpamos o pulso. No entanto, em algumas situações patológicas, o ventrículo esquerdo perde esse "espaço de manobra" e a compressão sofrida pelo VD durante a inspiração é mais significativa: algumas causas para isso são a pericardite constritiva, o tamponamento cardíaco e o pneumotórax hipertensivo. A queda da pressão sistólica durante a inspiração será então maior que 10 mmHg em relação ao seu valor na expiração e esse efeito será percebido na palpação do pulso arterial, que perderá amplitude de forma perceptível (Fig. 10-14).

Exame do Pulso Venoso

No pescoço, a observação dos pulsos arteriais e venosos nos fornece informações sobre as pressões de enchimento das câmaras cardíacas – cujas alterações, por sua vez, podem refletir diversas patologias. Relembrando mais uma vez nossos conhecimentos de anatomia, sabemos que a veia cava superior (VCS) drena diretamente no átrio direito. Já as veias jugulares externas (VJE) e internas (VJI) têm na VCS o destino final de sua drenagem. Assim, as variações de pressão no AD durante o ciclo cardíaco são diretamente transmitidas para a VCS e para as veias jugulares. Mas, como isso se manifesta no exame físico?

Em primeiro lugar, deve-se ressaltar que a VJE é um vaso superficial e pode ser diretamente observada na inspeção. Quando a pressão no átrio direito está aumentada, o paciente poderá apresentar uma turgência jugular: a veia ingurgitada torna-se perceptível. Já a VJI

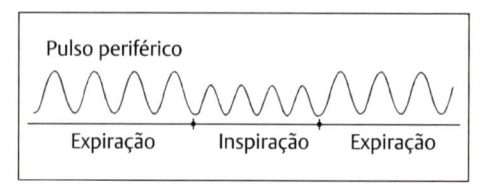

Fig. 10-14. O pulso paradoxal.

é um vaso mais profundo e não pode ser visualizada ao exame. Contudo, por ser mais calibrosa, suas alterações de pressão durante o ciclo cardíaco, que também se propagam para a VJE, geram ondas de pulso que são muitas vezes visíveis na região do pescoço, especialmente com boa iluminação e uma observação mais tangencial (Figs. 10-15 e 10-16).

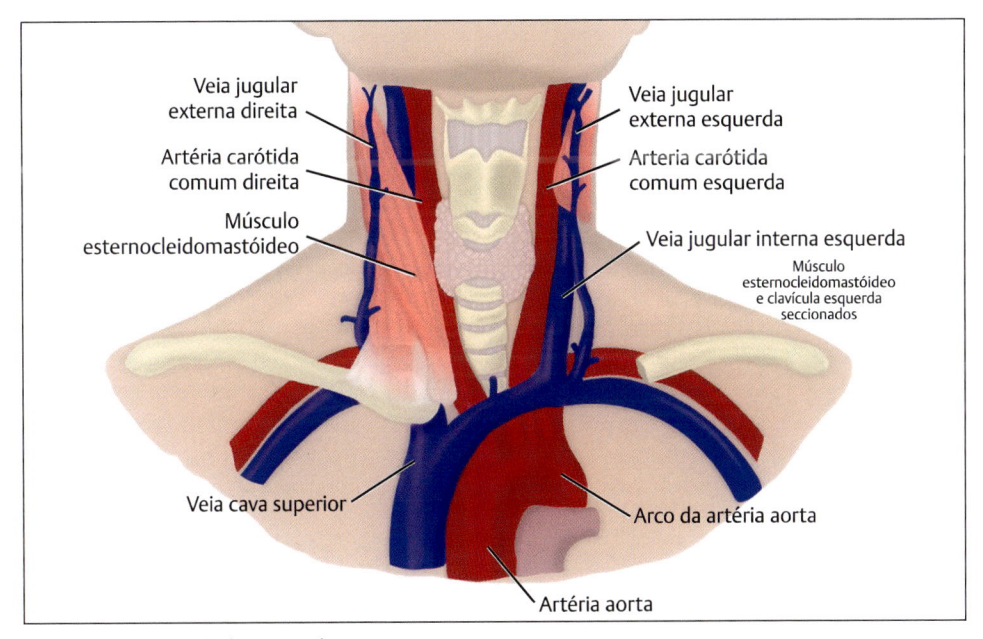

Fig. 10-15. Anatomia dos vasos do pescoço.

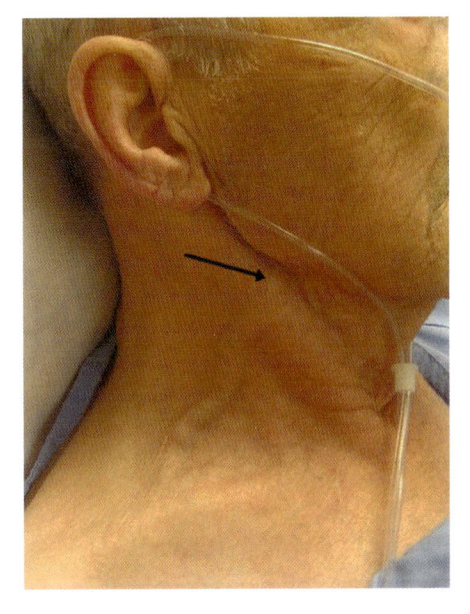

Fig. 10-16. Turgência jugular.

Apesar de chamarmos essas ondas de **pulso venoso**, sabemos que as veias não pulsam. O que visualizamos no exame do pescoço é o reflexo da contração e relaxamento do coração direito, "enchendo" e "esvaziando" as veias jugulares, em um movimento que produz a sensação de uma pulsação.

Esse pulso venoso é caracterizado, dentro de cada ciclo, por duas elevações e duas quedas principais.

A primeira elevação visível é a "onda A". No final da diástole ventricular, como analisamos, ocorre uma contração atrial que contribui para um melhor esvaziamento de sangue dos átrios para os ventrículos. Essa contração produz um súbito aumento nas pressões do átrio direito e, portanto, das veias cavas e jugulares – "enchendo" as jugulares.

Em seguida, inicia-se a sístole ventricular. Com a contração isovolumétrica dos ventrículos e o relaxamento dos átrios, as pressões sobre o AD e as veias do pescoço se reduzem, produzindo o "descenso X" – "esvaziando" as jugulares.

À medida que os átrios vão se enchendo de sangue durante a sístole, suas pressões vão novamente se elevando. Isso produz a "onda V", que é a segunda elevação visível do pulso venoso – novamente "enchendo" as jugulares.

Finalmente, com o início de uma nova diástole, as valvas atriopulmonares voltam a se abrir e o sangue flui novamente dos átrios para os ventrículos (enchimento ventricular rápido), reduzindo as pressões atriais e venosas: é a segunda queda visível, o "descenso Y" – um segundo "esvaziamento" das jugulares.

Em alguns casos, uma "onda C", pequena e breve elevação das pressões venosas, pode ser observada no curso do descenso X: é um efeito das rápidas elevações de pressão nos ventrículos decorrente do fechamento das valvas tricúspide e mitral que podem, por um breve instante, contrabalançar a tendência de queda predominante nessa etapa (Fig. 10-17).

As ondas e descensos do pulso venoso podem ser observadas como "pulsações" que se irradiam a partir das veias jugulares, mas não são palpáveis: ao tentarmos fazê-lo, as paredes das veias se colabam. Sua identificação, ao exame, nos permite fazer uma estimativa de um parâmetro importante: a pressão venosa central. Esta é a pressão vigente na VCS terminal e na entrada do átrio direito. Sua elevação anormal pode indicar um aumento na pré-carga ou na pós-carga sobre o ventrículo direito. No Quadro 10-4 veremos algumas das causas desse fenômeno.

O valor da PVC pode ser estimado pelo pulso venoso. Com o paciente deitado em decúbito dorsal e com a cabeceira do leito posicionada em um ângulo de 45°, como aproximação, considera-se que a distância vertical entre a entrada da VCS no AD e a emergência da onda de pulso no ângulo esternal é de 5 cm. Cabe ao examinador, então, delimitar até que ponto

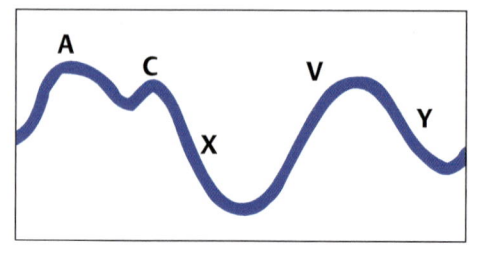

Fig. 10-17. Pulso venoso no ciclo cardíaco.

Quadro 10-4. Causas para o Aumento da PVC

- Insuficiência cardíaca crônica
- Tromboembolismo pulmonar
- Pneumotórax hipertensivo
- Edema agudo de pulmão
- Hipervolemia
- *Cor pulmonale*
- Tamponamento cardíaco
- Pericardite constrictiva

a onda de pulso é visível no pescoço. Em seguida, deve-se estimar a altura da coluna vertical entre esse ponto mais alto e a emergência do pulso venoso no ângulo esternal.

Deve-se lembrar que, para fazer essa estimativa, o examinador precisa saber qual é o ângulo em que se encontra o pescoço do paciente. Naturalmente, o pulso venoso se torna tanto mais visível quanto mais deitado o paciente estiver. Assim, caso a coluna vertical do pulso seja de 2 cm, o valor estimado da PVC será de 7 cm H_2O: a soma dos 5 cm entre o AD e o esterno (valor que é sempre o "ponto de partida" dessas estimativas) e dos 2 cm que o examinador aferiu ao observar o paciente. Para adultos, considera-se normal uma PVC de até 8 cm H_2O. Portanto, pulsos venosos com uma coluna vertical maior que 3 cm são considerados anormais.

Um método alternativo para se estimar a PVC é a avaliação da turgência jugular. As mesmas elevações de PVC que provocam um aumento as ondas de pulso venoso também tornam a turgência da veia jugular externa mais evidente. Na prática, colocamos o paciente em decúbito dorsal a 0°, identificamos a VJE e elevamos a cabeceira até os 45°. Nesta posição estimamos o tamanho da coluna de sangue visível da VJE e consideramos uma <u>turgência jugular patológica</u> qualquer medida vertical acima de 3 cm. Dessa forma, para o cálculo da PVC, soma-se a esse valor os 5 cm que separam o esterno do AD (Fig. 10-18).

Ocasionalmente, o examinador poderá ter dificuldades para diferenciar entre um pulso venoso jugular e um pulso arterial carotídeo durante a inspeção. Duas características os distinguem: em primeiro lugar, o pulso carotídeo tem apenas uma elevação e um descenso durante o ciclo cardíaco, enquanto o pulso venoso tem dois de cada no mesmo período. Pode-se observar as ondas enquanto se palpa o pulso radial e, assim, identificar esses padrões distintos dentro do ciclo. Além disso, o pulso carotídeo é amplamente palpável, enquanto o pulso venoso colaba ao toque. O Quadro 10-5 resume essas características.

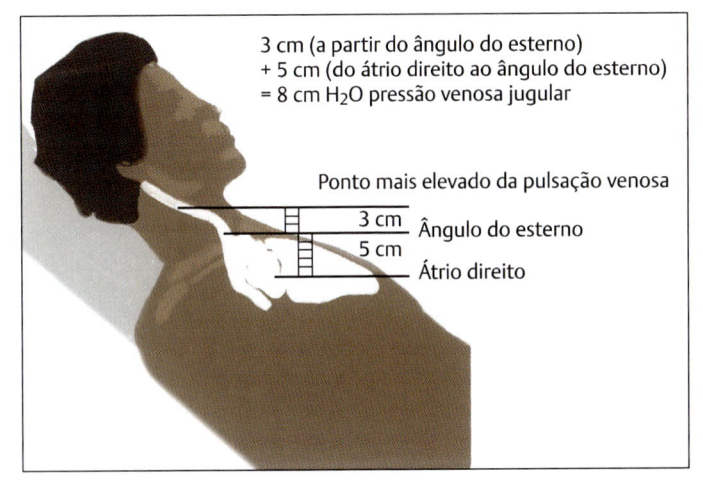

3 cm (a partir do ângulo do esterno)
+ 5 cm (do átrio direito ao ângulo do esterno)
= 8 cm H_2O pressão venosa jugular

Ponto mais elevado da pulsação venosa
3 cm — Ângulo do esterno
5 cm — Átrio direito

Fig. 10-18. Estimativa da PVC.

Quadro 10-5. Características dos Pulsos Arteriais Carotídeos e Venosos Jugulares

Pulsos arteriais	Pulsos venosos
Palpáveis	Visíveis, mas não palpáveis
Onda única e ampla em cada ciclo cardíaco	Duas ondas em cada ciclo, com elevação menos ampla e mais suave
Onda de pulso não é afetada pela compressão	Colabável – a jugular se enche com a compressão da base da coluna de sangue
Onda de pulso não é afetada pela posição corporal	A visualização do pulso venoso varia em função da posição corporal
Onda de pulso não é afetada pela inspiração	O enchimento jugular varia com a inspiração

Inspeção do Precórdio

Na inspeção cardiovascular, avaliamos o formato do tórax e buscamos, já de início, visualizar alguns pontos de referência que guiarão as manobras do exame, como as bordas paraesternais e os espaços intercostais. Pesquisamos a presença de deformidades torácicas e cicatrizes de traumas ou cirurgias cardiotorácicas, como a cicatriz de esternotomia da revascularização do miocárdio. Muitas vezes, a identificação de uma unidade geradora de marca-passo cardíaco externo já pode direcionar nosso raciocínio enquanto abordamos o paciente (Figs. 10-19 e 10-20).

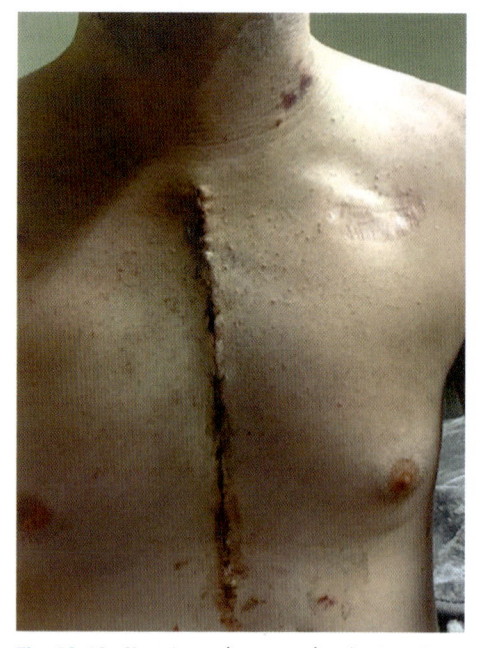

Fig. 10-19. Cicatriz medioesternal após cirurgia cardíaca.

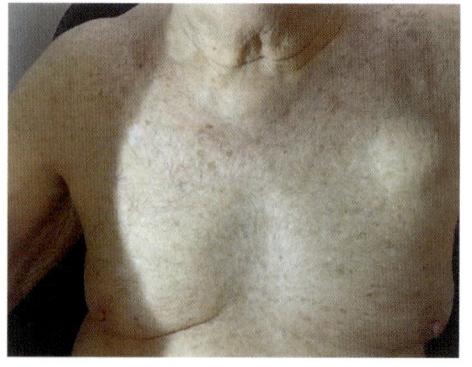

Fig. 10-20. Unidade geradora de marcapasso.

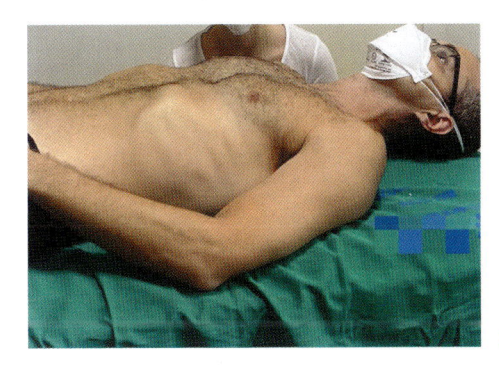

Fig. 10-21. Inspeção tangencial do *ictus*.

Na sequência da inspeção, nossa atenção deverá se direcionar para três regiões principais: fúrcula esternal, epigastro e precórdio. O batimento de fúrcula geralmente é visualizado, porém é bastante tênue. Ele pode ser mais vigoroso no caso do precórdio hipercinético ou de insuficiência aórtica. O batimento do epigástrio também pode ser fisiologicamente visualizado, mas quando este é mais intenso, pode corresponder a uma pulsação da aorta abdominal ou à impulsão do *ictus* de VD.

No precórdio, ocasionalmente é possível observar uma onda ritmada de elevação da caixa torácica que é produzida pelo batimento do ventrículo esquerdo – o impulso apical produzido sobre o *ictus cordis*. Isso é particularmente verdadeiro para pacientes magros e para aqueles que, por razões fisiológicas ou patológicas, apresentam batimentos ventriculares mais fortes, de maior amplitude.

Para visualizar o *ictus cordis*, recomenda-se que o examinador observe a caixa torácica em uma incidência tangencial: posiciona-se ao lado direito do paciente ou ao pé da cama, e observa-se tangencialmente a área precordial. Todavia, é preciso ressaltar que frequentemente não visualizamos o *ictus cordis* e isto não tem significado patológico (Fig. 10-21).

Um impulso cardíaco apical hiperativo, ou seja, com movimento acentuado, é encontrado nos estados hipercinéticos relacionados com hiperatividade simpática (exercício e ansiedade), hipertireoidismo, anemia e febre.

Palpação do Precórdio

Nesta etapa do exame, devemos avaliar o precórdio em algumas áreas específicas. A palpação do *ictus cordis* permite a caracterização do impulso apical e, por conseguinte, de aspectos anatômicos e funcionais do ventrículo esquerdo. Já o ictus do VD, quando perceptível ao toque, facilita a identificação de determinadas anomalias pertinentes ao coração direito. A palpação dos focos de ausculta cardíaca pode nos trazer informações sobre os movimentos das valvas cardíacas e seus respectivos fluxos sanguíneos durante o ciclo cardíaco. O paciente deve permanecer na posição de decúbito dorsal, com cabeceira inclinada a 30°.

Para examinarmos o **ictus cordis**, a palma da mão direita é posicionada no tórax esquerdo do paciente, cobrindo a área sobre o coração. As regiões tenar e hipotenar da mão devem estar localizadas ao longo da borda esternal com os dedos estendidos abaixo do mamilo esquerdo. Em pacientes femininas, sugere-se colocar a palma da mão direita abaixo da mama esquerda da paciente, de modo que a borda do dedo indicador repouse contra a superfície inferior da mama. Na avaliação do *ictus cordis*, é necessário caracterizarmos a sua localização, extensão, amplitude e duração (Fig. 10-22).

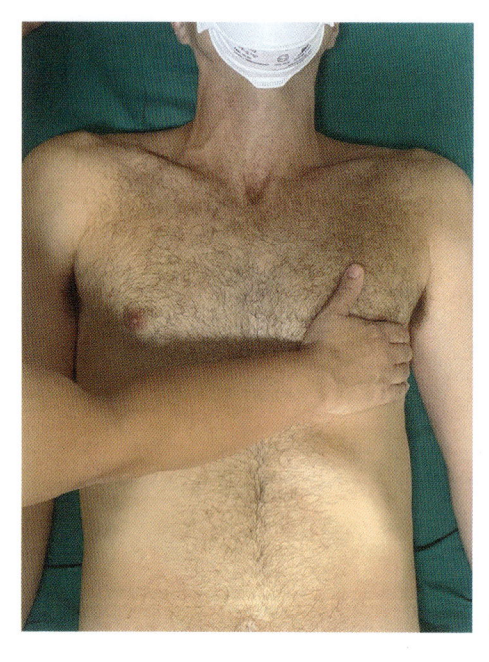

Fig. 10-22. Palpação do *ictus cordis*.

O primeiro parâmetro a estabelecer é a localização, que será a área em que o impulso apical for palpado pelos dedos do examinador. Normalmente, o *ictus* está situado entre o 4° ou 5° espaços intercostais esquerdos (EICE), na altura da linha hemiclavicular esquerda (LHCE). Todavia, quando o VE está dilatado, o *ictus* tende a ficar lateralizado, podendo chegar até mesmo às linhas axilares. Em seguida, estimamos a sua extensão. O *ictus* normal ocupa de uma a duas polpas digitais. Em casos de dilatação ventricular, poderá ocupar uma área maior.

A amplitude do *ictus* é um parâmetro subjetivo, mas igualmente importante. Amplitudes maiores, com batimentos mais palpáveis, podem resultar de estados hipercinéticos fisiológicos (como o exercício físico), patologias que aceleram a contração do miocárdio (anemias, hipotireoidismo, dor pós-operatória, desidratação) ou doenças cardiovasculares que provoquem contrações mais intensas. Já a duração do *ictus*, também subjetiva, é o tempo em que o examinador sente o batimento apical. Durações maiores indicam sístoles mais prolongadas, como na estenose da valva aórtica. Já as durações menores podem refletir estados hipercinéticos ou patologias onde predomina uma sobrecarga de volume sobre o VE, como é o caso da insuficiência da valva aórtica.

Devemos lembrar que nem sempre o *ictus* é palpável. Isso pode-se relacionar com a constituição física do indivíduo (obesos, mulheres com mamas volumosas) ou a patologias como DPOC e insuficiência do VE. Uma posição que facilita a palpação do *ictus* é o decúbito lateral esquerdo. Com isso, o ápice do VE se desloca em direção à caixa torácica e fica mais lateralizado e superficial, o que facilita sua identificação. A perda de mobilidade do *ictus* é rara, ocorrendo na maioria das vezes em pacientes com pericardiopatias que limitam seus deslocamentos (Quadro 10-6).

Muitas são as causas para um *ictus* de características alteradas. Para compreendê-las e evitar memorizações, alguns conceitos são úteis. As sobrecargas de pressão sobre o VE são situações que promovem sua hipertrofia como mecanismo compensatório: o VE precisa

Quadro 10-6. Características do *Ictus Cordis*

Resumindo...
■ Localização
■ Tamanho
■ Amplitude
■ Duração

se contrair com maior intensidade para vencê-las e bombear o sangue. Com isso, o *ictus* é propulsivo: sua amplitude aumenta, mas sua área e localização permanecem inalteradas. Doenças que provocam esta sobrecarga sobre o VE são a hipertensão arterial sistêmica e a cardiomiopatia hipertrófica. Há casos em que a sobrecarga de pressão afeta outras câmaras: a estenose mitral "poupa" o VE e acomete o AE e a hipertensão arterial pulmonar afeta primordialmente o VD. No caso da estenose aórtica, além de uma amplitude aumentada temos um *ictus* de maior duração, o que reflete um prolongamento da sístole: é o *ictus* sustentado.

Já nas sobrecargas de volume, o VE trabalha com volumes elevados por causa de defeitos de contratilidade ou regurgitações por valvas disfuncionais. Surge uma dilatação das paredes do VE, levando ao aumento na área do *ictus* e à lateralização. O *ictus* será difuso quando o miocárdio não é capaz de se contrair com maior vigor para compensar a sobrecarga de volume: é lateralizado, com área aumentada, difícil de delimitar e com amplitude reduzida. Como exemplo, temos as cardiomiopatias chagásica e alcoólica. Quando os mecanismos compensatórios de maior contratilidade estão presentes, produz-se um *ictus* globoso: lateralizado, com área aumentada (mas bem delimitável) e amplitude maior. Assim, o *ictus* globoso reúne características do *ictus* propulsivo (maior amplitude) e do *ictus* difuso (área aumentada). Os melhores exemplos são as insuficiências mitral e aórtica. O Quadro 10-7 resume essas características.

Na maioria dos pacientes, o examinador não consegue palpar o VD ao exame físico. Contudo, o **ictus de VD** deve ser pesquisado, pois quando presente pode ser um sinal de doenças que produzam contrações mais intensas desta câmara. Várias técnicas de palpação podem ser empregadas, como mostra a Figura 10-23. Em geral, a área pesquisada compreende as duas bordas paraesternais, ocupando o 3°, 4° e 5° EICE.

Quadro 10-7. Achados mais Comuns da Palpação do *Ictus Cordis*

Tipo de *Ictus*	Características
Difuso	Área aumentada, mas de difícil delimitação. Localização mais lateral. Amplitude reduzida ou normal. Duração normal Modelo: cardiomiopatia dilatada
Globoso	Área aumentada, de fácil delimitação. Localização mais lateral. Amplitude normal a aumentada. Duração normal. Modelo: insuficiência mitral e aórtica
Propulsivo	Área e localização normais. Amplitude aumentada. Duração normal ou aumentada (sustentada) Modelo: cardiopatia hipertensiva e estenose aórtica
Hipercinético	Área e localização normais. Amplitude normal ou aumentada. Duração normal. A taquicardia é um elemento proeminente. Modelo: estados hipercinéticos (anemia, hipertireoidismo)

A Figura 10-23a ilustra a primeira técnica: o examinador posiciona sua região tenar sobre a área do VD e tenta detectar a contração. Na Figura 10-23b, coloca-se a mão aberta sobre a borda paraesternal direita, posicionando-se um dedo em cada um dos três EICE pertinentes. A terceira opção, ilustrada na Figura 10-23c, é posicionar a mão sobre o epigastro e pressioná-lo, fazendo um movimento em que os dedos "entram" por baixo do

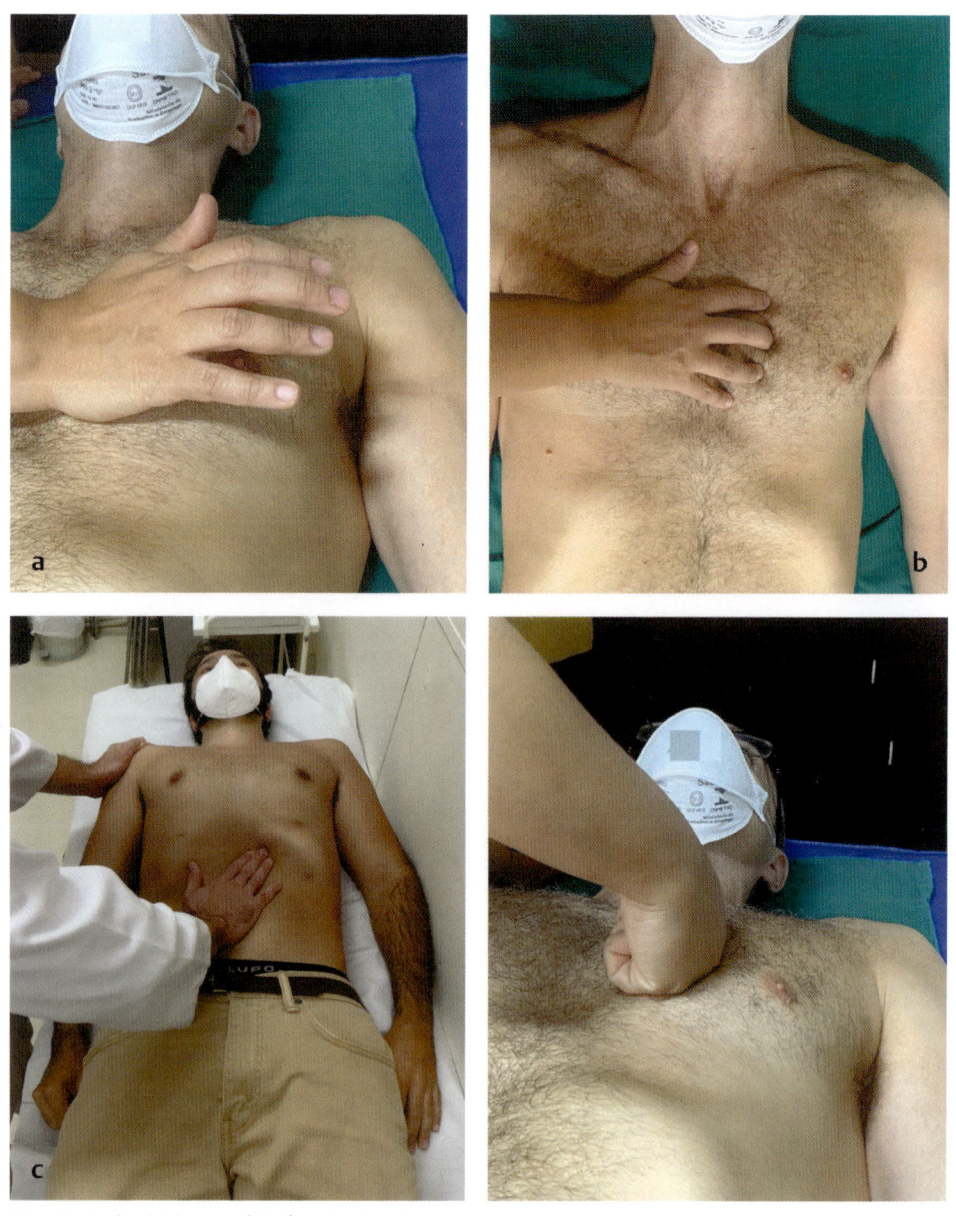

Fig. 10-23. (a-c) Técnicas de palpação do VD.

apêndice xifoide e apontam na direção da clavícula esquerda, tentando sentir nas suas pontas o batimento do VD.

Esta manobra pode ser tentada também com o paciente sentado, o que aproxima o VD da caixa torácica. Com essa técnica, pode haver dúvidas se a palpação está sendo feita sobre o VD ou a aorta abdominal. Nesses casos, deve-se identificar a pulsação da aorta sobre o mesogastro e tentar acompanhar seu trajeto, que é tipicamente mais superficial. É particularmente útil em pacientes com doença pulmonar obstrutiva crônica, onde há um aumento do diâmetro anteroposterior do tórax, dificultando a palpação do VD. São pacientes que frequentemente evoluem com *cor pulmonale* por sobrecarga do ventrículo direito, o que torna a sua palpação mais importante.

Para completar a palpação do precórdio, devemos ainda posicionar nossos dedos indicador e médio sobre cada um dos cinco focos de ausculta cardíaca. Cada foco representa o local onde os achados da ausculta de sua respectiva valva são mais pronunciados. Em geral, a palpação dos focos não produz achados. Todavia, quando há anormalidades nos fluxos de sangue pelas valvas ou nos seus movimentos de abertura e fechamento, podemos identificar os frêmitos e os choques valvares. Os focos da ausculta são (Fig. 10-24):

- *Aórtico:* na borda paraesternal direita, sobre o 2° EICD.
- *Pulmonar:* na borda paraesternal esquerda, sobre o 2° EICE.
- *Tricúspide:* na borda paraesternal esquerda, sobre o 5° EICE.
- *Mitral:* é o foco correspondente ao *ictus cordis*. Geralmente fica sobre a LHCE e o 5° EICE.
- *Aórtico acessório (foco de Erb):* localiza-se na borda paraesternal esquerda, sobre o 3° EICE.

Os frêmitos são sensações vibratórias que correspondem a fluxos de sangue muito irregulares e turbilhonados. Como veremos, são acompanhados de sopros à ausculta do foco onde foram detectados e se relacionam com doenças valvares: estenoses ou insuficiências. O frêmito é, portanto, a sensação tátil do sopro. Já os choques valvares são palpáveis quando o fechamento das valvas é mais forte que o habitual, o que acontece, por exemplo, diante de sobrecargas de pressão sobre o VE (valva aórtica) ou o VD (valva pulmonar). O

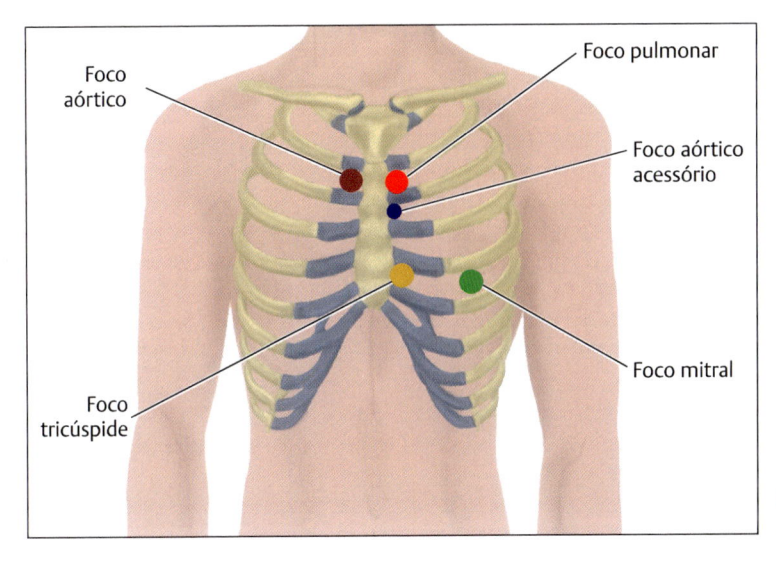

Fig. 10-24. Focos de ausculta cardíaca.

choque valvar é a sensação tátil que corresponde à ausculta de uma bulha cardíaca hiperfonética, como veremos adiante. É mais fácil de palpar nos focos da base, pois as valvas mitral e tricúspide não são tão superficiais.

Ausculta do Precórdio

Essa etapa do exame deve ser iniciada com o paciente em <u>decúbito dorsal</u>. Duas outras posições deverão ser necessariamente empregadas no seu decorrer: o <u>decúbito lateral esquerdo</u> (que melhora a ausculta no foco mitral) e a posição sentada, com ligeira inclinação do tronco para a frente (que melhora a ausculta nos focos da base) (Fig. 10-25). Todos os cinco focos de ausculta deverão ser examinados com o diafragma do estetoscópio. A campânula, mais apropriada para a ausculta de sons graves e de baixa frequência, deve ser também usada nas auscultas dos focos mitral e tricúspide porque permite uma melhor caracterização das bulhas acessórias (B3 e B4) e dos sopros das estenoses mitral e tricúspide.

Os focos podem ser avaliados na ordem que o examinador preferir. Em cada um, a caracterização das bulhas (normais ou patológicas), a identificação de sopros cardíacos e a pesquisa de sons atípicos, como desdobramentos de bulhas, cliques e estalidos de abertura valvar; deve ser associada aos demais achados semiológicos para que se possa definir as melhores possibilidades diagnósticas e terapêuticas.

As **bulhas cardíacas** normais são os sons produzidos pelo fechamento das valvas cardíacas durante o ciclo. A <u>primeira bulha</u> (B1) marca o início da sístole e é produzida pelo fechamento da mitral e da tricúspide – por isso, é mais bem audível nesses focos. Ela coincide com a palpação do pulso carotídeo: em casos de dificuldade para diferenciar entre B1 e B2, o que ocorre especialmente em taquicardias, essa manobra pode ser aplicada. Eventuais aumentos ou reduções em sua sonoridade são chamados, respectivamente, de <u>hiperfonese</u> e <u>hipofonese</u> (Quadro 10-8).

A <u>segunda bulha</u> (B2), que marca o término da sístole, é produzida pelo fechamento das valvas aórtica e pulmonar. Por isso, é melhor audível nos focos da base. Tem algumas particularidades: como a valva aórtica está sob maior pressão do que a pulmonar, seu fechamento ocorre um pouco antes e produz normalmente um som mais alto. Assim, a B2 tem dois componentes que, em certos casos, podem ser percebidos à ausculta: o componente A2 (melhor ouvido no foco aórtico e mais alto) e o componente P2 (melhor ouvido no foco pulmonar e mais baixo). Algumas patologias provocam uma elevação das pressões sobre a circulação pulmonar e o fechamento mais vigoroso da P2. Nesses casos, pode-se ter P2 > A2, ou seja, o componente pulmonar da B2 torna-se mais alto. Exemplos disso são a estenose mitral com hipertensão pulmonar e a *cor pulmonale* (insuficiência do VD por doenças pulmonares, como o DPOC, que produzem hipertensão pulmonar) (Quadro 10-9).

Há ainda situações (fisiológicas ou patológicas) em que o fechamento de uma das duas valvas da base se atrasa, alterando a relação temporal habitual entre os seus fechamentos e produzindo diversos tipos de <u>desdobramentos</u> da B2 à ausculta (Quadro 10-10).

Como o som do componente aórtico é mais alto, no foco pulmonar podemos auscultar o componente aórtico e o pulmonar da segunda bulha. Assim o desdobramento de B2 é audível SOMENTE no foco pulmonar. Como vimos, os eventos do coração direito acontecem com um certo atraso em relação ao coração esquerdo. Consequentemente, o fechamento da válvula pulmonar se dá fisiologicamente depois do fechamento da válvula aórtica gerando o desdobramento.

A presença de <u>bulhas acessórias</u> pode aparecer em situações fisiológicas ou patologias cardíacas. A <u>terceira bulha</u> (B3) é um som produzido ao término do terço inicial da diástole

EXAME DO APARELHO CARDIOVASCULAR

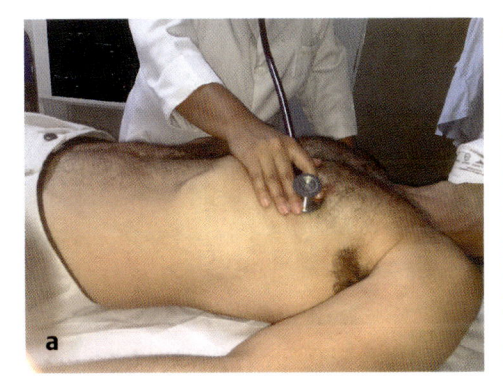

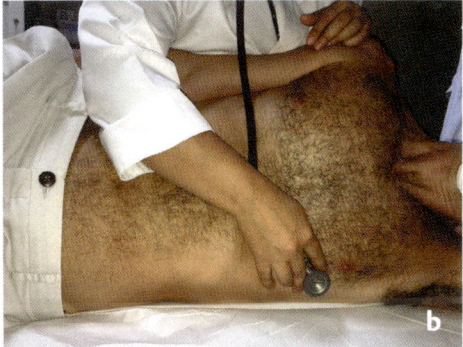

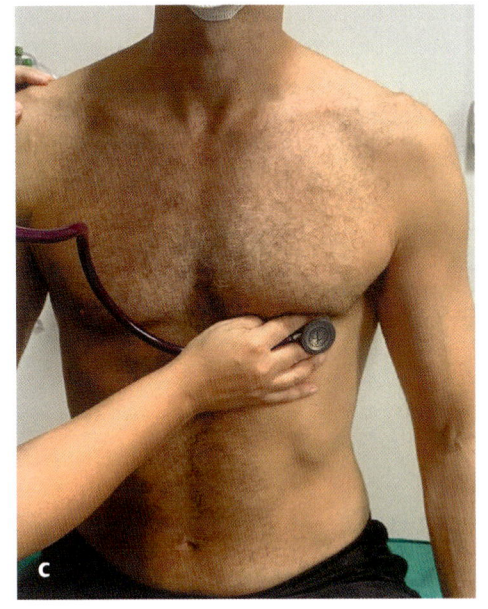

Fig. 10-25. (a-c) Posições para a ausculta cardíaca.

Quadro 10-8. Algumas Anormalidades em B1

Alteração	Causas	Mecanismos
Hiperfonese	▪ Taquicardias ▪ Estados hipercinéticos (anemia, dor, febre, hipertireoidismo) ▪ Estenose mitral	Fechamento mais rápido, "forçado" da valva
Hipofonese	▪ Bloqueios atrioventriculares (BAV) de 1°Grau ▪ Insuficiência mitral ▪ Disfunção do VE	A valva tem bastante tempo para se fechar ou não se fecha completamente

Quadro 10-9. Algumas Anormalidades em B2

Alteração	Causas	Mecanismos
Hiperfonese	- Hipertensão arterial ou dilatação na base da aorta (aumento em A2) - Hipertensão pulmonar ou dilatação na base da artéria pulmonar (aumento em P2)	Fechamento da valva sob maior pressão
Hipofonese	- Estenose pulmonar ou aórtica - DPOC	As valvas perdem a mobilidade e, portanto, fecham-se com menos força, ou a ausculta é dificultada pelo aumento do diâmetro anteroposterior do tórax

Quadro 10-10. Desdobramentos de B2

Desdobramento fisiológico. É o padrão normal. Pode não ser auscultado na expiração. Com a inspiração, o fechamento das câmaras direitas se posterga um pouco e o desdobramento se torna mais evidente

Desdobramento amplo. É uma exacerbação do padrão fisiológico. Por um atraso no fechamento da valva pulmonar, o som desdobrado de B2 fica mais evidente, surgindo da expiração e aumentando na inspiração. Exemplos: bloqueio de ramo direito, hipertensão pulmonar e estenose pulmonar

Desdobramento fixo. É um desdobramento marcante, mas que não se altera com a inspiração. Ocorre na comunicação interatrial

Desdobramento paradoxal. Quando ocorre um atrado no fechamento da valva aórtica, o desdobramento normal pode desaparecer ou até ser invertido, com P2 se fechando primeiro. Exemplos: bloqueio de ramo esquerdo e estenose aórtica

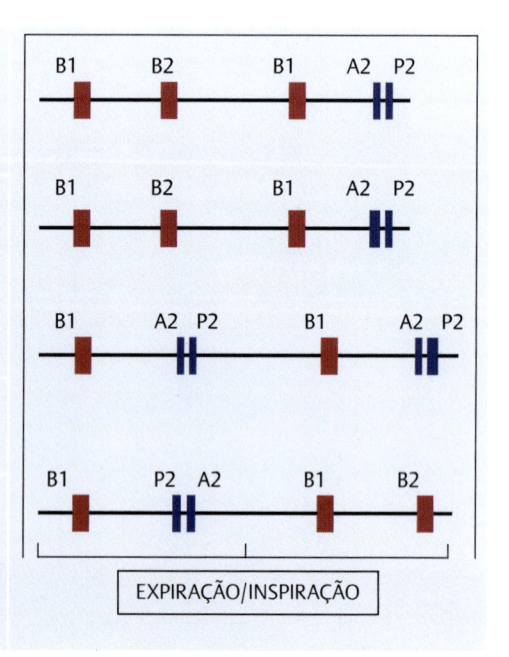

(fase de enchimento ventricular rápido), sendo ouvida após a B2. Ocorre quando as paredes ventriculares estão dilatadas e não se esvaziam adequadamente durante a sístole. Nessa situação, quando a diástole começa, o som produzido pelo impacto do sangue esvaziado dos átrios aos ventrículos se reverbera, produzindo a B3 (Fig. 10-26).

Assim, as doenças que provocam sobrecargas de volume nos ventrículos são causas comuns de B3: insuficiência mitral e cardiomiopatia dilatada, por exemplo. Eventualmente, a B3 pode ser fisiológica em gestantes e crianças. É um som melhor audível nos focos mitral e tricúspide, com a campânula do estetoscópio.

EXAME DO APARELHO CARDIOVASCULAR

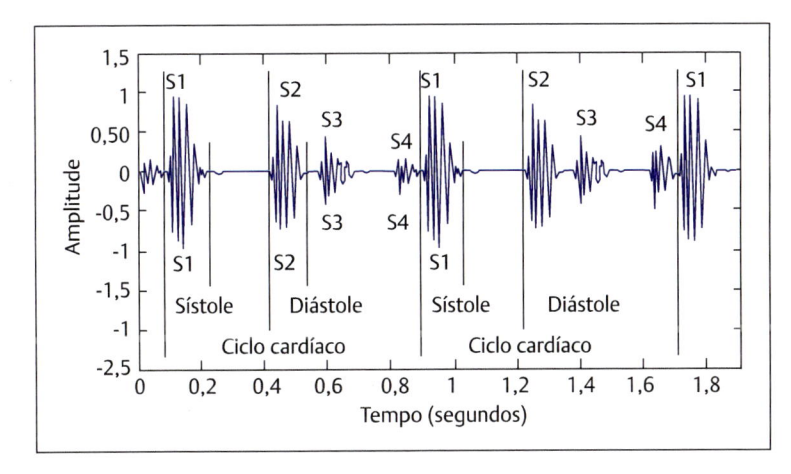

Fig. 10-26. Bulhas no ciclo cardíaco.

Já a quarta bulha (B4) é um som associado a sobrecargas de pressão e hipertrofias ventriculares. Ela ocorre ao término da diástole e é produzida pela contração atrial vigorosa contra um ventrículo de paredes pouco complacentes. Assim, é audível logo antes de B1 (Fig. 10-26). Em paredes ventriculares que não relaxam adequadamente por hipertrofia ou baixa complacência, o impacto do sangue atrial que é "impulsionado" ao ventrículo pela contração atrial produz esse som, que também é mais fácil de auscultar com a campânula e nos focos mitral e tricúspide. Não auscultamos B4 na fibrilação atrial, já que não ocorre a contração atrial. Em pacientes com disfunções ventriculares mais avançadas, as duas bulhas são audíveis e podem até ser palpáveis sobre o ictus cordis. Nesses casos, dizemos que existe um "galope de soma" (Quadro 10-11).

Quadro 10-11. Características das Bulhas Principais e Acessórias

	Resumindo...
B1	▪ Fechamento das válvulas mitral e tricúspide ▪ Mais bem audível nos focos mitral e tricúspide ▪ Som de alta frequência – mais bem audível com diafragma ▪ Marca o início da sístole e coincide com o batimento carotídeo
B2	▪ Fechamento das válvulas aórtica e pulmonar ▪ Mais bem audível nos focos aórtico e pulmonar ▪ Som de alta frequência – mais bem audível com diafragma ▪ Marca o início da diástole
B3	▪ Som diastólico: fase de enchimento ventricular rápido ▪ Mais bem audível nos focos mitral e triscúspide ▪ Som de baixa frequência – mais bem audível com campânula ▪ Sobrecarga de volume – hipertrofia excêntrica do ventrículo
B4	▪ Som diastólico (pré-sistólico) ▪ Contração atrial vigorosa contra um ventrículo pouco complacente ▪ Mais bem audível nos focos mitral e triscúspide ▪ Som de baixa frequência – mais bem audível com campânula ▪ Sobrecarga de pressão – hipertrofia concêntrica do ventrículo

Os **sopros** são sons produzidos por um fluxo de sangue turbilhonado. Embora possam ocorrer em vasos arteriais com alterações estruturais em suas paredes (como aneurismas ou placas de ateroma), nessa seção faremos o estudo dos sopros cardíacos.

Esses sons são produzidos na maioria das vezes pela passagem do sangue por uma valva estruturalmente doente (estenose ou insuficiência), mas eventualmente podem-se relacionar a estados hipercinéticos (sopros por hiperfluxo) ou a distorções na arquitetura das quatro câmaras cardíacas. Ao auscultar um sopro cardíaco durante a sua avaliação, o examinador deve atentar para as características que permitem a identificação de suas prováveis causas: fase do ciclo cardíaco, foco de melhor ausculta, intensidade, irradiações e timbre.

A fase do ciclo é a sístole ou a diástole. Em raros casos, o sopro pode ser contínuo ou sistodiastólico: é o caso do ducto arterioso patente. Em conjunto com a identificação do foco de melhor ausculta, permite delimitar as possíveis etiologias. Um exemplo é o sopro sistólico audível no foco mitral, que em geral é causado por uma insuficiência mitral: a valva não fecha como deveria durante a sístole e surge um fluxo anômalo de regurgitação para o AE. Por outro lado, se estivermos diante de um sopro diastólico no foco mitral, a hipótese de estenose mitral se fortalece: nessa fase do ciclo, a mitral estenosada não se abre como deveria e o fluxo fica turbilhonado. O fonograma da Figura 10-27 ilustra esses exemplos.

A intensidade do sopro é uma medida subjetiva, mas ajuda a estimar a severidade do defeito subjacente. Para aferi-la, consideramos o volume auscultado e a eventual presença de um frêmito à palpação daquele foco. A classificação de Levine estadia a intensidade dos sopros em seis níveis (ou "cruzes") (Quadro 10-12).

Outra característica importante é a irradiação do sopro, ou seja, se ele permanece audível ao longo de um trajeto específico, que corresponda à direção do fluxo sanguíneo: quando presente, ajuda o examinador a distinguir entre possíveis causas de sopros que ocorram nos mesmos focos e fases do ciclo.

Assim, sopros causados por estenoses aórticas frequentemente se irradiam para o pescoço, seguindo a direção do fluxo de sangue pela valva aórtica, enquanto o sopro da cardiomiopatia hipertrófica (também sistólico e mais audível nos focos aórticos principal e acessório) irradia-se para o ápice. Já os sopros sistólicos relacionados com a insuficiência mitral se irradiam tipicamente para a axila esquerda ou para o dorso, na direção do fluxo para o AE. Outras doenças têm padrões menos sistemáticos de irradiações dos seus sopros, mas que devem ser descritos sempre que identificados ao exame.

Há ainda outras características dos sopros, como o timbre do som produzido (aspirativo, rude, piante, agudo, grave etc.) que exigem uma maior experiência prática, sendo habitualmente objetos de análise dos especialistas em semiologia cardiovascular. Por exemplo: considera-se que o sopro diastólico produzido pela estenose mitral tem um som semelhante a um ruflar de asas (uma descrição bastante subjetiva), o que leva esse sopro a ser muitas vezes descrito como um "ruflar diastólico". Já o sopro diastólico gerado pela insuficiência aórtica é descrito como um som caracteristicamente agudo.

Manobras Semiológicas Importantes

Na avaliação do aparelho cardiovascular, algumas manobras do exame físico são utilizadas para esclarecer a natureza de certos achados que eventualmente não pareçam claros *a priori*. Isso se aplica, principalmente, à avaliação dos sopros cardíacos.

A manobra de Rivero-Carvallo é a inspiração profunda. Ela gera uma pressão intratorácica negativa, o que aumenta o retorno venoso, intensificando e retardando a ausculta

EXAME DO APARELHO CARDIOVASCULAR

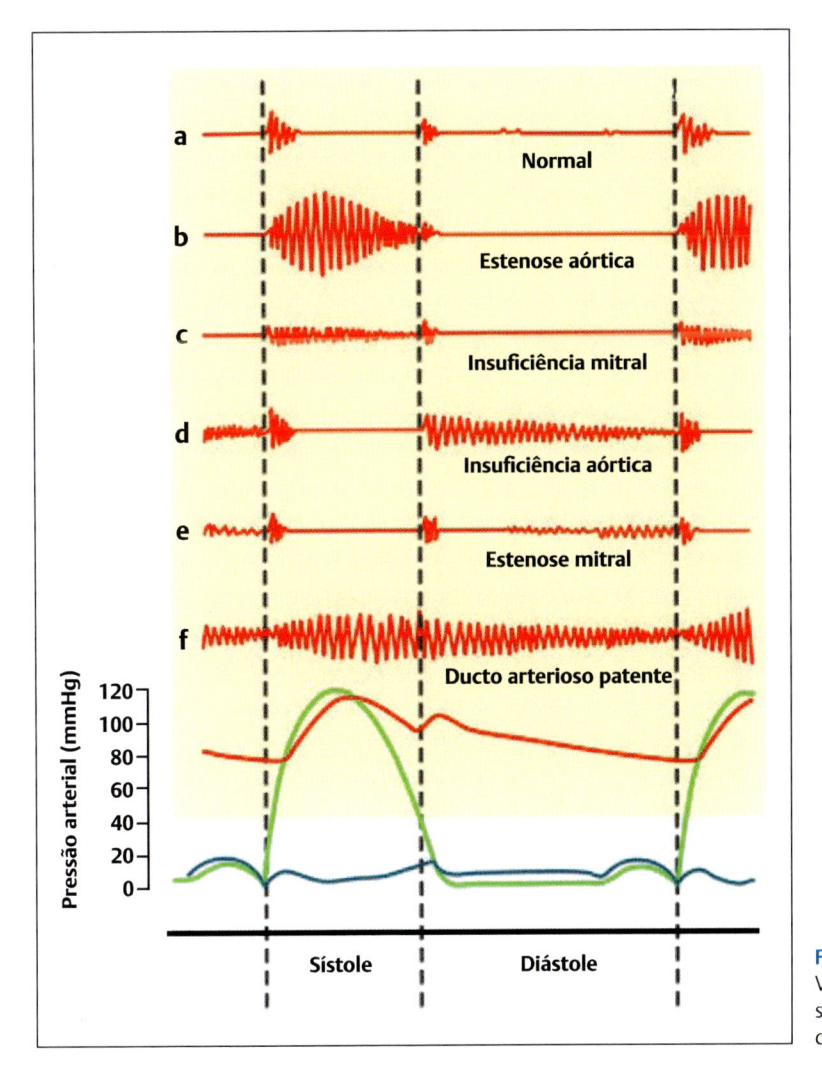

Fig. 10-27. Valvopatias e seus sopros – fase do ciclo.

Quadro 10-12. Classificação de Levine

	Sopros sem frêmito associado
+/6+	Leve intensidade. Mais bem audível pelo especialista
++/6+	Moderada intensidade, não deixa dúvidas, sempre detectado
+++/6+	Alta intensidade, sem frêmito
	Sopros com frêmito associado
++++/6+	Alta intensidade, com frêmito
+++++/6+	Audível até mesmo com a borda lateral do estetoscópio
++++++/6+	Audível mesmo sem o estetoscópio

dos sons nas câmaras direitas. Auxilia a caracterizar a insuficiência tricúspide (cujo sopro se intensifica) e a insuficiência mitral (cujo sopro não se modifica).

O *hand-grip* é o aperto de mão do paciente sobre os dedos do examinador. Isso aumenta a resistência arterial periférica, intensificando os sopros das insuficiências mitral e aórtica. Já os sopros da estenose aórtica e da cardiopatia hipertrófica ficam menos audíveis, enquanto o sopro da estenose mitral não sofre modificação. Assim, a manobra é muito usada para diferenciar o sopro sistólico da estenose aórtica do sopro sistólico da insuficiência mitral.

Mudanças de postura: como explicamos no início dessa seção, o decúbito lateral esquerdo auxilia a ausculta no foco mitral. Já a posição do paciente sentado e um pouco inclinado para frente melhora os achados (bulhas e sopros) provenientes dos focos da base. Esta posição pode também produzir alívio em dores de origem pericárdica.

Na manobra de Valsalva, pedimos ao paciente para que inspire, prenda o ar e contraia sua musculatura abdominal com a glote fechada por alguns segundos. Isso gera um aumento da pressão intratorácica e reduz o retorno venoso e o volume de enchimento dos ventrículos. Com isso, quase todos os sopros cardíacos se reduzem, com duas exceções. Na cardiopatia hipertrófica, o sopro sistólico audível sobre o foco aórtico fica mais intenso porque a obstrução sobre o trato de saída do VE se intensifica. Já no prolapso de valva mitral com insuficiência mitral associada, a redução temporária nas dimensões do VE acentua o prolapso da valva e assim intensifica o sopro sistólico audível sobre o foco mitral. Quando o paciente solta o ar e relaxa, os efeitos opostos se verificam. O Quadro 10-13 resume todas as características dos sopros cardíacos.

Outros Achados Relevantes na Ausculta

A identificação de algumas particularidades da ausculta cardíaca, como dissemos, exige uma experiência clínica longa o bastante para permitir diferenciações mais sutis entre diferentes sons. Ao realizar suas primeiras avaliações cardiovasculares, o estudante deverá primeiro consolidar os seus conhecimentos sobre as técnicas básicas de exame e sua capacidade de reconhecer os padrões e alterações mais comuns. Uma vez completada essa etapa, poderá "acostumar melhor seus ouvidos" a minúcias como a identificação de sons mais raros (como os cliques sistólicos no prolapso de valva mitral), a descrição dos timbres sonoros dos sopros e a distinção entre sopros e ruídos de ejeção precoce. Assim, completaremos esse estudo de forma sucinta, com uma descrição de mais alguns achados que já devem ser pesquisados nesse momento inicial e que podem ser valiosos na investigação diagnóstica de uma doença cardiovascular.

O atrito pericárdico é qualitativamente semelhante ao atrito pleural, som que estudamos no capítulo de exame do tórax. É um som semelhante a um "ranger de couro", audível

Quadro 10-13. Características dos Sopros

Resumindo...
• Principal foco de ausculta: determina a válvula lesada
• Irradiação: segue o trajeto do sangue turbilhonado
• Fase do ciclo cardíaco: sistólico ou diastólico
• Intensidade: de + a 6+/6+
• Timbre
• Manobras especiais: posicional (decúbito lateral esquerdo para foco mitral e sentado e inclinado para frente para os focos da base), Rivero-Carvallo, *hand-grip* e Valsalva

em todo o ciclo cardíaco e melhor identificado sobre a borda esternal esquerda, próximo ao 3°EICE. Resulta da inflamação do pericárdio e pode ser um sinal de pericardite aguda ou crônica (infecciosa, autoimune, pós-IAM, urêmica). O som pode ficar um pouco menos nítido quando o paciente se inclina para frente.

O zumbido venoso (*venous hum*) é uma alteração benigna, mais comum em crianças: um som produzido pelo turbilhonamento do sangue que retorna à VCS pelas veias jugulares. É audível em todo o ciclo cardíaco, especialmente acima da região mais medial das clavículas.

O estalido de abertura mitral é um som produzido pela abertura da valva mitral quando ela se encontra estenosada. É, portanto, mais audível no ápice e ocorre logo no início da diástole, bem mais "próximo" da B2 do que a B3 costuma aparecer – vale lembrar que a B3 é habitualmente audível no final do terço inicial da diástole, sendo mais claramente separada da B2. Além disso, por ser um som mais agudo, é melhor ouvido com o diafragma.

APROFUNDANDO

Nesta seção, apresentaremos alguns dos sinais e sintomas mais comuns das doenças cardiovasculares. Discutiremos seus possíveis significados, fazendo sua caracterização e colocando-os no contexto mais amplo da anamnese e do exame físico. Em seguida, estudaremos algumas síndromes que frequentemente reúnem esses achados e que têm alta relevância clínica pela morbimortalidade que impõem à população.

Sinais e Sintomas Comuns em Doenças Cardiovasculares

Dispneia

A sensação de "falta de ar", embora seja percebida individualmente de várias formas, pode indicar um distúrbio orgânico que comprometa a oxigenação do sangue ou o aporte de oxigênio para os diversos órgãos e tecidos. Como pode estar relacionada, entre outras causas, com doenças cardiovasculares, respiratórias, hematológicas e psiquiátricas, precisa ser bem caracterizada na anamnese e observada em conjunto com sinais do exame físico que poderão acompanhá-la.

Uma distinção inicial a fazer é se o relato do paciente é de fato compatível com dispneia – sensação de falta de ar, com dificuldade para respirar adequadamente. Sintomas como fraqueza, astenia e fadiga podem ser percebidos de forma semelhante e descritos como "cansaço", e por isso seu detalhamento na anamnese é fundamental. A partir daí, o examinador deve caracterizar a dispneia. Em primeiro lugar, deve avaliar sua intensidade na história da doença atual. Para isso, buscamos quão presente a dispneia está no cotidiano da pessoa:

- *Aos grandes esforços:* dispneia leve. Aparece apenas quando o indivíduo realiza atividades físicas mais intensas, mas que previamente não produziam dispneia: subir alguns lances de escada, caminhar em um plano inclinado, correr uma curta distância.
- *Aos médios esforços:* dispneia moderada. Aparece em atividades corriqueiras do cotidiano que demandam algum esforço: caminhar uma longa distância em um plano horizontal, lavar louça, subir um pequeno lance de escadas.
- *Aos pequenos ou mínimos esforços:* dispneia grave. Já é percebida ao desempenhar atividades como pentear o cabelo, falar normalmente e enxugar-se após o banho.
- *Em repouso:* dispneia muito grave, percebida continuamente.

Alguns padrões de dispneia são importantes no contexto das doenças cardiovasculares. A dispneia paroxística noturna (DPN) ocorre quando o paciente acorda durante a noite (geralmente 1 a 2 horas após se deitar) com falta de ar e precisa se sentar e, ocasionalmente, ir até a janela, melhorando então progressivamente. É característica de pacientes com congestão pulmonar por insuficiência ventricular esquerda. Na dispneia de decúbito, o paciente não suporta o decúbito horizontal (a 0°) e prefere dormir com dois ou mais travesseiros elevando o tórax. Também é típica de casos de congestão pulmonar. A ortopneia é qualquer dispneia que melhora quando o paciente fica em posição ortostática (sentado ou em pé).

Devemos investigar o tempo de instalação e a evolução, que indicarão o quão recente é a dispneia e se sua intensidade tem variado com o tempo. A presença de sinais e sintomas associados (febre, tosse, cianose, palidez) deve ser averiguada.

Embora seja considerada um sintoma, a dispneia pode ser acompanhada de vários sinais ao exame físico que ajudam o examinador a caracterizar sua intensidade e determinar hipóteses diagnósticas. Nos sinais vitais, atenta-se à presença de taquipneia, taquicardia e queda na saturação de O_2 (o "quinto sinal vital"). Podemos também observar sinais de esforço respiratório: batimento da asa do nariz, tiragem intercostal, uso de musculaturas acessórias (como o ECOM) para ventilar e um fácies de sofrimento agudo. Na ectoscopia, a cianose central é um indicador de hipóxia importante. Além disso, todos os sinais da doença causadora da dispneia podem estar presentes. O Quadro 10-14 relaciona alguns exemplos de causas de dispneia.

No caso das doenças cardiovasculares, alguns padrões de dispneia merecem análise mais aprofundada, como veremos mais adiante no estudo das grandes síndromes.

Quadro 10-14. Algumas das Principais Causas de Dispneia

Cardiovasculares	• Insuficiência cardíaca • Doença coronariana • Arritmias • Tromboembolismo pulmonar • Doenças do pericárdio
Respiratórias	• DPOC e asma • Infecções respiratórias • Pneumotórax • Obstruções de vias aéreas superiores • Fibrose pulmonar idiopática
Hematológicas	• Anemias • Leucemias • Aplasias de medula óssea
Neurológicas	• Esclerose múltipla • Síndrome de Guillain-Barré • Miastenia grave
Metabólicas	• Intoxicação por fentanil • Síndrome hepatopulmonar • Hipotireoidismo
Psiquiátricas	• Síndrome do pânico • Transtorno de ansiedade generalizada • Transtornos de somatização

Dor Torácica

Esse sintoma pode trazer grande apreensão ao paciente por estar frequentemente associado a patologias comuns e de elevada morbimortalidade. Assim como no caso das dispneias, sua caracterização exige anamnese e exame físico atenciosos.

A dor relacionada com doença isquêmica crônica (a angina estável) costuma ser uma sensação de "aperto" ou compressão na região do precórdio. O sinal de Levine (o paciente coloca seu punho fechado sobre essa região) é muito sugestivo (Fig. 10-28). A dor pode-se irradiar para os membros superiores (principalmente o esquerdo), pescoço, mandíbula e dorso. Surge habitualmente após esforços físicos ou estresses emocionais e tende a melhorar após alguns minutos, com o paciente em repouso. A ingestão de medicações da classe dos nitratos também gera alívio.

Na anamnese, devemos pesquisar sintomas associados (dispneia, palpitações, sudorese fria, desconforto epigástrico) e a presença dos principais fatores de risco, tais como hipertensão arterial, diabetes mellitus, dislipidemia e tabagismo, entre outros. No caso das síndromes coronarianas agudas (IAM, angina instável), a dor tem características semelhantes, mas tende a ser mais intensa, pode surgir mesmo em repouso, tem maior duração e frequentemente não melhora com seus fatores de alívio habituais.

Já a dor pleurítica é um padrão observado em qualquer doença que produza uma reação inflamatória nas pleuras: pneumonias, tuberculose, neoplasias de pulmão e pleura, tromboembolismo pulmonar e muitas outras. A dor é em pontada, bem localizada e caracteristicamente piora à inspiração profunda, movimento que distende a caixa torácica e as pleuras. Embora sua intensidade se relacione bem com o ciclo respiratório, não possui relação clara com posições corporais e não tende a piorar à palpação local, o que pode ajudar o examinador a diferenciá-la de dores osteomusculares ou neuropáticas. A ocorrência de outros sintomas de doença respiratória (febre, tosse, dispneia, hemoptise, cianose) deve ser bem investigada. Pela sua alta prevalência, conhecê-la e saber diferenciá-la de uma dor torácica de origem cardiovascular é fundamental.

A dor de origem pericárdica, por sua vez, é causada pela inflamação ou pela distensão do saco pericárdico, especialmente quando esses processos de instalam agudamente. Causas comuns são as pericardites por vírus (*coxsackie*, parvovírus B19), doenças autoimunes (lúpus, artrite reumatoide) e pós-IAM. É percebida pelo paciente como uma dor de qualidade variável (às vezes em pontada, ou "surda", ou em queimação) que se irradia para

Fig. 10-28. O sinal de Levine.

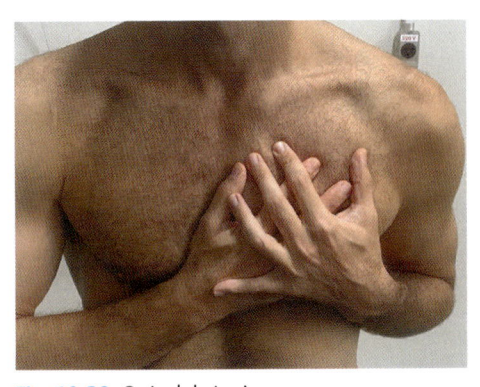

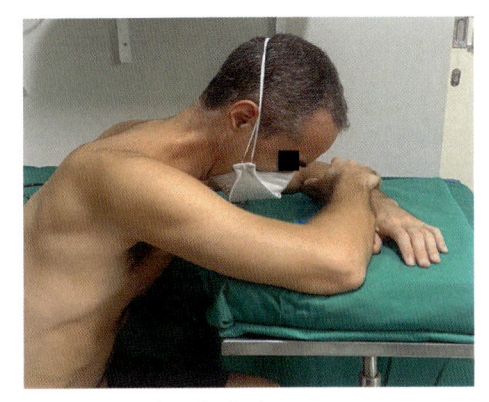

Fig. 10-29. Inclinação do dorso.

o pescoço e o ombro direito. Embora tenha aspectos semelhantes à dor isquêmica, ela caracteristicamente piora quando o paciente se deita e é aliviada pela posição genupeitoral, com o tórax inclinado para frente (Fig. 10-29). Além disso, não se relaciona a esforços físicos ou estresses emocionais. Eventualmente, pode piorar à inspiração e se associar a um atrito pericárdico no exame físico.

Outro padrão marcante de dor torácica relaciona-se com a dissecção aórtica. Trata-se de uma patologia quase sempre aguda, de elevadíssima mortalidade e cujo prognóstico depende de seu pronto reconhecimento clínico. A localização e a irradiação dependem do segmento da aorta que está sendo acometido. A dor é normalmente sentida no dorso, mas também pode-se iniciar na região anterior do tórax com irradiação interescapular. É extremamente intensa e associada a sudorese fria, dispneia e hipotensão. Classicamente, o paciente descreve uma sensação dilacerante, como se a dor o "rasgasse". Devemos lembrar que esse é o padrão da dissecção da aorta torácica (ascendente ou descendente). Caso estejamos diante de uma dissecção da aorta abdominal, a dor apresentará padrão semelhante, mas se localizará sobre o epigastro e o mesogastro.

Edema

É o acúmulo de líquido no espaço intersticial em determinadas regiões corporais. Em geral, resulta do extravasamento de fluido intravascular. Possui diversos mecanismos possíveis: aumento na pressão intravascular, maior permeabilidade endotelial à passagem de líquido e desequilíbrios osmóticos entre os compartimentos intra e extravascular estão entre os principais.

Para que a patologia causadora do edema seja identificada, devemos caracterizá-lo na anamnese e no exame físico. A presença de sinais flogísticos (dor local, eritema e calor à palpação) indica edema por extravasamento endotelial, o que acontece em infecções, traumatismos, pós-operatórios, artrites e outros processos inflamatórios em que o endotélio se torna mais permeável à passagem de mediadores da resposta imunológica, como neutrófilos e macrófagos.

Outro aspecto importante é a simetria: edemas bilaterais, que parecem afetar os membros, a face e os demais segmentos corporais de forma simétrica são em geral provocados por distúrbios sistêmicos que provocam alterações nas pressões intravasculares ou no equilíbrio osmótico entre os compartimentos: é o caso da insuficiência cardíaca, da cirrose hepática, da doença renal crônica e do hipotireoidismo. São edemas facilmente depressíveis, "moles", em que os dedos do examinador deixam uma marca visível após a compressão local: o cacifo (Fig. 10-30).

O caráter localizado ou generalizado do edema também é relevante. Enquanto as doenças sistêmicas acima mencionadas causam quadros de edema generalizado, ou anasarca, os traumatismos e as causas de edema com sinais flogísticos provocam alterações mais localizadas.

Uma causa comum de edema em membros inferiores é a insuficiência venosa crônica, patologia em que o retorno venoso da circulação periférica é comprometido e ocorre acúmulo de fluidos nas extremidades dos MMII. O edema é bilateral (mas não necessariamente simétrico), sem sinais flogísticos e associado a varizes e alterações tróficas locais, como dermatite ocre. Em casos mais graves, a presença de úlceras distais pode ser notada e o edema pode evoluir para um padrão de linfedema: endurecido, com pele em "casca de laranja" e dobras cutâneas pronunciadas, dando uma aparência de "pés de boneca".

Fig. 10-30. Edema bilateral, "com cacifo".

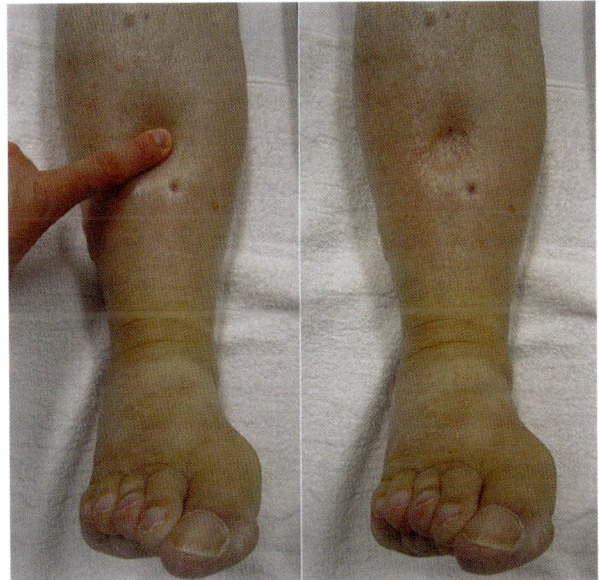

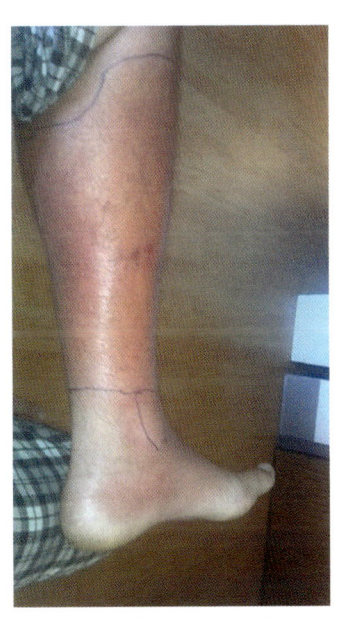

Fig. 10-31. Edema unilateral, com sinais flogísticos.

Outra patologia que sempre deve ser considerada é a trombose venosa profunda: a obstrução aguda do retorno venoso de um membro gera edema localizado, unilateral e doloroso por um mecanismo misto: a pressão intravascular local aumenta, mas há também importante extravasamento de mediadores inflamatórios na região próxima ao novo trombo (Fig. 10-31).

No caso das doenças cardiovasculares, a patologia responsável pela geração de edemas é, por excelência, a insuficiência cardíaca. A sobrecarga pressórica sobre o VD, que pode ser um distúrbio primário ou, mais frequentemente, secundário a uma disfunção do VE, propaga-se no sentido retrógrado e produz achados como a turgência jugular patológica, a hepatomegalia dolorosa e o edema de membros inferiores. Caracteriza-se por ser um edema ascendente, gravitacional e vespertino

Palpitações

São sensações de batimentos cardíacos anormais, por alterações de frequência, ritmo ou amplitude. Têm diversas causas, e as doenças cardiovasculares são apenas uma fração. Assim, é preciso determinar seu caráter (permanentes, intermitentes, esporádicas), o padrão de evolução (Quando começaram? Houve piora recente?), fatores de "disparo" (estresse emocional, exercício físico, ingestão de substâncias como cafeína e outros estimulantes) e sintomas associados (ansiedade, sudorese fria, dor torácica, dispneia, lipotímia). Na história, a descrição de doenças prévias (arritmias, hipertireoidismo), do uso de medicações e de hábitos de vida (alimentação, rotina de exercícios físicos, uso de substâncias ilícitas) ajuda a esclarecer a causa. Essas informações ajudam o examinador a filtrar as melhores hipóteses.

Quadro 10-15. Alguns Padrões de Pulso Relacionados a Palpitações

Padrão do pulso	Possíveis causas
▪ Frequência aumentada ▪ Ritmo regular ▪ Amplitude normal ou aumentada	▪ Exercícios físicos ▪ Transtorno de ansiedade ▪ Hipertireoidismo ▪ Uso de estimulantes ▪ Taquicardia atrial ▪ Taquicardia supraventricular paroxística
▪ Frequência normal ▪ Ritmo regularmente irregular, com batimentos ectópicos ou ausentes em intervalos relativamente fixos ▪ Amplitude normal	▪ Extrassístoles atriais ou ventriculares ▪ BAV de 2º grau
▪ Frequência normal ou aumentada ▪ Ritmo irregularmente irregular ▪ Amplitude normal	▪ Fibrilação atrial ▪ Taquicardial atrial multifocal

No contexto das doenças cardiovasculares, a avaliação das palpitações deve considerar a possibilidade de arritmias associadas ou não a patologias como a doença isquêmica e as valvopatias. Em particular, o examinador deve caracterizar bem a frequência, o ritmo e a amplitude do pulso. Muitas vezes, pulsos centrais e periféricos de aspecto normal não excluem uma causa orgânica para as palpitações, pois elas podem ter um caráter esporádico ou intermitente. Em outras situações, pode ser impossível determinar se alterações como a taquicardia regular são fisiológicas, relacionadas com doenças não cardiovasculares (como anemias e transtornos de ansiedade) ou provocadas por arritmias (como a taquicardia supraventricular paroxística). Nesses casos, a complementação da abordagem semiológica com um eletrocardiograma ou até mesmo um ECG Holter de 24 h se faz necessária (Quadro 10-15).

Quadro 10-16. Alguns Sopros e suas Características

Estenose aórtica
▪ Sopro sistólico sobre o foco aórtico. É um sopro ejetivo cuja intensidade é descrita como "em diamante": aumenta do início até o meio da sístole para, daí em diante, reduzir-se até o término da sístole. Irradia-se para o pescoço e as carótidas ▪ Diagnósticos diferenciais: esclerose senil da valva aórtica, sopros de hiperfluxo. Pode ser diferenciado do sopro da cardiomiopatia hipertrófica pela manobra de Valsalva ▪ Observação: o sopro da estenose aórtica pode-se irradiar para o foco mitral e permitir a ausculta de um sopro neste foco durante a sístole. É o fenômeno de Gallavardin, que deve ser diferenciado do sopro da insuficiência mitral utilizando a manobra do handgrip
Insuficiência aórtica
▪ Sopro diastólico sobre o foco aórtico. Irradia-se para o ápice e a borda paraesternal direita e tem um som em "decrescendo" durante a diástole ▪ Observação: o refluxo para o VE durante a diástole pode obstruir a abertura da valva mitral e produzir um sopro audível no foco mitral. É o sopro de Austin-Flint, diagnóstico diferencial da estenose mitral ▪ Pode-se auscultar também um sopro sistólico de hiperfluxo no foco aórtico, que nesse caso deve ser diferenciado de uma dupla lesão aórtica

Quadro 10-16. *(Cont.)* Alguns Sopros e suas Características

Estenose mitral
Sopro diastólico sobre o foco mitral. Também conhecido como "ruflar diastólico", é melhor audível com a com a campânula e não tem irradiação
Insuficiência mitral
Sopro sistólico sobre o foco mitral. Irradia-se na direção da linha axilar e do dorso, podendo seguir um trajeto circular até o lado direito do tórax: é o sopro circular de Miguel Couto
Ducto arterioso patente
É um sopro "em maquinaria": contínuo (ocorre durante todo o ciclo cardíaco) e mais audível nos focos da base, com irradiação para o dorso
Sopros de hiperfluxo
Em casos como anemia, hipertireoidismo, febre ou até mesmo nas últimas semanas da gravidez, um sopro sistólico e audível em múltiplos focos pode aparecer diante de um fluxo sanguíneo mais intenso e turbilhonado, sem que haja cardiopatia subjacente
Insuficiência tricúspide
Sopro sistólico, mais audível no foco tricúspide e que se pode irradiar para a direita do esterno ou até em direção à axila esquerda. Torna-se tipicamente mais pronunciado na manobra de Rivero-Carvallo
Estenose pulmonar
É um sopro sistólico, mais audível no foco pulmonar. Associa-se a um *ictus* de VD palpável. Pode haver B4 de VD e um amplo desdobramento da B2 por conta do maior atraso no fechamento da valva pulmonar

Sopros

Na seção anterior, apresentamos as características dos sopros cardíacos que devem ser pesquisadas no exame físico e mencionamos brevemente alguns de seus tipos e patologias relacionadas. Vamos agora aprofundar esse estudo, descrevendo os sopros mais comuns a algumas patologias e seus diagnósticos diferenciais (Quadro 10-16).

Pulsos Venosos

A caracterização dos pulsos venosos na inspeção do pescoço exige experiência. Para o examinador que está se familiarizando com as técnicas do exame cardiovascular, o maior objetivo é aprender a identificar suas curvas e correlacionar a amplitude de sua área visível com as pressões de enchimento dos átrios. A discussão a seguir, a respeito das anormalidades nos formatos de onda, tem apenas o objetivo de ilustrar esse aspecto mais sutil da avaliação (Quadro 10-17).

Principais Síndromes Relacionadas com Alterações do Exame Cardiovascular
Doença Isquêmica do Miocárdio

É uma das maiores causas de morbimortalidade na população adulta. Por seu impacto na saúde individual e coletiva, o conhecimento de seus fatores de risco, manifestações clínicas e diagnósticos diferenciais é essencial para o clínico, que precisa contemplá-los em sua avaliação do paciente.

Quadro 10-17. Principais Alterações das Ondas do Pulso Venoso

Curva	Mecanismo	Anormalidades
Onda A	Aumento na pressão do AD no término da diástole, pela contração atrial	▪ Fica mais pronunciada quando há uma contração atrial mais intensa ou algum obstáculo ao esvaziamento para o VD ▪ Onda A "gigante": estenose tricúspide ▪ Onda A "em canhão": BAV completo – o AD se contrai contra uma valva tricúspide fechada
Descenso X	Redução na pressão do AD no início da sístole, pelo relaxamento de suas paredes e pelo seu "rebaixamento" secundário à contração do VD	▪ Reduz-se ou desaparece quando o AD não relaxa ou quando há um refluxo ventricular que se contrapõe Exemplos: insuficiência tricúspide, fibrilação atrial
Onda V	Aumento na pressão do AD na metade final da sístole, pelo enchimento atrial	▪ Aumenta quando o enchimento atrial durante a sístole é anormalmente intenso Exemplos: insuficiência tricúspide, comunicação interatrial
Descenso Y	Redução na pressão do AD no início da diástole, pelo rápido esvaziamento para o ventrículo	▪ Aumenta quando o esvaziamento é mais rápido do que o habitual Exemplos: pericardite constrictiva e cardiopatias restritivas ▪ Diminui quando há obstáculos ao esvaziamento Exemplos: tamponamento pericárdico, estenose tricúspide

Seu mecanismo básico é a <u>aterosclerose</u>: formação de uma placa de ateroma sobre o endotélio de uma artéria coronária ou seus ramos, comprometendo a perfusão do miocárdio – um processo de isquemia miocárdica. A falta de oxigenação do miocárdio pode comprometer sua função contrátil aguda ou cronicamente e, em casos mais graves, levar à necrose tecidual, processo que conhecemos como o infarto do miocárdio. Os infartos, dependendo de sua extensão, podem gerar complicações como as disfunções ventriculares, as valvopatias e as arritmias, entre várias outras.

As diferentes formas da doença isquêmica têm <u>fatores de risco</u> semelhantes. Alguns deles são modificáveis, total ou parcialmente, pelo indivíduo: hipertensão arterial, diabetes melito, tabagismo, dislipidemia, obesidade e sedentarismo. Já os fatores que não podem ser alterados são a idade (acima de 55 anos para os homens e 65 anos para as mulheres) e um histórico familiar da doença coronariana precoce.

Para a compreensão das manifestações clínicas, o modelo mais simples é a <u>angina estável</u>, que reflete uma doença coronariana crônica e relacionada com placas de ateroma estáveis. Nesses casos, os sintomas da doença isquêmica são relativamente previsíveis. A principal manifestação é a dor precordial em aperto, com possíveis irradiações para o pescoço, a mandíbula e os membros superiores (principalmente o esquerdo). A dor surge após esforços físicos ou estresses emocionais e melhora com o repouso e o uso de medicações da classe dos nitratos. Outros sintomas podem aparecer junto com a dor ou até mesmo na ausência dela. Nessas situações, são chamados de <u>equivalentes anginosos</u>: dispneia, sudorese fria, palpitações, náuseas e desconforto epigástrico (podendo até simular uma doença gastrointestinal) são os mais comuns.

À medida que as placas de ateroma crescem, o que é a história natural da doença, os sintomas aparecem mais precocemente no paciente. Assim, a dor anginosa e os sintomas associados, que inicialmente só são percebidos em grandes esforços físicos ou estresses, começam a manifestar-se aos médios e mínimos esforços. Essa progressão clínica deve ser cuidadosamente descrita na anamnese, pois é preditora da gravidade da doença e de maiores riscos para a ocorrência das suas complicações.

Já a doença coronariana agudizada tem alguns padrões de manifestação que denominamos de síndrome coronariana aguda (SCA). São situações em que uma isquemia miocárdica se instala ou se agrava rapidamente: em geral, relacionam-se a placas de ateroma mais instáveis e que, por isso, são mais trombogênicas em sua superfície ou liberam trombos para vasos distais. Os fatores de risco para a SCA são os mesmos da doença crônica e as manifestações clínicas são semelhantes. No entanto, a dor precordial e os sintomas associados tendem a ser mais intensos, a duração é mais longa e a relação com fatores desencadeantes (estresse e esforços) e de alívio (repouso e nitratos) é bem menos clara (Quadro 10-18).

Classificamos as SCAs em três grandes categorias: a angina instável, o infarto agudo do miocárdio sem supradesnível do segmento ST no eletrocardiograma (IAM sem supra) e o IAM com supra. Para o examinador, é essencial lembrar que não é possível definir qual das três síndromes está ocorrendo em um paciente apenas a partir da avaliação de seus sinais e sintomas: a realização do eletrocardiograma (ECG) e da dosagem sanguínea dos marcadores de injúria miocárdica (enzimas miocárdicas - CK, troponina, mioglobina), que são marcadores de necrose celular dos miócitos, é obrigatória. Embora os sinais, sintomas e complicações tendam a ser mais graves no IAM com supra, não existem achados semiológicos que afastem ou definam uma das três possibilidades e as condutas terapêuticas em cada caso podem ser bastante distintas (Figs. 10-32 e 10-33).

Para o examinador que está diante de um paciente com uma suspeita de SCA, é essencial priorizar as condutas que permitam o seu pronto diagnóstico e estabilização clínica. Contudo, existem alguns casos em que o conjunto de sinais e sintomas apresentados não decorre de uma síndrome coronariana aguda, e o diagnóstico correto acaba sendo feito em um momento posterior. Como exemplos desses diagnósticos diferenciais, podemos destacar:

- *Espasmo esofageano difuso:* pode ser percebido como uma dor aguda, precordial, em pontada e que melhora com o uso de nitratos.
- *Pericardite:* pode provocar uma dor precordial aguda e associada a dispneia, palpitações e sudorese fria. Os fatores que a distinguem (piora com o decúbito, atrito pleural, sintomas constitucionais como febre) nem sempre estão presentes.

Quadro 10-18. Aspectos para a Distinção Inicial entre as Síndromes Coronarianas Agudas

Síndrome	Fisiopatologia	ECG	Enzimas
Angina instável	Isquemia aguda, às vezes extensa, mas sem necrose miocárdica	Pode ser normal ou mostrar: infradesnível do segmento ST, inversão de onda T, outras alterações de repolarização	Normais
IAM sem supra	Necrose às vezes extensa, mas superficial	Pode ser normal ou mostrar: infradesnível do segmento ST, inversão de onda T, outras alterações de repolarização	Elevadas
IAM com supra	Necrose transmural, afetando todas as camadas do miocárdio	Supradesnível do segmento ST sempre presente. Pode mostrar achados como: inversão de onda T, outras alterações de repolarização	Elevadas

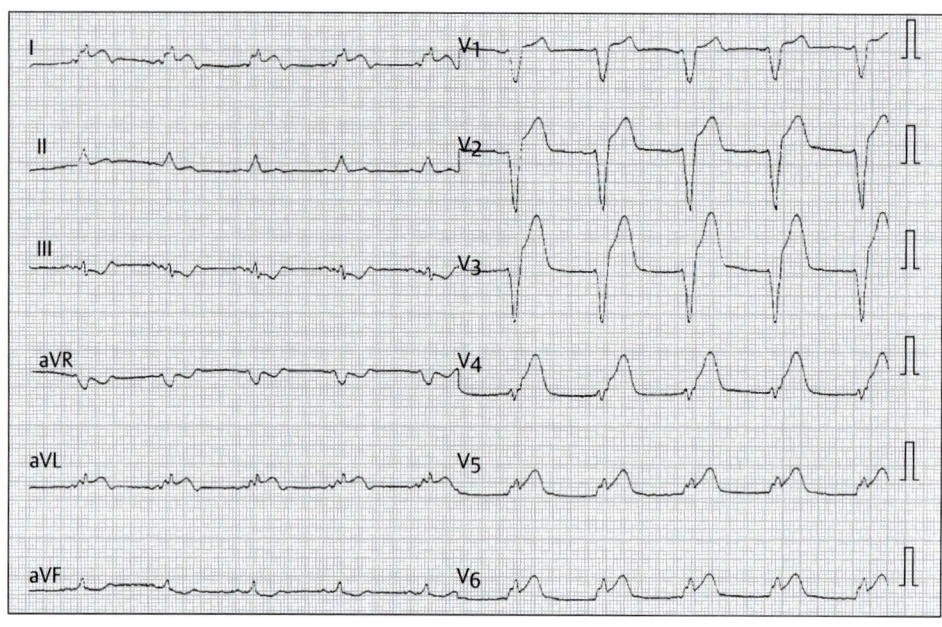

Fig. 10-32. IAM com supra de ST.

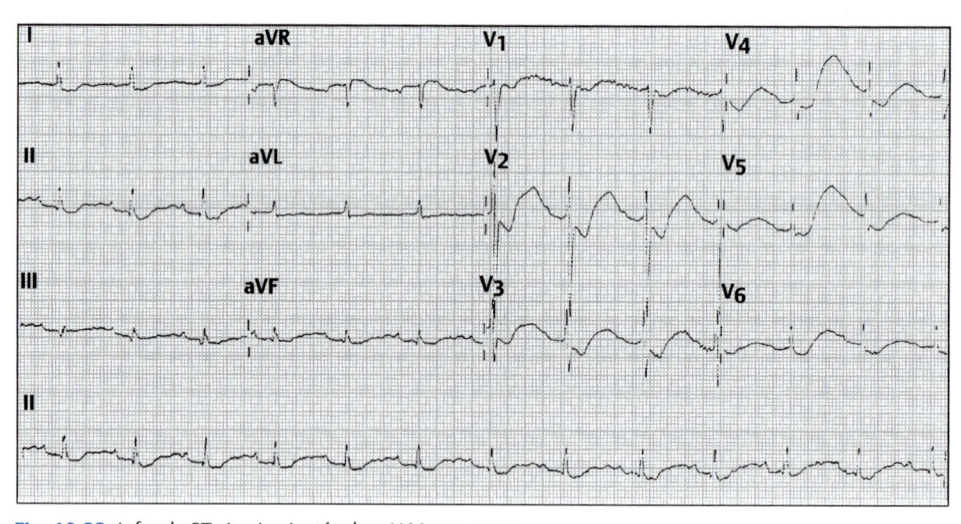

Fig. 10-33. Infra de ST. Angina instável ou IAM sem supra.

No entanto, até mais importante que isso é ter um alto grau de suspeição para pacientes que se apresentam com sintomas atípicos ou equivalentes anginosos (dispneia, palpitações, dispepsias) sem dor precordial, e que na verdade apresentam uma SCA. Finalmente, devemos considerar que existem casos de SCA que são se relacionam à aterosclerose, mas sim a causas mais raras, como vasoespasmo coronariano (angina de Prinzmetal), estenose aórtica,

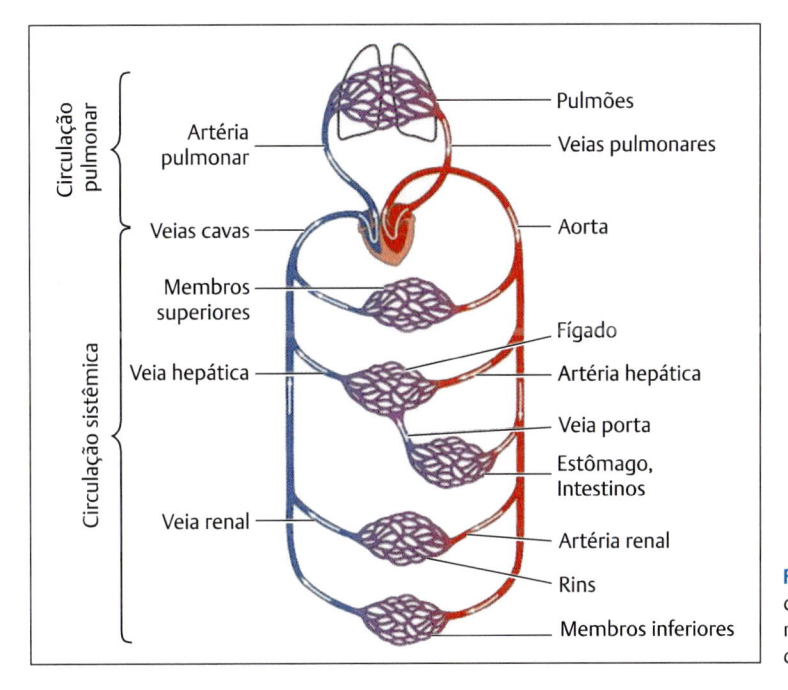

Fig. 10-34. Modelo das circulações em relação às câmaras cardíacas.

abuso de estimulantes (como a cocaína), trombofilias (como a síndrome do anticorpo antifosfolipídeo – SAAF) e vasculites autoimunes (como a arterite de Takayasu).

Insuficiência Cardíaca (IC)

Para desempenhar adequadamente sua função de bombear o sangue para a circulação pulmonar e sistêmica, o coração precisa ter íntegras as suas capacidades de contrair-se, relaxar-se e adaptar-se a diferentes demandas hemodinâmicas e metabólicas. Diversas patologias podem comprometer um ou mais desses aspectos, levando a uma disfunção.

Quando a disfunção ventricular é causada primariamente por uma deficiência na contratilidade do miocárdio, temos uma IC sistólica, com baixo débito por uma queda na fração de ejeção do VE, exemplos: cardiopatia isquêmica, cardiomiopatia dilatada por consumo crônico de bebidas alcoólicas, doença de Chagas, insuficiência mitral e cardiomiopatias virais.

Por outro lado, se o miocárdio perde sua capacidade de relaxar adequadamente e se torna menos complacente, temos uma IC diastólica: embora a fração de ejeção seja normal, os volumes de enchimento dos ventrículos são baixos e suas pressões sobem rapidamente. Alguns exemplos são a cardiopatia hipertensiva, a cardiomiopatia hipertrófica e a *cor pulmonale* sobre o VD (Fig. 10-34).

A depender do mecanismo sistólico ou diastólico da IC e da etiologia da doença, alguns sinais no exame cardiovascular podem variar. Contudo, há diversas manifestações clínicas comuns que devem ser pesquisadas e quantificadas. Como modelo mais comum, vamos analisar inicialmente os achados de insuficiência cardíaca ou ventricular esquerda (IVE).

Na IVE, alguns sinais e sintomas são anterógrados, ou seja, relacionam-se ao baixo débito cardíaco. Destacam-se fadiga, palpitações, palidez cutaneomucosa, lipotímia, cianose periférica com baqueteamento digital e oligúria.

Outras manifestações são retrógradas, pois decorrem do aumento das pressões de enchimento do VE que se propagam para a circulação pulmonar, câmaras do coração direito e, finalmente, circulação venosa periférica. Nesse grupo, merecem atenção especial a dispneia e a congestão pulmonar: o aumento das pressões sobre a circulação pulmonar acaba gerando um extravasamento de fluidos intravasculares para o interstício dos pulmões, que se torna menos complacente. Assim, a expansão pulmonar é mais difícil e o paciente tem variados graus de tosse, dispneia e esforço respiratório. No exame respiratório, isso se manifesta por estertores crepitantes em ambas as bases e um maior uso de musculaturas acessórias.

À medida que as sobrecargas chegam ao coração direito, novos sinais retrógrados aparecem: turgência jugular patológica, hepatomegalia dolorosa (com possível ascite) e edema de membros inferiores são os principais. A maior resistência ao retorno venoso pode causar edema nas mucosas do cólon e do intestino delgado, causando dismotilidade intestinal e comprometendo a absorção de alimentos e o estado nutricional. Outros sinais e sintomas, como o tipo de ictus palpável, bulhas acessórias ou eventuais sopros dependerão do mecanismo específico de lesão do VE e da sua etiologia.

A partir dessa descrição, a compreensão dos sinais e sintomas da insuficiência "isolada" do ventrículo direito (IVD) torna-se mais simples. Os sintomas anterógrados são basicamente os mesmos. Já os sintomas retrógrados não envolvem congestão pulmonar e nem os achados ao exame físico que a caracterizam: como as sobrecargas começam ao nível do VD, elas não afetam a circulação e o parênquima dos pulmões. As demais manifestações retrógradas (TJP, edemas periféricos) são semelhantes. A IVD "isolada" pode ser causada por valvopatias (como a estenose pulmonar e a insuficiência tricúspide) ou por doenças do parênquima e da circulação pulmonar que gerem sobrecargas sobre o VD: é o caso da DPOC, da hipertensão pulmonar primária e, agudamente, de tromboembolismos pulmonares maciços.

Diversas classificações já foram propostas para avaliar a gravidade da insuficiência cardíaca. De todas, aquela que parece ter as melhores correlações com o tempo de sobrevida do paciente e que, por isso, vem guiando algumas decisões terapêuticas, é o esquema proposto pela New York Heart Association (NYHA), que considera o impacto da IC no cotidiano do paciente. O Quadro 10-19 sintetiza seu conteúdo.

Como percebemos, os estágios da IC de acordo com a NYHA guardam fortes analogias com os graus de dispneia que descrevemos no início dessa seção, embora eles se refiram

Quadro 10-19. Classificação Funcional da IC pela NYHA

Classe	Descrição funcional
NYHA I	Ausência de sintomas
NYHA II	Atividades físicas habituais causam sintomas. Limitação leve
NYHA III	Atividades físicas menos intensas que as habituais causam sintomas. Limitação importante, porém, confortável no repouso
NYHA IV	Incapacidade para realizar qualquer atividade sem apresentar desconforto. Sintomas em repouso

a todos os sintomas da IC em geral. É interessante ressaltar que a dispneia paroxística noturna e a ortopneia já configuram uma IC grau IV pela classificação da NYHA.

Finalmente, em nossa avaliação precisamos atentar para o fato de que todo o paciente com insuficiência cardíaca terá uma história de descompensações agudas ao longo de sua vida. Em geral, são causadas por qualquer situação que provoque um aumento da demanda metabólica do organismo, exigindo do coração um trabalho mais intenso que ele não será capaz de desempenhar. Alguns exemplos são: infecções, cirurgias, traumatismos, hipertireoidismo, estresse emocional e anemias.

Outras causas de descompensação agem por mecanismos diferentes: as arritmias comprometem o ciclo normal de relaxamento e contração, as crises hipertensivas impõem uma maior pós-carga a ser vencida pelo VE e as síndromes coronarianas agudas reduzem a contratilidade global do miocardio.

Há ainda casos em que a IC será realmente aguda, ou seja, rapidamente instalada sobre um miocárdio previamente normal. É o caso de algumas síndromes coronarianas agudas, da dissecção aórtica, do tromboembolismo pulmonar maciço e de algumas toxicidades por drogas ilícitas e quimioterápicos. Nessas situações, as manifestações clínicas podem ser mais graves porque o miocárdio ainda não teve tempo de desenvolver mecanismos compensatórios como a hipertrofia e a dilatação volumétrica.

Valvopatias

Neste capítulo, à medida que analisamos os principais achados da palpação e da ausculta do precórdio, apresentamos diversos sinais característicos das valvopatias cardíacas: sopros, bulhas regulares e acessórias, tipos de *ictus* e outros. Vamos agora sintetizar essas informações em um estudo dos aspectos clínicos e semiológicos mais importantes desse grupo de patologias.

A) *Estenose mitral:* nesta patologia, a valva mitral tem seu orifício de abertura reduzido ou não se abre corretamente durante a diástole, "represando" o sangue no AE e criando uma sobrecarga de pressão sobre esta câmara. No Brasil, sua maior causa é a febre reumática. Calcificações degenerativas e doenças autoimunes, como lúpus e artrite reumatoide, são outras etiologias relevantes.

A sobrecarga de pressão sobre o AE se propaga retrogradamente, levando à congestão pulmonar, hipertensão pulmonar e IVD, com todos os seus sinais e sintomas. Clinicamente, observa-se que o paciente não tolera bem o esforço físico porque tem um obstáculo mecânico ao aumento do débito cardíaco, além de piorar dos sintomas da congestão. Com o tempo, a distorção arquitetural que se desenvolve sobre o AE eleva o risco de fibrilação atrial, arritmia que pode descompensar ainda mais a função cardíaca e que é fator de risco importante para a ocorrência de acidentes vasculares cerebrais (AVCs) para a ocorrência de acidentes vasculares cerebrais (AVCs) e outras embolias periféricas. O aumento do AE também pode comprimir o esôfago e as vias aéreas, provocando tosse, hemoptises de repetição, disfagia e disfonia por compressão do nervo laríngeo recorrente.

Na palpação do precórdio, temos um *ictus cordis* normal, pois o VE é preservado nesta patologia, e um *ictus* de VD que pode ser palpável. Um choque valvar pode ser palpado no foco pulmonar (P2 > A2) e um frêmito diastólico aparece no foco mitral em casos mais graves. Caso haja fibrilação atrial associada, os pulsos arteriais estarão irregularmente irregulares.

Na ausculta, temos uma B1 hiperfonética e um estalido de abertura audível no início da diástole sobre o foco mitral. O "ruflar diastólico" é melhor audível com a campânula. É um sopro que pode se tornar mais intenso no final da diástole em pacientes com ritmo sinusal: é o reforço pré-sistólico.

B) *Insuficiência mitral:* a valva mitral não se fecha adequadamente durante a sístole, produzindo um refluxo de sangue para o AE. Consequentemente, na diástole seguinte o volume esvaziado para o VE é uma soma do sangue recebido pelo AE a partir das veias pulmonares e do volume regurgitado durante a sístole prévia, levando a uma sobrecarga de volume sobre o VE, que sofre uma dilatação. À medida que os mecanismos de compensação falham, sobrevém a insuficiência cardíaca do VE, podendo ter componentes sistólicos e diastólicos, com todas as suas manifestações clínicas.

No Brasil, as maiores causas são a febre reumática, prolapso da valva mitral e cardiopatias dilatadas. Agudamente, ela pode aparecer como consequência de endocardite infecciosa ou de IAM.

Na palpação do precórdio, encontramos um *ictus* difuso ou globoso. Pode ser palpado um frêmito sistólico sobre o foco mitral. Na ausculta, destacam-se a B3 audível e uma B1 que pode estar hipofonética. O sopro é tipicamente holossistólico, melhor audível no foco mitral e podendo se irradiar para a axila e até mesmo a região dorsal – fenômeno chamado de sopro circular de Miguel Couto. Exacerba-se com a manobra de handgrip.

C) *Estenose aórtica:* a restrição mecânica ao fluxo de sangue para a aorta na sístole gera uma sobrecarga de pressão sobre o VE. Com isso, desenvolve-se uma hipertrofia do miocárdio e o aumento da pressão se propaga retrogradamente, podendo levar às manifestações da congestão pulmonar. A causa mais comum da estenose aórtica é a degeneração senil dos folhetos valvares, seguida pela febre reumática. A hipertrofia do VE gera uma insuficiência cardíaca que pode ter dois elementos: diastólicas, pois as paredes hipertrofiadas do VE não se relaxam adequadamente, e sistólica, pois o débito cardíaco fica limitado pela obstrução do trato de saída. Esse conjunto de fatores leva aos três sintomas cardinais da estenose aórtica: <u>angina</u>, <u>síncope</u> e <u>dispneia</u>.

A hipertrofia do miocárdio cria uma demanda metabólica maior para as coronárias, que precisam perfundir uma massa maior de células. Tal demanda, porém, não consegue ser atendida porque o volume ejetado pelo VE é limitado superiormente pela estenose, que constitui uma barreira mecânica ao fluxo. Isso se torna particularmente evidente diante de esforços físicos, quando o volume ejetado não aumenta como deveria.

O mesmo mecanismo explica a ocorrência das lipotímias e síncopes: como o volume sistólico não aumenta diante de maiores demandas metabólicas, ocorre uma relativa queda na perfusão das carótidas e seus ramos, comprometendo a irrigação do encéfalo. Enquanto isso, o volume represado provoca congestão pulmonar, explicando a dispneia como sintoma comum em portadores da estenose aórtica.

O pulso arterial pode apresentar o típico padrão *parvus* e *tardus*. Na palpação do precórdio, temos um *ictus* sustentado. Um frêmito sistólico sobre o foco aórtico, com irradiação para as carótidas, pode ser palpado e corresponde ao sopro que tem as mesmas características. Na ausculta, o desdobramento paradoxal de B2 pode ser auscultado e se relaciona com o atraso no término da sístole do VE. É possível também que a B2 esteja hipofonética, pela menor mobilidade da valva aórtica. Além do sopro já mencionado, a B4 costuma ser um achado marcante.

D) *Insuficiência aórtica:* é caracterizada pelo fechamento imperfeito dos folhetos da valva aórtica, permitindo a regurgitação de sangue da aorta para o VE durante a diástole. A febre reumática, a degeneração senil, a espondilite anquilosante, a síndrome de Marfan e a sífilis terciária são as maiores causas da doença crônica. Agudamente, suas etiologias principais são o IAM, a endocardite infecciosa e a dissecção aórtica.

Nesta patologia, o VE sofre uma sobrecarga de volume que, com o tempo, leva a uma IC com componentes sistólicos e diastólicos. Por um mecanismo compensatório, em cada sístole o VE se contrai mais intensamente para ejetar os volumes recebidos na diástole pelo AE e pelo refluxo da aorta. Essa contração, seguida de um rápido refluxo, produz pressões de pico que se elevam e se reduzem muito rapidamente.

As manifestações clínicas decorrem dessa dinâmica. Observa-se uma grande divergência entre os valores sistólico e diastólico da PA (por exemplo: PA = 170 × 50 mmHg) e um pulso arterial em "martelo d'água" com elevações e descensos muito abruptos da onda de pulso. Curiosamente, há vários sinais semiológicos que descrevem a oscilação anormal de outras estruturas corporais:

- Sinal de Musset: oscilação da cabeça para baixo e para frente.
- Sinal de Corrigan: pulsação visível das carótidas, a "dança das artérias".
- Sinal de Quincke: batimento ungueal.
- Sinal de Miller: batimento da úvula.
- Sinal de Minervini: batimento da base da língua.
- Sinal de Rosenbach: pulsação do fígado.
- Sinal de Gerhard: pulsação do baço.
- Sinal de Landolfi: pulsação das pupilas.
- Sinal de Traube (ruído da pistola): som agudo auscultado na artéria femoral.
- Sinal de Duroziez: duplo sopro auscultado na compressão da artéria femoral.

No exame do precórdio, palpa-se um *ictus* difuso ou globoso. A ausculta evidencia um sopro diastólico, mais bem audível com o paciente sentado e inclinado para a frente. Pelo intenso refluxo ventricular, um outro sopro diastólico pode ser auscultado no foco mitral, simulando uma estenose mitral: é o sopro de Austin-Flint. Podemos também auscultar um sopro sistólico de hiperfluxo no foco aórtico, além de B3 e, em casos mais avançados, uma B4.

E) *Insuficiência tricúspide:* o fechamento inadequado da tricúspide durante a sístole provoca a regurgitação de sangue do VD para o AD. Instalam-se no VD, então, uma sobrecarga de volume, em um mecanismo semelhante ao que ocorre no VE pela insuficiência mitral. As maiores causas de lesão tricúspide primária são a febre reumática e a endocardite infecciosa. Pode também haver uma lesão funcional, sem dano primário à valva, quando o VD é submetido a sobrecargas de volume e pressão por doenças como a hipertensão pulmonar, tromboembolismo pulmonar, estenose mitral ou cardiomiopatias.

No exame físico, podemos observar os achados de uma insuficiência cardíaca do VD: além da fadiga, oligúria, palpitações e lipotímia (sintomas "anterógrados"), observamos TJP, hepatomegalia, gastroparesia e edema periférico. Como a associação com disfunção do VE é comum, os achados específicos a esse acometimento (congestão pulmonar, estertores, tosse) poderão surgir.

Na palpação do precórdio, o *ictus* de VD poderá ser palpável. Um pulso venoso com uma onda V proeminente é ocasionalmente visível, pois o enchimento atrial direito durante a sístole é "complementado" pelo sangue que reflui do VD. Na ausculta, temos um sopro sistólico que aumenta durante a inspiração profunda à medida que cresce o retorno venoso durante essa manobra, como analisamos na seção anterior. A B3, quando audível, será melhor percebida no foco tricúspide e aumenta com a inspiração.

Doenças do Pericárdio

O reconhecimento dos principais padrões semiológicos das pericardiopatias é importante porque, embora sejam patologias comparativamente mais raras, são diagnósticos diferenciais de importantes doenças comuns, como a isquemia do miocárdio. Discutiremos a seguir três exemplos: a pericardite aguda, o tamponamento cardíaco e a pericardite constritiva.

A) *Pericardite aguda:* a inflamação dos folhetos do pericárdio com rápida instalação tem como sintoma cardinal a <u>dor torácica</u> com características peculiares: precordial, irradiada para a região cervical e os trapézios, contínua, tende a piorar com a inspiração, com intensidade e qualidade variáveis (em pontada, em aperto). Melhora quando o paciente se reclina para frente e pode-se associar a um atrito pericárdico na ausculta. A presença de sintomas constitutivos, como febre, mialgias e prostração, é bastante comum e reflete o fato de que boa parte de suas causas é infecciosa ou autoimune. No entanto, doenças de etiologias diferentes também devem ser consideradas: IAM, síndrome urêmica e pós-operatórios de cirurgias cardiopulmonares, entre outras.

B) *Tamponamento cardíaco:* qualquer lesão inflamatória, aguda ou crônica, que afete o pericárdio e que não seja adequadamente tratada pode levar à formação do derrame pericárdico. Quando o líquido se acumula lentamente, os sintomas tendem a ser mais brandos e há tempo para que os mecanismos compensatórios permitam melhores padrões de enchimento e esvaziamento das câmaras cardíacas. Assim, não é raro que derrames pericárdicos volumosos passem despercebidos por um longo tempo.

No entanto, quando o derrame se forma mais rapidamente ou é composto por um líquido mais espessado (como sangue ou pus), as pressões na cavidade do pericárdio se elevam agudamente, provocando compressões sobre os átrios e ventrículos que comprometem suas funções de modo significativo. O resultado final desse processo é uma redução do volume ejetado durante a sístole ventricular e a instalação de uma congestão pulmonar e sistêmica bastante intensa.

No exame físico, o paciente se apresenta francamente dispneico e podemos identificar a <u>tríade de Beck</u>: hipotensão arterial, hipofonese de bulhas cardíacas e turgência jugular patológica. O pulso paradoxal é um achado frequente e o descenso Y costuma estar abolido na avaliação do pulso venoso. Se há um processo inflamatório subjacente no pericárdio, os achados semiológicos da pericardite aguda também poderão ser encontrados.

C) *Pericardite constritiva:* processos inflamatórios crônicos sobre as membranas do pericárdio podem ter um efeito predominante de gerar acúmulo de líquido intracavitário (levando potencialmente a derrames e, em casos extremos, a tamponamento) ou podem causar primordialmente alterações fibróticas sobre as próprias membranas, que se tornam então inelásticas e formam uma verdadeira "carapaça" em torno das câmaras cardíacas, restringindo severamente seus movimentos de contração e relaxamento.

A pericardite constritiva tem como principais causas a tuberculose e colagenoses como lúpus e artrite reumatoide. Afeta primordialmente o retorno venoso para as câmaras direitas do coração, que não conseguem se distender adequadamente na diástole. Assim, além dos sinais anterógrados de baixo débito cardíaco de qualquer IC (fadiga, dispneia aos esforços, hipotensão, oligúria), predominam no exame físico os sinais de uma IVD: <u>turgência jugular pronunciada</u>, <u>ascite muito volumosa</u> com hepatomegalia dolorosa e <u>edema periférico de grande monta</u>.

O <u>sinal de Kussmaul</u> é um achado semiológico marcante: durante a inspiração, a turgência jugular do paciente <u>aumenta</u>, pois o pericárdio impede que as reduções nas pressões intratorácicas que ocorrem na inspiração sejam transmitidas ao coração direito. Por outro lado, a compressão contínua do pericárdio é especialmente sentida pelo átrio direito, uma câmara mais sensível a variações de pressão por trabalhar sob cargas habitualmente menores. Isso faz que o esvaziamento do AD para o VD no início da diástole seja mais rápido: temos um pulso venoso com um <u>descenso Y aumentado</u>.

VAMOS PRATICAR

Questão 1. A.B.C., sexo feminino, 64 anos, branca, viúva, natural de São Paulo refere início há 2 anos de dor precordial aos médios esforços acompanhada de palpitação e dispneia. Há 1 ano os episódios de dispneia vêm se agravando, surgindo mesmo na ausência de dor precordial. Nos últimos 6 meses, apresentou três episódios de dispneia paroxística noturna.

Há 1 semana, observou redução do volume urinário e disúria. Há 3 dias, tem apresentado dispneia de decúbito e dispneia aos pequenos esforços, como se vestir e calçar o sapato e, por isso, decidiu procurar o pronto atendimento.

Paciente obesa, hipertensa há 15 anos e diabética há 7 anos, em tratamento regular.

Sinais vitais: PA = 156 × 92 mmHg (sentada) PA = 154 × 90 mmHg (deitada). PR = 112 bpm. FR = 30 irpm. Tax: 37,9°C. Lúcida e cooperativa. Corada, hipo-hidratada +/4+, cianose +/4+. Enchimento capilar preservado.

AR: taquidispneica. Som claro atimpânico à percussão. FTV preservado. Estertores crepitantes e subcrepitantes em ambas as bases.

ACV: *ictus* de VE no 7° EICE na linha axilar anterior com quatro polpas digitais. Ritmo cardíaco regular em três tempos (B3). BNF. Sem sopros. Sem turgência jugular patológica.

Abdômen: flácido, indolor. Sem visceromegalias. Membros inferiores: ausência de edema.

Pergunta-se:

A) A paciente apresenta acometimento do coração esquerdo, direito ou ambos? Explique a fisiopatologia e dê três sinais e três sintomas que justifiquem sua resposta.
B) Qual(ais) a(s) possível(eis) etiologia(s) da insuficiência cardíaca?
C) Qual(ais) o(s) fator(es) precipitante(s) da descompensação cardíaca:
D) Cite os valores de normalidade e dos sinais vitais e, na sequência, indique quais alterações você observa neste caso.
E) O que você entende por dispneia paroxística noturna? Explique a fisiopatologia desse sintoma na insuficiência cardíaca.
F) Analisando a palpação e ausculta do precórdio, qual mecanismo de compensação cardíaca deve estar ocorrendo nesta paciente?

Questão 2. Paciente feminina, 38 anos de idade, história de asma grave desde a infância. Inúmeras internações a partir da adolescência com agravamento do quadro nos últimos anos. Há 6 meses, vem evoluindo com edema de membros inferiores, frio, gravitacional e vespertino que vem se exacerbando no último mês. Há 2 dias, foi internada com novo quadro de infecção respiratória com dispneia intensa. Foi feito diagnóstico de *cor pulmonale* nesta internação.

Ao exame: emagrecida. Corada, hipo-hidratada ++/4+, cianose intensa. Baqueteamento digital e unhas em vidro de relógio.

SV: FR = 35 irpm, PA = 124 × 68 mmHg, PR = 104 bpm, Tax = 38,2°C

AR: sinais de esforço respiratório. Síndrome de hiperinsuflação pulmonar. Sibilos e roncos difusos.

ACV: *ictus* de VE impalpável. Incursão de VD. Ritmo cardíaco regular em três tempos. B4 de VD. Sinais de hipertensão pulmonar. TJP a 45°.

Abdômen: difícil avaliação porque a paciente não suporta o decúbito. Hepatimetria aproximadamente de 16 cm. Fígado palpável e doloroso.

Membros inferiores: edema +++/4+ até a raiz da coxa, frio, mole, indolor.

Pergunta-se:

A) Qual é a definição de *cor pulmonale*?
B) Cite três causas para *cor pulmonale*.
C) Justifique o diagnóstico de *cor pulmonale* com dados da história clínica e exame físico.
D) Quais são os sinais de hipertensão pulmonar ao exame físico?

Questão 3. F.L.A., 47 anos, sexo masculino, refere há 3 anos surgimento de dispneia progressiva aos esforços que piorou nos últimos 5 meses. Atualmente, apresenta dispneia de repouso, dispneia paroxística noturna e ortopneia. Refere ainda astenia importante e edema de membros inferiores vespertino até os joelhos e nictúria.

Tem história de amigdalites de repetição na infância e teve uma infecção pulmonar há 4 anos. Relata ter cardiopatia, mas não sabe dizer qual. Não sabe informar sobre a saúde dos familiares. Nega tabagismo. Etilista de longa data, bebe diariamente cerveja (mais ou menos 7 latas). Nunca usou drogas ilícitas.

Ao exame: PA: 100 × 70 mmHg; PR: 98 bpm; FC: 115 bpm; FR: 25 irpm.

ACV: *ictus* de VE no 7º EICE, na linha axilar média, RCI em 3T (B3). B1 hipofonética. Sopro holossistólico ++++/6+ em ponta com irradiação para o dorso. P2 > A2. Turgência jugular a 45°. Pulsos periféricos irregulares simétricos e com amplitude diminuída.

AR: MVUA, estertores crepitantes em 1/3 inferior de hemitórax direito e esquerdo.

Abdome: difícil avaliação pois o paciente não tolera o decúbito.

MMII: edema bilateral 3+/4+ até a raiz das coxas, simétrico, com cacifo, sem outros sinais de flogose.

Exame neurológico sem alterações.

Pergunta-se:

A) Qual o provável diagnóstico clínico deste paciente? Quais são as possíveis etiologias?
B) Que manobra ao exame físico pode confirmar o diagnóstico sindrômico?
C) Explique a fisiopatologia desta lesão orovalvar e do tipo de sobrecarga que se impõe ao VE.
D) Como você explica a diferença entre os valores do pulso radial e da frequência cardíaca?

Questão 4. Paciente do sexo masculino, 65 anos, procurou ambulatório do HFSE referindo apresentar, há 4 meses, dor precordial em aperto, com irradiação para o ombro esquerdo e melhora com repouso. Referiu há 2 meses um episódio de "desmaio" durante uma caminhada mais rápida para alcançar um ônibus, não se recordando de nada ou de sintoma algum ao acordar alguns minutos após. É hipertenso há aproximadamente 20 anos, mas trata irregularmente. Tem dislipidemia. Diabetes melito diagnosticada recentemente. Nega tabagismo, nega etilismo.

Ao exame: PA = 150 × 92 mmHg, PR = 88 bpm, FR = 20 irpm.

AR: MVUA sem RA, sem outros achados dignos de nota.

ACV: pulso carotídeo de baixa amplitude e de duração longa. Ausência de turgência jugular patológica. *Ictus* de VE impalpável. Frêmito sistólico em base. RCR, 3 tempos. B4.

A2 hipofonética, desdobramento paradoxal de B2. SS +++++/6+ em foco aórtico com irradiação para carótidas. Pulsos periféricos com amplitude diminuída.

Pergunta-se:

A) Qual o diagnóstico deste paciente? Qual(is) a(s) etiologia(s) mais provável(is)?
B) Como caracterizar o "desmaio" apresentado há 2 meses explicando sua fisiopatologia?
C) Como você esperaria encontrar o ictus do VE caso ele fosse palpável?
D) Que tipo de sobrecarga se impõe ao VE neste caso? Que dado(s) do exame físico corrobora(m) essa impressão?
E) Que outro sintoma deveria ser pesquisado na anamnese neste caso?
F) Como explicar o desdobramento paradoxal da segunda bulha neste caso?
G) Quais são as possíveis etiologias para a dor anginosa apresentada?

Questão 5. Um paciente de 44 anos procura atendimento em uma emergência porque apresenta há 7 dias os seguintes sintomas: febre, mialgias, cefaleia e prostração. No entanto, nas últimas 48 horas evoluiu com dispneia importante, agora aos mínimos esforços. Refere dor na região anterior do tórax, descrita como um "aperto", que é contínua, piora à inspiração e melhora quando se inclina para a frente.

Ao exame: lúcido, orientado, corado, taquidispneico, desidratado +/4+, anictérico, com cianose +/4+ periférica. PA = 80 × 60 mmHg, FC = 114 bpm, FR = 34 irpm, Tax = 38,2 °C, $SatO_2$ = 88%.

Cabeça e pescoço: observa-se turgência jugular proeminente, mesmo com o paciente sentado.

AR: MV reduzido nas bases, com estertores crepitantes bilateralmente. Tiragem intercostal e batimento da asa do nariz.

ACV: *ictus cordis* não palpável, pulsos periféricos filiformes. RCR 2T com bulhas difusamente hipofonéticas, sem sopros.

Abdômen e MMII: sem achados dignos de nota.

Pergunta-se:

A) Qual a sua suspeita diagnóstica para a doença iniciada há 7 dias? Que achado na ausculta cardíaca reforçaria esta hipótese?
B) Qual a complicação do quadro inicial que parece estar se desenvolvendo nos últimos 3 dias? Que sinais nos pulsos arteriais e venosos poderiam corroborar essa hipótese?

BIBLIOGRAFIA

Bickley LS, Szilagyi PG, Hoffman RM. Bates, propedêutica médica. 12. ed. Rio de Janeiro: Editora Guanabara Koogan; 2018.
Deccache W. Como examinar um cardiopata. Rio de Janeiro, Editora Revinter, 2000.
López MM, Medeiros JL. Semiologia Médica, as bases do diagnóstico clínico. 5. ed. Rio de Janeiro: Editora Revinter; 2004.
Moore KL, Dalley AF, Agur AMR. Anatomia orientada para a clínica. 8. ed. Rio de Janeiro: Editora Guanabara Koogan; 2014.
Porto CC, Porto AL. Exame clínico. 8. ed. Rio de Janeiro: Editora Guanabara Koogan; 2017.
Walker HK, Hall WD, Hurst JW. Clinical Methods: The History, Physical, and Laboratory Examinations. 3th ed. Boston: Editora Butterworths; 1990.

SEMIOLOGIA DA CIRCULAÇÃO VASCULAR PERIFÉRICA

CAPÍTULO 11

Bruna Gazal ▪ Rafael Góes Coelho ▪ Adilson Luiz Cunha de Aguiar Mariz

> *"O mesmo fluxo de vida que corre em minhas veias, corre ao redor do mundo."*
> Rabindranath Tagore

INTRODUÇÃO

O sistema vascular periférico (SVP) é composto por artérias, veias e vasos linfáticos, que são responsáveis pela perfusão e pela drenagem dos membros superiores e inferiores. Suas estruturas têm funções que podem ser afetadas não apenas por doenças sistêmicas e locais como também pelos processos fisiológicos de envelhecimento. Neste capítulo, discutiremos os aspectos anatômicos, as técnicas de exame e as afecções que afetam o funcionamento do sistema. Inicialmente, vamos analisar as informações da anamnese que mais se relacionam à circulação periférica.

Na identificação do paciente, a idade e o gênero são informações relevantes. O funcionamento das válvulas venosas que garantem o retorno venoso tende a ficar comprometido com o envelhecimento, e, em mulheres, a menopausa e as alterações hormonais a ela relacionadas tornam os vasos mais vulneráveis a lesões estruturais. Além disso, diversas doenças sistêmicas (principalmente as cardiovasculares) têm maior incidência com a idade.

Na história da doença atual, o relato de dor deve ser esmiuçado, caracterizando-a com detalhes – nas próximas seções, estudaremos os padrões de dor relacionados ao SVP e seus significados. Outros sintomas associados também devem ser explorados. Já na história patológica pregressa, pesquisam-se fatores de risco para doenças do SVP: obesidade, hipertensão, diabetes, doença coronariana e tabagismo são os principais. Questionamos também sobre ocorrências recentes de estase venosa (por imobilização de um membro ou viagens prolongadas) e uso de medicações (reposições hormonais, anticoncepcionais). Na história social, tentamos estimar a capacidade funcional do indivíduo, ou seja, o grau de atividade física que ele é capaz de executar sem desconforto.

ENTENDENDO
Membros Inferiores

A circulação venosa que conduz o sangue da periferia dos MMII aos vasos mais centrais é dividida em veias superficiais, profundas e comunicantes. As veias superficiais principais são a safena magna e a safena parva. Elas se inserem terminalmente na circulação profunda: a safena magna na veia femoral e a safena parva na veia poplítea. Contudo, em seu trajeto, são ligadas às veias do sistema profundo em vários pontos pelas veias comunicantes. As veias principais do sistema profundo são, no sentido ascendente, as tibiais anterior e posterior, a poplítea e a femoral, que continua como veia ilíaca externa na altura da pelve e drena na veia ilíaca comum.

As veias superficiais, comunicantes e profundas possuem válvulas que permitem apenas o fluxo de sangue unidirecional: das regiões mais distais para as proximais, e das veias superficiais para as profundas, fechando-se quando há qualquer fluxo nas direções contrárias. Para tanto, contribui também a ação dos músculos das panturrilhas, cuja contração auxilia no bombeamento do sangue, e do tônus vascular, que evita a dilatação excessiva das veias (Figs. 11-1 e 11-2).

Na circulação arterial, o principal vaso é a artéria femoral. Ela é a continuação da artéria ilíaca externa (um ramo da ilíaca comum) e passa a ter sua denominação após o cruzamento com o ligamento inguinal. Esse vaso de grosso calibre percorre a coxa e, ao seu término, origina seu ramo principal, a artéria poplítea. Esse ramo, após passar pela região posterior do joelho, divide-se na artéria tibial anterior (que originará a artéria pediosa distalmente) e na artéria tibial posterior. As artérias pediosa e tibial posterior formam, distalmente, uma arcada de vasos intercomunicantes, que é responsável pela perfusão das estruturas do pé (Fig. 11-3).

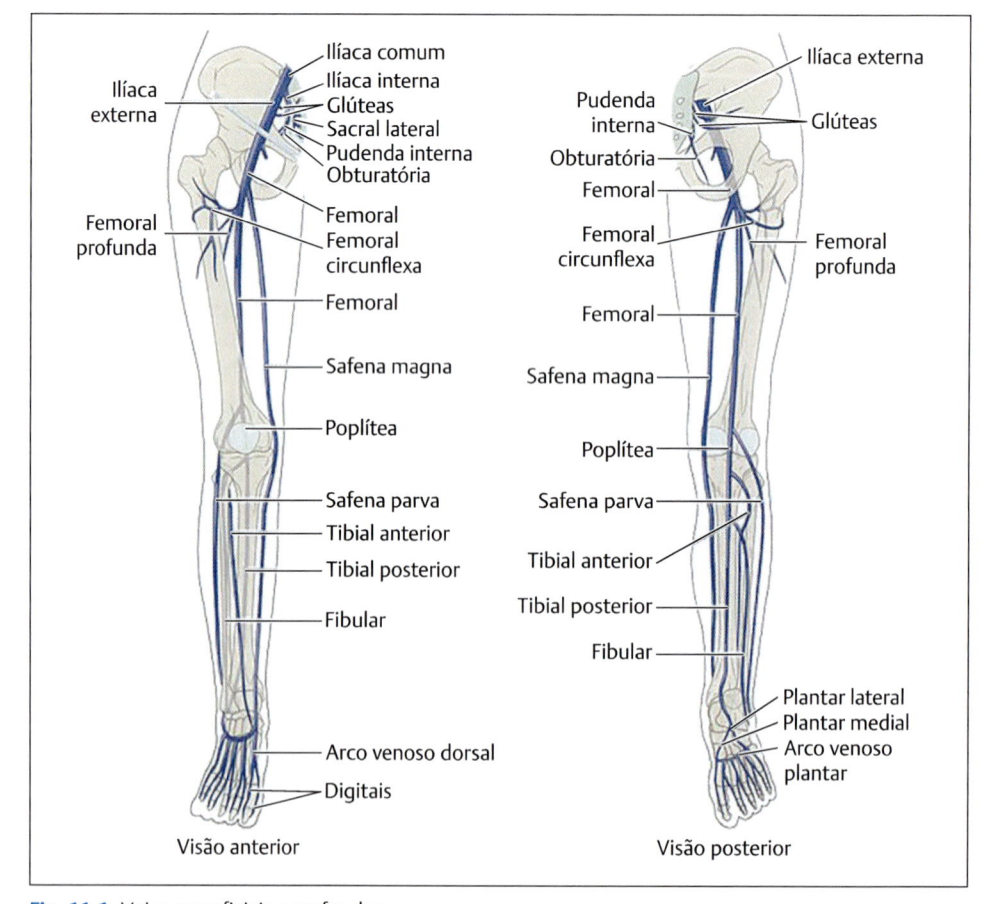

Fig. 11-1. Veias superficiais e profundas.

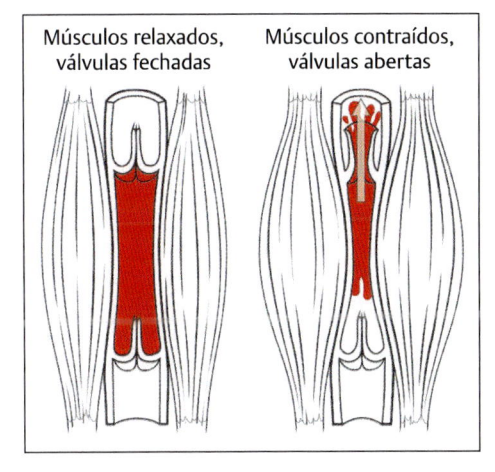

Fig. 11-2. Trajeto do retorno venoso.

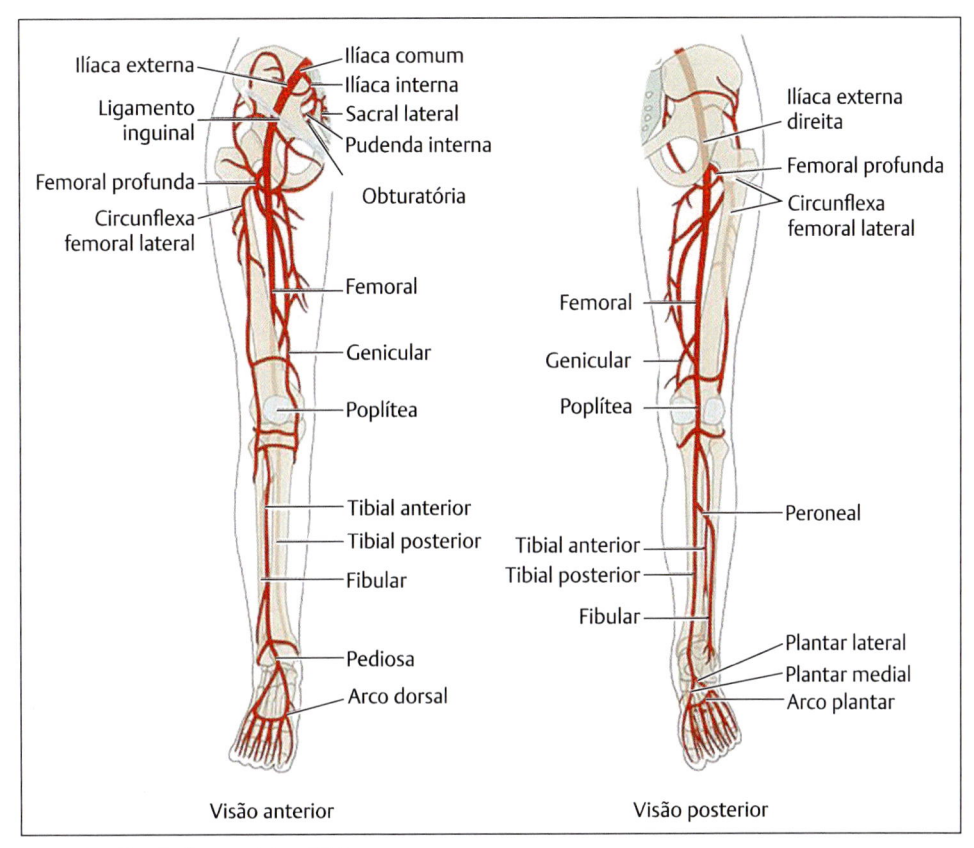

Fig. 11-3. Circulação arterial periférica.

Membros Superiores

Nessa topografia, temos igualmente um sistema dividido em veias superficiais, profundas e comunicantes, com válvulas que garantem os fluxos unidirecionais. As principais componentes do sistema superficial são a veia basílica e a veia cefálica, que em pontos diferentes são tributárias da grande veia axilar, um vaso do sistema profundo. Este, por sua vez, tem como destaques as veias ulnares e radiais (que acompanham o trajeto das respectivas artérias), que drenam nas veias braquiais acompanhantes da artéria braquial. Elas formarão então a veia axilar, que continua como veia subclávia até drenar no tronco braquiocefálico e, finalmente, na veia cava superior (Figs. 11-4 e 11-5).

Já a circulação arterial dos MMSS tem como principal origem a artéria axilar, que constitui a continuação da artéria subclávia após a passagem pela clavícula. Seu ramo principal será a artéria braquial, que percorre o braço e, na altura do cotovelo, se bifurca nas artérias ulnar e radial, que distalmente formam um arco comunicante para perfundir as estruturas da mão.

Circulação Linfática

Os vasos linfáticos periféricos são pequenos canais (com extremidade em fundo cego) que absorvem parte do líquido intersticial, rico em proteínas, e o devolvem às veias por meio

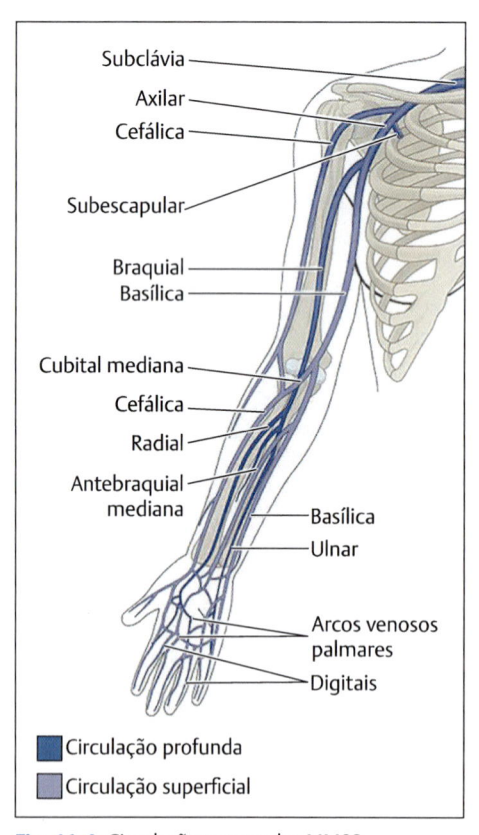

Fig. 11-4. Circulação venosa dos MMSS.

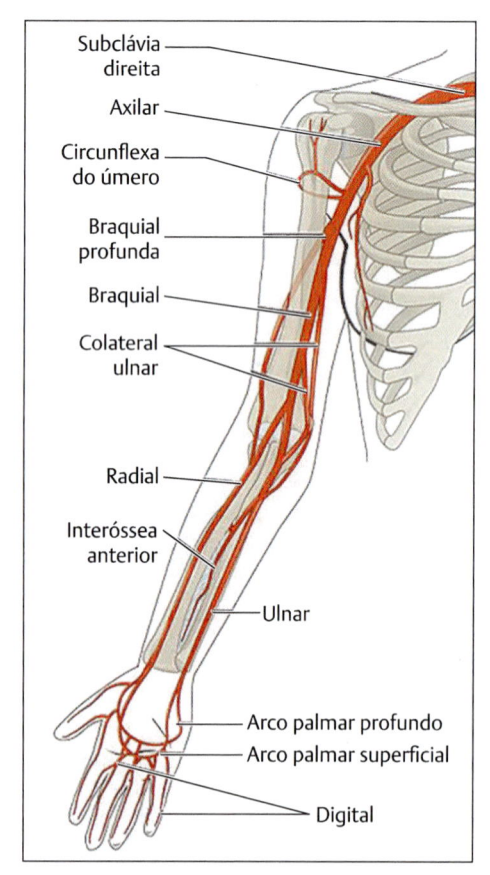

Fig. 11-5. Circulação arterial dos MMSS.

de diversas comunicações em seu trajeto ascendente. À medida que vão ganhando calibre proximalmente, drenam para ductos coletores maiores que, finalmente, desembocam nas grandes veias do pescoço. Os gânglios linfáticos são estruturas que, além de suas funções imunológicas (como a produção e a maturação de certos tipos de linfócitos), filtram o conteúdo dos vasos linfáticos em diversos pontos da trajetória.

A atuação da circulação linfática é crucial para manter o equilíbrio osmótico entre o interstício dos diferentes tecidos e o espaço intravascular. Lesões obstrutivas ou inflamatórias desses vasos, ao comprometê-la, podem gerar um tipo particular de edema (o linfedema), que estudaremos com mais detalhes nas próximas seções. A maioria dos gânglios linfáticos não é palpável, pois são estruturas mais profundas. No exame físico, habitualmente palpamos os gânglios mais superficiais: da cabeça e do pescoço, os inguinais (que drenam a circulação dos membros inferiores) e os epitrocleares e axilares (nos membros superiores) (Fig. 11-6).

Técnicas de Exame Físico

O exame da circulação periférica é composto essencialmente de inspeção, palpação e ausculta, com algumas manobras que podem tornar mais claros os achados. Em todas as manobras, deve-se lembrar que a simetria é fundamental, podendo indicar uma doença

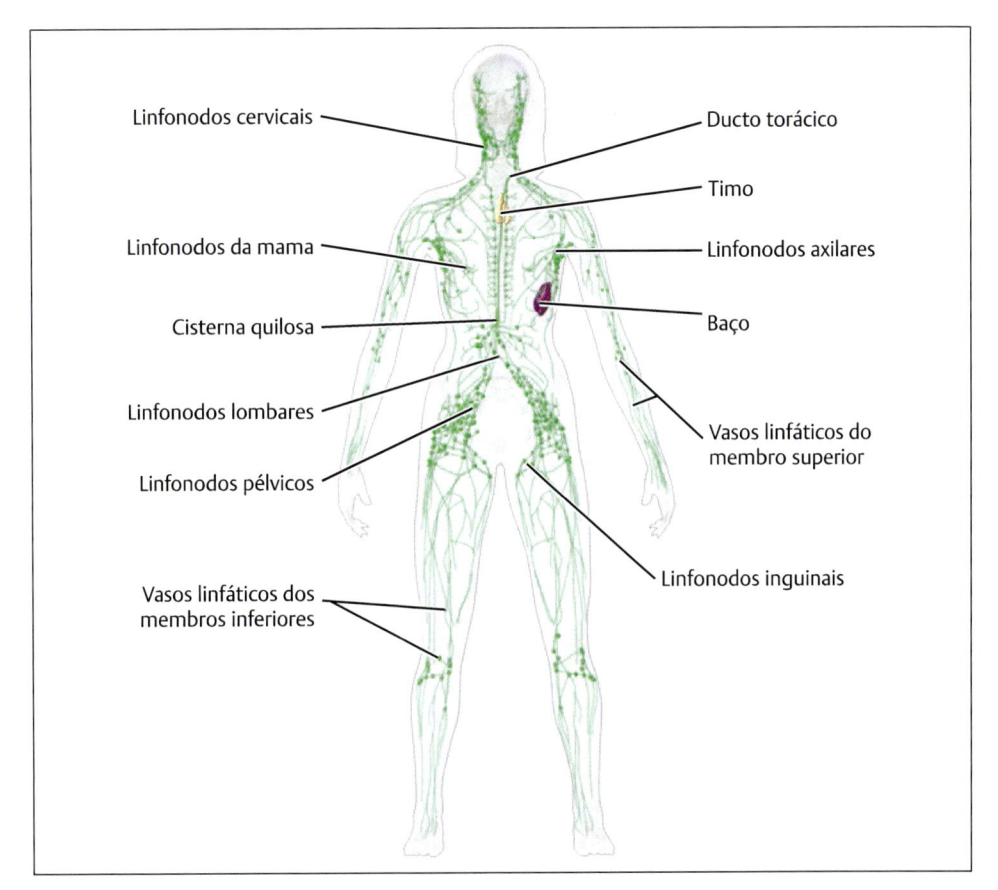

Fig. 11-6. Gânglios linfáticos.

localizada ou sistêmica. Além disso, a comparação entre os membros pode facilitar a interpretação de um achado.

Na **inspeção**, um aspecto importante é a coloração do membro, cujas alterações podem ter os mais diversos significados como, por exemplo:

- *Acastanhado:* hiperpigmentação ocre da insuficiência venosa crônica.
- *Pálido:* insuficiência arterial aguda ou crônica.
- *Avermelhado:* infecção cutânea ou trombose venosa profunda.

A avaliação dos aspectos tróficos do membro, que dependem da qualidade de sua irrigação tecidual, inclui a distribuição de pelos, o turgor e a elasticidade da pele e a massa muscular. Quando há atrofia muscular, rarefação de pelos e pele seca e pouco elástica, muitas vezes estamos diante de uma insuficiência arterial ou venosa crônicas. Esta última, aliás, produz outros achados à inspeção: as varizes e telangectasias. As varizes são dilatações tortuosas das veias da circulação superficial, e as telangectasias são pequenos vasos de coloração vermelho-azulada, ambas relacionadas à incompetência valvular. Além do efeito estético desagradável, podem ser dolorosas (Figs. 11-7 e 11-8).

Os edemas devem ser bem caracterizados. Os distúrbios das circulações venosa e linfática produzem padrões específicos, que auxiliam muito no diagnóstico:

- *Insuficiência venosa crônica (IVC):* edema bilateral, mole, com cacifo (Fig. 11-9).
- *Trombose venosa profunda (TVP):* edema unilateral, com sinais flogísticos (dor, calor e rubor), pele brilhosa e endurecimento ("empastamento") da panturrilha pela infiltração de líquido no tecido muscular. Deve ser diferenciado do edema causado pelas infecções cutâneas dos MMII (erisipelas e celulites), o qual não se acompanha de empastamento da panturrilha e se associa a alterações constitucionais, como febre e taquicardia (Fig. 11-10).

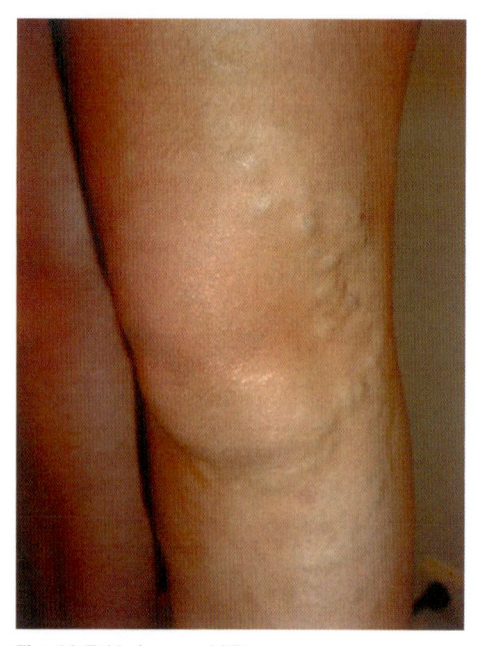

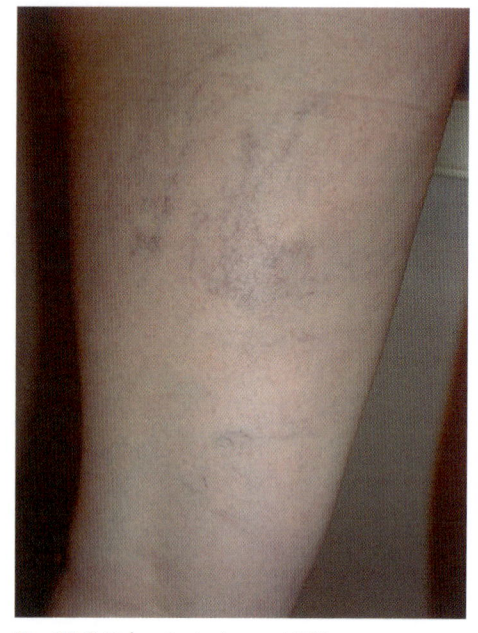

Fig. 11-7. Varizes em MID.

Fig. 11-8. Telangiectasias em MMII.

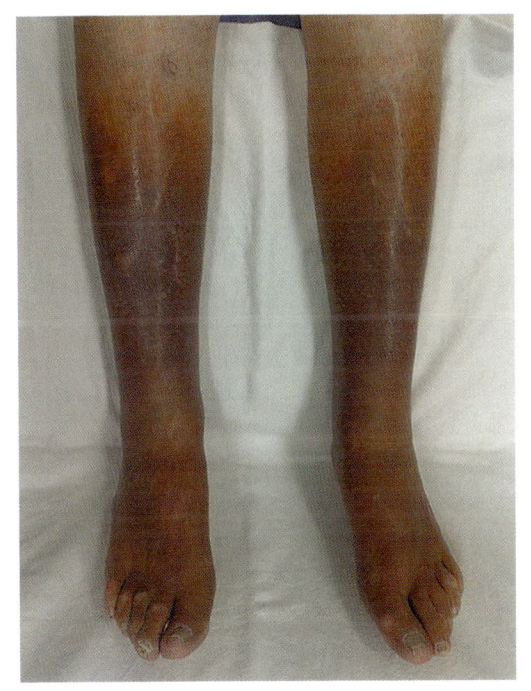

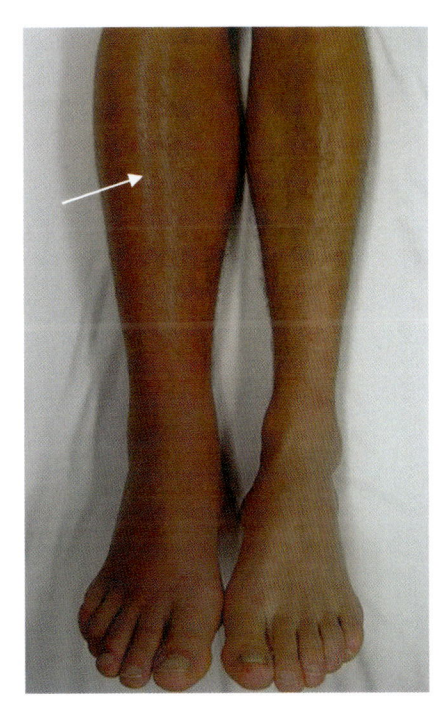

Fig. 11-9. IVC. Edema bilateral.

Fig. 11-10. TVP.

- *Linfedema:* muito presente em insuficiências venosas crônicas avançadas ou após ressecções cirúrgicas de linfonodos (como na mastectomia para tratamento de câncer de mama) ou radioterapias. É um edema "endurecido", com pele espessada (em "casca de laranja") e dobras bem marcadas (aparência de "pés de boneca") (Fig. 11-11).

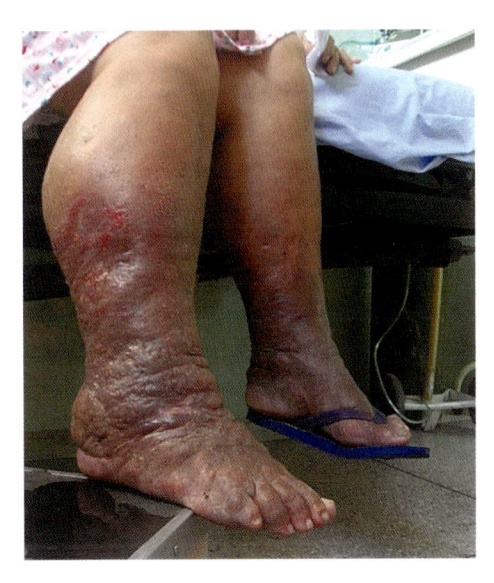

Fig. 11-11. Linfedema.

Quadro 11-1. Principais Tipos de Úlceras em MMII

Doença de base	Características da lesão	Imagem típica
Insuficiência venosa crônica	Localiza-se preferencialmente na região medial da extremidade do membro. Tem contornos irregulares, fundo "sujo" (muito exsudativo) e com pouca dor associada. Os achados da IVC avançada (edema, dermatite ocre) são exuberantes	
Insuficiência arterial crônica	Ocupa mais a região lateral da extremidade do membro. Tem contornos regulares e um fundo mais "limpo", mas é muito dolorosa. Os pulsos arteriais habitualmente são reduzidos ou abolidos	
Neuropatias	Típica do "pé diabético", pode ocorrer em neuropatia periférica crônica. A menor sensibilidade das proeminências ósseas do pé provoca macerações e pequenos traumas que, aliados à má cicatrização, evoluem para úlceras puntiformes, profundas, indolores e associadas a infecções secundárias de pele e ossos	

Em comprometimentos crônicos mais avançados da circulação, podem ser observadas ulcerações cujo tratamento é bastante difícil, dada a dificuldade de cicatrização destas. Embora vários padrões possam ser observados, três merecem destaque e estão descritas no Quadro 11-1.

Na **palpação** dos membros, uma variável importante é a temperatura. Como em outros aspectos do exame da circulação periférica, é a comparação entre as temperaturas dos membros de cada lado que nos permite definir, com maior precisão, quando um membro está mais "frio" ou "quente" do que o esperado. A trombose venosa profunda e as infecções cutâneas são as patologias mais implicadas com o calor à palpação local, que habitualmente se associa a outros sinais flogísticos, como dor e rubor. Já o achado de um membro mais frio do que o esperado se relaciona às insuficiências arteriais aguda e crônica, e a diferenciação entre essas duas doenças precisa ser feita rapidamente, pois as formas agudas representam emergências que precisam ser rapidamente abordadas (muitas vezes, cirurgicamente) para evitar necroses distais e até mesmo amputações.

A palpação ajuda a caracterizar edemas observados na inspeção. Muitas vezes, o biotipo do paciente não nos permite definir com precisão o volume do edema: é o caso de pacientes obesos, cujo panículo adiposo pode ser confundido com infiltrações líquidas. Na prática, recomendamos que o examinador palpe a pele do paciente na região tibial anterior e observe o grau de depressão que essa manobra produz. Essa marca, o "cacifo", é usada para estadiar o edema em uma a quatro cruzes (Fig. 11-12).

Devemos nos lembrar que nem todos os edemas produzem cacifo. Os linfedemas são formados por um tecido subcutâneo rígido, que cede pouco à digitopressão. Já nos edemas de natureza inflamatória, como nas TVPs e nas infecções cutâneas, a pele é mais tensa à palpação e pode haver bastante dor local: assim, a digitopressão deve ser suave e evitar desconfortos desnecessários ao paciente.

Os **pulsos arteriais periféricos** dos membros são avaliados bilateralmente, usando as técnicas que descrevemos no capítulo de semiologia cardiovascular para posicionar o pacien-

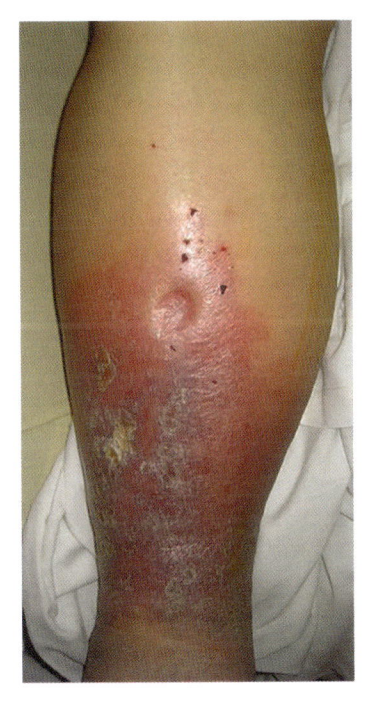

Fig. 11-12. Edema com cacifo.

te, localizar os pulsos e caracterizá-los. Devemos examiná-los nas artérias braquial, radial, femoral, poplítea, tibial posterior e pediosa. Para a avaliação da doença arterial periférica e de lesões estruturais das artérias, alguns aspectos merecem destaque. A amplitude dos pulsos periféricos pode ser quantificada pela "escala de cruzes" (Quadro 11-2).

Em casos de obstrução arterial (aguda ou crônica), a variação entre as amplitudes de pulso em diferentes artérias pode nos indicar a provável localização da lesão. A simetria, por sua vez, é um parâmetro sensível para identificar, pela comparação indireta, reduções de amplitude inesperadas de determinado lado. Pulsos reduzidos ou impalpáveis são sinais sensíveis de insuficiência arterial aguda ou crônica – nesta última, que se desenvolve mais gradualmente, os déficits de fluxo em determinada artéria podem ser compensados pela formação de uma rede de colaterais, o que pode amenizar sintomas e perdas funcionais.

Quadro 11-2. Amplitudes dos Pulsos Periféricos

Amplitude	Significado	Possíveis Causas
0+/4+	Pulso ausente, não palpável	▪ Obstrução arterial aguda ▪ Insuficiência arterial crônica severa
+/4+	Pulso reduzido	Insuficiência arterial crônica leve a moderada
++/4+	Pulso normal	Normal
+++/4+	Pulso cheio, aumento moderado	▪ Estados hipercinéticos ▪ Maior contratilidade miocárdica
++++/4+	Pulso muito aumentado	Aneurismas, dissecções arteriais

Na palpação dos pulsos periféricos, muitas vezes é possível identificar uma dilatação aneurismática. Aneurismas são lesões em que o enfraquecimento da musculatura da parede arterial a torna menos resistente às pressões nela exercidas, o que leva a uma progressiva dilatação da artéria. Com isso, a artéria fica com seu diâmetro anormalmente aumentado, e a parede vai se enfraquecendo progressivamente, havendo então o risco final de uma ruptura (Fig. 11-13).

Aneurismas podem acometer diversos territórios vasculares, sendo fonte de elevada morbimortalidade quando afetam, por exemplo, a circulação cerebrovascular, a aorta torácica e a aorta abdominal. Na circulação dos membros inferiores, são mais habitualmente identificados sobre a artéria femoral e a artéria poplítea.

No exame clínico, um aneurisma é percebido como uma pulsação de amplitude aumentada, sobre uma área maior do que a habitual e que se expande em todos os sentidos, e não apenas no sentido vertical, em que a onda de pulso é normalmente sentida. As mesmas características são notadas quando palpamos uma artéria que apresenta uma dissecção de sua parede.

Nesse caso, o enfraquecimento da parede não leva exatamente a uma dilatação aneurismática: o sangue sob alta pressão efetua um "rasgo" entre as camadas musculares de uma parede arterial enfraquecida e vai dissecando o espaço entre elas. Com isso, o diâmetro total da artéria acaba aumentando, e existem riscos semelhantes de ruptura. Contudo, a luz "verdadeira", por onde está passando sangue rumo à circulação periférica, encontra-se reduzida (Fig. 11-14).

É importante lembrar que as dissecções normalmente são eventos agudos, que produzem rica sintomatologia: dor intensa, déficit perfusional distal ao segmento acometido e instabilidade hemodinâmica, principalmente quando acometem grandes vasos, como a aorta. Contudo, ocasionalmente, podem ser de instalação lenta e crônica, produzindo à palpação os mesmos achados que um aneurisma.

Embora as paredes venosas sejam colabáveis e, por isso, normalmente impalpáveis, o examinador deve tentar a palpação em casos suspeitos de tromboflebite superficial.

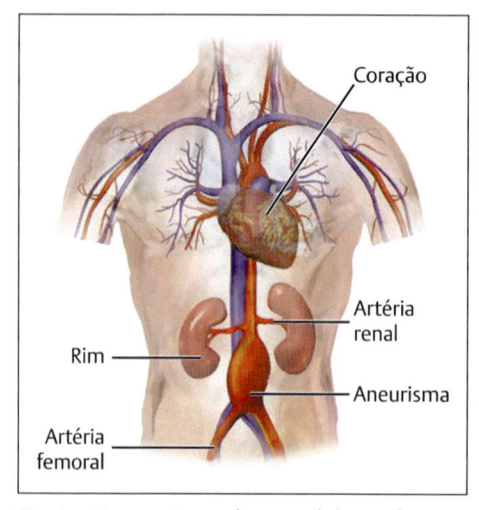

Fig. 11-13. Aneurismas de aorta abdominal e ilíaca comum.

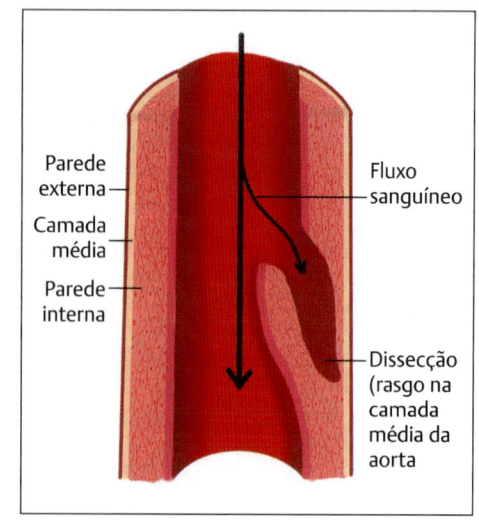

Fig. 11-14. Dissecção arterial.

Essa inflamação da parede de uma veia superficial forma um cordão venoso facilmente palpável, além dos sinais flogísticos habituais ao longo do trajeto da veia. Normalmente existe trombose venosa superficial associada. Um fator de risco altamente prevalente é a presença de acessos venosos superficiais, sendo então uma intercorrência comum em pacientes hospitalizados. O prognóstico é bom, com boa resolução a partir de tratamentos conservadores, como a retirada do acesso local e o uso de compressas mornas e anti-inflamatórios tópicos (Fig. 11-15).

A **ausculta** deve ser realizada sobre as paredes de grandes artérias quando se palpa uma dilatação que sugira a presença de um aneurisma ou quando uma importante redução dos pulsos distalmente a um ponto sugira uma estenose. Tais situações podem acometer a aorta em seus diversos segmentos (torácico, abdominal) e as artérias carótidas, renais, ilíacas, femorais e poplíteas. Nessas situações, o turbilhonamento do fluxo arterial pode produzir um sopro sistólico audível ao posicionarmos o estetoscópio sobre a área afetada.

Na presença de fístulas arteriovenosas, pode-se auscultar um sopro sisto-diastólico, e habitualmente palpa-se um frêmito. São achados típicos, por exemplo, das fístulas confeccionadas para a realização de hemodiálise em portadores de insuficiência renal crônica (Fig. 11-16).

Manobras Especiais

A insuficiência arterial de membros superiores é uma ocorrência rara, mas sua avaliação vem ganhando importância à medida que usamos, cada vez mais, em unidades de terapia intensiva, os cateteres de monitoramento contínuo da pressão arterial. Para testar a integridade do fluxo distal nos MMSS, podemos fazer o teste de Allen. No início dessa manobra, solicitamos ao paciente que feche seu punho enquanto fazemos uma compressão

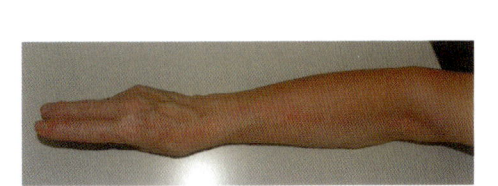

Fig. 11-15. Tromboflebite superficial.

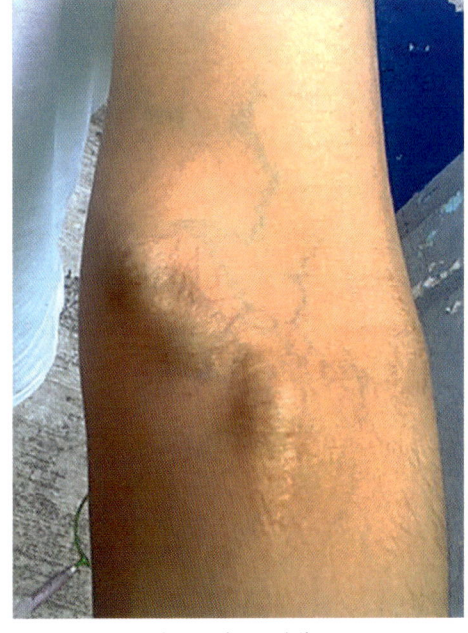

Fig. 11-16. Fístula para hemodiálise.

firme sobre os pulsos radial e ulnar com nossos polegares. Isso faz com que a palma da mão do paciente fique pálida. Pedimos então que relaxe a mão, mas sem esticar os dedos (Fig. 11-17).

Para avaliar o fluxo radial, liberamos a compressão sobre o pulso radial. A resposta esperada é a recuperação da coloração normal da palma da mão após 3 a 5 segundos. Caso a coloração leve mais tempo para se normalizar ou se mantenha pálida, pode haver algum grau de obstrução ao fluxo. De modo semelhante, para avaliar o fluxo pela artéria ulnar, liberamos a compressão nessa topografia enquanto mantemos a compressão radial. Observamos, então, em quanto tempo a coloração da palma da mão se normaliza.

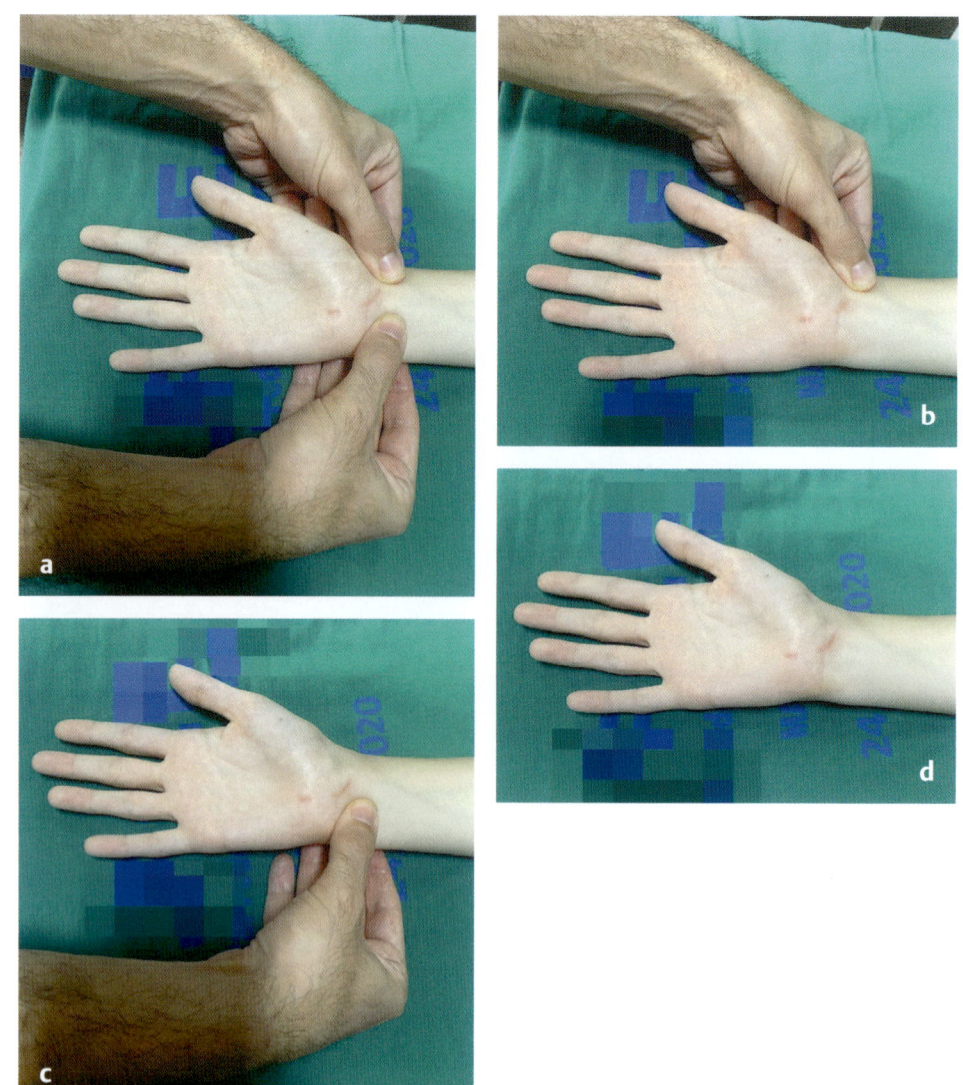

Fig. 11-17. (a-d) Teste de Allen sobre a a. ulnar.

Para a avaliação de uma insuficiência arterial em membros inferiores, podemos lançar mão da elevação dos membros. Com o paciente deitado, elevamos o membro "suspeito" em cerca de 60°. Essa manobra reduz o fluxo distal e produz, após 50-60 segundos, certo grau de palidez. Após esse intervalo, pedimos ao paciente que fique sentado e com as pernas pendentes para baixo. Normalmente, a coloração do membro retorna em até 20 segundos: uma palidez que persista além disso sugere possíveis deficiências no fluxo arterial distal.

Outra manobra útil à beira do leito é o teste de Brodie-Trendelenburg, que estima a competência valvular das veias superficiais, comunicantes e profundas. Iniciamos o teste com o paciente deitado. Elevamos o membro que desejamos testar no paciente (flexionando o joelho e elevando a perna) para esvaziar as veias superficiais pelo efeito gravitacional. Em seguida, fazemos um torniquete com uma pressão moderada, mas não muito intensa, sobre esse membro: isso oclui os vasos superficiais, mas não afeta o fluxo pelas comunicantes e profundas.

Pedimos, então, ao paciente que fique em pé. Em uma situação normal, as veias superficiais levam de 30 a 35 segundos para serem preenchidas a partir dos capilares mais distais. Se o enchimento for mais rápido, isso indica refluxo a partir das veias profundas ou comunicantes, que então apresentam incompetência valvar. Completada esta etapa, retira-se o torniquete com o paciente ainda em pé. Se houve um enchimento capilar adicional nesse momento, isso indica refluxo a partir das próprias veias superficiais em um nível superior ao que estava o torniquete. Isso sugere a incompetência valvular do sistema venoso superficial (Fig. 11-18).

APROFUNDANDO

Nesta seção, estudaremos as principais síndromes que acometem o sistema vascular periférico e os membros superiores e inferiores. Nessa análise, perceberemos como o conjunto de sinais e sintomas sempre deve ser valorizado diante de achados individuais, para podermos chegar aos diagnósticos corretos.

Insuficiência Venosa Crônica (IVC)

A falha no bombeamento do sangue venoso periférico é um processo multifatorial, que pode envolver a perda de competência das válvulas que garantem os fluxos venosos unidirecionais (de superficial para profundo, de distal para proximal), a sobrecarga de pressão sobre a circulação venosa e a ocorrência de lesões endoteliais que afetem a integridade da parede e o tônus do vaso. Os maiores fatores de risco para a IVC se relacionam a estes mecanismos: envelhecimento, obesidade, obstruções vasculares intrínsecas ou extrínsecas (tumores, trombos), fragilidade endotelial em mulheres após a menopausa, longos períodos em ortostase (um fator ocupacional para pessoas que passam seus dias trabalhando em pé) e tendências hereditárias (Fig. 11-19).

Com a estase venosa resultante nos MMII distais, ocorre transudação de líquido intravascular, de produtos do metabolismo das hemácias (como a hemossiderina) e de elementos (como o fibrinogênio e algumas citocinas) para o interstício, que mediam uma reação inflamatória crônica de baixo grau.

As manifestações clínicas da IVC derivam desse fenômeno. Observa-se a formação de edema mole, com cacifo, bilateral e sem sinais flogísticos. A congestão local gera uma sensação de desconforto, sendo comuns as queixas de prurido e peso nas pernas. A pele se torna acastanhada (ou vermelho-azulada), com a típica hiperpigmentação ocre, pela impregnação por hemossiderina. As varizes e telangiectasias são consequências diretas do acúmulo de líquido distal. E a desorganização da arquitetura do subcutâneo, que se torna

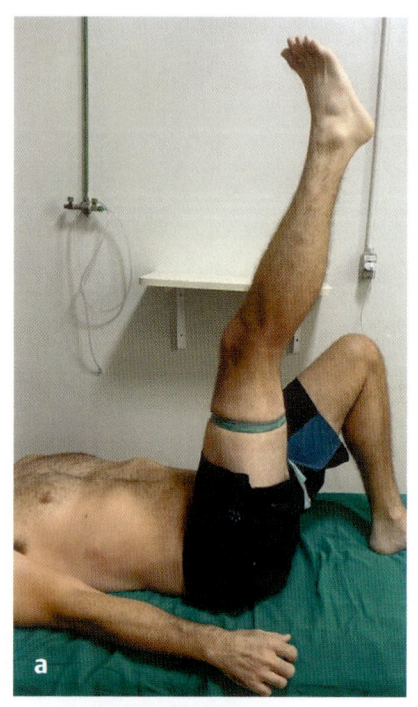

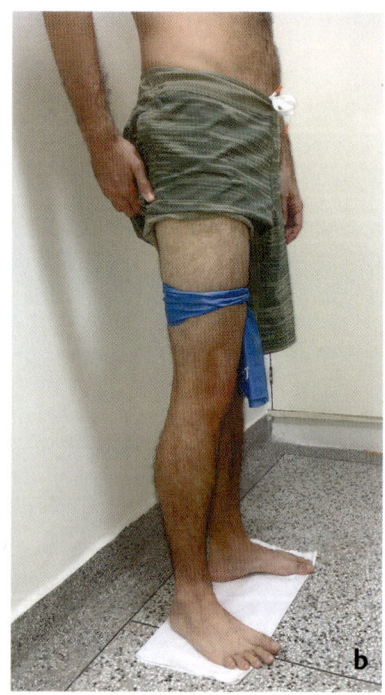

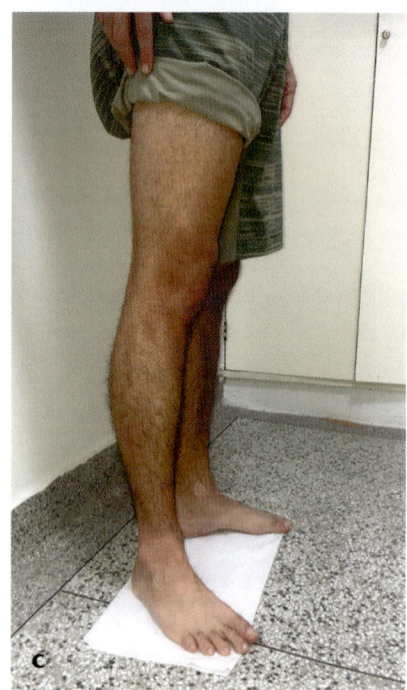

Fig. 11-18. (a-c) O teste de Brodie-Trendelenburg.

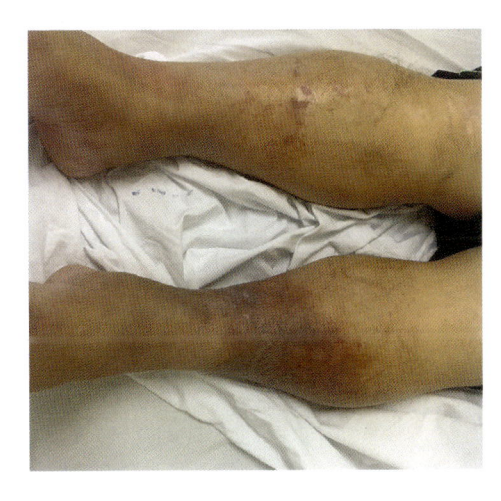

Fig. 11-19. Insuficiência venosa crônica.

mais preenchido por colágeno e mediadores inflamatórios, prejudica a nutrição tecidual adequada, levando à distrofia local (perda de pelos, pele ressecada e sem elasticidade).

A perda da capacidade de cicatrização dos tecidos e a sua maior vulnerabilidade a agressões locais facilitam a formação de úlceras e a ocorrência de infecções cutâneas secundárias. Eventualmente, as úlceras podem-se tornar extensas e de difícil cicatrização. A dificuldade de drenagem linfática imposta por essas alterações pode, em longo prazo, levar à formação de linfedema.

Trombose Venosa Profunda

É a obstrução aguda (total ou parcial) de um vaso da circulação profunda (de membros inferiores ou superiores) por um coágulo. Sua ocorrência está ligada à tríade de Virchow: estase venosa, hipercoagulabilidade e lesão endotelial.

> **Tríade de Virchow:** Estase Venosa + Hipercoagulabilidade + Lesão Endotelial

Assim, seus maiores fatores de risco são doenças ou situações que envolvam um ou mais elementos dessa tríade (Quadro 11-3).

Os sintomas da TVP se relacionam à súbita interrupção do fluxo venoso, à hipertensão venosa que se instala sobre os vasos obstruídos e à reação inflamatória produzida localmente pela instalação do trombo. Como são ocorrências muito mais comuns nos

Quadro 11-3. Fatores de Risco para Trombose Venosa Profunda (TVP)

- Obesidade, gravidez, sedentarismo
- Pós-operatório de grandes cirurgias (vascular, ortopédica)
- Traumatismos, imobilizações, pacientes acamados, viagens prolongadas
- Neoplasias
- Doenças que promovem inflamação crônica: ICC, cirrose hepática, DPOC
- Tabagismo
- Uso de anticoncepcionais orais ou reposições hormonais
- Trombofilias (SAAF, Fator V de Leiden)

membros inferiores, destacaremos doravante os aspectos mais relacionados a essa topografia (Fig. 11-20).

Podemos considerar que a TVP é distal quando afeta as veias poplíteas, tibiais e suas tributárias. É a situação mais comum. A TVP proximal é aquela que afeta a circulação venosa no nível das veias femorais e ilíacas. Embora seja mais rara, produz sintomas mais significativos e implica maior risco de complicações, como veremos adiante.

Na avaliação do paciente com TVP, precisamos caracterizar atentamente seus sintomas. A dor é em pontada, de intensidade leve a moderada, subaguda (com horas a dias de evolução) e localizada sobre o membro afetado, mas nem sempre tem uma localização muito precisa. Geralmente surge em repouso e vai piorando gradativamente: o paciente não costuma ser capaz de apontar com precisão o seu início. O edema é unilateral e acompanhado de sinais flogísticos: além da dor, há calor local, rubor e uma pele tensa e brilhosa. Ocorre também um "empastamento" da panturrilha: sua consistência fica mais endurecida pela infiltração líquida nos planos musculares. Podemos também observar, às vezes, uma circulação superficial mais proeminente e uma pele de coloração vermelho-azulada.

No exame do membro, algumas manobras podem ser realizadas para investigar a possibilidade de uma TVP. A dorsiflexão do pé no membro afetado, quando produz uma dor súbita sobre a panturrilha, é o sinal de Homans, que, no entanto, é pouco específico e não deve ser tomado isoladamente como uma evidência de TVP (Fig. 11-21).

Já o sinal da bandeira é testado ao compararmos a mobilidade das duas panturrilhas com o paciente deitado e com as pernas levemente fletidas: quando existe TVP, o empastamento faz com que, na perna acometida pela trombose, a panturrilha tenha uma mobilidade claramente menor que a contralateral. Já o sinal de Bancroft está presente quando existe dor ao comprimirmos a panturrilha na direção da tíbia – ou seja, pressionando-a no sentido posteroanterior, e não para os lados (Fig. 11-22).

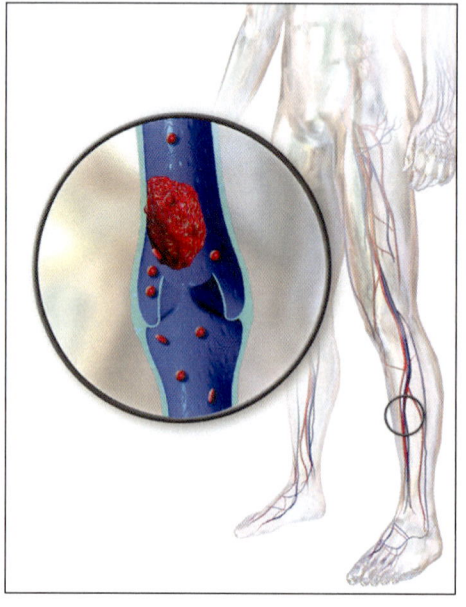

Fig. 11-20. TVP em MMII.

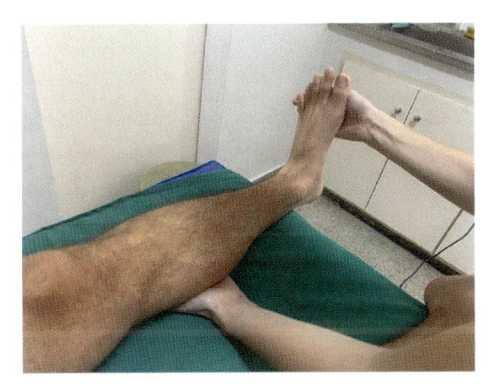

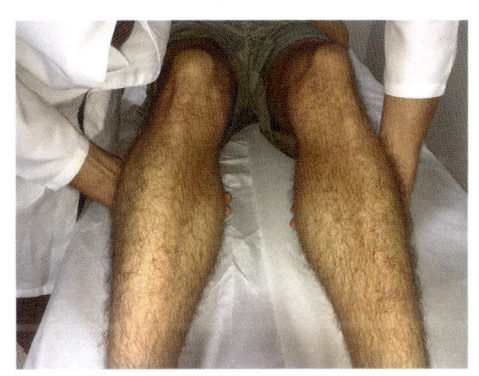

Fig. 11-21. Sinal de Homans.

Fig. 11-22. Sinal da bandeira.

A complicação mais temida da TVP é o tromboembolismo pulmonar (TEP): o trombo dos MMII pode-se soltar do vaso ao qual está aderido e se deslocar até as câmaras direitas do coração, alojando-se na circulação pulmonar. Esse evento, que pode provocar disfunção cardíaca e respiratória de início súbito, é muito mais comum em TVPs proximais, onde trombos maiores e mais instáveis tendem a se formar. Como vimos no capítulo de semiologia do aparelho respiratório, o TEP habitualmente se manifesta por taquidispneia, taquicardia e dor torácica de variadas intensidades, além de outras possíveis manifestações como tosse, cianose e sinais de esforço respiratório.

Entre as complicações locais, destaca-se a síndrome pós-trombótica: a obstrução aguda da circulação, ao dificultar o retorno de sangue da periferia, pode levar a uma insuficiência venosa crônica e aos seus sinais e sintomas habituais: edema, prurido, sensação de "peso" na perna, varizes e até ulcerações.

Alguns diagnósticos diferenciais da TVP devem ser considerados. A síndrome da pedrada é um estiramento muscular sobre a panturrilha que ocorre durante um esforço físico vigoroso e repetitivo. É comum em corredores, principalmente se estão mal condicionados fisicamente ou quando iniciam o exercício sem o aquecimento muscular adequado. É uma dor em pontada, muito intensa, súbita (instala-se em segundos) e acompanhada de um hematoma local. Já a ruptura do cisto de Baker também evolui com dor de rápida instalação: essa estrutura benigna, que se forma na região poplítea, normalmente é assintomática. Ao se romper (o que pode ocorrer espontaneamente), o extravasamento para a panturrilha pode simular a dor típica da TVP, embora tenda a evoluir mais rapidamente.

Celulites e Erisipelas

São infecções de pele relacionadas a fatores de risco como escoriações e úlceras (que quebram a barreira de continuidade da pele normal), doenças crônicas que afetam a resposta imune do indivíduo (como diabetes e cirrose hepática), hábitos de higiene inadequados e disfunções da circulação local, pois a estase venosa facilita o seu desenvolvimento.

De uma maneira geral, provocam febre, taquicardia, queda do estado geral, mialgias e alterações no membro afetado: eritema e calor. Não há empastamento da panturrilha, e a dor, quando ocorre, é muito leve, mal localizada e inespecífica. Em casos graves, podem evoluir com bolhas, pústulas e até necrose cutânea.

Quadro 11-4. Erisipelas *vs.* Demais Celulites

Erisipelas	■ Afetam as camadas mais superficiais da pele ■ Possuem coloração avermelhada e bordas mais bem definidas ■ Habitualmente há mais sinais sistêmicos de doença: febre, queda do estado geral ■ São causadas por estreptococos (dos grupos B, C ou D, ou *S. pyogenes*)
Demais celulites	■ Afetam camadas mais profundas da pele ■ Têm coloração mais rósea ou arroxeada e sua delimitação é mais difícil ■ As etiologias principais são estreptococos e estafilococos, mas podem ser causadas por vários outros agentes

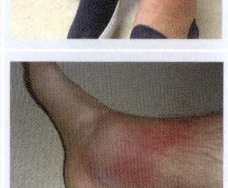

Consideramos as erisipelas, na verdade, como um subtipo das celulites, termo que pode ser usado para descrever as infecções cutâneas de uma maneira geral. Vamos analisar, no Quadro 11-4, alguns aspectos que distinguem as erisipelas das demais celulites.

Insuficiência Arterial Crônica

Similarmente ao que ocorre na doença coronariana, a formação de placas de ateroma sobre as paredes do endotélio das artérias que perfundem as extremidades dos MMII comprometem progressivamente o fluxo distal e a perfusão tecidual das áreas afetadas: é a insuficiência arterial crônica ou doença obstrutiva arterial periférica (DOAP). Quando o processo ocorre gradativamente, o desenvolvimento de uma rede de vasos colaterais pode abrandar os déficits perfusionais e os sintomas relacionados.

Os fatores de risco para o seu desenvolvimento são semelhantes aos da isquemia coronariana, mas com peculiaridades: o tabagismo e a diabetes são particularmente implicados. O sintoma cardinal da DOAP é a claudicação intermitente: uma dor sentida habitualmente sobre a panturrilha que surge após um esforço físico, como caminhar ou subir um lance de escada. A claudicação é o equivalente "periférico" da angina estável em coronariopatias, e as duas derivam do mesmo mecanismo: uma isquemia do tecido muscular diante da maior demanda metabólica que não pode ser atendida por uma perfusão arterial incompetente. Dessa forma, a claudicação também é dependente de esforços físicos e melhora com o repouso. À medida que o fluxo se compromete mais, ela aparece diante de esforços cada vez menores. As alterações de sensibilidade também são comuns: queixas de queimação, formigamento ou até mesmo maior sensibilidade ao frio.

Outras alterações são perceptíveis no exame físico. A perfusão tecidual cronicamente comprometida leva a alterações tróficas no membro: perda de massa muscular, rarefação de pelos e pele mais ressecada e inelástica. Observa-se palidez distal e ocasional, até cianose periférica. Na palpação, os membros estão mais resfriados, e as amplitudes dos pulsos distais à obstrução estão caracteristicamente reduzidas. Em geral, podem-se inferir os locais das piores obstruções a partir do ponto onde os pulsos se reduzem. Eventualmente, a formação de vasos colaterais pode produzir um pulso distal "inesperadamente" cheio.

Em casos mais avançados, como discutimos na seção anterior, a má perfusão tecidual e a cicatrização pobre dos tecidos podem levar à formação de úlceras dolorosas e cuja localização é predominantemente lateral. Outra complicação temida são as gan-grenas: áreas de necrose tecidual que podem estar estéreis (gangrena seca) (Fig. 11-23) ou infectadas secundariamente (gangrena úmida), com presença de exsudato e pus (Fig. 11-24). A presença de gangrenas indica a necessidade de desbridamento cirúrgico local e, muitas vezes, de amputação do membro em determinado nível. Dependendo do aspecto do fluxo, pode-se tentar corrigi-lo por meio de revascularizações cirúrgicas para evitar a amputação.

Insuficiência Arterial Aguda

Nesta situação, uma oclusão aguda sobre a circulação arterial de um membro inferior pode ser provocada por um êmbolo originário de um ponto mais distante (como na fibrilação atrial) ou por trombose *in situ* sobre uma placa de ateroma já existente no vaso atingido. Os fatores de risco são basicamente os mesmos para a doença periférica crônica. Os sinais e sintomas, no entanto, surgem abruptamente e em repouso: a dor, a palidez e a redução (ou abolição) dos pulsos são marcantes. As alterações tróficas nem sempre estão presentes, pois pressupõem um acometimento crônico prévio, que não é a regra nesses casos. Por outro lado, um achado essencial do exame físico é o resfriamento do membro, especialmente quando comparado ao mesmo segmento no membro oposto.

A ocorrência súbita e em repouso desses sintomas, por ser altamente indicativa de obstrução arterial aguda, constitui uma emergência médica: sem as medidas adequadas para restabelecer prontamente o fluxo distal (cirurgia aberta, angioplastia etc.), pode haver o desenvolvimento de isquemia tecidual crítica e necrose, com posterior necessidade de amputação do membro.

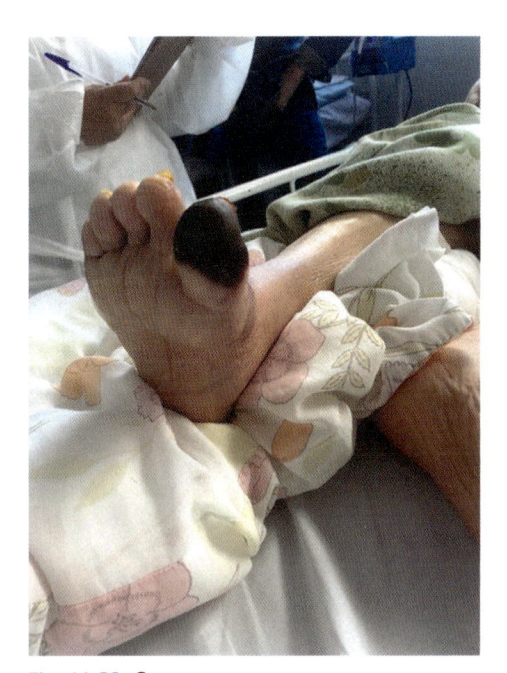

Fig. 11-23. Gangrena seca.

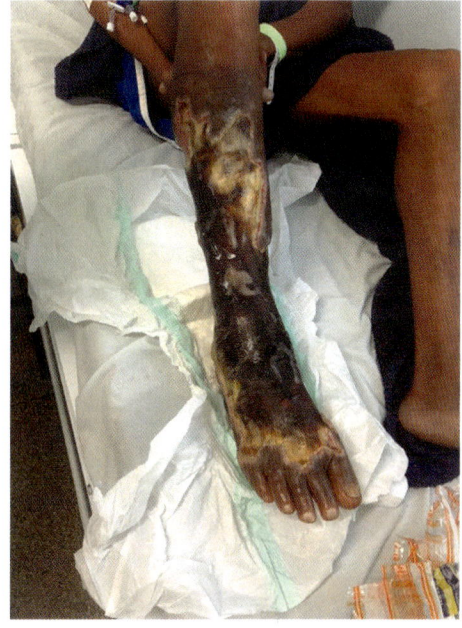

Fig. 11-24. Gangrena úmida.

Fenômeno de Raynaud

Em algumas pessoas, a exposição ao frio ou o estresse pessoal podem provocar vasoespasmos transitórios em vasos arteriais periféricos. Com isso, as extremidades se tornam pálidas e depois azuladas por alguns minutos – quando o fluxo é restabelecido, surge uma hiperemia reativa e a coloração gradativamente se normaliza. É um evento benigno, que afeta mais as mãos, e cujo tratamento consiste essencialmente em proteger as extremidades do frio ou do fator que "dispara" os vasoespasmos. Em alguns casos, o paciente pode sentir localmente uma dormência durante as reduções de fluxo e um formigamento quando ele se restabelece (Fig. 11-25).

No entanto, ocasionalmente o fenômeno de Raynaud pode ser secundário a doenças autoimunes do tecido conjuntivo (as colagenoses), principalmente a esclerodermia e o lúpus. Assim, sua ocorrência deve motivar uma investigação de outros sinais e sintomas dessas doenças. Alguns hábitos, como o tabagismo e a ingestão de estimulantes (como a cafeína), podem exacerbar o fenômeno nas pessoas afetadas.

Linfedema após Câncer de Mama

Em pacientes que realizaram tratamento para neoplasias da mama, o linfedema no membro superior ipsilateral à mama afetada pode-se desenvolver por dois mecanismos. O tratamento cirúrgico por mastectomia é, muitas vezes, associado a uma linfadenectomia axilar, o que prejudica sensivelmente a drenagem linfática do membro. Por sua vez, a radioterapia é outra modalidade comum em vários casos e pode promover disfunções semelhantes (Fig. 11-26).

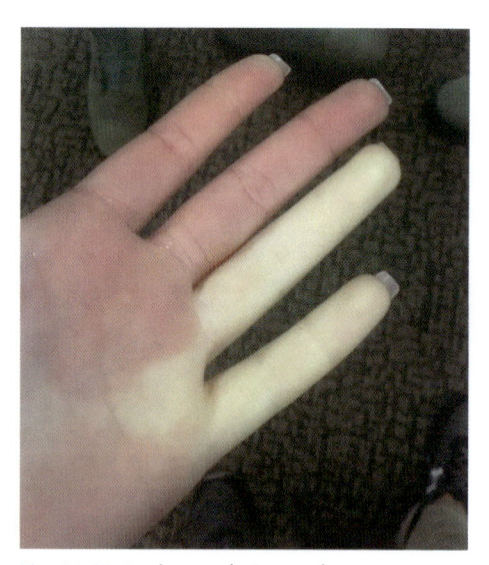

Fig. 11-25. Fenômeno de Raynaud.

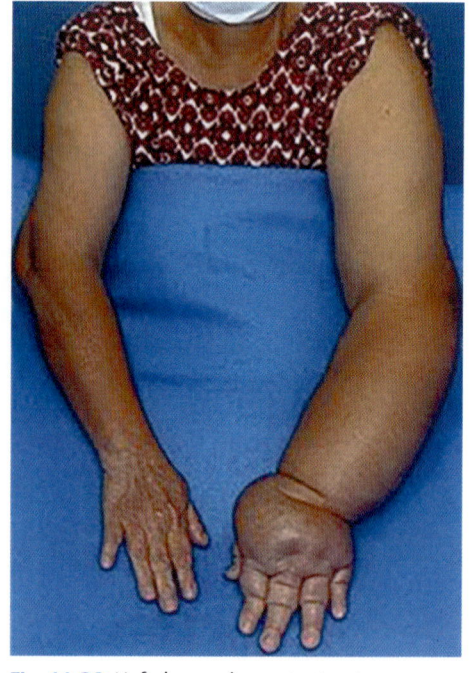

Fig. 11-26. Linfedema pós-mastectomia.

VAMOS PRATICAR

Questão 1. Um homem de 74 anos procura a emergência com queixa de dor súbita e mal localizada em membro inferior esquerdo distal. A dor é moderada, mas está piorando, e começou quando ele estava em repouso há algumas horas. Refere também leves parestesias nos pododáctilos desse membro. É hipertenso, diabético, tabagista e portador de fibrilação atrial crônica, mas não vem fazendo seu tratamento com regularidade.

Ao exame físico: lúcido, orientado, corado, eupneico e hidratado.
PA = 175 × 95 mmHg, FC = 102 bpm, FR = 15 irpm, afebril.
Pulmões: limpos.
RCI 2T BNF, sem sopros. *Ictus cordis* propulsivo.
Abdômen: flácido, peristáltico e indolor.

Após a avaliação inicial, sua hipótese diagnóstica é de insuficiência arterial aguda e você solicita um US Doppler Arterial de MMII para avaliar eventuais obstruções ao fluxo.

Pergunta-se:

A) Quais informações da história relatada reforçam sua hipótese?
B) Quais achados do exame físico dos MMII corresponderiam a esse quadro?
C) Caso o paciente já seja portador prévio de insuficiência arterial crônica, que achados adicionais poderiam aparecer no exame físico? E na história, o que você poderia perguntar para investigar isso?

Questão 2. Uma mulher de 65 anos, obesa, procura atendimento médico porque está apresentando "inchaço" e "sensação de peso" em suas pernas há alguns meses. Ao examinar seus membros inferiores, você observa a presença de edema (++/4) mole, com cacifo e bilateral. Há hiperpigmentação ocre em padrão de bota, rarefação de pelos e moderada perda de massa muscular. Há também algumas varizes e telangiectasias superficiais e indolores.

Pergunta-se:

A) Qual a principal hipótese diagnóstica?
B) Explique os mecanismos responsáveis pelo surgimento das alterações supracitadas.
C) Quais complicações essa paciente poderá apresentar caso sua doença não seja tratada adequadamente?

Questão 3. Uma mulher de 74 anos é levada ao atendimento de emergência porque apresenta dispneia moderada, tosse e dor pleurítica. Os sintomas começaram subitamente há algumas horas. Ao coletar a anamnese, você verifica que ela foi submetida a uma cirurgia para tratamento de uma fratura do colo do fêmur direito há 3 semanas. Recuperou-se bem, mas ainda está parcialmente acamada e fazendo fisioterapia. É hipertensa, tabagista e diabética. Faz reposição hormonal diária desde o início da menopausa, há 22 anos.

Ao exame físico: lúcida, orientada, corada, hidratada, taquidispneica.
PA = 115 × 75 mmHg, FC = 114 bpm, FR = 18 irpm, afebril, SatO$_2$ = 88%.
RCR 2T BNF, sem sopros.
MVUA sem RA, com leve esforço respiratório.
Abdômen: flácido, peristáltico e indolor.

Pergunta-se:

A) Qual a principal hipótese diagnóstica para os sintomas respiratórios apresentados?

B) Qual a doença circulatória de membros inferiores que pode ser a responsável pelo quadro? Quais fatores de risco a paciente apresenta para desenvolvê-la?
C) Que achados do exame físico poderiam sugerir a hipótese que você descreveu no item B?

BIBLIOGRAFIA
Longo DL et al. Medicina interna de Harrison. 19. ed. Porto Alegre: AMGH; 2016.
Porto CC. Exame Clínico. 8. ed. Rio de Janeiro: Guanabara Koogan; 2017.
Sidawy AN, Perler BA. Rutherford's Vascular Surgery and Endovascular Therapy. 9. ed. Philadelphia: Elsevier; 2019.

SEMIOLOGIA DO ABDÔMEN

Bruna Galper ▪ Gabriela Girão de Albuquerque
Gustavo Robertson Filippo ▪ Humberto Montilho Araújo Crivellari
João Gabriel Silveira Lins ▪ Ludmilla Ferreira de Aragão
Luisa Mendes Kahl ▪ Maria Luiza Levindo Coelho Martinis
Ricardo Nunes Quineper ▪ Rodrigo Silva ▪ Denise dos Santos Silveira
Inah Maria Drummond Pecly ▪ Taissa Lorena dos Santos

> *"A minha força vem do abdômen. É o meu centro de gravidade e a fonte da verdadeira força."*
>
> Bruce Lee

INTRODUÇÃO

O exame da cavidade abdominal, quando realizado de forma hábil e sistematizada, é um valioso instrumento para o esclarecimento de diversos sintomas do paciente e para a investigação das mais variadas patologias. A riqueza das informações trazidas exige, da parte do examinador, a aplicação do raciocínio clínico para chegar ao diagnóstico: dados da história do paciente e do exame clínico precisam ser analisados em conjunto.

Assim, esta etapa do exame físico é, simultaneamente, uma das mais desafiadoras e fascinantes da semiologia, pois raramente haverá respostas imediatas a partir de achados isolados.

Quanto mais o examinador aplicar os princípios de uma boa abordagem clínica, considerando não somente as afecções primárias das estruturas do abdômen, mas também aquelas que nelas se manifestam apesar de se originarem em outros órgãos e sistemas, privilegiando o "todo" do paciente sobre os segmentos isolados em uma visão integral, melhores e mais completas serão as respostas que esse exame poderá trazer.

ENTENDENDO

Região Abdominal

É composta por diversas estruturas: vísceras (ocas e maciças), vasos sanguíneos e linfáticos, músculos e tecido adiposo. Assim, para o aprendizado e o desenvolvimento do raciocínio clínico ao examiná-la, a delimitação e a segmentação dessa região são de fundamental importância. O conhecimento de algumas linhas de referência também é muito útil.

O abdômen é delimitado superiormente pelo apêndice xifoide e pelo músculo diafragma e, inferiormente, pela sínfise púbica, ligamentos inguinais e cristas ilíacas. Lateralmente, é delimitado pelas linhas axilares posteriores.

Sua área pode ser subdividida em quatro **quadrantes** ou nove **regiões**. Os quadrantes (superior direito e esquerdo, inferior direito e esquerdo) são definidos por linhas "imaginárias": uma vertical, passando pela linha abdominal média, e outra horizontal, passando sobre a cicatriz umbilical.

Já as regiões são definidas por duas linhas verticais (as bordas laterais dos músculos retoabdominais, ou um prolongamento das linhas hemiclaviculares) e por duas linhas horizontais também "imaginárias": uma passando pela extremidade superior das cristas ilíacas e outra passando pela extremidade inferior dos rebordos costais. A partir dessas linhas, definem-se as regiões do terço superior (hipocôndrio direito, epigástrio e hipocôndrio esquerdo), do terço médio (flanco direito, mesogástrio e flanco esquerdo) e do terço inferior (fossa ilíaca direita, hipogástrio e fossa ilíaca esquerda). Algumas denominações alternativas também são corretas: podemos nos referir à região epigástrica como "supraumbilical", à região mesogástrica como "umbilical" e à região hipogástrica como "infraumbilical" ou "suprapúbica" (Fig. 12-1).

A parede abdominal é uma estrutura superficial cujas maiores funções são a contenção e a proteção das vísceras abdominais. É composta pela pele e por tecido subcutâneo, grupamentos musculares (com suas fáscias e aponeuroses), tecido adiposo e peritônio, uma membrana serosa de dupla camada que reveste as vísceras (camada visceral) e estruturas mais superficiais como músculos e aponeuroses (camada parietal). Sua inervação sensitiva é realizada pelos nervos toracoabdominais (que se originam das raízes nervosas de T7 a T12 na coluna vertebral) e pelos nervos ílio-hipogástrico e ilioinguinal (que se originam da raiz nervosa de L1).

Dentre os grupamentos musculares que dela fazem parte, os músculos retoabdominais destacam-se pela sua extensão e por sua posição medial e superficial, constituindo importante referencial anatômico para o exame clínico. São separados medialmente pela **linha alba** (Fig. 12-2).

O **fígado** é uma víscera maciça, localizada no quadrante superior direito. Tem um formato aproximado de cunha e localiza-se logo abaixo do diafragma direito, sendo quase inteiramente protegido pelo gradil costal desse lado, que se localiza à frente do órgão.

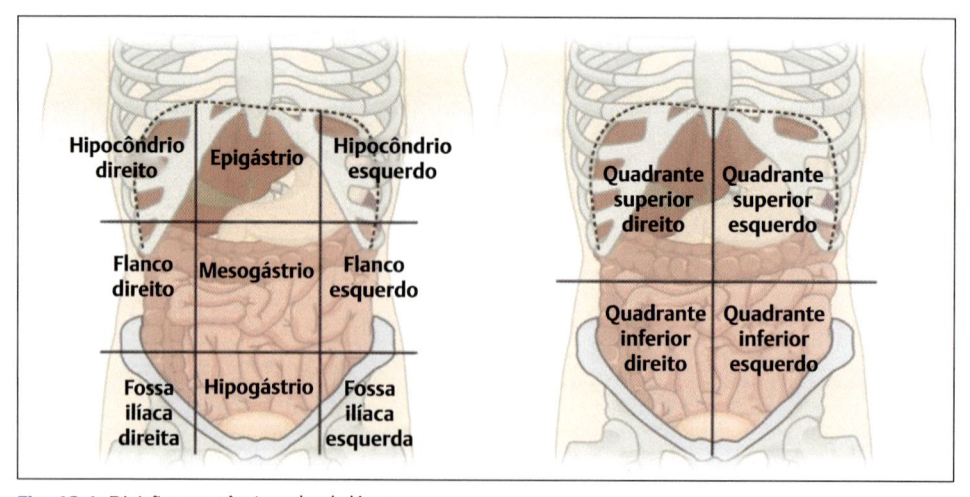

Fig. 12-1. Divisões anatômicas do abdômen.

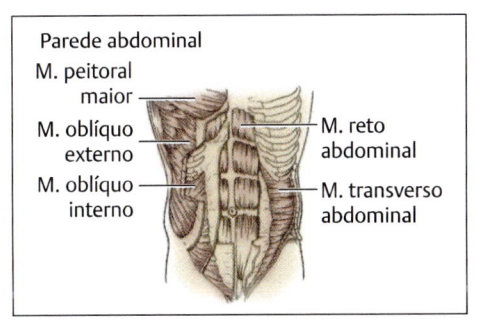

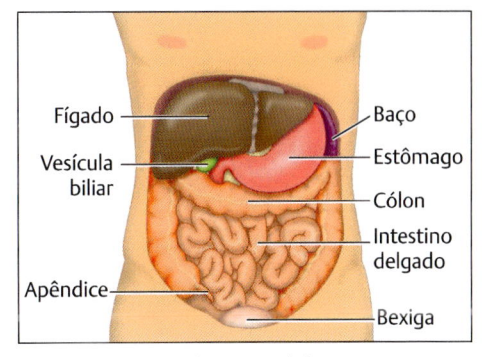

Fig. 12-2. Parede abdominal.

Fig. 12-3. Principais vísceras abdominais.

Ocasionalmente, a sua borda inferior pode ser palpada abaixo do gradil costal. É dividido nos lobos direito e esquerdo, os quais são compostos pelos oito segmentos hepáticos. A borda inferior do órgão guarda estreita relação anatômica com a **vesícula biliar**, uma estrutura sacular que assume a forma aproximada de uma pera (Fig. 12-3).

O **estômago** é uma víscera oca, localizada em sua maior parte no quadrante superior esquerdo, onde tende a se posicionar horizontalmente. É separado do **esôfago** pelo diafragma esquerdo, músculo que compõe um esfíncter funcional que se localiza justamente na separação entre a cavidade torácica e a abdominal. Embora o estômago seja um órgão distensível e mais superficial, seu aspecto mais lateral e superior está habitualmente protegido pelo gradil costal esquerdo.

O **intestino delgado**, segmento seguinte do tubo digestivo, é dividido em **duodeno** (um órgão em formato de "C" que se localiza no mesogástrio, em íntima relação com o pâncreas), o **jejuno** e o íleo, cuja região terminal forma a válvula ileocecal e prossegue para o intestino grosso, ou **cólon**. As alças do intestino delgado constituem uma longa e enovelada superfície, através da qual a maior parte da absorção de nutrientes ocorre. Embora ocupem praticamente todas as regiões da cavidade abdominal, tendem a se localizar nas suas regiões mais centrais.

O **cólon**, por sua vez, tem alças de maior diâmetro e formato tubular, iniciando-se na fossa ilíaca direita, na qual o **ceco** (uma estrutura sacular, onde se localiza o **apêndice vermiforme**) progride para o **cólon ascendente**, que ascende pela borda lateral da parede abdominal até o hipocôndrio direito e, sob o fígado, curva-se na **flexura hepática**, prosseguindo (já como **cólon transverso**) em linha horizontal até o hipocôndrio esquerdo. Surge então a **flexura esplênica**, uma nova curvatura em direção inferior, de onde parte o **cólon descendente**. À medida que essa víscera progride em direção à fossa ilíaca esquerda, ela descreve medialmente uma nova curva em "S", formando o **cólon sigmoide**, que progride até o assoalho pélvico, forma o **reto** e, finalmente, o **canal anal** (Fig. 12-3).

O **baço** é outro órgão localizado no quadrante superior esquerdo, mais lateralmente. Em condições normais, é inteiramente protegido pelo gradil costal e, portanto, não costuma ser palpável. O **pâncreas**, víscera com funções endócrinas (como a produção de insulina) e exócrinas (como a produção de insulina), localiza-se mais posteriormente e na transição entre o mesogástrio (onde sua **cabeça** e **corpo** guardam íntima relação com o duodeno) e o epigástrio (onde sua **cauda** se estende lateralmente até se aproximar do baço).

Os **rins** são órgãos de localização mais posterior, no aspecto lateral e superior da cavidade abdominal – podendo ocupar a transição entre os hipocôndrios e os flancos. Assim como o pâncreas e partes do intestino delgado e do cólon, são retroperitoneais. Assim, sua palpação é possível apenas em uma minoria de pacientes, notadamente os mais magros. Por essa característica anatômica, boa parte das manobras que avaliam a hipersensibilidade do órgão (que ocorre quando sua cápsula de distende) é realizada sobre o dorso do paciente. A **bexiga**, um órgão oco que coleta a urina formada nos rins e conduzida pelos **ureteres**, localiza-se no assoalho pélvico e pode ser palpada no hipogástrio em indivíduos magros ou em situações em que seu volume esteja sensivelmente aumentado. O útero **gravídico** torna-se palpável quando, à medida que a gestação progride, avança para além da sínfise púbica por volta da 12ª semana gestacional.

A artéria aorta descendente, vaso de grosso calibre, percorre um trajeto praticamente vertical, logo à esquerda da linha alba, sendo mais facilmente palpada no quadrante superior esquerdo. Alguns de seus ramos principais eventualmente podem produzir sopros à ausculta da parede na transição entre o terço medial e o terço lateral esquerdo: as artérias renais (sobre o mesogástrio) e as artérias ilíacas (logo abaixo da cicatriz umbilical) (Fig. 12-4).

A Figura 12-5 esquematiza as principais estruturas identificáveis, com maior frequência, no exame abdominal. O conhecimento dessa distribuição facilita a interpretação dos achados semiológicos.

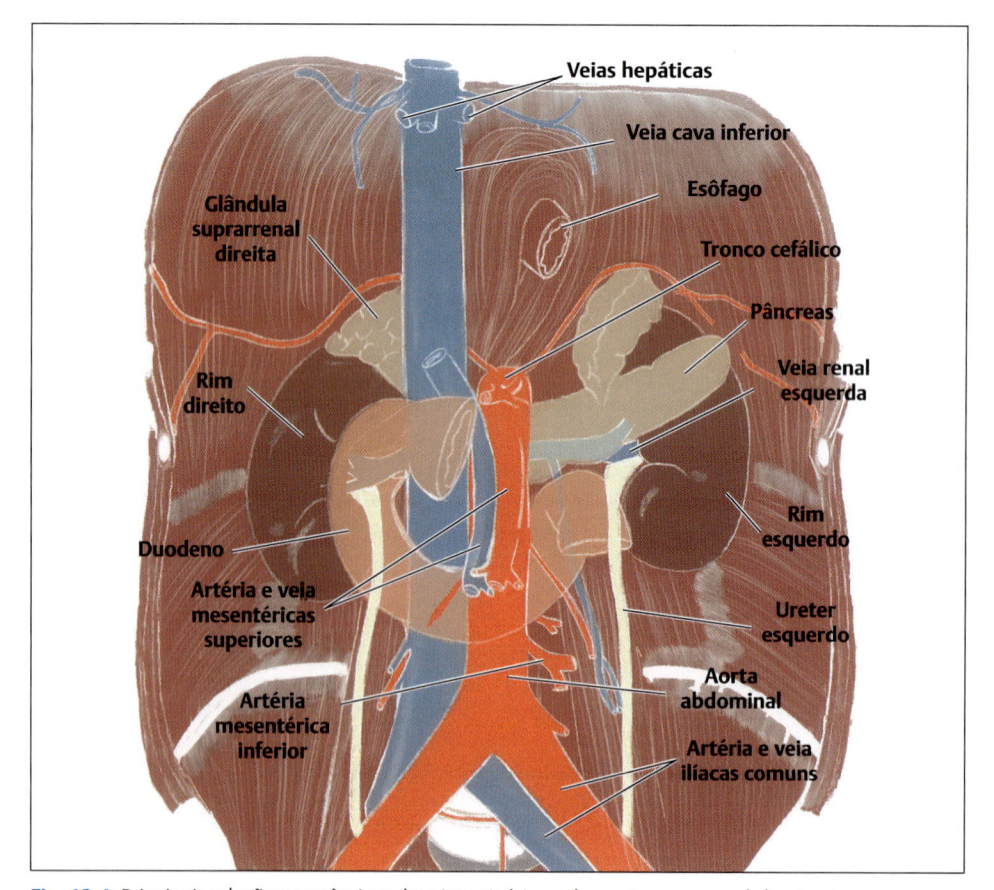

Fig. 12-4. Principais relações anatômicas das vias urinárias e dos maiores vasos abdominais.

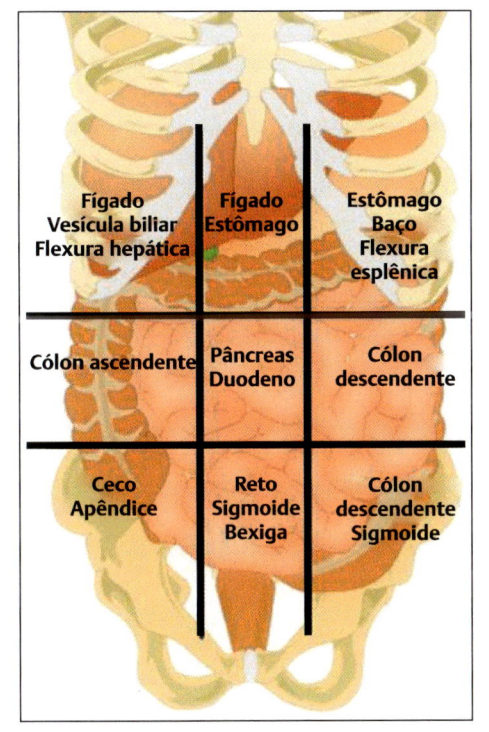

Fig. 12-5. Distribuição das estruturas por região.

Técnicas de Exame

Para que o exame do abdômen seja mais efetivo, é importante que o paciente esteja bem posicionado e, dentro do possível, confortável e cooperativo. Assim, algumas medidas iniciais devem ser adotadas e estão descritas no Quadro 12-1.

Pela ordem, devemos realizar a inspeção, a ausculta, a percussão e a palpação. A palpação deve ser a última etapa, pois, do contrário, ela poderia alterar os achados das etapas anteriores.

Quadro 12-1. Medidas Iniciais

- "Explique ao paciente como será o exame, de modo a tranquilizá-lo e garantir sua cooperação
- Verifique se o paciente está com a bexiga vazia
- O paciente deve ficar deitado em posição supina, com os braços ao lado do corpo (posição anatômica) ou cruzados sobre o tórax. Também poderá ficar com os membros inferiores MMII) semifletidos, para relaxar melhor a parede abdominal
- O examinador deve se posicionar à direita do paciente para a maioria das manobras
- Exponha todo o abdômen do paciente, desde a região acima do processo xifoide até a sínfise pubiana, deixando apenas a genitália coberta
- Questione o paciente sobre a presença de dor em alguma região abdominal. Em caso afirmativo, a região afetada deve ser examinada por último
- Aqueça suas mãos e o estetoscópio antes de encostar no paciente
- Mantenha as suas unhas das mãos bem curtas
- Observe atentamente a face do paciente, à procura de sinais de dor ou desconforto
- Comunique ao paciente o que pretende fazer antes de cada manobra, para evitar desconfortos inesperados

Inspeção

Nesta etapa, observamos e descrevemos o formato do abdômen, lesões cutâneas (como equimoses e estrias), abaulamentos ou retrações na parede abdominal (como hérnias e tumorações), cicatrizes e feridas operatórias, sondas, ostomias e outros dispositivos invasivos, movimentações da parede (como batimentos arteriais e peristalses) e alterações vasculares (como circulação venosa colateral e telangectasias). Os principais formatos de abdômen que observamos na prática estão listados no Quadro 12-2 e Figura 12-6.

A simetria da cavidade abdominal é avaliada, principalmente, comparando-se o aspecto visual em cada quadrante e usando a cicatriz umbilical – habitualmente centrada e ligeiramente retraída – como ponto de referência. As assimetrias, em geral, indicam grandes visceromegalias (aumentos do fígado, do baço) ou tumorações.

Em geral, a parede abdominal normal não apresenta vasos (venosos ou arteriais) visíveis à inspeção. No entanto, nos pacientes com obstrução na circulação venosa profunda (veia cava inferior, sistema venoso portal), observam-se contornos venosos tortuosos e dilatados: é a circulação colateral. Deve-se definir o sentido da corrente sanguínea nesses vasos para identificar qual dos sistemas venosos está obstruído, como veremos posteriormente em algumas manobras de palpação da parede abdominal. No caso da hipertensão portal (por doenças como a cirrose hepática, a esquistossomose ou a trombose de veia esplênica), por exemplo, é possível observar em toda a parede uma rede de vasos venosos superficiais que são recanalizados pelo aumento de pressão sobre o sistema: é a circulação colateral. Uma forma bem característica desse fenômeno é a "cabeça de medusa": um emaranhado de vasos venosos em torno da cicatriz umbilical (Fig. 12-7).

A inspeção da parede abdominal deve também descrever alterações como lesões primárias de pele, cicatrizes cirúrgicas antigas e feridas operatórias, caracterizando aspectos como tamanho, localização, coloração e sinais flogísticos associados. A presença de dispositivos invasivos como estomas (colostomia, gastrostomia), cateteres de diálise peritoneal e drenos após cirurgias deve ser descrita.

Quadro 12-2. Principais Formatos do Abdômen

Formato	Descrição	Ocorrência
Atípico	Levemente abaulado, simétrico e sem alteração do volume abdominal	Formato habitual normal, não relacionado a patologias
Escavado ou côncavo	Retração da parede abdominal	Desnutrição, caquexia, pessoas muito magras
Protruso ou globoso	Volume aumentado, com distensão uniforme e parede firme e algo tensionada, mas depressível	Distensão gasosa, obstrução intestinal, ascite volumosa, grandes tumorações
Em "avental"	Volume aumentado, com descaimento da parede abdominal sobre a raiz das coxas. Uma variante é o abdômen "pendular", em que a parede sofre descaimento devido à fraqueza da musculatura abdominal (idosos, emagrecimento rápido)	Obesidade
Batráquio	Volume aumentado por acúmulo de líquido, que corre para os flancos quando o paciente se deita	Ascite
Gravídico	Volume aumentado, com formato piriforme e consistência firme	Gestação

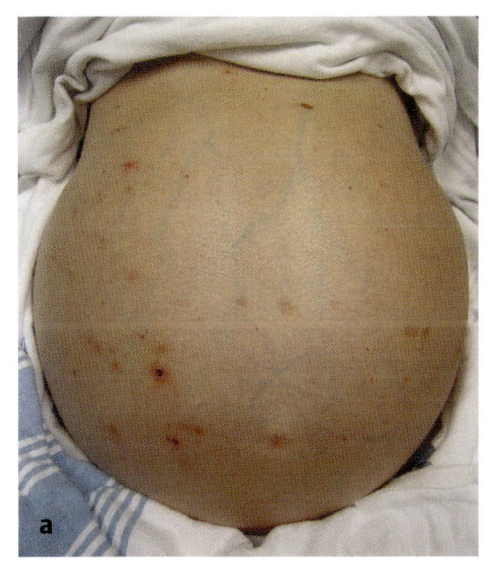

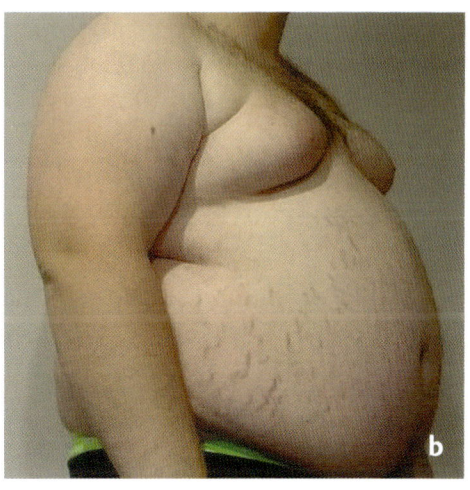

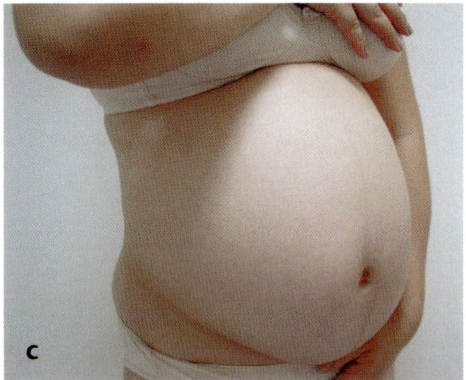

Fig. 12-6. (a-c) Alguns formatos de abdômen: batráquio, em avental e gravídico.

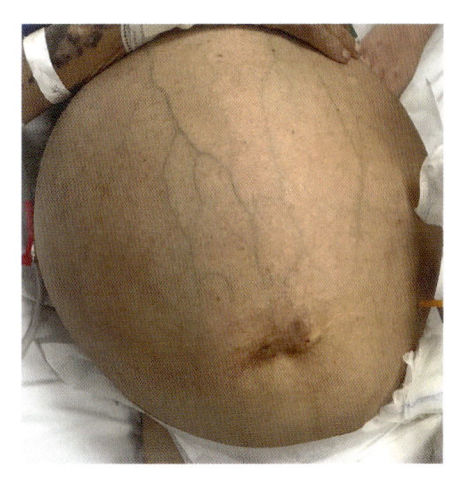

Fig. 12-7. Circulação colateral.

A pulsação da aorta abdominal normal pode ser percebida sob observação tangencial da região epigástrica em indivíduos magros. Em certos casos, esse aumento de pulsação epigástrica pode refletir uma patologia. Para identificá-la, a manobra de Rivero-Carvallo pode ser útil: à inspiração profunda, as pulsações produzidas por uma hipertrofia sobre o ventrículo direito se intensificam. Já as pulsações geradas pela parede da aorta abdominal (aneurismas, aortites) ou por tumores sobrepostos a ela tendem a se reduzir ou desaparecer.

Similarmente, uma peristalse anormalmente aumentada pode ocasionalmente ser percebida com essa técnica de observação tangencial. Um bom exemplo é o que acontece na obstrução intestinal aguda, em que identificamos a peristalse de luta, também conhecida como "Ondas de Kussmaul".

Em particular, algumas equimoses podem ser sinais de doenças sistêmicas que provocam sangramento retroperitoneal, como a pancreatite aguda necro-hemorrágica e a gestação ectópica rota. O **sinal de Cullen** (equimose periumbilical), o **sinal de Grey-Turner** (equimose em flancos) e o **sinal de Fox** (equimose inguinal e na base do pênis) são exemplos disso (Fig. 12-8).

Em condições normais, sobretudo nos indivíduos do sexo masculino, observam-se movimentos respiratórios no andar superior do abdome, caracterizando a respiração toraco-abdominal fisiológica. Esses movimentos costumam desaparecer quando a respiração se torna mais superficial ou mesmo predominantemente torácica, o que ocorre em processos inflamatórios do peritônio que se acompanham de rigidez abdominal e em outras afecções que provoquem dor à distensão da parede. Já as estrias da parede possuem cor violácea na síndrome de Cushing e esbranquiçada quando se formam pela redução da elasticidade da pele, como ocorre após a sua distensão por gestações, ascite ou obesidade.

Os **abaulamentos** localizados podem representar massas sobre a parede abdominal ou no interior da cavidade. Essa distinção, assim como outras características da lesão (dor, pulsação, mobilidade, aderência), fica mais clara ao realizarmos a palpação, mas na inspeção já se deve, pelo menos, caracterizar a lesão quanto à sua localização e ao tamanho. Os abaulamentos abdominais mais encontrados à inspeção são hérnias, tumorações (benignas ou malignas), abscessos e hematomas – além, é claro, do útero gravídico. Outros, como as alças intestinais dilatadas (em casos de obstruções ou fecalomas), os aneurismas e os "bexigomas", raramente são percebidos nesta etapa, sendo mais bem avaliados pela palpação. O nódulo ou sinal da Irmã Maria José é um sinal de alerta para tumoração maligna intra-abdominal. Trata-se de um linfonodo sentinela/metastático, pequeno e endurecido, que acomete a cicatriz umbilical, podendo ser proeminente ou não. Pode ser o primeiro ou único sinal de neoplasia maligna do trato gastrointestinal (estômago, cólon, pâncreas e intestino delgado) ou do trato geniturinário (ovário, endométrio, colo uterino e rim).

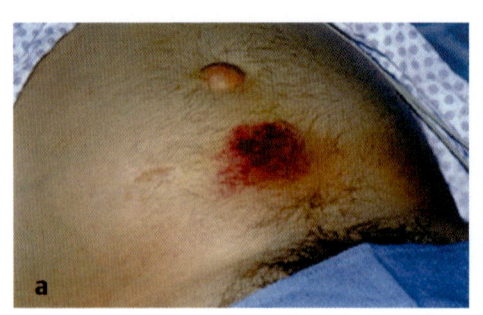

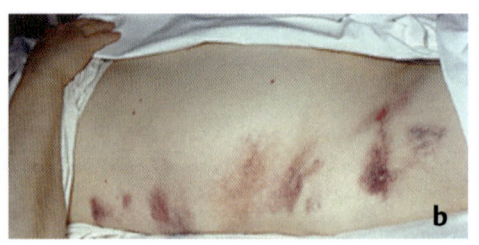

Fig. 12-8. (a, b) Sinal de Cullen (periumbilical) e sinal de Grey-Turner (no flanco direito). Sinal de Cullen (periumbilical) e sinal de Grey-Turner (no flanco direito).

As **hérnias** são protrusões do conteúdo da cavidade abdominal (como alças intestinais e tecido adiposo) através da parede abdominal em áreas onde a musculatura desta se apresenta enfraquecida, sendo então ineficaz em sua função habitual de proteger os conteúdos intracavitários. Assim, são consideradas massas superficiais, e sua visualização é facilitada pela manobra de Valsalva (pedimos ao paciente que contraia o abdômen, simulando um movimento de evacuação). As possíveis causas desse enfraquecimento da parede abdominal são diversas: aumento crônico da pressão intra-abdominal (exercícios físicos, gestações, obesidade), anomalias do processo de cicatrização após uma cirurgia abdominal, idade e fatores genéticos são alguns exemplos. Os principais tipos de hérnias estão destacados no Quadro 12-3.

As hérnias têm sua gravidade classificada em redutíveis, encarceradas ou estranguladas. Na seção de palpação do abdômen, estudaremos como diferenciá-las. Além das hérnias, a separação dos músculos retoabdominais, denominada **diástase**, pode-se tornar aparente quando o paciente contrai a musculatura abdominal. A diástase dos retos é frequentemente causada por gravidez ou obesidade, mas não representa patologia (Fig. 12-9).

Quadro 12-3. Tipos de Hérnias

Hérnias inguinais	Projetam-se acima do ligamento inguinal, podendo alcançar o saco escrotal ou os grandes lábios do introito vaginal
Hérnias umbilicais	Podem exteriorizar-se no polo superior, no inferior, ou abaular difusamente a cicatriz umbilical
Hérnias epigástricas	Ocorrem tipicamente na linha alba supraumbilical
Hérnias incisionais ou eventrações	Surgem próximo às feridas ou às cicatrizes operatórias em pacientes submetidos a cirurgias com incisões em qualquer ponto da parede abdominal
Hérnias de Spiegel	Aparecem em pontos de enfraquecimento da parede anterolateral do abdome

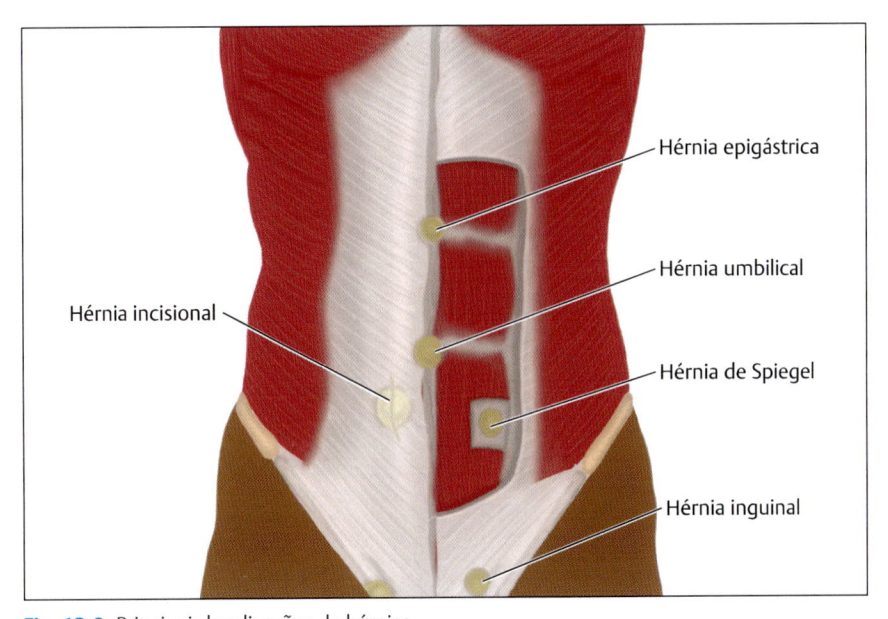

Fig. 12-9. Principais localizações de hérnias.

Ausculta

Esta etapa do exame abdominal é útil, em especial, para avaliar a peristalse das alças intestinais, percebida e descrita como **ruídos hidroaéreos**. A técnica consiste em auscultar cada um dos quatro quadrantes com o estetoscópio, cujo diafragma deve repousar suavemente sobre a parede. Em geral, os sons da peristalse são ouvidos a cada 5 a 10 segundos, mas esse intervalo pode variar de acordo com determinadas condições patológicas. Assim, a frequência com que os sons são percebidos deve ser avaliada durante 1 minuto em cada quadrante.

Quando se nota um hiperperistaltismo, deve-se considerar a hipótese de uma infecção intestinal, caso haja outros achados clínicos que a sugiram – nesse caso, os ruídos mais frequentes são chamados de "borborigmo". Similarmente, o hipertireoidismo pode produzir esse tipo de ausculta. Outra situação é a fase inicial (primeiras horas) das obstruções intestinais agudas, quando é possível identificar a "peristalse de luta" – uma tentativa do sistema nervoso autonômico de "vencer" a obstrução por meio de contrações mais frequentes e vigorosas, com timbre metálico.

O hipoperistaltismo, por sua vez, é característico da obstrução intestinal após esse momento agudo inicial: é o "silêncio abdominal", achado que se associa habitualmente a distensão da cavidade, dor difusa e náuseas. Também ocorre caracteristicamente em casos de irritação peritoneal por qualquer causa: perfurações de vísceras, peritonites e sangramentos intracavitários são alguns exemplos. A peristalse reduzida (ou abolida) também é um achado comum em pós-operatórios recentes de cirurgias abdominais (o "íleo paralítico") ou no abuso de certas medicações, como os opioides.

Na ausculta abdominal, a presença de sopros nas principais artérias deve ser pesquisada, especialmente em portadores de doenças cardiovasculares. Os pontos mais adequados para a ausculta da aorta abdominal, das artérias renais e artérias ilíacas comuns estão esquematizados na Figura 12-10. Vale ressaltar que os sopros podem in-

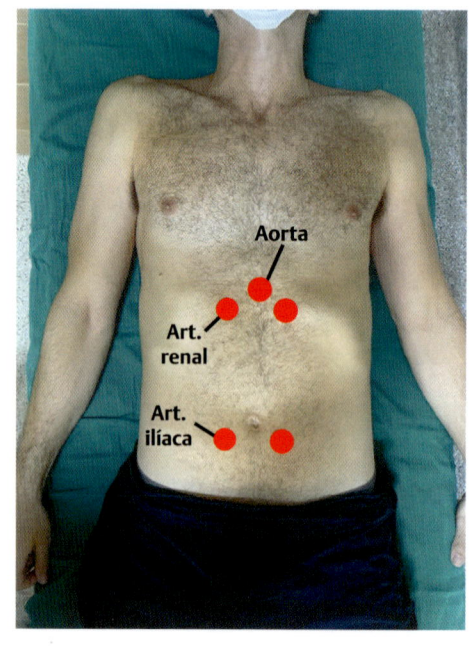

Fig. 12-10. Pontos de ausculta de sopros abdominais.

dicar a presença de placas de ateroma ou estenoses, causando obstruções de diversas gravidades. Nessa localização, são sons perceptíveis ao longo de todo o ciclo cardíaco, ou seja, sistodiastólico.

Em alguns casos de hipertensão portal, o aumento da resistência ao fluxo venoso pode produzir, na ausculta da região umbilical, o sopro de Cruveilhier-Baumgarten, mais audível quando o paciente faz uma manobra de Valsalva e que pode-se associar a um frêmito à palpação local.

O atrito hepático ou esplênico pode ser auscultado em patologias que provoquem inflamação e fibrose nas respectivas cápsulas desses órgãos, por um mecanismo semelhante ao que ocorre no atrito pleural.

Percussão

Nesta etapa do exame, é possível estimar a dimensão de algumas vísceras maciças (como o fígado e, por vezes, o baço) e avaliar a distribuição e intensidade de gases, as áreas doloridas ou hipersensíveis e (ocasionalmente) identificar massas sólidas ou coleções líquidas na cavidade abdominal.

Inicialmente, a percussão deve ser realizada suavemente sobre todos os quadrantes abdominais. Em geral, o som produzido é predominantemente timpânico, refletindo a presença de gás nas alças intestinais que se distribuem por toda a parede. Quando a região percutida encerra uma víscera sólida (como o fígado ou o baço), um útero gravídico ou uma área preenchida por líquido (ascite, cistos), o som produzido será maciço. Em certos casos, a interposição de uma alça intestinal sobre uma víscera sólida poderá gerar um som submaciço à percussão. Em regiões do abdômen onde haja irritação peritoneal (seja ela localizada ou difusa), a percussão poderá produzir dor e um reflexo de retirada pelo paciente (Fig. 12-11).

Variações no som produzido pela percussão podem sugerir certas patologias. Um timpanismo aumentado (hipertimpanismo) difuso associado à distensão abdominal e audível inclusive sobre o quadrante superior direito (onde a presença do fígado costuma produzir um som maciço) sugere pneumoperitônio, quase sempre pela perfuração de uma víscera oca, como o estômago ou o intestino. Este é o **sinal de Jobert**. Ocasionalmente, o timpanismo sobre a loja hepática pode ser produzido pela interposição de uma alça intestinal sobre o fígado, sem que haja uma patologia subjacente. Esse fenômeno, quando visto na radiografia de abdômen, configura o **sinal de Chilaiditi**.

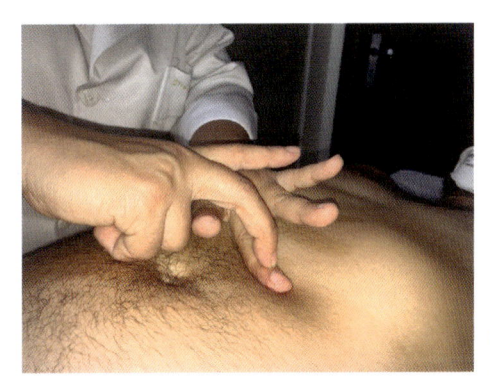

Fig. 12-11. Técnica de percussão abdominal.

A percussão permite, ainda, a pesquisa da presença de ascite: nesse caso, o líquido acumulado na cavidade abdominal tende a correr para os flancos quando o paciente está em decúbito dorsal, formando a imagem do abdômen "em batráquio". A percussão, então, deverá mostrar macicez nos flancos e timpanismo no terço medial, onde prevalece conteúdo gasoso. A separação entre o gás, localizado centralmente, e o líquido, distribuído ao seu redor, forma o semicírculo de Skoda. Ao se colocar o paciente em decúbito lateral, pode-se então pesquisar a **macicez móvel de decúbito**: pelo efeito da gravidade, o líquido do flanco oposto ao decúbito corre para o terço central, que estará então maciço à percussão; esse flanco passará a conter maior volume de gases, ficando então timpânico à percussão. É uma manobra que permite identificar ascites de pequeno a médio volume (300 mL a 1 L). A delimitação da curvatura do semicírculo de Skoda, mais fácil em ascites de médio a grande volume (1 L e 3 L), pode ser útil para distinguir a ascite verdadeira de outra doença que pode provocar uma macicez móvel: o cisto gigante do ovário, situação em que a concavidade da curva de transição entre timpanismo e macicez está voltada para o púbis, e não para a cicatriz umbilical (Fig. 12-12).

Podemos, finalmente, usar manobras de percussão para estimar as dimensões do fígado e do baço. Relembrando suas características anatômicas, devemos ressaltar que o fígado se localiza no quadrante superior direito, sendo uma víscera maciça e dividida em dois grandes lobos: o lobo **direito**, mais lateral, tem um comprimento médio (na sua linha mediana) de 6 a 12 cm, enquanto o **lobo esquerdo**, mais medial, varia de 4 a 8 cm nessa dimensão. Já o baço localiza-se no quadrante superior esquerdo, em posição mais lateral e posterior em relação ao estômago, atrás da linha axilar média. Em seu maior diâmetro, no sentido vertical, costuma ter até 12 cm de comprimento e não costuma ser percebido, quando normal, nem pela percussão e nem pela palpação.

Percussão do Fígado: a Hepatimetria

Para fazer uma estimativa do tamanho do fígado (hepatimetria), deve-se tentar identificar suas bordas superior e inferior. Identificando a linha hemiclavicular direita, percute-se inicialmente o abdômen sobre uma área de timpanismo (não ocupada pelo fígado), preferencialmente na fossa ilíaca direita, subindo-se aos poucos até identificar o início da macicez: essa é a provável localização da borda inferior do lobo direito. Em seguida, percute-se

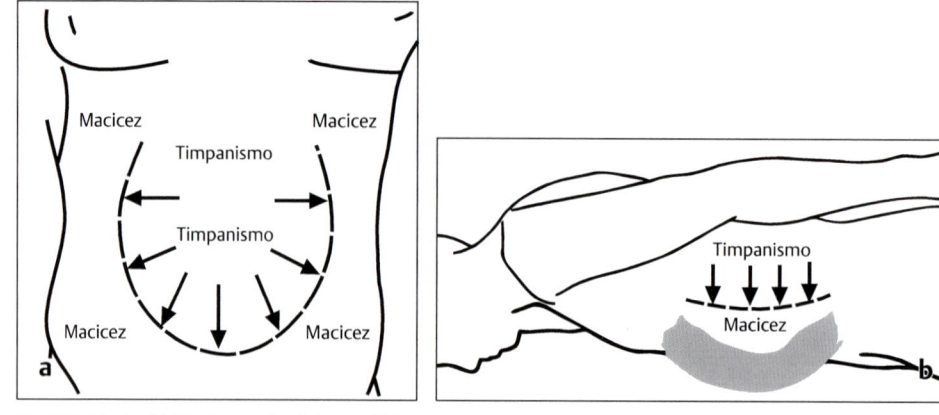

Fig. 12-12. (a, b) Macicez móvel de decúbito.

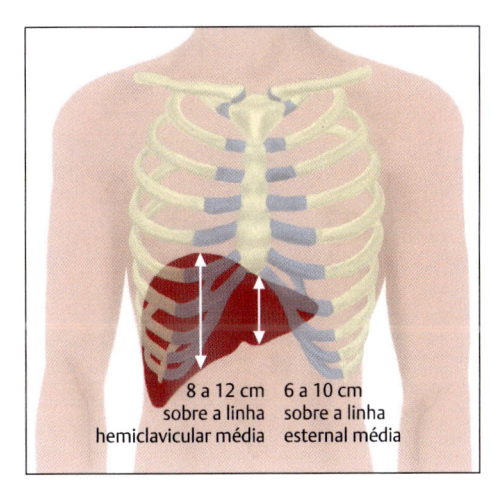

Fig. 12-13. Referências para a hepatimetria.

o tórax sobre a mesma linha vertical, iniciando-se em área que esteja ainda com o som claro atimpânico esperado do tórax (tipicamente, a partir do 2º EICD) e descendo até que seja localizada, pela transição para a macicez hepática à percussão, a borda superior do lobo direito do fígado. A distância entre os dois pontos encontrados corresponde à hepatimetria do lobo direito: uma estimativa de seu tamanho.

Cabe ainda ressaltar que, para melhorar a estimativa da localização da borda inferior do fígado, pode-se complementar a percussão com a palpação do órgão: eventualmente, a transição entre timpanismo e macicez pode fornecer uma estimativa imprecisa, como no caso do sinal de Chilaiditi (onde a alça intestinal interposta "atrapalha" a percussão do fígado). Nessa situação, a palpação é a "prova dos nove" que define a hepatimetria com maior precisão (Fig. 12-13).

Caso se deseje também estimar as dimensões do lobo hepático esquerdo, pode-se aplicar a mesma técnica sobre a linha média do abdômen (linha alba): percute-se a partir do mesogástrio até que a localização da borda inferior seja sugerida pela transição de timpanismo para macicez. Para determinar a localização da borda superior, percute-se o esterno em linha descendente (também a partir do 3º EICD) até que ocorra a transição entre o som claro atimpânico torácico e a macicez hepática.

Na percussão do fígado, o achado de uma área dolorosa e bem circunscrita é bastante sugestivo de abscesso hepático: é o sinal de Torres-Homem.

Percussão do Baço

Na avaliação do tamanho do baço e de uma eventual esplenomegalia, é importante avaliar o Espaço de Traube pela percussão. O Traube é uma região triangular ou semilunar, delimitada pelo 6º EICE (superiormente), pela linha axilar média anterior esquerda (lateralmente) e pelo rebordo costal esquerdo (inferiormente) (Fig. 12-14).

Em situações normais, o Traube está timpânico à percussão porque não é ocupado por qualquer estrutura maciça, como o baço. No entanto, caso haja esplenomegalia, a percussão pode mostrar macicez: o crescimento do baço normalmente ocorre nos sentidos anterior e inferomedial, ocupando então o Traube. Para sensibilizar esse exame, pode-se colocar o paciente na posição de Schuster: em decúbito lateral direito, com a

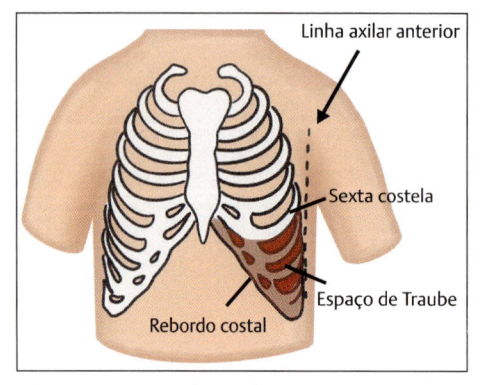

Fig. 12-14. Espaço de Traube.

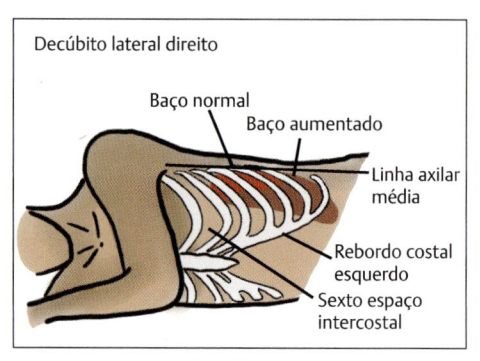

Fig. 12-15. Posição de Schuster.

perna esquerda levemente fletida e o braço esquerdo elevado sobre a cabeça e o pescoço, liberando o tórax e o abdômen (Fig. 12-15). Percute-se, então, o Traube da mesma forma.

Mais raramente, tumores sólidos (como um câncer gástrico) podem produzir a macicez à percussão do Traube. Refeições copiosas também podem causar esta alteração. Para diferenciar, com maior sensibilidade, entre uma esplenomegalia e essas outras causas de macicez à percussão inicial do baço, pode-se usar o método de Castell: com o paciente em decúbito dorsal, percute-se a linha axilar anterior sobre o 8º ou 9º EICE (Fig. 12-16).

Nessa região, o som costuma ser timpânico tanto na expiração quanto na inspiração profunda. Caso o som mude de timpânico na expiração para maciço na inspiração, considera-se presente o sinal da percussão esplênica, fortemente sugestivo de esplenomegalia.

Palpação

É dividida em duas etapas: a superficial, que avalia melhor as estruturas da parede, e a profunda, que busca caracterizar as vísceras e outros elementos intracavitários. Pode ser realizada com uma ou duas mãos, a critério do examinador.

Não há uma ordem preestabelecida para o exame das regiões – como sugestão, pode-se começar pela palpação superficial da fossa ilíaca direita e seguir no sentido horário, repetindo então a mesma sequência para a palpação profunda.

Na maioria dos pacientes, não conseguimos distinguir todos os órgãos intra-abdominais pela palpação. Em indivíduos com índice de massa corporal cuja parede abdominal

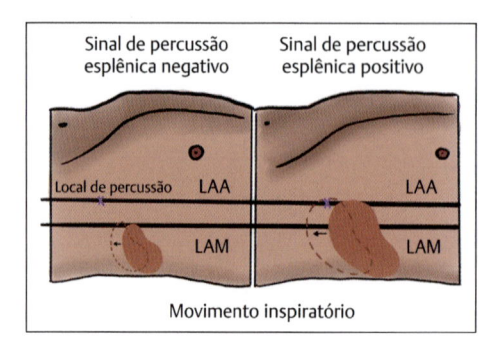

Fig. 12-16. Método de Castell.

esteja bem relaxada, é mais comum identificarmos o fígado, os rins (raramente), a aorta abdominal, o ceco, o cólon transverso e o sigmoide.

Palpação Superficial

Pode ser realizada com uma mão isoladamente ou com as duas mãos, uma apoiada sobre a outra. Na mão que palpa, os dedos devem estar juntos e pousar sobre a parede na horizontal, fazendo uma massagem suave e circular sobre cada região pesquisada. Nesta parte do exame, é importante avaliar a sensibilidade cutânea, a integridade anatômica da parede (que pode estar comprometida por alterações como hérnias e diástase do músculo reto abdominal), o grau de tensão muscular (eventuais espasmos ou enrijecimentos), consistência, eventuais abaulamentos e a resistência da parede abdominal (Fig. 12-17).

Normalmente, a parede é flácida, e o movimento não provoca dor. No entanto, quando existe uma inflamação generalizada (irritação peritoneal) ou localizada em determinada região (apendicites, diverticulites, abscessos), o paciente refere dor, apresentando hiperestesia ou mesmo uma reação de "defesa" espontânea (um movimento de retirada para interromper o estímulo doloroso, com uma contração muscular "reflexa" local). Pode-se observar também, nesses casos, a **descompressão dolorosa** (**sinal de Blumberg**): a retirada súbita da mão do examinador provoca dor até mais intensa do que a palpação.

Para a avaliação de abaulamentos, é importante definir se o achado é superficial (lesão da parede abdominal) ou profundo (intracavitário). Para isso, é útil a manobra de Smith-Bates: solicita-se ao paciente que contraia a musculatura abdominal e observa-se como fica a palpação da lesão. Outra possibilidade é a manobra de Carnett, em que solicitamos ao paciente que levante a cabeça do travesseiro sem mover o tórax. Quando a lesão é da parede abdominal, a lesão fica mais superficial e fácil de delimitar. Quando é uma lesão intracavitária, fica mais profunda e de difícil identificação (Fig. 12-18).

Em particular, a palpação das hérnias abdominais (lesões superficiais) é facilitada por essas manobras. Na palpação, deve-se também tentar identificar o anel herniário (orifício por onde o conteúdo abdominal atravessa a parede) e, com cautela, testar se a hérnia é redutível, ou seja, se o examinador é capaz de recolocar o conteúdo herniado

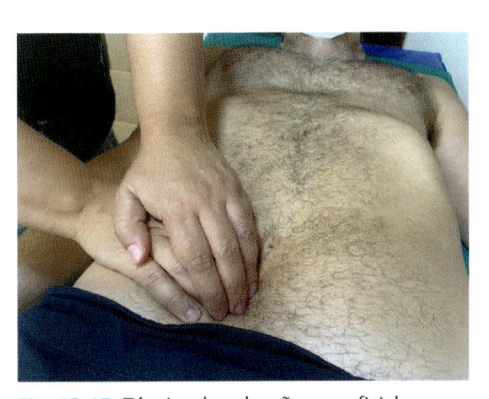

Fig. 12-17. Técnica de palpação superficial.

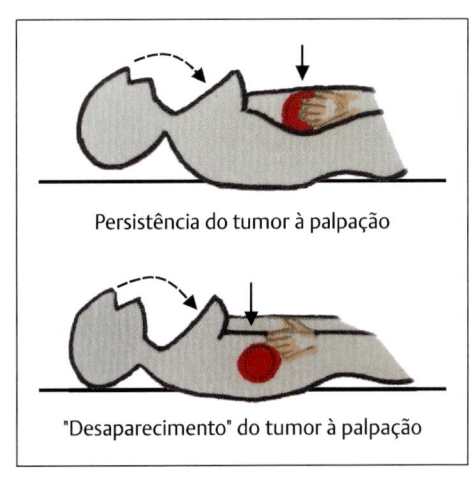

Fig. 12-18. Manobra de Carnett.

Persistência do tumor à palpação

"Desaparecimento" do tumor à palpação

de volta no interior da cavidade. Quando a redução não é possível, temos uma hérnia encarcerada ou até mesmo estrangulada – situações que exigem tratamento cirúrgico em curto prazo.

A palpação superficial também permite, em casos de circulação colateral, visível à inspeção, identificar a direção do fluxo venoso. Isso, por sua vez, indica se a obstrução ao fluxo que gerou a circulação colateral anômala está localizada sobre o sistema venoso portal ou sobre a circulação cava. Para isso, o examinador deve colocar dois dedos sobre um vaso superficial visível e, mantendo a compressão para que ele permaneça colabado, afastar os dedos cerca de 3 cm. A partir daí, libera-se um dos dedos, observando a velocidade com que o fluxo venoso volta a preencher a veia. Repete-se a mesma manobra com o outro dedo. O fluxo venoso estará ocorrendo na direção em que o preenchimento da veia colabada for mais rápido (Fig. 12-19).

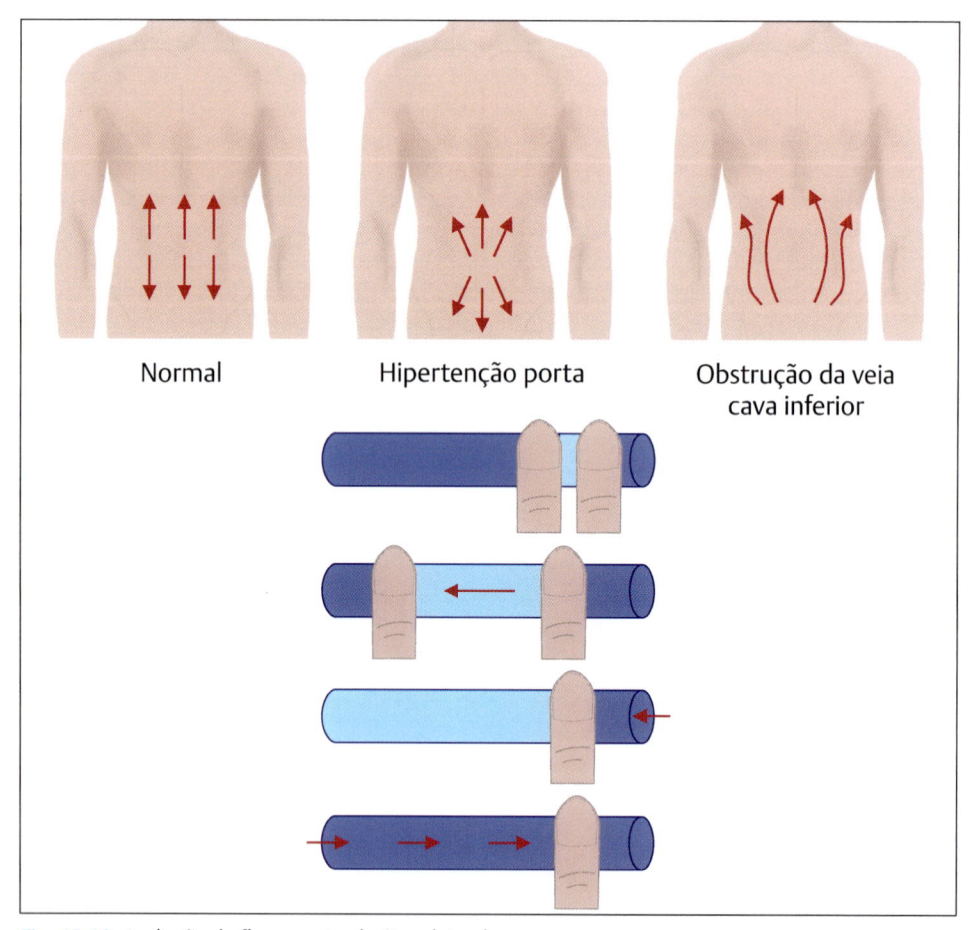

Fig. 12-19. Avaliação do fluxo na circulação colateral.

Palpação Profunda

Seu objetivo é avaliar vísceras e massas quanto a localização, sensibilidade, tamanho, borda (fina ou romba), superfície (lisa ou nodular), consistência (cística, borrachuda, mole, dura ou pétrea) e mobilidade.

As mãos são posicionadas de modo semelhante, mas o examinador efetua uma compressão lenta e mais profunda, também com movimentos circulares. Recomenda-se aprofundar a palpação sempre no momento da expiração, quando o paciente relaxa mais a parede abdominal, e manter as mãos paradas (pressionando o local de forma mais estática) durante a inspiração, aproveitando para identificar melhor as estruturas da região que está sendo palpada. Além das alças intestinais (principalmente o sigmoide, o cólon descendente e o ceco), essa técnica muitas vezes identifica a borda do globo vesical e a aorta abdominal. As massas eventualmente encontradas devem ser caracterizadas em termos de localização, tamanho, formato, consistência, dor associada, mobilidade e pulsatilidade.

Manobras Semiológicas Especiais

A palpação de algumas vísceras, estruturas e certas anormalidades da cavidade abdominal exige algumas manobras especiais, que detalharemos em seguida.

Palpação do Fígado

Usamos uma técnica bimanual, em que a mão direita é colocada sobre o abdômen do paciente, na borda externa direita do músculo reto abdominal, em um nível mais inferior – como a fossa ilíaca direita, por exemplo. A mão deve apontar no sentido cefálico. Para estabilizar o paciente e facilitar a manobra, deve-se apoiar a mão esquerda sob o dorso do paciente, fazendo uma leve pressão de baixo para cima.

Realiza-se uma compressão durante a expiração, seguindo a técnica de palpação profunda habitual, procurando sentir a borda inferior do fígado tocar as pontas dos dedos durante a inspiração, momento em que o movimento do diafragma a "empurra" para baixo. Caso não seja possível palpar a borda nesse momento, tenta-se novamente com a mão um pouco mais acima, cerca de 2 cm da posição anterior, subindo em direção ao rebordo costal direito (Fig. 12-20).

Nesta manobra, pede-se ao paciente para inspirar sempre lenta e profundamente, atentando para possível desconforto ou dor no momento em que a borda do fígado passa sob os dedos do examinador. A partir do ponto inicial, pode-se posicionar a mão progressivamente mais próximo do rebordo costal direito até quando a borda hepática for identificada – eventualmente, é necessário chegar até a região imediatamente sob o rebordo. Em alguns casos, ainda assim pode não ser possível identificar a borda hepática. Quando ela é identificada, o examinador deve atentar para: o local em que foi palpada (considera-se normal até a 1-2 cm do rebordo costal direito, na inspiração profunda), se existe dor à palpação, se a borda é fina ou romba, se a superfície é lisa ou nodular e se a sua consistência é mole, firme ou endurecida.

Outra técnica útil é a palpação com a mão "em garra", que pode ser mais efetiva em certos casos. Para executá-la, o examinador deve se posicionar à direita do tórax do paciente, colocando ambas as mãos sobre a área a ser palpada e efetuando, com os dedos, um movimento de compressão abdominal na direção do rebordo costal, novamente pedindo para que o paciente inspire profundamente (Fig. 12-21).

Algumas manobras adicionais de palpação são úteis no paciente que apresenta ascite ou hepatomegalia. Além da macicez móvel de decúbito, a pesquisa do **sinal do piparote**

Fig. 12-20. Palpação do fígado.

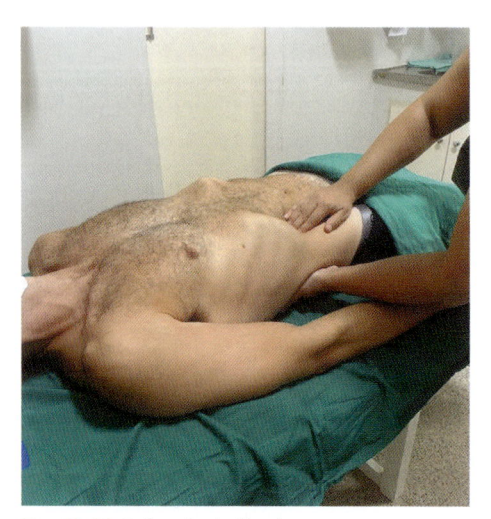

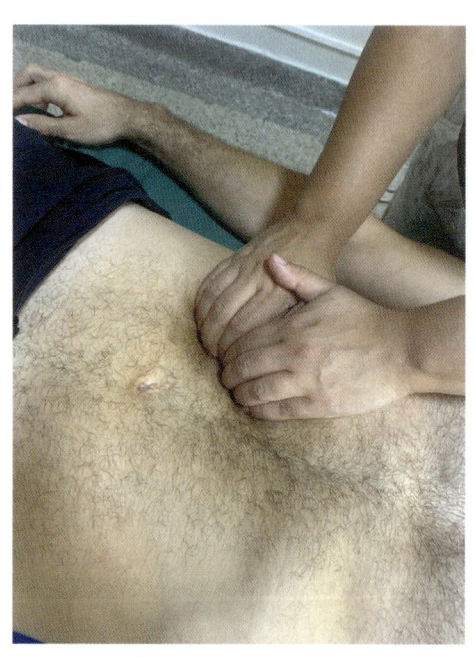

Fig. 12-21. Palpação do fígado "em garra".

pode ser usada para avaliar a existência de ascite ao exame clínico: com o paciente em decúbito dorsal, solicitamos que ele posicione sua mão na linha xifopubiana. Em seguida, posicionamos a mão direita em seu flanco esquerdo e percutimos o flanco direito com a mão esquerda. Em casos de ascite, o líquido irá produzir ondas que serão percebidas pelo examinador em sua mão direita. A manobra pode ser realizada no sentido contrário. Deve-se lembrar que essa manobra não é tão sensível quanto a macicez móvel, identificando principalmente ascites de grande volume (Fig. 12-22).

A manobra do **rechaço abdominal** avalia o fígado ou outro órgão quando há ascite volumosa. Com o paciente em posição supina, comprime-se firmemente a parede abdominal com a palma da mão. Então, os dedos posicionados sobre a parede provocam um impulso rápido nesta e retornam à posição inicial sem afrouxar a compressão da parede. Dizemos que existe rechaço quando, imediatamente após a impulsão, percebe-se um contrachoque na mão que provocou o impulso, o que traduz a presença de órgão ou tumor sólido (fígado, baço ou neoplasia) flutuando em um meio líquido, como a **ascite**. Evidentemente, a interpretação dependerá da região abdominal onde a manobra foi efetuada.

Na **manobra da "arranhadura"** (ou palpação auscultatória), o examinador procura identificar a borda hepática inferior. Com o estetoscópio posicionado sobre o fígado, ele realiza suaves arranhaduras (com sua unha ou um objeto de ponta romba) em vários níveis na parede abdominal e ausculta o som assim produzido. Quando surge uma diferença no som produzido, indicando a transição entre um meio líquido-gasoso e um meio sólido, localiza-se a borda inferior (Fig. 12-23).

Já a pesquisa do **refluxo hepatojugular** é útil para determinar se a hepatomegalia de um paciente se relaciona à congestão por doença cardiovascular. Realiza-se uma compressão do quadrante superior direito do abdômen com a palma da mão, mantendo-a por cer-

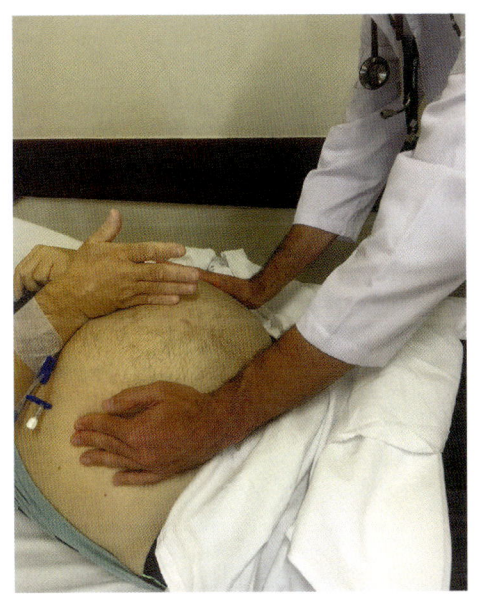

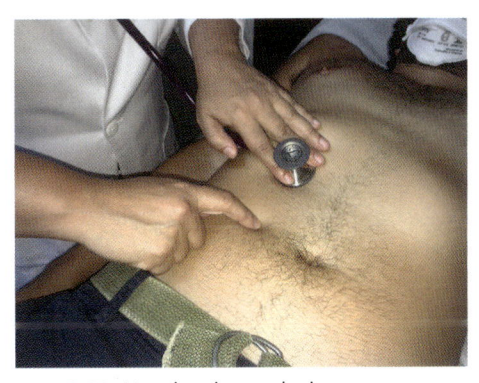

Fig. 12-23. Manobra da arranhadura.

Fig. 12-22. Sinal do piparote.

ca de 10 segundos. Caso seja observado o surgimento de uma turgência jugular, ou ainda o agravamento de uma turgência preexistente, diz-se que o refluxo está presente, o que indica um aumento da pressão venosa central, que pode ser causado por doenças como disfunção ventricular direita, pericardite constritiva e valvopatias tricúspides.

Palpação da Vesícula Biliar

Este órgão, que tem formato sacular e guarda íntima relação anatômica com a borda inferior do fígado, não é habitualmente palpável, na maioria dos casos. No entanto, em algumas patologias, sua palpação é possível e pode reforçar certas hipóteses diagnósticas. O **ponto cístico** está situado no rebordo costal direito, na topografia da linha hemiclavicular, correspondendo aproximadamente à localização da vesícula biliar.

Quando a palpação profunda desse local produz dor súbita à inspiração – levando o paciente a interromper abruptamente a inspiração –, diz-se que está presente o **sinal de Murphy**: um achado altamente sugestivo de colecistite aguda (Fig. 12-24). Em outros casos, pode-se palpar uma vesícula aumentada e indolor: é o **sinal de Curvoisier-Terrier**. Tal achado, em pacientes ictéricos, é bastante sugestivo de neoplasia periampular (pâncreas ou das vias biliares), produzindo obstrução à drenagem da bile para o intestino.

Palpação do Baço

É realizada com o paciente em decúbito dorsal. O examinador se mantém à direita do paciente e, analogamente ao que acontece na palpação do fígado, posiciona sua mão direita sobre a borda esquerda do retoabdominal, na transição entre o mesogástrio e o flanco esquerdo. Deve-se apoiar a mão esquerda sob o dorso esquerdo do paciente, tentando assim mover o baço para uma posição mais superficial, numa técnica bimanual. Faz-se então a compressão profunda com técnica semelhante, mas dessa vez direcionando as pontas dos

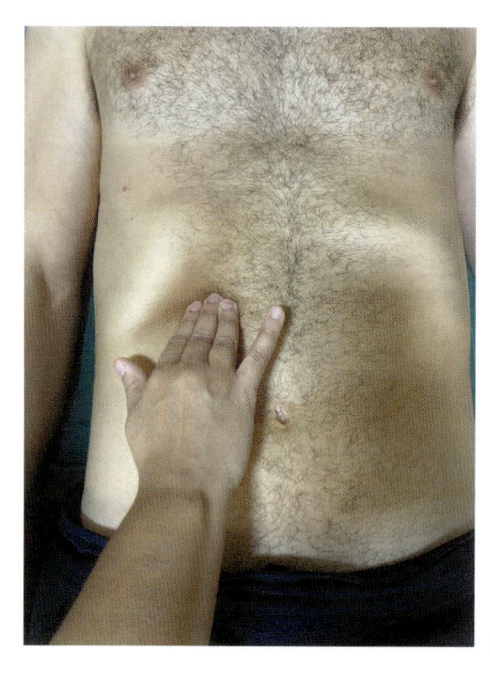

Fig. 12-24. Ponto cístico.

dedos para o oco axilar esquerdo, buscando perceber a borda esplênica durante a inspiração. A mão direita pode, então, após cada ciclo respiratório, "caminhar" em direção ao rebordo costal esquerdo até que a borda esplênica seja palpada (Fig. 12-25).

Em geral, a palpação não é capaz de detectar a borda esplênica, já que isso geralmente exige esplenomegalia moderada a grande. Quando a palpação ocorre, a borda deve ser caracterizada de modo similar à palpação hepática: distância do rebordo esquerdo, sensibilidade, consistência e regularidade. A palpação em garra é outra técnica passível de utilização: nesse caso, o examinador deve-se colocar do lado esquerdo do paciente e efetuar a manobra. A **posição de Schuster**, com o paciente em decúbito lateral direito, também pode ser utilizada para todas essas técnicas de palpação do baço. Nesse caso, o examinador deve procurar sincronizar sua palpação com os movimentos respiratórios, de forma

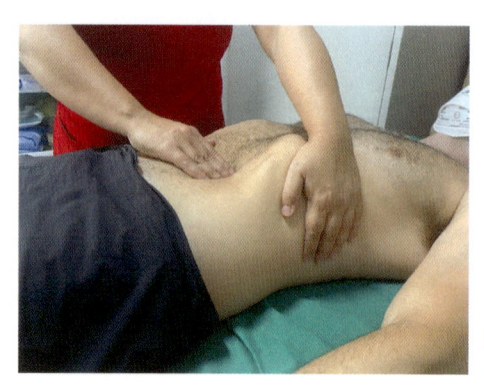

Fig. 12-25. Palpação do baço.

similar à palpação do fígado, e também efetuar a palpação bimanual, apoiando sua mão esquerda sob o rebordo costal esquerdo do paciente.

Palpação dos Rins e Punho-Percussão Lombar

Os rins normalmente não são palpáveis, por ocuparem uma posição mais posterior na cavidade abdominal. No entanto, rins de tamanho aumentado podem ocasionalmente ter suas bordas palpadas. O paciente deve estar em decúbito dorsal. Para palparmos o rim direito, apoiamos nossa mão esquerda sob o seu dorso, paralela ao 12º arco costal, fazendo um movimento de tração em nossa direção. Enquanto isso, nossa mão direita espalmada é posicionada lateral e paralelamente ao músculo retoabdominal, entrando abaixo do rebordo costal direito à inspiração do paciente. Assim, tenta-se capturar esse rim, entre as duas mãos. A mesma manobra pode ser realizada do outro lado para palpar o rim do lado esquerdo.

No lado esquerdo do paciente, pode ser difícil discernir entre a palpação de uma borda esplênica e do polo inferior do rim esquerdo. Pode-se tentar fazê-lo pela percussão do Traube: em geral, torna-se maciça quando o baço aumenta (ocupando esse espaço), mas segue timpânica em casos de aumento do rim, que não preenche o Traube por ocupar uma posição mais profunda na cavidade (Fig. 12-26).

No lado direito, o polo inferior do rim pode ser palpado em um nível mais inferior e diferenciado do fígado por critérios semelhantes: por ser mais profundo, não altera os achados da percussão local (que costuma ser timpânica) e não costuma produzir hipersensibilidade ao toque, como no caso da borda hepática.

O aumento nas dimensões de um rim pode ser produzido por inflamações locais, como infecções, obstruções intrínsecas das vias urinárias (como cálculos renais impactados no ureter ou obstruções ao fluxo urinário por coágulos), ou obstruções extrínsecas dessas vias (como a compressão da uretra por um tumor de próstata).

Em alguns desses casos, a distensão da cápsula renal provocará uma dor lombar que, por vezes, é bastante intensa e não se relaciona com posições corporais. Para distingui-la das lombalgias de origem osteomuscular, devemos realizar a manobra de punho-percussão: com o paciente sentado, o examinador coloca a palma de sua mão sobre a região

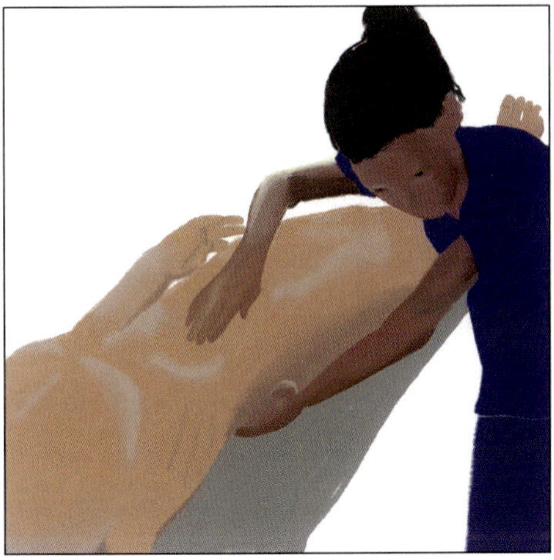

Fig. 12-26. Palpação dos rins.

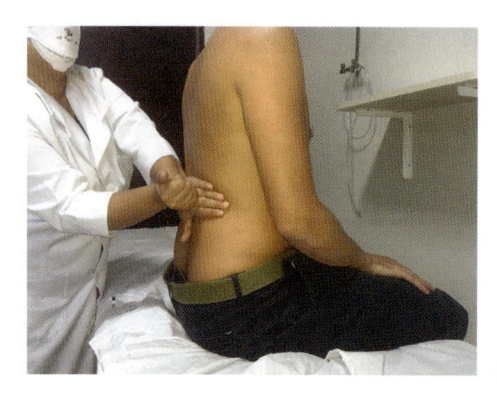

Fig. 12-27. Punho-percussão lombar.

onde a dor é percebida e percute com suavidade, mas firmemente, a própria palma com o punho da outra mão. Caso haja distensão da cápsula renal, essa manobra provocará uma piora abrupta da dor: é o **sinal de Giordano**. Em casos de dor osteomuscular, a manobra não produz alterações significativa nos sintomas. Alternativamente, o examinador pode percutir a região diretamente com a borda medial da mão (Fig. 12-27).

APROFUNDANDO

Aqui destacaremos as síndromes que se relacionam a lesões ou disfunções de órgãos e estruturas abdominais. Em cada caso, relacionamos e detalhamos os achados do exame clínico que apontam para cada diagnóstico. Em seguida, estudaremos algumas doenças que causam achados mais localizados, porém igualmente relevantes na prática médica cotidiana. Finalmente, discutiremos alguns sinais e sintomas cardinais de doenças do aparelho urinário, que podem, por vezes, ser difíceis de distinguir de outras patologias intra-abdominais ou dos aparelhos reprodutor masculino e feminino, como veremos também, com maiores detalhes, nos capítulos dedicados a esses temas.

Principais Síndromes Relacionadas ao Exame Abdominal
Obstrução Intestinal

Pode ter instalação aguda ou gradual e acometer qualquer segmento do intestino delgado ou do cólon. Para fazer essas distinções, uma anamnese cuidadosa é essencial para que se compreenda como se instalaram os sintomas. Muitas vezes, os achados do exame físico podem ser complementados por exames radiológicos que produzem imagens típicas de obstruções do delgado ou do cólon (Figs. 12-28 e 12-29).

De maneira geral, o paciente pode apresentar náuseas, inapetência, possíveis vômitos fecaloides e dor abdominal difusa, de caráter mal definido, mas muitas vezes em cólica. Há importante distensão da parede abdominal, e a peristalse é abolida – exceto nas horas iniciais de uma obstrução aguda, quando se ausculta a peristalse aumentada e com timbre metálico. Por conta disso, **não há eliminação de gases, sendo essa uma pergunta importante a fazer durante a anamnese.** Caso não haja irritação peritoneal associada, a parede é depressível (mesmo que esteja tensa), não há descompressão dolorosa, e a dor é mais branda.

As principais causas são: aderência de alças (bridas), hérnias, fecalomas, tumores (intraluminais ou por compressão extrínseca), intussuscepções (alças que fazem uma invagi-

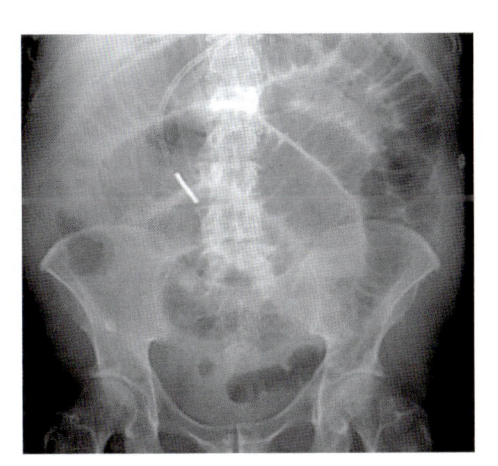

Fig. 12-28. Obstrução do delgado. Padrão de "Empilhamento de Moedas" no centro.

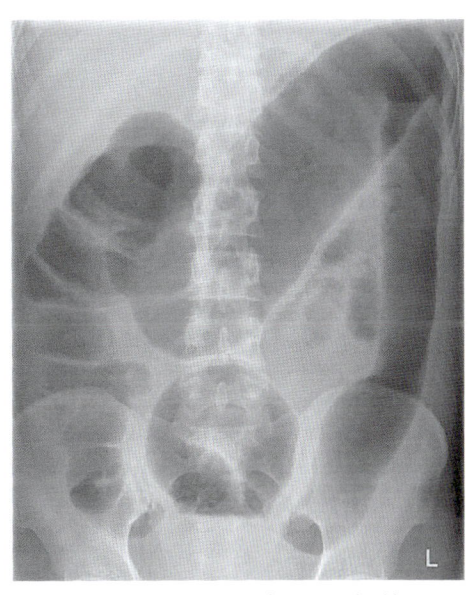

Fig. 12-29. Obstrução do cólon. Grande dilatação das alças na periferia, com perda das haustrações.

nação em seu próprio eixo) e volvo (alças que se retorcem sobre si mesmas, bloqueando a passagem do conteúdo luminal). Deve-se também considerar, de acordo com o contexto clínico, a possibilidade de estenoses por doença de Crohn, lesão actínica (relacionada à irradiação local), tuberculose intestinal ou linfoma. Mais raramente, a impactação por corpos estranhos e ascaridíase podem ser as causas da obstrução.

É importante considerar também que, em algumas situações, o paciente pode apresentar uma obstrução <u>funcional</u>: não existe obstáculo à passagem do conteúdo luminal, mas a motilidade das alças é comprometida severamente. Dizemos que o paciente apresenta um "íleo paralítico". É o caso do abuso de certas medicações (como os opioides), do hipotireoidismo grave e dos pós-operatórios de cirurgias abdominais, situações em que a mobilidade intestinal é reduzida como uma resposta à manipulação realizada na cavidade pelo cirurgião. Entre as causas de obstrução funcional, merecem destaque as doenças que causam irritação peritoneal. Em situações como perfurações de vísceras ocas ou infecções primárias do peritônio, embora não haja obstrução mecânica, a resposta "reflexa" de abolição da motilidade intestinal também ocorre, e temos os achados clínicos de obstrução (distensão, aperistalse, náuseas, vômitos) associados aos da irritação peritoneal (rigidez de parede abdominal, descompressão dolorosa à palpação, febre etc.).

Irritação Peritoneal

Esta síndrome é provocada pela inflamação de membrana peritoneal, que recobre as vísceras ao longo de toda a cavidade abdominal. A inflamação é resultado de infecções primárias do peritônio (como as peritonites por cateteres de diálise peritoneal) ou de lesões que provocam contaminação da cavidade abdominal, um compartimento habitualmente estéril, por perfuração de vísceras ocas: tumores, úlceras e traumatismos por objetos penetrantes são algumas das maiores causas (Fig. 12-30).

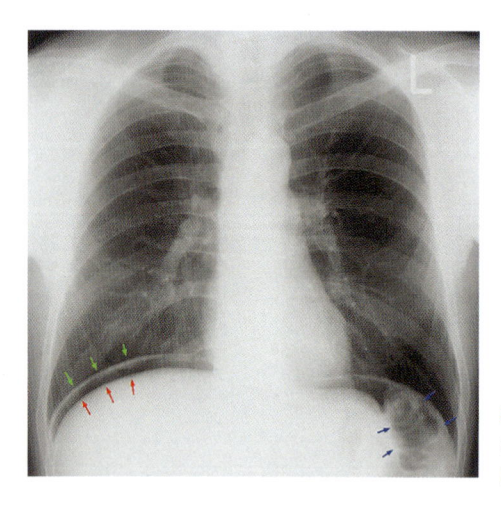

Fig. 12-30. Radiografia de abdômen com sinais de pneumoperitônio.

Ao exame físico, encontramos uma parede abdominal muito rígida à palpação superficial (abdômen "em tábua", com dor intensa ao toque e defesa local). A descompressão dolorosa, ou sinal de Blumberg, está presente e pode também ocorrer em casos de irritação peritoneal localizada, com a apendicite aguda. Na ausculta, a peristalse está abolida e não há eliminação de gases. Achados como febre, calafrios e taquicardia são comuns. A presença de distensão abdominal e timpanismo aumentado à percussão reforça a possibilidade de perfuração visceral.

Dispepsia

É causada por distúrbios do trato digestivo alto (esôfago, estômago e duodeno), como doenças pépticas, hipersensibilidade visceral e dismotilidades. Na anamnese, os pacientes podem referir dor epigástrica em queimação (que pode ou não se relacionar à alimentação), pirose, eructações frequentes, náuseas e plenitude pós-prandial, especialmente após a ingestão de refeições fartas, alimentos gordurosos ou substâncias ácidas.

Como principais causas, destacam-se a doença do refluxo gastroesofágico, as úlceras pépticas (gástrica e duodenal) e os distúrbios funcionais – situações em que os sintomas não parecem corresponder a qualquer patologia, mesmo após extensa investigação por exames como a endoscopia digestiva alta, a esofagografia e a manometria de 24 horas. A correlação entre a dispepsia e as gastrites, achados muito comuns nas endoscopias, é incerta.

Cólica Biliar

A contração periódica da vesícula biliar é um fenômeno fisiológico, cujo objetivo é eliminar a bile acumulada em seu interior e, assim, facilitar a digestão de alimentos gordurosos, processo que tem importante participação dos sais biliares. Dessa forma, tende a se intensificar nas horas seguintes às refeições, principalmente as mais ricas em alimentos gordurosos. No entanto, quando a parede da vesícula está inflamada (como na colecistite) ou repleta de cálculos (como na colelitíase), a contração pode produzir uma dor que é conhecida como <u>cólica biliar</u>: localizada no hipocôndrio direito (ocasionalmente no epigástrio), de intensidade variável, constante e com possível irradiação para a escápula direita. Nos casos em que a dor é causada por uma colecistite, o sinal de Murphy estará presente ao exame físico. Náuseas e distensão abdominal também podem aparecer: esses achados e a relação da dor com a alimentação podem, em certos casos, dificultar sua diferenciação clínica com a dispepsia (Fig. 12-31).

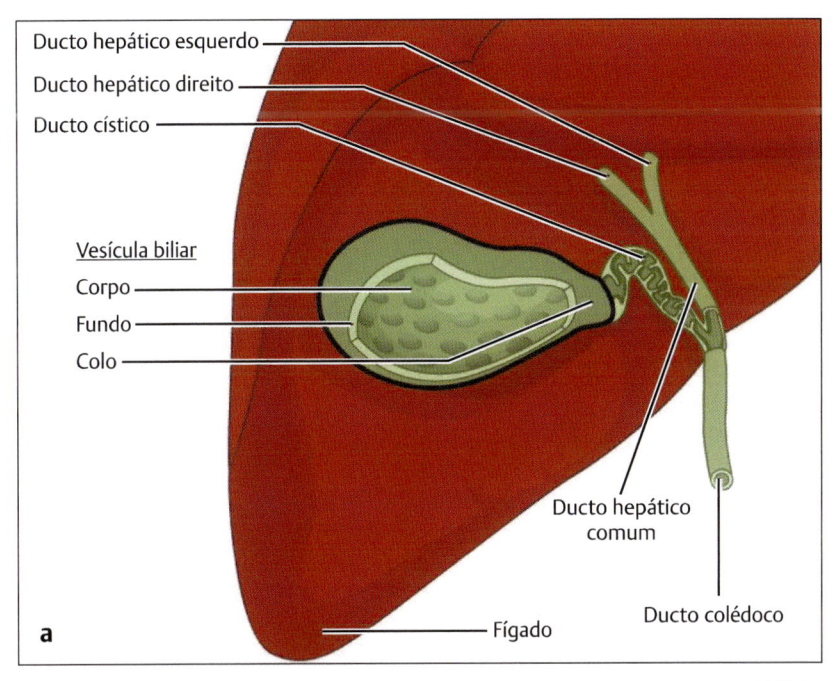

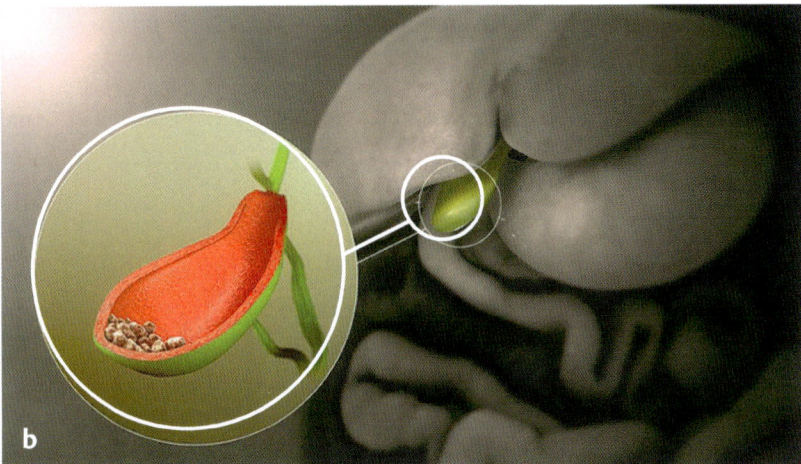

Fig. 12-31. (a, b) Vesícula biliar normal e litíase biliar.

Pancreatite Aguda

Trata-se de uma doença inflamatória aguda do pâncreas, cujas principais causas são a litíase biliar e a ingestão abusiva de bebidas etílicas. Outras causas menos comuns são: hipertrigliceridemia familiar, hipercalcemia, alguns medicamentos e pancreatite autoimune. Pode também ocorrer após a manipulação das vias biliares, como acontece na colangiopancreatografia retrógrada endoscópica (CPRE), exame útil para o diagnóstico e o tratamento de lesões nas vias biliares distais.

Os pacientes com pancreatite aguda tipicamente referem uma dor abdominal intensa, localizada no terço superior do abdômen e que se irradia para o dorso (dor "em barra"). A dor é constante, embora possa se agravar com a alimentação. Náuseas, inapetência e distensão abdominal também são frequentes. Ao exame físico, além dos achados já citados, podemos raramente observar nos pacientes com a forma necro-hemorrágica (mais grave) equimoses em parede abdominal: os sinais de Cullen, Fox e Gray-Turner.

Colestase

Esta síndrome ocorre quando existe algum obstáculo à eliminação da bile, após sua captação e conjugação pelos hepatócitos. Tais obstáculos podem ser produzidos por lesões nos hepatócitos (hepatites agudas, cirrose hepática), nas vias biliares intra-hepáticas (tumores hepáticos, cirrose biliar primária, microlitíase biliar) ou nas vias biliares extra-hepáticas (coledocolitíase, tumores de pâncreas e vias biliares, colangite esclerosante).

Com a drenagem da bile prejudicada, a bilirrubina direta (ou conjugada) não é eliminada em quantidade adequada para o intestino delgado e tende a se acumular na circulação sistêmica. Com isso, observam-se: icterícia (com predomínio de bilirrubina direta), acolia fecal (por deficiência de urobilinogênio – o pigmento que dá às fezes sua coloração típica), colúria (acúmulo da bilirrubina na urina) e prurido (por acúmulo de sais biliares na pele). Outros sinais e sintomas podem aparecer de acordo com a causa da colestase: febre, dor abdominal, náuseas, emagrecimento e vesícula palpável são exemplos.

É importante ressaltar que a icterícia das síndromes colestáticas é causada por um acúmulo de bilirrubina direta. Aumentos isolados de bilirrubina indireta podem ser observados em doenças que provocam hemólise (destruição anormal de hemácias por doenças infecciosas, neoplásicas, hematológicas ou autoimunes) ou em síndromes congênitas onde haja defeitos na captação da bilirrubina pelos hepatócitos (Gilbert, Crigler-Najjar). Nesses casos, não há sinais de colestase e o aspecto das eliminações fisiológicas é normal. Finalmente, deve-se lembrar que em diversas hepatopatias (virais, alcoólicas, autoimunes etc.) ocorre um padrão misto de hiperbilirrubinemia, com ambas as frações elevadas e predomínios variáveis de bilirrubina direta ou indireta.

> **Tríade de Charcot**: dor abdominal, febre com calafrios e icterícia. Indica colangite aguda – uma infecção das vias biliares
> **Pêntade de Raynalds**: além da tríade, surgem confusão mental e hipotensão arterial. Indica colangite grave, com indicação de drenagem imediata da via biliar

Insuficiência Hepática Crônica e Hipertensão Portal

São síndromes fortemente associadas na prática clínica, produzindo achados que, por vezes, se sobrepõem. As manifestações ocorrem, na maioria dos casos, pela cirrose hepática, um conjunto de alterações na estrutura do fígado e na função dos hepatócitos que tem diversas possíveis causas: hepatites crônicas, etilismo, esteatose hepática não alcoólica, hepatite autoimune, intoxicações medicamentosas e doenças mais raras, como colangite esclerosante, cirrose biliar primária, hemocromatose e doença de Wilson (Fig. 12-32).

Além disso, observam-se na insuficiência hepática sinais que vão além do exame abdominal: os melhores exemplos são a icterícia, a encefalopatia hepática e vários outros, conforme relaciona o Quadro 12-2.

Alterações relacionadas à cirrose hepática e à hipertensão portal

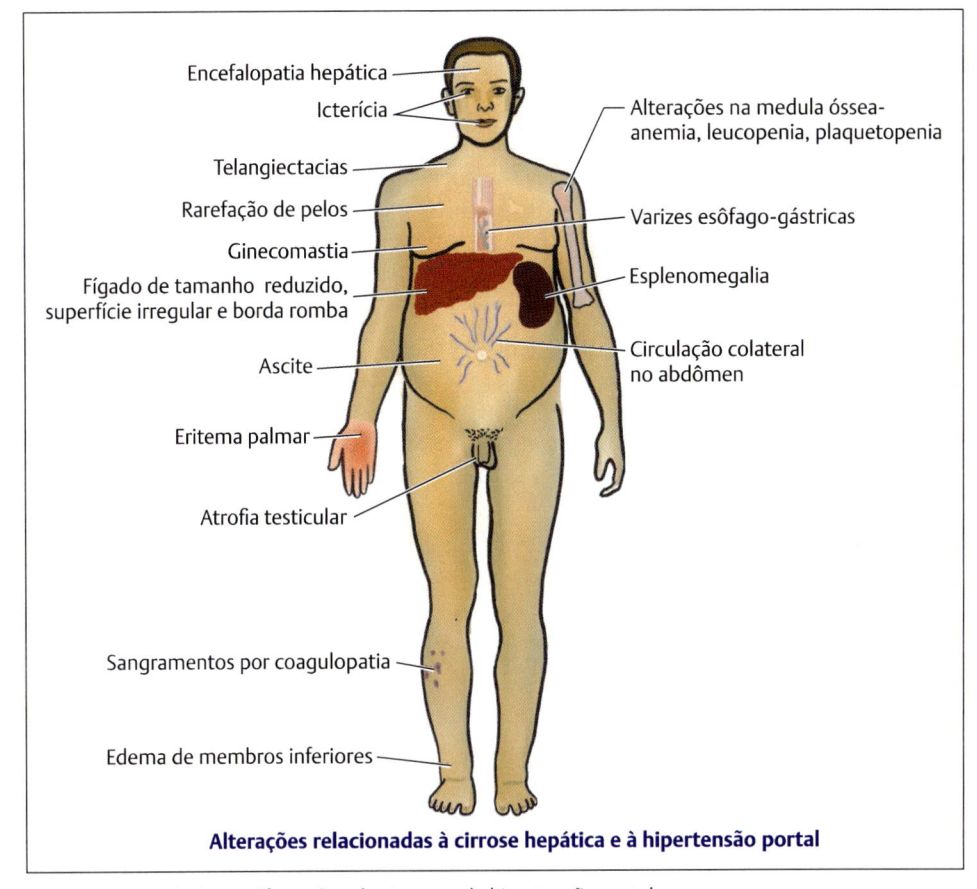

Fig. 12-32. Principais manifestações da cirrose e da hipertensão portal.

Quadro 12-2. Algumas Manifestações da Insuficiência Hepática ao Exame Clínico

Fenômeno	Manifestações ao exame clínico
Encefalopatia hepática	Sonolência ou torpor, fala lentificada, hálito característico (*fetor hepaticus*), asterixe (*flapping*), dificuldades de memória e concentração
Falhas no metabolismo na bilirrubina (captação, conjugação e excreção)	Icterícia
Coagulopatia	Equimoses, maior tendência ao sangramento
Hipoalbuminemia	Ascite (em associação com a hipertensão portal), edema generalizado, sinais de desnutrição
Disfunções do metabolismo hormonal: hipoandrogenismo e hiperestrogenismo	Rarefação de pelos, atrofia testicular, redução da libido, ginecomastia, telangiectasias em parede torácica e abdominal, eritema palmar
Abuso de bebidas alcoólicas	Aumento bilateral de parótidas
Hipóxia – Síndrome hepatopulmonar da cirrose hepática	Cianose periférica, baqueteamento digital

Diarreias

São definidas formalmente como a ocorrência de três ou mais evacuações por dia, de aspecto líquido ou pastoso. Como esses padrões são muito variáveis entre diferentes pessoas, o dado relevante da história é a mudança evolutiva, e nem tanto os valores absolutos. Podem ser causadas por diversos mecanismos patológicos que afetem o intestino delgado e o cólon, tais como: inflamação das paredes do tubo digestivo, desequilíbrios osmóticos, dismotilidades, hipersecretividade das mucosas e distúrbios em sua arquitetura.

Na anamnese, o examinador deve determinar se a diarreia é aguda (até duas semanas de evolução), subaguda (de duas a quatro semanas) ou crônica (mais de quatro semanas): em cada caso, as principais causas variam bastante. Outra característica importante é a presença de elementos anormais nas fezes: muco, sangue, pus, restos alimentares ou gordura.

Diarreias causadas por doenças do intestino delgado são chamadas de enterites ou diarreias altas e têm um padrão característico: fezes pastosas, gordurosas (grudam no vaso sanitário), menor número de evacuações por dia (cerca de três a cinco episódios de bastante volume), mais distensão abdominal e com maior espoliação de água e nutrientes, evoluindo mais rapidamente com desidratação e desnutrição. Alguns exemplos de causas: pancreatite crônica, infecção por *Giardia Lamblia*, enterite por doença de Crohn e doença celíaca e outras síndromes disabsortivas.

Já as diarreias por doenças do cólon são as colites ou diarreias baixas: em geral, são em maior número de evacuações por dia (oito a dez episódios, às vezes mais), de pequeno volume e consistência mais líquida. Não provocam tanta distensão, mas podem se associar a cólicas e a tenesmo, que é a sensação de urgência para evacuar mesmo na ausência de fezes para eliminar. Apesar dos muitos episódios diários, a perda de líquidos, eletrólitos e nutrientes não costuma ser tão intensa quanto a observada nas diarreias altas. São mais comuns que as enterites, sendo provocadas pela maioria das infecções parasitárias, virais e bacterianas, intoxicações alimentares, doenças inflamatórias intestinais (retocolite ulcerativa, doença de Crohn) e pelo uso de laxantes e medicações.

Além de estabelecer qual a causa da diarreia, em todos os casos é essencial avaliar a presença de sintomas associados e estimar, pelo exame clínico e pela aferição dos sinais vitais, a intensidade das perdas líquidas e nutricionais. Os achados de febre alta, vômitos, dores abdominais intensas, distensão da parede, taquicardia, hipotensão, lipotimia e palidez indicam doenças mais invasivas e que, possivelmente, exigirão tratamento com medicações intravenosas e internação hospitalar.

Hemorragias Digestivas

Os sangramentos no tubo digestivo têm diferentes grupos de causas, cada qual com seu padrão de apresentação. Para avaliarmos um paciente com essa queixa, o primeiro conceito necessário é a localização do sangramento. Para efeitos didáticos, o tubo digestivo alto inclui o esôfago, o estômago e o duodeno. A transição entre o duodeno e o jejuno é demarcada pelo ângulo de Treitz: distalmente a esse ponto, temos o tubo digestivo baixo, composto por jejuno, íleo, ceco, cólon, reto e ânus (Fig. 12-33).

A hemorragia digestiva alta, portanto, é o sangramento que ocorre em algum ponto entre o esôfago e o duodeno. Quando o sangue é eliminado por vômitos, temos a hematêmese: são vômitos com uma coloração castanha (em "borra de café"), de aspecto diferente do sangue vermelho-vivo que é eliminado por sangramentos das vias respi-

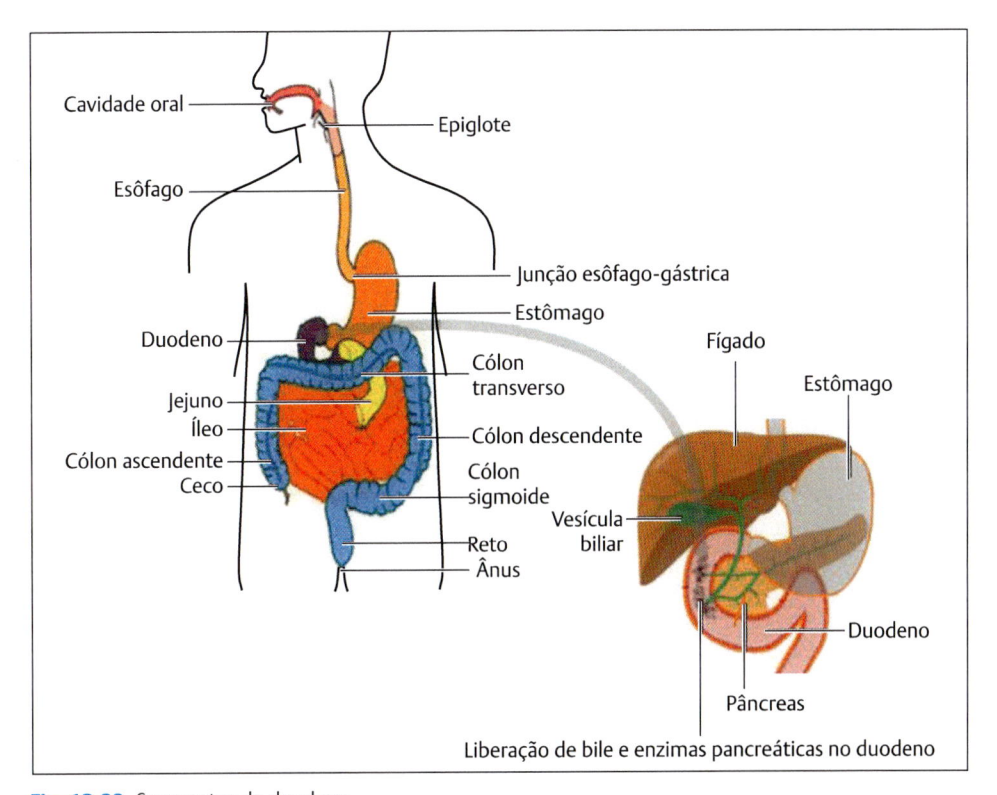

Fig. 12-33. Segmentos do duodeno.

ratórias superiores e inferiores. Ocasionalmente, quando o sangramento digestivo alto é de grande volume e ocorre abruptamente, como na ruptura de varizes de esôfago de grosso calibre, pode apresentar coloração vermelha. Quando o sangue sai pelas fezes, temos a <u>melena</u>: as fezes são muito fétidas e de cor enegrecida ("cor de piche"), o que se explica pelo fato de componentes do sangue de origem proximal serem parcialmente digeridos no seu trajeto até a eliminação. Similarmente ao que ocorre na hematêmese, sangramentos que se originam no tubo digestivo alto e que são exteriorizados pelas fezes podem ocasionalmente apresentar cor vermelho-vivo, caso sejam de grande monta e instalação aguda. As causas mais frequentes de hemorragia digestiva alta são as úlceras pépticas (gástricas ou duodenais), a ruptura de varizes de esôfago, a esofagite péptica e tumores no estômago e no esôfago.

Já a <u>hemorragia digestiva baixa</u> tem sempre por característica a eliminação distal de sangue vermelho-vivo: é a <u>hematoquezia</u>. O sangue pode estar misturado às fezes ou ser eliminado separadamente. Entre as principais causas, destacam-se a doença diverticular, a angiodisplasia do cólon e lesões como pólipos e tumores. Vale lembrar que as doenças anorretais (hemorroidas e fissuras) são causas muito comuns de sangramento baixo, tanto misturado às fezes como em "gotejamento" no vaso sanitário, o que torna mandatória a inspeção da região perianal e a realização do toque retal nesses casos. Sangramentos de pequena monta do trato digestivo geralmente se misturam às fezes e passam despercebidos pelos pacientes, sendo detectados apenas pelo exame de sangue oculto nas fezes. Em alguns casos, o sangramento, embora pequeno, é constante e provoca anemia ferropriva por perda crônica de sangue, o que pode ser a única pista para um sangramento digestivo oculto.

Assim como fazemos com as diarreias, a anamnese e o exame físico completos são essenciais para determinar a gravidade da perda sanguínea e indicar a causa mais provável, o que pode exigir intervenção médica imediata para estabilização clínica e contenção do sangramento. É importante lembrar que, ocasionalmente, **as hemorragias digestivas altas de rápida instalação e grande volume podem-se manifestar como sangue vermelho-vivo nas fezes,** pois pode não haver tempo para que componentes do sangue sejam digeridos nesses casos.

Algumas Causas Selecionadas de Dor Abdominal e suas Manifestações Clínicas

Apendicite Aguda

Trata-se de uma inflamação aguda do apêndice vermiforme, estrutura localizada próxima à válvula ileocecal, no ceco. Pode ocorrer em qualquer idade e, embora seja habitualmente relacionada a uma obstrução no seu trato de saída, ainda não existe consenso sobre quais seriam seus fatores de risco.

O paciente com apendicite aguda pode ter uma variedade de sintomas. No padrão mais frequente, inicia-se com uma dor abdominal mal definida, que tende a se concentrar na região periumbilical. Após algumas horas, a dor se intensifica e passa a se localizar sobre a fossa ilíaca direita. O <u>ponto de McBurney</u>, também conhecido como ponto apendicular, localiza-se sobre uma linha imaginária, traçada entre a cicatriz umbilical e a espinha ilíaca anterossuperior, na transição entre o terço distal e o terço médio dessa linha. Corresponde à localização do apêndice. Com a inflamação do apêndice, ocorrem dor à palpação desse local e defesa espontânea (Fig. 12-34).

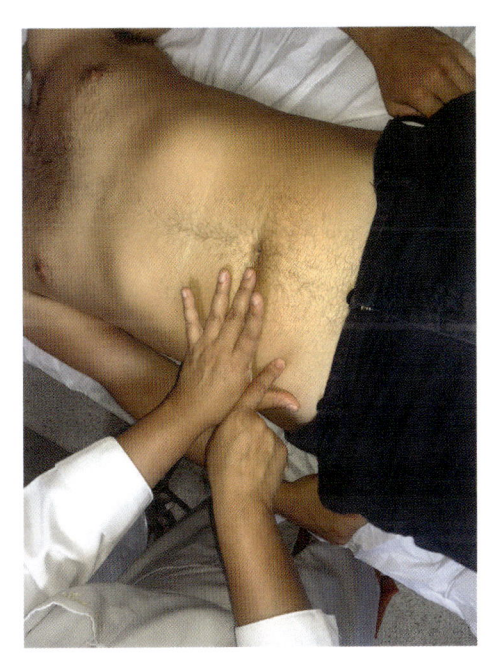

Fig. 12-34. Ponto de McBurney.

Caso haja irritação peritoneal associada à apendicite, o sinal de Blumberg estará presente, especialmente à palpação local. Pode haver também febre, náuseas e vômitos. Ao exame físico, é comum também a redução (ou abolição) da peristalse e uma leve distensão abdominal. Algumas manobras semiológicas adicionais podem evidenciar esses achados:

- *Sinal de Rovsing:* é a dor no quadrante inferior direito resultante da palpação do quadrante inferior esquerdo. Isso ocorre porque os conteúdos palpados à esquerda são deslocados, provocando um rápido movimento que pode deslocar brevemente o apêndice de sua posição de "repouso". Caso essa estrutura esteja inflamada, como na apendicite, haverá dor localizada à direita.
- *Sinal do Psoas:* pedimos ao paciente em decúbito dorsal que eleve a sua perna direita esticada, sem fletir o joelho, e opomos resistência ao movimento. Com isso, as fibras do músculo psoas se estiram, e, caso haja inflamação local, surge a sensação dolorosa. Alternativamente, pode-se pedir ao paciente que se coloque em decúbito lateral esquerdo e faça a extensão da perna esticada contra a resistência do examinador, o que poderá provocar dor semelhante (Fig. 12-35).
- *Sinal do obturador ou do quadrado lombar:* o paciente fica deitado em decúbito dorsal e faz uma flexão da coxa direita sobre o quadril, com o joelho dobrado em 90°. Nessa posição, o sinal estará presente se a rotação interna do quadril direito reproduzir a dor (Fig. 12-36).

Diverticulite Aguda

Os divertículos são dilatações pequenas e saculares que podem surgir em qualquer área do tubo digestivo, sendo mais comuns no esôfago, no intestino delgado, no cólon ascendente

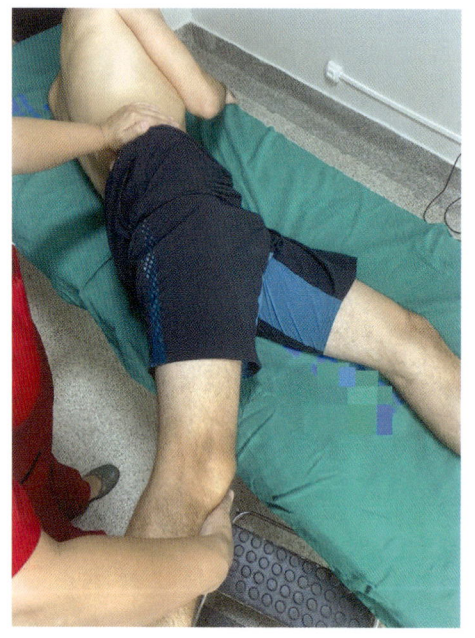

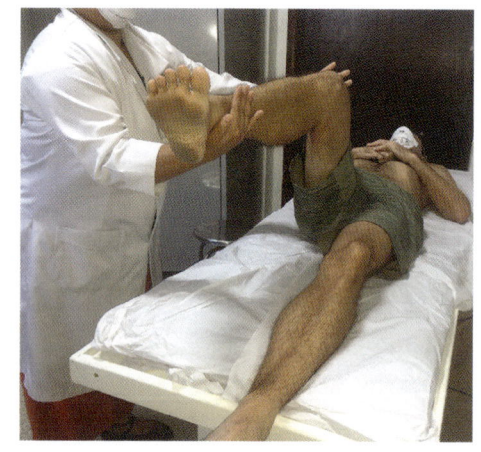

Fig. 12-35. Sinal do psoas.

Fig. 12-36. Sinal do obturador.

e no cólon sigmoide. Os divertículos colônicos, em particular, têm maior incidência com a idade, a predisposição genética individual e a dieta rica em alimentos gordurosos e pobre em fibras.

Uma complicação frequente, que afeta primordialmente o cólon sigmoide, é a diverticulite aguda: uma inflamação de um grupo de divertículos, quase sempre de etiologia bacteriana. Pacientes podem apresentar febre, dor abdominal em pontada no quadrante inferior esquerdo e alterações do hábito intestinal: diarreia ou constipação. Na palpação superficial deste quadrante, nota-se maior sensibilidade, defesa abdominal e, por vezes, descompressão dolorosa. Em alguns casos, pode ser palpada uma massa que corresponde ao espessamento local das alças afetadas: o "plastrão".

Isquemia Mesentérica

Em portadores de aterosclerose, especialmente os idosos, pode haver a formação de placas obstrutivas na circulação arterial mesentérica que perfunde o intestino delgado e o cólon – por mecanismos semelhantes aos que produzem essas lesões nas artérias coronárias e carótidas. Em situações onde o aporte sanguíneo precisa aumentar momentaneamente para atender a uma maior demanda metabólica, como acontece após as refeições, as lesões podem impedir um fluxo arterial adequado e precipitar uma isquemia da parede intestinal – novamente, num mecanismo análogo à isquemia coronariana desencadeada durante um exercício físico. O resultado é a **isquemia mesentérica**, que se manifesta como uma dor abdominal difusa, mal caracterizada e mais intensa após as refeições. A ausência de achados ao exame físico, mesmo na vigência de uma dor muito intensa, é um sinal que sugere fortemente esta etiologia: a parede abdominal é flácida, não há piora dos sintomas à palpação, e não são verificadas massas ou outras lesões estruturais durante a avaliação.

Aneurismas e Dissecções de Aorta Abdominal

Os aneurismas são dilatações saculares que se formam em regiões de enfraquecimento da parede arterial. Com o passar dos anos, podem aumentar de tamanho e, eventualmente, romper-se. Ao exame clínico, os aneurismas de aorta abdominal podem ser identificados pela palpação de uma massa superficial, pulsátil e às vezes dolorosa sobre o epigástrio ou o mesogástrio, logo à esquerda da linha alba. Durante essa avaliação, pode-se tentar delimitar as bordas pela palpação para estimar suas dimensões, o que se relaciona diretamente com seu risco de ruptura. A ruptura completa, com extravasamento de sangue para a cavidade abdominal, é uma emergência que exige intervenção cirúrgica imediata: o paciente apresenta dor abdominal aguda, de extrema intensidade e associada a hipotensão, palidez, sudorese fria e, por vezes, diarreia sanguinolenta. Em outros casos, pode haver uma ruptura parcial, com o sangue dissecando o espaço entre as camadas musculares da aorta. Esse processo, a **dissecção aórtica**, produz sinais e sintomas muito semelhantes aos da ruptura completa, e a abordagem cirúrgica emergencial é igualmente imperativa (Fig. 12-37).

Sinais e Sintomas de Doenças do Aparelho Urinário

Cólica Renal

É a dor provocada pela obstrução aguda do trato urinário que ocorre ao nível dos ureteres, que são as vias mais estreitas. A litíase renal é a causa mais comum: ao se impactar no trajeto do ureter, o cálculo produz uma distensão súbita da cápsula renal que provoca dor muito intensa e pouco relacionada a posições corporais ou outros fatores desencadeantes. A dor tende a ser paroxística, de início súbito (segundos ou minutos), unilateral, com sudorese fria e pode-se associar a náuseas, simulando uma patologia do sistema digestivo. A evolução com febre, calafrios, disúria e hematúria não é rara e deve levantar a suspeita de infecção urinária associada. Localiza-se no flanco e irradia-se para a parede abdominal anterior (seguindo, grosso modo, o trajeto do ureter) e para a bolsa escrotal/grandes lábios homolaterais. A punho-percussão pode ser positiva. A impactação de coágulos é causa comum em traumatismos, rins policísticos e nos pós-operatórios de cirurgias urológicas.

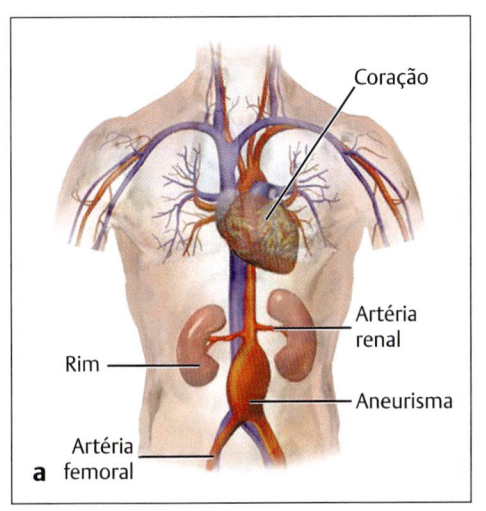

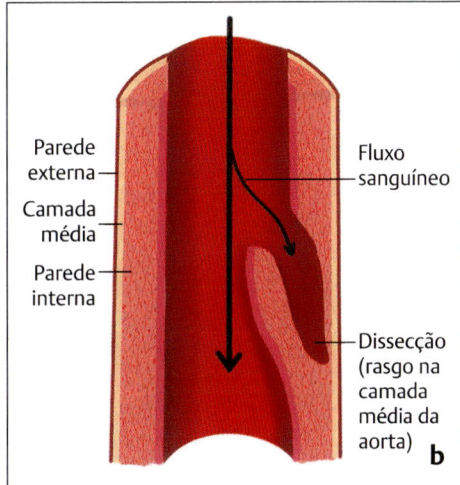

Fig. 12-37. (a, b) Aneurisma e dissecção da aorta abdominal.

Produz sintomas semelhantes, mas que se associam mais comumente a hematúria. As obstruções extrínsecas das vias urinárias (tumores de próstata, doenças do peritônio) costumam se instalar mais lentamente e não causam sintomas dessa magnitude: em geral, prevalecem antes manifestações como a redução do jato urinário e a perda da função renal.

Um importante diagnóstico diferencial da cólica renal é a infecção urinária alta: a pielonefrite. A dor unilateral em flanco tende a ser mais branda e a se instalar mais lentamente (horas ou dias), mas pode haver igualmente náuseas, disúria e hematúria. A febre é mais proeminente, em geral com calafrios e, embora a punho-percussão também seja positiva, a dor não se irradia.

Disúria

É a sensação de ardência ao urinar. Geralmente é provocada por infecções do trato urinário: as infecções baixas ("cistites") afetam primariamente a bexiga e se associam a sintomas "irritativos" (polaciúria, urgência urinária). Um diagnóstico diferencial importante são as uretrites por doenças sexualmente transmissíveis (gonorreia, clamídia), que cursam com disúria e corrimento uretral. A queixa pode ser também decorrente do traumatismo provocado pela passagem de cálculos renais ou pelo uso de sondas vesicais.

Hematúria

A presença de sangue na urina indica, na maioria das vezes, lesão inflamatória ou traumática das vias urinárias. Pode ser visível (macroscópica) ou perceptível apenas por análises laboratoriais da urina (microscópica). Entre as causas renais, destacam-se as glomerulonefrites, a doença policística renal adquirida e as pielonefrites. A hematúria pode-se originar dos ureteres pelo trauma da passagem de cálculos. No caso da bexiga, comumente se relaciona à compressão por uma próstata aumentada ou por lesão actínica (pós-radioterapia). Em todas essas localizações, deve-se ter alto índice de suspeição para neoplasias e questionar se houve manipulação recente por procedimentos como cirurgias ou passagens de sondas.

Em pacientes do sexo feminino, a proximidade do meato externo da uretra com o introito vaginal pode, por vezes, dificultar a diferenciação entre um sangramento de origem genital (por miomas, ulcerações, tumores malignos) e a hematúria.

Sintomas Relacionados à Dificuldade de Armazenamento

Aparecem quando a parede da bexiga perde sua capacidade normal de relaxamento e contração muscular. Nesse grupo, incluímos a polaciúria (aumento da frequência urinária), a nictúria (vários episódios de diurese à noite), a urgência e a incontinência urinária. Ocorrem em casos de compressão da bexiga pela próstata, inflamações da parede vesical por infecções, distúrbios neurológicos que impactam a inervação vesical (esclerose múltipla, trauma raquimedular, e muitos outros), além de tumores de bexiga, por exemplo.

Sintomas Relacionados à Dificuldade de Eliminação ("Obstrutivos")

Quando há algum obstáculo mecânico ao fluxo normal da urina, podemos observar estrangúria (esforço para urinar), jato enfraquecido, gotejamento, hesitação e sensação de eliminação incompleta. Geralmente se associa à dor pélvica, pelo espasmo da musculatura vesical. Um aumento de próstata (por tumor ou hiperplasia) pode gerá-los ao comprimir a uretra prostática e o assoalho da bexiga. Por ser esta uma causa comum de sintomas obstrutivos em homens, nesses pacientes é habitual nos referirmos a essas queixas específicas como "**prostatismo**". Coágulos dentro das vias ou outras obstruções extrínsecas são outras causas possíveis, em ambos os sexos.

VAMOS PRATICAR

Questão 1. Um paciente de 48 anos é levado ao atendimento médico por sua esposa. Pelo relato, ele apresenta confusão mental, sonolência e hálito desagradável há cerca de 3 dias. É hipertenso, etilista desde a adolescência (5-6 latas de cerveja por dia, além de ingestão ocasional de destilados) e não faz acompanhamento médico regular. Não há outras queixas no momento.

Ao exame físico: sonolento, orientado no tempo e no espaço, com fala lentificada e presença de *flapping*. Hipocorado (+/4), hidratado, eupneico, acianótico, ictérico ++/4+.

- Sinais vitais: PA = 130 × 85 mmHg, FC = 68 bpm, FR = 18 irpm, Tax = 36,4°C
- Cabeça e pescoço: discreto aumento bilateral das parótidas e sinais de desnutrição leve, com consumo do tecido adiposo facial.
- AR: algumas telangiectasias espalhadas. Som claro atimpânico à percussão bilateralmente. Expansibilidade e frêmito toracovocal normais. MV universalmente audível, sem ruídos adventícios.
- ACV: *Ictus cordis* normolocalizado. RCR 3T (B4), com bulhas normofonéticas, sem sopros. Ausência de TJP a 45 graus.
- Abdômen: indolor à palpação da parede, flácido e depressível, com presença de ascite moderada, circulação colateral visível na região periumbilical e algumas telangiectasias espalhadas. Peristalse normal. Espaço de Traube maciço à percussão, com timpanismo nos demais pontos testados. Hepatimetria do lobo direito: 14 cm. Indolor à palpação da parede. Fígado palpável a 1 cm do rebordo costal direito, com borda romba e superfície irregular. Baço palpável a 2 cm do rebordo costal esquerdo.
- MMII: edema bilateral ++/4+, mole, com cacifo e sem sinais flogísticos associados. Sem outras alterações.

Pergunta-se:

A) Quais síndromes podem ser identificadas a partir da história e do exame físico?
B) Caso você tivesse dúvida sobre a presença de ascite, quais manobras poderia utilizar para esclarecer sua dúvida?
C) Qual complicação parece ser a causa das alterações neuropsiquiátricas apresentadas?
D) Qual a explicação para a presença de esplenomegalia e circulação colateral neste paciente?

Questão 2. Uma paciente de 54 anos procura atendimento de emergência por apresentar dor abdominal e náuseas. Os sintomas tiveram início durante a noite, e a paciente relata que, na véspera, havia participado de um churrasco para comemorar o aniversário de um dos seus filhos. A dor se localiza no terço superior do abdômen e se irradia para o dorso, sendo de moderada a grande intensidade – a paciente não se alimentou mais desde o seu início. Na anamnese, ela relata ainda que é portadora de litíase biliar, mas ainda não realizou a colecistectomia que havia sido indicada por sua médica. É também obesa (IMC = 33) e nega outras patologias.

Ao exame físico: lúcida, orientada, corada, eupneica e hidratada. Anictérica e acianótica.

- Sinais vitais: PA = 115 × 75 mmHg, FC = 92 bpm, FR = 15 irpm, TAX = 36,6°C
- Cabeça e pescoço: sem anormalidades.
- AR: Expansibilidade e frêmito toracovocal normais. Som claro atimpânico à percussão em todos os focos. MV universalmente audível, sem ruídos adventícios.
- ACV: *Ictus cordis* normolocalizado. RCR 2T BNF, sem sopros.

- Abdômen: em avental, sem lesões ou abaulamentos à inspeção. Peristalse normal. Som timpânico à percussão, hepatimetria normal. Apresenta dor à palpação do epigástrio e do hipocôndrio direito, mas sem defesa espontânea, descompressão dolorosa ou sinal de Murphy.
- MMII: sem anormalidades.

Pergunta-se:

A) Qual o diagnóstico mais provável desta paciente?
B) Quais sinais poderiam ser observados à inspeção do abdômen e que reforçariam essa hipótese, se estivessem presentes?
C) Qual o maior fator de risco da paciente para desenvolver esse problema?

Questão 3. Uma paciente de 74 anos é levada a uma emergência por seus filhos. Há algumas horas, vem apresentando dor abdominal de intensidade crescente, características mal definidas e difusa por toda a cavidade. Refere também que a sua barriga está "estufada" e que parou de eliminar gases nesse período. É diabética e portadora de osteoartrose de coluna lombar e joelhos, usando habitualmente anti-inflamatórios para o alívio das dores crônicas. Seus filhos relatam, ainda, que nos últimos anos a paciente vem apresentando dor epigástrica em queimação, náuseas e plenitude pós-prandial, que se agravam durante a alimentação e que melhoram com o uso de antiácidos.

Ao exame físico: lúcida, orientada, hipocorada +/4+, desidratada ++/4+, taquipneica, anictérica.

PA = 80 × 45 mmHg, FC = 118 bpm, FR = 28 irpm, Tax = 37,9°C. Hemoglucoteste = 184 mg/dL

Cabeça e pescoço: sem alterações.

AR: Expansibilidade e frêmito toracovocal normais. Som claro atimpânico à percussão em todos os focos. MV universalmente audível, sem ruídos adventícios.

ACV: *Ictus cordis* normolocalizado. RCR 2T BNF, sem sopros.

Abdômen: distendido, com aspecto globoso. Peristalse ausente. Percussão mostra hipertimpanismo difuso. Intensa dor à palpação superficial da parede abdominal, que se encontra enrijecida. Descompressão dolorosa presente.

MMII: sem anormalidades.

Pergunta-se:

A) Qual parece ser a causa desta situação emergencial apresentada pela paciente?
B) Quais achados do exame físico reforçam a sua hipótese diagnóstica?
C) O que explica o hipertimpanismo difuso? Que sinal poderia ser pesquisado para identificá-lo?
D) Qual síndrome a paciente já apresentava há alguns anos? Qual a causa mais provável e qual a provável relação com o quadro agudo apresentado no momento?

Questão 4. Um paciente de 19 anos procura atendimento médico por apresentar, há cerca de 12 horas, dor abdominal e náuseas. A dor se localizava inicialmente na região periumbilical, mas depois passou a ser percebida mais sobre a fossa ilíaca direita e foi se intensificando. Houve também alguns episódios de vômitos e calafrios. O paciente nega patologias prévias.

Ao exame físico: lúcido, orientado, corado, desidratado +/4+, anictérico e eupneico.

Sinais vitais: PA = 125 × 70 mmHg, FC = 122 bpm, FR = 16 irpm, Tax = 38,4°C.

Cabeça e pescoço: sem alterações.

AR: Expansibilidade e frêmito toracovocal normais. Som claro atimpânico à percussão em todos os focos. MV universalmente audível, sem ruídos adventícios.

ACV: *Ictus cordis* normolocalizado. RCR 2T BNF, sem sopros.

Abdômen: plano e atípico, com peristalse abolida. Percussão com sons timpânicos habitual nos quadrantes pesquisados. À palpação superficial da fossa ilíaca direita, observa-se dor intensa, com descompressão dolorosa e a presença de um plastrão local. Nos demais segmentos da parede, em anormalidades.

MMII: sem anormalidades.

Pergunta-se:

A) Qual a principal hipótese diagnóstica?
B) Cite três sinais que poderiam ser testados, no exame físico, para reforçar essa hipótese. Como eles devem ser pesquisados?

Questão 5. Uma paciente de 23 anos procura a emergência relatando o início de dor em flanco direito há 2 dias. A dor é moderada e não se irradia. Queixa-se também de disúria, calafrios e hematúria ocasional. A ectoscopia é normal. Sinais vitais: PA = 110 × 65 mmHg, FC = 112 bpm, FR = 16 irpm, Tax = 38,3°C.

Pergunta-se:

A) Qual a principal hipótese diagnóstica e qual o seu maior diagnóstico diferencial nesse caso?
B) Qual manobra do exame físico ajudaria você a chegar a essas duas hipóteses principais? Descreva como você a executaria e como interpretaria seus resultados.
C) Quais características da história e do exame físico levam você a priorizar sua primeira hipótese sobre a sua segunda hipótese?

BIBLIOGRAFIA

Bates B, Bickley LS, Szilagyi PG. Bates propedêutica médica. 10. ed. Rio de Janeiro, RJ: Guanabara Koogan; 2010.
Bevilacqua F, Bensoussan E e col. Manual do Exame clínico. Rio de Janeiro, RJ: Cultura Médica; 1970.
Longo DL et al. Medicina interna de Harrison. 19. ed. Porto Alegre: AMGH; 2016.
Lopez M, Laurents_Medeiros J. Semiologia Médica – As bases do Diagnóstico Clínico. 4. ed. Rio de Janeiro, RJ: Livraria e Editora Revinter; 2001.
Mangione S. Segredos em Diagnóstico Físico. Porto Alegre, RS: Artmed; 2001.
Delp MH, Manning RT. Exame Clínico de Major. 8. ed. Rio de Janeiro, RJ: Interamericana; 1975.
Moore KL. Anatomia orientada para a clínica. 7. ed. Rio de Janeiro: Guanabara Koogan; 2014.
Porto CC. Semiologia médica. 7. ed. Rio de Janeiro: Guanabara Koogan; 2016.
Rocco JR. Semiologia Médica. Rio de Janeiro, RJ: Elsevier; 2010.
Surós J. Semiologia Medica y Tecnica Exploratoria. 4. ed (reimpressão). Barcelona, Espanha: SALVAT EDITORES; 1970.
Townsend CM et al. Sabiston. Tratado de Cirurgia. 19. ed. Rio de Janeiro: Elsevier; 2015.
Vieira R. Semiologia Médica. 11. ed. Rio de Janeiro, RJ: Guanabara Koogan; 1968.

SEMIOLOGIA DAS MAMAS E DO APARELHO REPRODUTOR FEMININO

CAPÍTULO 13

Ana Carolina Rodrigues ▪ Mariana Crespo Istoé ▪ Plínio Berardo

"Não há nenhum outro órgão como o útero. Se os homens o tivessem, eles se gabariam infinitamente disso."

Ina May Gaskin

INTRODUÇÃO

O surgimento dos caracteres sexuais secundários femininos é um fenômeno que ocorre, em média, entre os 8 anos e os 13 anos de idade, embora possa apresentar ampla variação entre diferentes meninas. O crescimento das mamas e o surgimento dos pelos pubianos são indicadores da progressiva maturação sexual, também marcada pelo início dos ciclos menstruais (a menarca) e da ovulação. Essas alterações se inserem no contexto maior da puberdade, um processo que também envolve mudanças como o crescimento somático ("estirão puberal") e o amadurecimento psicossocial (o desenvolvimento e a maior compreensão da identidade afetiva e sexual).

As escalas mais utilizadas para descrever o grau de desenvolvimento sexual das meninas pré-adolescentes foram propostas por Tanner (Fig. 13-1).

Esses estágios podem durar de meses a anos e correspondem aos graus de maturação hormonal e estrutural necessários ao desenvolvimento da função reprodutora.

Com o envelhecimento da mulher, a redução da função ovariana e as consequentes mudanças em sua produção hormonal acabam por provocar a cessação da ovulação e dos ciclos menstruais (menopausa). As mamas se tornam mais flácidas, pendendo sobre o tórax, e o tecido subcutâneo sob os mamilos se torna mais endurecido pela deposição de fibrose. A genitália feminina também sofre alterações: os pelos pubianos se tornam mais escassos, a genitália externa se torna mais estreitada, ressecada e fina, perdendo lubrificação e elasticidade.

Neste capítulo, discutiremos as características anatômicas e fisiológicas das mamas e da genitália feminina das mulheres adultas, indicando as principais técnicas para o seu exame e, finalmente, os sinais e sintomas mais comumente observados e seus possíveis significados clínicos. Antes disso, todavia, devemos ressaltar os aspectos da anamnese da paciente que são mais relevantes para o esclarecimento de sua saúde sexual e reprodutiva e que podem nos ajudar a compreender os achados do exame físico.

Na identificação da paciente, a idade é especialmente importante para sinalizar em que momento da sua vida reprodutiva e sexual a mulher provavelmente se encontra. Após a coleta da queixa principal e da história da doença atual, uma revisão de sistemas cuidadosa deve incluir questionamentos sobre corrimentos vaginais atípicos, desconfortos na região

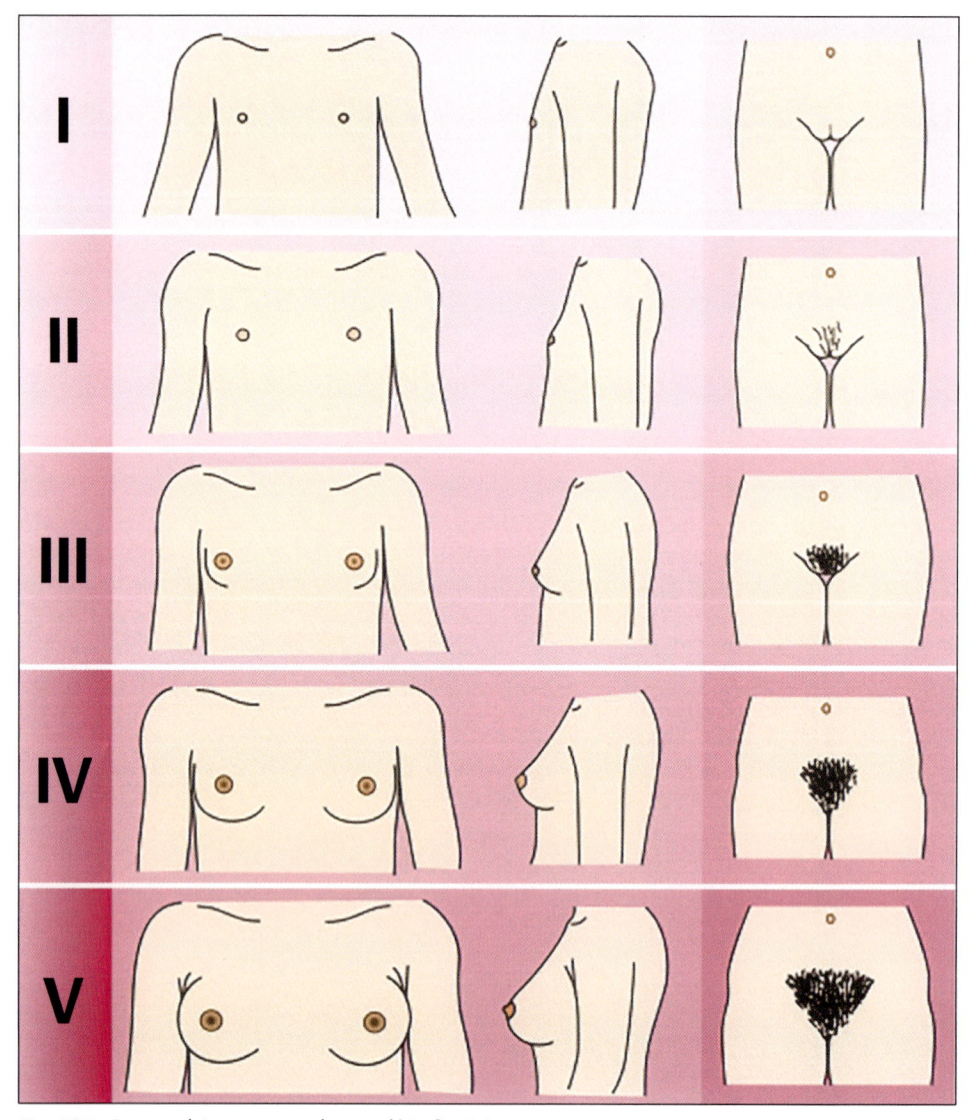

Fig. 13-1. Desenvolvimento sexual secundário feminino.

genital (como pruridos, ressecamentos, dores pélvicas ou sangramentos) e anormalidades nas mamas (dores, descargas inesperadas ou alterações morfológicas).

Na história patológica pregressa, o uso de medicações (como anticoncepcionais orais e reposições hormonais) e o histórico de doenças sexualmente transmissíveis devem ser pesquisados com cuidado, respeitando a privacidade da paciente e evitando constrangimentos desnecessários. Um passado de cirurgias mamárias e ginecológicas não obstétricas pode-se relacionar às mais variadas questões: procedimentos estéticos, reconstruções após traumatismos ou agressões, endometrioses, tumores e doenças inflamatórias.

Na história fisiológica, além da avaliação do crescimento e desenvolvimento na adolescência e das idades de pubarca, menarca, início da vida sexual e menopausa, é necessário também estabelecer se os ciclos menstruais são regulares e se existe (ou se já existiu) uma vida sexual regular, considerando o número de parceiros e as práticas de sexo seguro ou desprotegido. O questionamento sobre o número de gestações e o seu desfecho também é necessário, o que inclui definir se os eventuais abortos foram provocados ou espontâneos e, nesse caso, em que trimestre da gestação ocorreram. Doenças intercorrentes durante as gestações, eventuais complicações e a realização de um acompanhamento pré-natal devem ser conhecidos.

Finalmente, a história social (escolaridade, condições socioeconômicas, qualidade das relações pessoais) nos permite formar uma ideia inicial sobre as estruturas de apoio familiar e social disponíveis para a paciente. Sua capacidade de realizar o autocuidado e de compreender e seguir as orientações médicas também pode ser depreendida dessas informações.

AS MAMAS
Entendendo

As mamas femininas são delimitadas pelas bordas esternais, linhas axilares médias, segundas costelas e sextas costelas de cada lado. São compostas pelo tecido glandular que produz o leite materno, um tecido fibroso de sustentação e camadas circundantes de gordura. Em sua área mais central, destacam-se a aréola e a papila, que possuem uma coloração mais rósea ou escurecida e formam o conduto por onde o leite e as demais secreções da mama são eliminados, com o auxílio da musculatura lisa local. A papila possui de 12 a 20 orifícios, cada um constituindo a terminação de seu respectivo ducto lactífero (Figs. 13-2 e 13-3).

Cada mama é anatomicamente dividida em quadrantes (superior e inferior, medial e lateral) por linhas imaginárias verticais e horizontais que cruzam o mamilo.

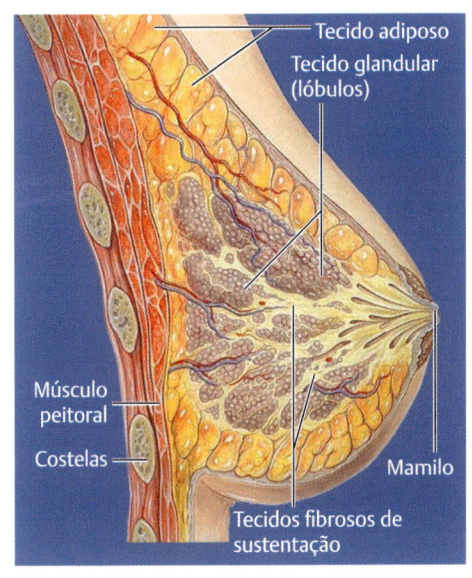

Fig. 13-2. Estruturas da mama. Corte lateral.

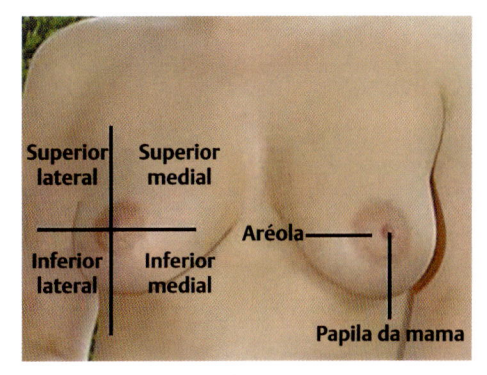

Fig. 13-3. Quadrantes da mama.

Para examinar as mamas, é importante considerar o constrangimento e o desconforto que poderão ser sentidos pela paciente. O examinador deve explicar o que pretende fazer e se mostrar cortês e compreensivo. A inspeção e algumas manobras exigirão a exposição completa do tórax, enquanto a palpação poderá ser feita com as mamas parcialmente cobertas, caso o examinador se sinta confiante para realizá-la. A paciente deve ficar inicialmente sentada, à beira do leito, com o tronco desnudo e os braços pendentes.

Na inspeção estática, deve-se atentar para o contorno das mamas: retrações da curvatura normal ou da papila podem ser causadas por lesões malignas e abaulamentos podem indicar, além disso, abscessos ou nodulações benignas. A simetria é importante: embora pequenas diferenças entre os lados muitas vezes não tenham significado patológico (especialmente durante a fase de desenvolvimento na adolescência), devem ser avaliadas com atenção. O aspecto da pele é informativo: áreas avermelhadas sugerem mastites ou abscessos (que, além disso, são muito dolorosos e associados a calor local), ou mesmo lesões malignas. Já o espessamento da pele (em "casca de laranja") em torno da papila é um sinal de alta suspeição para câncer de mama. O volume das mamas costuma ser maior na fase pré-menstrual e durante a gestação. No caso das papilas, além dos aspectos citados, vale também observar em que direção apontam (normalmente, para as laterais e para baixo) e se apresentam algum tipo de descarga, sendo a sanguinolenta ou transparente as de maior suspeição para doença maligna.

Na inspeção dinâmica, algumas manobras podem facilitar a observação dos aspectos discutidos anteriormente. Com a paciente na mesma posição, o examinador pode solicitar que ela apoie as mãos sobre os quadris, que eleve os braços sobre a cabeça ou que incline o tronco para a frente, facilitando assim a visualização de abaulamentos ou retrações (Fig. 13-4).

Ainda com a paciente sentada, o examinador deve palpar os linfonodos das cadeias axilares, cujo aumento muitas vezes é um dos sinais mais precoces de infecções ou neoplasias do tecido mamário. Veremos as técnicas de palpação dessas estruturas no capítulo de avaliação dos linfonodos.

Para realizar a palpação das mamas, solicitamos que a paciente fique preferencialmente deitada e eleve os braços acima da cabeça, possibilitando o estiramento do tecido e facilitando a identificação das estruturas palpadas. Faz-se então movimentos circulares de palpação superficial em diversos pontos dos quatro quadrantes. O examinador deve palpar com as duas mãos, movendo seus dedos como se estivesse tocando um piano (Fig. 13-5).

Durante as manobras, o examinador deve avaliar a consistência das mamas (que pode ser muito variável), a sensibilidade ao toque (que pode estar aumentada no período pré-mens-

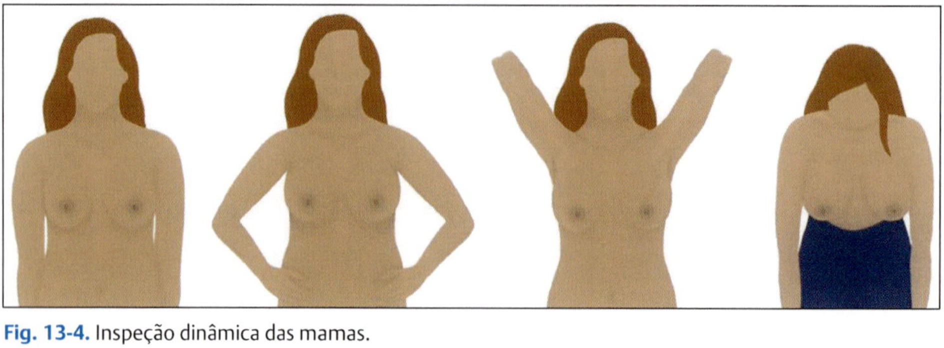

Fig. 13-4. Inspeção dinâmica das mamas.

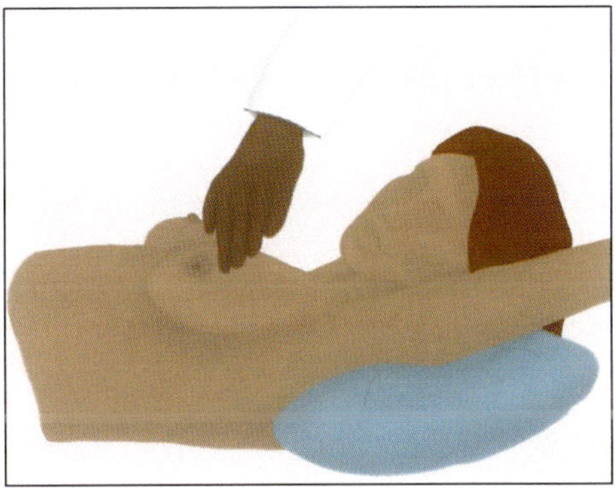

Fig. 13-5. Palpação da mama.

trual) e, principalmente, a presença de nódulos. Os nódulos devem ser descritos quanto ao seu tamanho, formato, sua localização (por quadrante), mobilidade, consistência (macia, endurecida, pétrea), aderência a planos profundos e se estão associados a sinais flogísticos ou descargas mamárias. Na palpação da papila, pode-se fazer um suave pinçamento da aréola para investigar e caracterizar a presença de descarga mamária. Eventualmente, a descarga láctea (galactorreia) fora do puerpério pode ser fisiológica. Já as descargas sanguinolentas ou cristalinas uniductais e unilaterais merecem maior atenção.

A palpação das mamas é um bom momento para instruir a paciente, caso ela ainda não saiba fazê-lo, em realizar as mesmas manobras em si mesma com regularidade: é o autoexame das mamas. Embora essa prática não substitua a avaliação por um profissional de saúde nem os exames periódicos de prevenção contra o câncer de mama, pode eventualmente ser o primeiro momento em que uma lesão até então despercebida é identificada.

Aprofundando
Nesta seção, vamos analisar as principais alterações habitualmente observadas na abordagem semiológica das mamas e seus significados mais comuns.

Dor
A mastalgia, dor nas mamas, pode ser um dos sinais encontrados no exame físico. Dependendo do momento do ciclo menstrual em que a paciente é examinada, pode ser fisiológica, sendo mais comum em mulheres adultas próximo à menopausa. Nessa situação, a dor é cíclica, bilateral e difusa. Sua intensidade é de leve a moderada. Quando observamos mastalgia acíclica, focal, unilateral e bem localizada, estamos diante de um achado patológico. Na maioria dos casos, é causada por um cisto mamário simples, mas também pode ser encontrada no câncer de mama. Se houver calor, vermelhidão local e dor mais intensa, é mais provável tratar-se de uma infecção, como um abscesso ou uma mastite. São particularmente comuns durante o puerpério, quando o aleitamento pode provocar pequenas fissuras nas mamas. É necessário considerar, ainda, que a mastalgia pode ser uma dor referida sobre as mamas, mas com origem em outras estruturas, tais como as articulações esternocostais e os músculos peitorais e intercostais.

Descarga Papilar

A saída de secreção pelas papilas é uma queixa comum. A secreção de aspecto leitoso (galactorreico) é habitualmente eliminada durante a gravidez e a lactação, mas às vezes pode ser provocada pela leve compressão do mamilo ao exame clínico, mesmo em mulheres que não se encontram nesses períodos. Já a descarga papilar causada por câncer tem características distintas: é espontânea, relativamente contínua, tende a ser unilateral e pode ser sanguinolenta. Nesse caso, a presença de nódulos, retrações papilares ou distorções na curvatura da mama reforçam essa possibilidade. Por sua vez, a descarga relacionada a infecções tem habitualmente um aspecto purulento, fétido e amarelo-esverdeado, com sinais flogísticos associados. Essas características, porém, não permitem uma diferenciação absoluta: diante da suspeita de uma descarga patológica, uma avaliação especializada (possivelmente por mamografia e biópsia) é indispensável. Nódulos benignos, ectasias ductais e doenças endocrinológicas (como a hiperprolactinemia) são outras possíveis causas.

Nódulos Mamários

Como descrevemos na seção sobre palpação das mamas, a identificação de uma lesão nodular deve ser cuidadosamente caracterizada, podendo fornecer importantes "pistas" sobre a sua natureza. Apesar disso, qualquer lesão nova deve ser investigada para a definição precoce do diagnóstico. O câncer de mama ocorre em mulheres adultas jovens ou idosas. Costuma ter uma consistência endurecida ou pétrea, tem bordas difíceis de delimitar e pode ser móvel ou aderido a planos profundos. A lesão pode ou não ser dolorosa. Achados como o espessamento da pele, a descarga sanguinolenta, a retração da papila e a deformação da curvatura natural da mama são muito sugestivos dessa etiologia. Mais raramente, pode ocorrer em homens (1% do total dos casos). Embora a fisiopatologia da lesão seja semelhante, o câncer de mama masculino está associado a maior morbimortalidade devida ao maior tempo que costuma levar para ser diagnosticado, pois não são realizados procedimentos regulares de *screening* e o grau de suspeição é sempre mais baixo.

Já o fibroadenoma, lesão benigna, não se associa a esses sinais "adicionais" na avaliação da mama. Costuma ser muito móvel, indolor, arredondado e de consistência firme ou amolecida. Ocorre desde a puberdade até pouco após a menopausa, assim como os cistos: as lesões mais comuns, que são arredondadas, moles, móveis e bem delimitadas – no exame físico, pode ser difícil diferenciá-los dos fibroadenomas.

APARELHO REPRODUTOR FEMININO

Entendendo

O exame externo e interno da genitália feminina requer um conhecimento básico de sua anatomia para que se possa localizar e identificar as principais estruturas. A região mais externa é formada pelo monte de Vênus, um coxim gorduroso e recoberto de pelos que recobre o púbis. A abertura mais externa da genitália é formada pelos grandes lábios da vulva, dobras cuja separação durante o exame físico nos permite a visualização das demais estruturas internas. O clitóris fica em situação imediatamente anterior à extremidade dos pequenos lábios, pregas mais finas cuja abertura permite a visualização do meato uretral e do introito da vagina. Em mulheres virgens, o introito está habitualmente recoberto pelo hímen. Na região mais posterior e externa dos pequenos lábios, localizam bilateralmente os óstios das glândulas de Bartholin. O períneo é a região localizada entre a outra extremidade dos pequenos lábios e o ânus (Fig. 13-6).

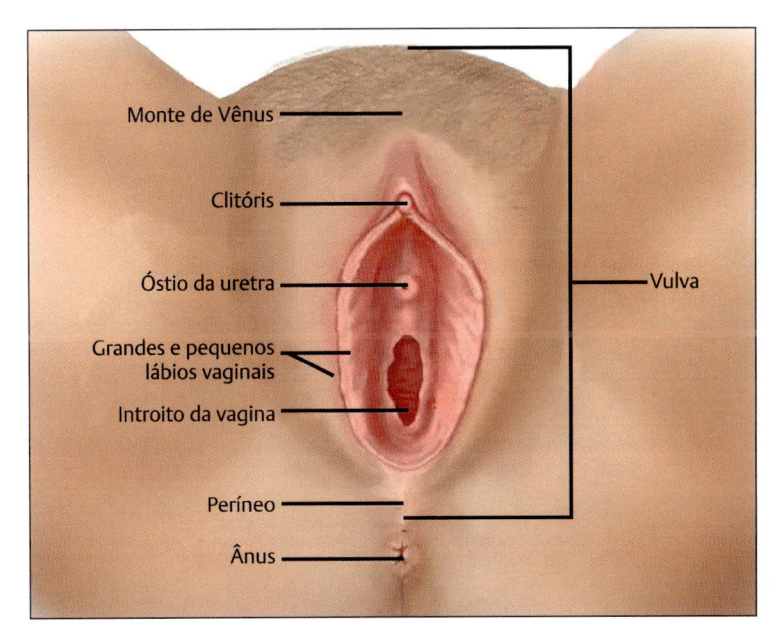

Fig. 13-6. Genitália feminina externa.

A vagina tem um formato tubular e se estende para cima e para trás até chegar ao útero, um órgão também oco, com paredes musculares espessas e que faz um ângulo fechado com a parede posterior da vagina, estendendo-se normalmente para cima e para frente (útero em "anteversão"). O útero é formado pelo seu corpo e por sua extremidade inferoposterior: o colo ou cérvix. A abertura do colo para a área mais posterior da vagina, o óstio do colo, apresenta uma transição entre o epitélio escamoso das paredes vaginais e o epitélio colunar do útero, que, na maioria das vezes, pode ser visualizada pelo exame especular (Fig. 13-7).

Em sua área mais lateral e superior, as paredes do útero recebem as aberturas das tubas uterinas, que o comunicam com os ovários e que, em seu aspecto mais lateral, são envolvidas pelo peritônio abdominal. Os ovários são órgãos com duas funções essenciais: a produção de óvulos e a síntese de hormônios como a testosterona, o estrogênio e a progesterona (Fig. 13-8).

Para fazermos um exame adequado da genitália feminina, é necessário que seja estabelecida uma boa comunicação com a paciente. Ela pode estar apreensiva por várias razões: o contato de pessoas estranhas com sua intimidade, o desconforto físico que o exame poderá causar e os eventuais achados clínicos da avaliação. Assim, o examinador deverá ter uma postura calma e acolhedora. É interessante dar uma explicação inicial sobre as manobras que serão realizadas e, à medida que se executa o exame, avisar a paciente sobre o que está sendo feito e quais serão os próximos passos. A temperatura do ambiente também não deve ser fria demais, uma vez que a paciente estará desnuda.

As manobras devem ser todas realizadas lentamente e sem movimentos bruscos. O relaxamento da paciente é essencial para que o exame possa ser bem realizado: caso ela sinta dor, isso será muito difícil de conseguir. Para examinadores do sexo masculino, é indispensável também a presença de uma profissional do sexo feminino que possa servir, ao mesmo tempo, como auxiliar e testemunha dos procedimentos em realização.

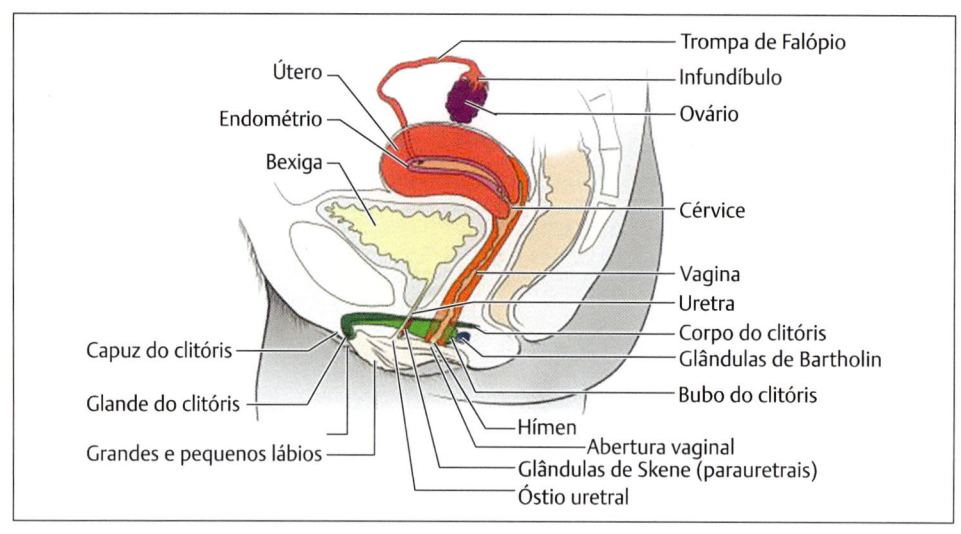

Fig. 13-7. Genitália interna. Corte transversal.

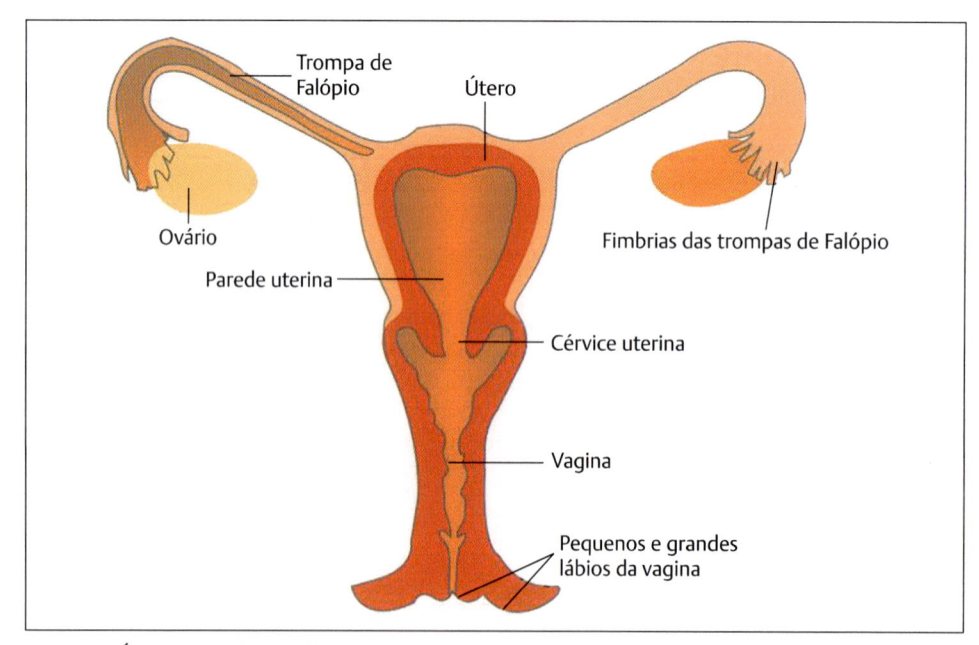

Fig. 13-8. Órgãos reprodutores femininos.

Em todas as manobras do exame, o examinador deverá usar luvas, lubrificantes à base de água e uma boa iluminação. O tamanho do espéculo deverá ser adequado, e o examinador deverá estar familiarizado com seu manejo antes de iniciar as manobras: como segurá-lo entre os dedos, introduzi-lo, movimentá-lo e colocá-lo em diferentes graus de abertura. Uma boa iluminação também é essencial.

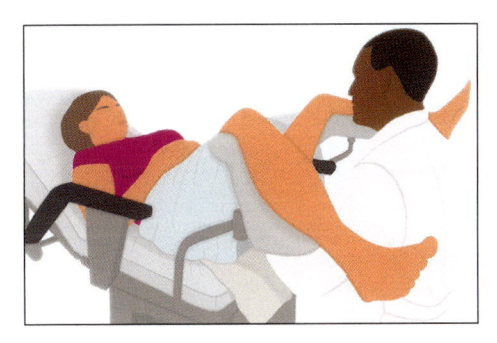

Fig. 13-9. O exame ginecológico.

O exame deverá ser realizado com a paciente posicionada em uma mesa ginecológica. Esse dispositivo permite a angulação adequada entre tronco, pelve e membros. Possibilita também, pelo apoio das pernas da paciente nas perneiras, colocá-las em um ângulo de abertura que otimize a visualização da genitália ao mesmo tempo que mantém a paciente relaxada. As coxas e o abdômen deverão estar cobertos e o examinador deverá usar um banco de altura ajustável (Fig. 13-9).

O exame da genitália externa inicia-se pela inspeção sob observação direta, com boa iluminação. Deve-se separar os grandes lábios com o polegar e o indicador de uma das mãos e identificar as estruturas mais relevantes. Nesse momento, a presença de quaisquer lesões (nódulos, ulcerações, abrasões, escoriações) deve ser identificada e descrita quanto ao seu número, tamanho, coloração e sinais flogísticos associados. A localização de uma lesão pode ser caracterizada pelos "ponteiros de um relógio", considerando-se que a posição das "12 horas" corresponde à extremidade anterior/superior da genitália, e a posição das "6 horas", à extremidade inferior/posterior, que se continua com o períneo.

Caso haja lesões presentes, elas também deverão ser palpadas para que se defina sua consistência e a presença de dor associada.

A presença de tumefações na vulva indica a necessidade de palpar os grandes lábios em sua circunferência, o que pode ser feito por um movimento em "pinça", com a ponta do dedo indicador do examinador por dentro do introito vaginal e a ponta do polegar pelo lado de fora. Essa manobra permite, por exemplo, a palpação das glândulas de Bartholin, cuja inflamação (a Bartholinite) é uma causa comum de tumefação e desconforto vulvar (Fig. 13-10). Se houver suspeita de uretrite (descarga local, disúria, polaciúria e história de relações sexuais desprotegidas), o examinador pode fazer a expressão da uretra, com-

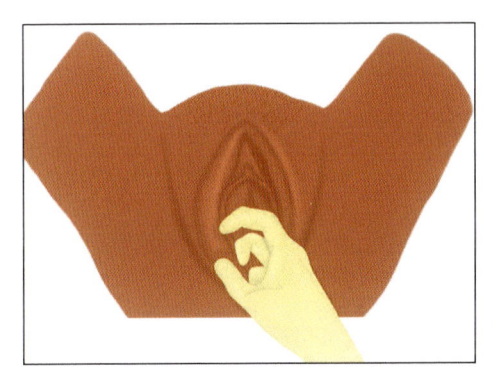

Fig. 13-10. Palpação dos grandes lábios. Suspeita de Bartholinite.

primindo-a por baixo com a ponta do indicador de uma mão (introduzida no introito vaginal) e pelos lados com o polegar e o indicador da outra mão.

A presença de quaisquer secreções deve ser identificada, descrevendo-se a sua coloração, odor e consistência.

O exame da genitália <u>interna</u> é feito com o auxílio do espéculo. Todavia, como preparação, o examinador deve antes introduzir seu dedo indicador na vagina e progredir até palpar posteriormente o colo uterino, que possui uma superfície firme e circular. Essa manobra permite uma estimativa sobre o tamanho do espéculo a ser utilizado e também sobre o grau de relaxamento da paciente no momento. Nesse momento, pode-se também solicitar à paciente que faça uma manobra de Valsalva, como se fosse evacuar: esse movimento pode gerar abaulamentos na parede vaginal em situações nas quais os órgãos pélvicos não estejam adequadamente fixados pela estrutura local de suporte ligamentar: é o caso do prolapso da bexiga ou do reto.

O espéculo deve ser introduzido na vagina lentamente e em ângulo oblíquo, para evitar o contato com estruturas sensíveis, como o meato uretral. Com a experiência, o examinador conseguirá definir mais rapidamente o ângulo mais adequado de introdução para minimizar o desconforto da paciente. Para facilitar a introdução, o examinador pode colocar as pontas dos dedos da sua outra mão na região inferior do introito, empurrando-o suavemente para baixo. Após a introdução inicial, deve-se fazer um suave movimento rotacional para que o espéculo fique na posição horizontal. Após sua introdução completa na vagina, ele deve ser gradativamente aberto até o ponto que permita a visualização adequada do colo uterino sem distender excessivamente as paredes da vulva (Fig. 13-11).

Dessa forma, a observação feita pelo exame especular é realizada "de trás para frente", ou seja, começa no ponto mais distante: o colo do útero e o seu óstio central. Secreções, ulcerações, lesões ou colorações normais devem ser prontamente identificadas. A coloração normal do colo é rosada, podendo ficar mais azulada em mulheres grávidas (pela maior vascularização local) e habitualmente apresentando áreas mais eritematosas que correspondem à transição entre o epitélio vaginal escamoso e o epitélio uterino colunar (Fig. 13-12).

Após observar atentamente o colo, o passo seguinte é retroceder lentamente o espéculo e, ao fazê-lo, inspecionar as paredes do canal vaginal e, similarmente, descrever suas características e eventuais lesões. Ao aproximar a ponta do espéculo do introito vaginal, o examinador deverá fechá-lo para evitar a distensão excessiva e o trauma da uretra e dos pequenos lábios (Fig. 13-13).

Terminada a inspeção da genitália interna pelo exame especular, passamos à sua <u>palpação</u>. O examinador deve ficar de pé e introduzir seus dedos indicador e médio no introito vaginal, palpando as paredes do canal à medida que progride em direção posterior e descrevendo as alterações encontradas. Quando o introito é muito estreito ou hipotrófico, a introdução dos dois dedos pode não ser possível, devendo-se então fazer um toque unidigital. A região onde a vagina posterior se "encontra" com a estrutura arredondada do colo do útero é dividida em quatro <u>fórnices</u>: anterior ("acima" do colo, quando sob visão direta no exame especular), posterior ("abaixo" do colo) e os laterais. O colo deve ser palpado e suavemente mobilizado – em geral, essa manobra não provoca dor, e, caso isso aconteça, deve-se suspeitar de patologias como a doença inflamatória pélvica e a endometriose (Fig. 13-14).

Com a mão dominante do examinador assim posicionada, procede-se à técnica de <u>palpação bimanual</u>, que permite a melhor identificação do útero e dos seus anexos. Com

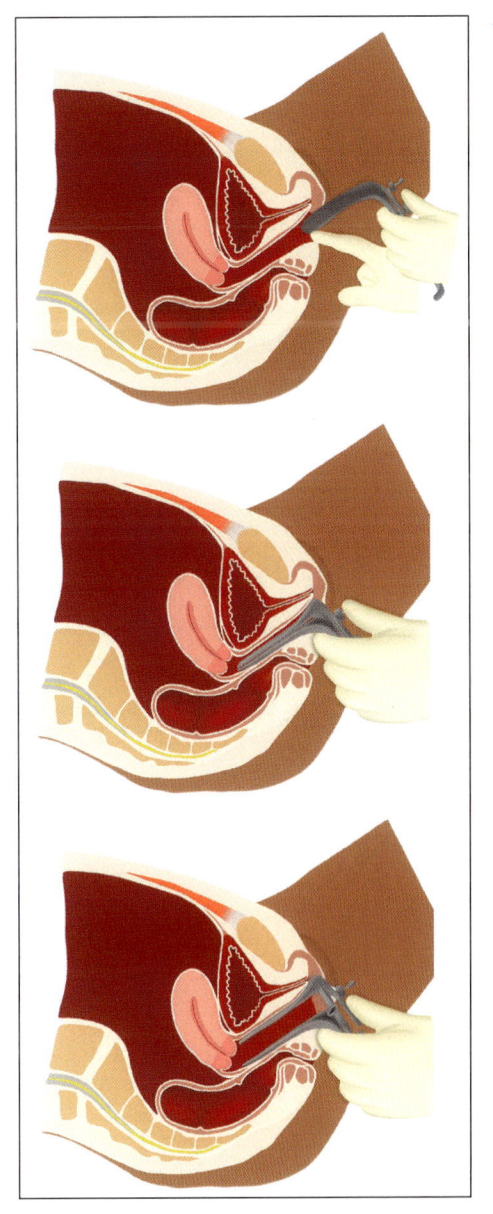

◄ **Fig. 13-11.** Etapas da inserção do espéculo.

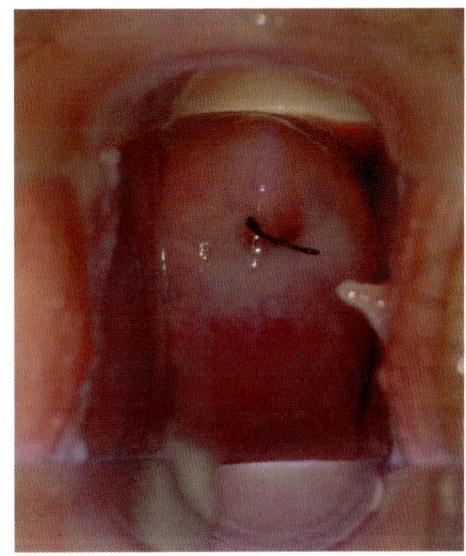

Fig. 13-12. Colo uterino no exame especular. ►

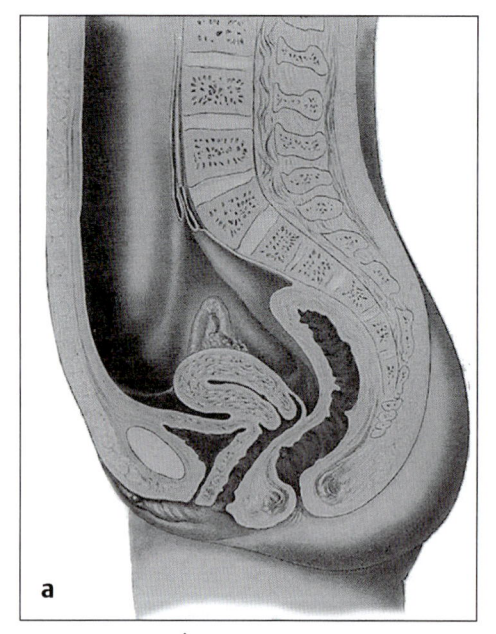

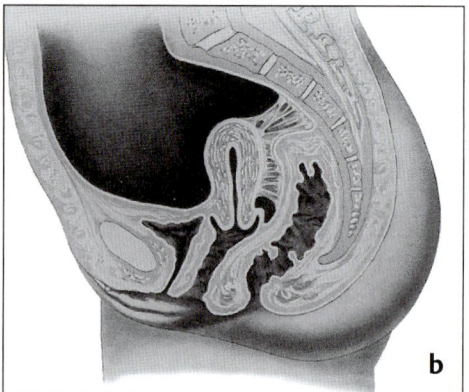

Fig. 13-13. (a, b) Útero em anteversão (normal) e em retroversão.

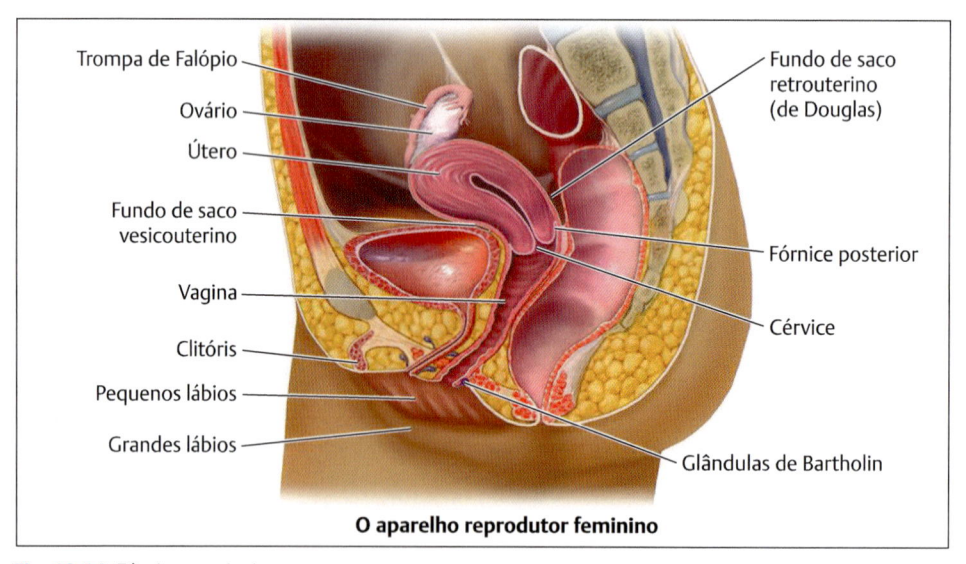

Fig. 13-14. Fórnices vaginais.

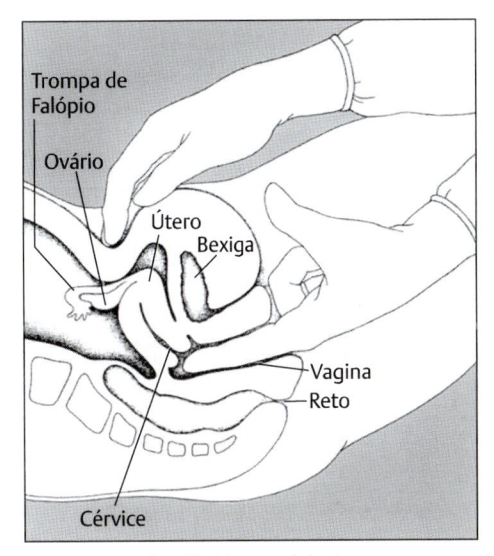

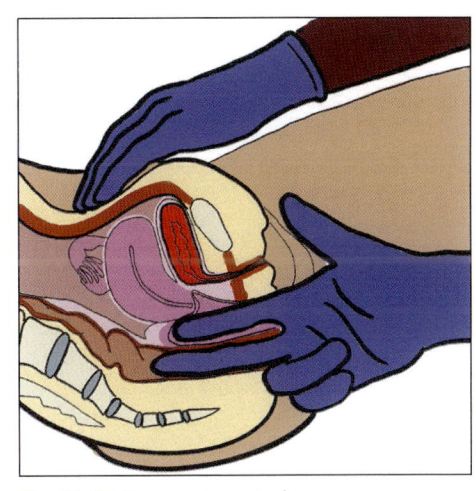

Fig. 13-15. Palpação bimanual do útero.

Fig. 13-16. Toque retovaginal.

os dedos da mão dominante ("mão pélvica") introduzidos no canal, o examinador deve elevar o colo com uma leve pressão no sentido da cicatriz umbilical. Em paralelo a isso, coloca-se a mão não dominante ("mão abdominal") sobre a linha média do abdômen, a meio caminho entre a cicatriz umbilical e a sínfise púbica. Com essa mão, o examinador faz uma leve pressão (para baixo e distal – no sentido oposto ao da mão dominante) e tenta, assim, apreender o corpo do útero entre as suas mãos, descrevendo seu tamanho, consistência e mobilidade. Uma variante dessa técnica é o posicionamento dos dedos da mão pélvica no fórnice anterior, de onde o mesmo movimento em direção à cicatriz umbilical é realizado. Caso o útero da paciente esteja em retroversão, tal técnica pode ser ineficaz para palpá-lo. Uma alternativa é posicionar os dedos da mão pélvica no fórnice posterior e fazer o mesmo movimento em direção à cicatriz umbilical. Eventualmente, pode ser possível palpar o corpo do útero retrovertido somente pelo toque retal. Em todos os casos, a palpação pode não ser possível, principalmente quando estamos diante de pacientes obesas (Fig. 13-15).

Para palpar cada ovário pela técnica bimanual, os dedos da mão pélvica devem ser posicionados no fórnice lateral correspondente e a mão abdominal colocada sobre o quadrante inferior desse lado. A mão abdominal deve realizar uma pressão na direção dos dedos da mão pélvica, que poderão então sentir o contato dos ovários e caracterizar seu tamanho e consistência. Vale lembrar que essa manobra é bem mais eficaz em mulheres jovens e magras. Nas idosas, cujos ovários são atrofiados, a palpação de uma estrutura anexial deve levantar a suspeita de uma lesão cística ou tumoral.

O toque retal, cuja técnica e achados principais abordaremos no capítulo de semiologia do ânus, do reto e da próstata, também deve fazer parte da avaliação ginecológica, podendo ser útil na identificação da parede mais posterior do útero ou, como já mencionamos, na avaliação do útero retrovertido. Uma técnica de toque retovaginal combinado, posicionando o dedo indicador da mão pélvica no fórnice posterior da vagina e o dedo médio (ou o indicador da outra mão) no reto, pode auxiliar o examinador nesse caso (Fig. 13-16).

Aprofundando

Nesta seção, apresentaremos alguns dos sintomas mais comuns de patologias do aparelho reprodutor feminino, indicando suas características e etiologias mais prováveis. Em seguida, discutiremos sinais comuns do exame ginecológico que podem acompanhá-los. Finalmente, falaremos de algumas situações clínicas relevantes à saúde reprodutiva feminina.

Sintomas
Dor Pélvica

Na sua avaliação, como de hábito na semiologia, o examinador deverá caracterizá-la quanto à intensidade, localização, qualidade, irradiação, manifestações associadas (sangramentos, corrimentos, disúria etc.), fatores de piora ou alívio (relações sexuais, fase do ciclo menstrual) e tempo de evolução.

A dismenorreia, ou cólica menstrual, é uma das apresentações mais comuns de dor pélvica. É considerada primária, quando não se associa a lesões pélvicas; nesse caso, inicia-se mais precocemente na vida reprodutiva da mulher, sendo comum em jovens. No entanto, mesmo nessas pacientes, a queixa deve ser adequadamente valorizada e investigada para que não se deixe de identificar uma patologia passível de correção.

A dismenorreia secundária, mais comum à medida que a idade avança, relaciona-se a alterações como infecções, endometriose, adenomiose e tumores uterinos (benignos ou malignos). Dentro das causas de dismenorreia secundária, merece destaque a endometriose, doença causada pela implantação ectópica de tecido endometrial em locais como o peritônio, o reto, os anexos uterinos (ovários, trompas) e os tecidos mais externos do revestimento do útero. É uma causa importante de infertilidade feminina. Além da cólica de intensidade variável e que, na maioria das vezes, ocorre durante o período menstrual, é bastante frequente a queixa de dispareunia: a dor provocada pela penetração durante a relação sexual.

A dispareunia, por sua vez, é outro sintoma comum e possui diversas causas possíveis: falta de lubrificação (mais comum nas idosas), inflamações das paredes vaginais e do colo uterino (vaginites e cervicites), infecções genitais, dores miofasciais dos músculos do assoalho pélvico, vulvodínia e até mesmo fatores psicossomáticos, especialmente em mulheres previamente vitimadas por agressões de natureza sexual. Por sua inespecificidade, é um sintoma que exige uma anamnese bastante atenta, com pesquisa extensa de sintomas associados e caracterização da saúde psicossocial da paciente.

Entre as causas de dor pélvica crônica, é sempre importante considerar a doença inflamatória pélvica (DIP), uma infecção bacteriana que quase sempre envolve as bactérias *Neisseria gonorrhoea* ou *Clamydia trachomatis*. É uma doença de transmissão sexual, muitas vezes assintomática, que, quando não tratada por um período prolongado, pode levar à infertilidade feminina. A partir de uma infecção do colo uterino (cervicite), pode disseminar-se e ascender ao endométrio e às tubas, causando endometrite, salpingite e, em suas formas mais graves, abscesso tubo-ovariano, peritonite e sepse. Os sintomas mais frequentes são a dor pélvica leve a moderada e mal localizada, o corrimento vaginal, a dispareunia e a disúria. Pode haver também febre baixa e irregularidades menstruais. Um sintoma muito presente, porém inespecífico, é a dor à mobilização do colo uterino durante o exame ginecológico.

As massas uterinas e anexiais podem causar dor pélvica pelo seu efeito mecânico à medida que crescem. É importante, ao aplicarmos as técnicas de palpação bimanual, identificá-las e caracterizá-las sempre que possível. No corpo do útero, a lesão mais comum é o leiomioma, um tumor benigno que é causa frequente de sangramentos ou desconfortos por efeitos mecânicos, podendo (quando em grande tamanho ou múltiplas lesões) até mesmo comprometer a fertilidade da paciente. Outras lesões comuns são o endometrioma de ovário (um cisto ovariano de endometriose com um conteúdo espesso de cor marrom) e a endometriose infiltrativa na região retrocervical (atrás do colo uterino), que costuma ser causa frequente de dispareunia. Em geral, embora a palpação e os dados da história possam sugerir a origem da lesão, sua análise histopatológica é indispensável para o esclarecimento diagnóstico. Naturalmente, uma das causas mais comuns para o aumento uniforme das dimensões do útero é a gestação – embora isso pareça evidente, não é raro que uma paciente desconheça sua própria gravidez nos meses iniciais, e essa possibilidade deve ser esclarecida antes de questionarmos a existência de uma lesão patológica.

As massas anexiais mais comuns são cistos e tumores. A dor normalmente tem aumento gradual à medida que as lesões crescem, mas algumas massas anexiais podem causar quadros de dor abdominal aguda e intensa, constituindo-se em verdadeiras emergências médicas: é o caso da gravidez tubária rota, do abscesso tubo-ovariano e das torções ou rupturas de cistos ovarianos.

Finalmente, devemos ressaltar que boa parte das dores pélvicas crônicas em pacientes femininas não possuem os padrões aqui descritos ou sintomas clássicos associados. São muitas vezes inespecíficas, mal localizadas e de intensidade variável ao longo do tempo. Uma anamnese e um exame físico completos permitirão ao examinador investigar se sua origem pode estar relacionada a lesões musculoesqueléticas (como a pubalgia mecânica), dismotilidades intestinais (como a síndrome do intestino irritável), síndrome da bexiga dolorosa, síndrome da congestão pélvica (varizes pélvicas), fatores psicossomáticos ou outros problemas.

Sangramentos Vaginais

A duração e o volume do sangramento em um ciclo menstrual são bastante variáveis entre diferentes mulheres, oscilando entre 3 e 7 dias na maioria dos casos. A periodicidade, similarmente, oscila entre 24 e 35 dias. Mais importante que valores absolutos, deve-se estabelecer, para cada mulher, se houve alguma alteração nos seus padrões habituais de perda sanguínea e duração dos ciclos. Os desvios da normalidade são chamados de sangramentos uterinos anormais menstruais ou intermenstruais. Suas causas podem ser estruturais, como pólipos endometriais, adenomiose, leiomiomas e neoplasias malignas; não estruturais, como as coagulopatias e as disfunções ovarianas ou endometriais; ou ainda não identificadas.

Em todos os casos, é importante estabelecer se a duração total dos ciclos está preservada e se existem outras anormalidades, como dor pélvica ou a presença de coágulos no fluxo eliminados. O exame físico é importante para identificar anormalidades como úlceras, abaulamentos ou corrimentos. Além disso, sinais de anemia e outras doenças sistêmicas devem ser ativamente buscados.

Corrimentos Genitais

As secreções vaginais fisiológicas são claras e sem odor fétido. Quando a paciente refere eliminação de secreções de aspecto diferente ou o examinador as observa durante a avaliação externa da genitália, podemos estar diante de uma infecção local. A presença da mesma secreção deve ser pesquisada no colo uterino, o que indicaria uma cervicite ou, até mesmo, um processo inflamatório estendido ao corpo do útero e seus anexos.

É importante definir as características da secreção observada e a sua localização: secreção purulenta que se origina no canal cervical fortalece a suspeita de uma cervicite, enquanto a secreção vaginal com odor fétido geralmente é causada por bactérias anaeróbias, um processo denominado <u>vaginose bacteriana</u>. Já as secreções brancas e grumosas associadas a prurido e hiperemia geralmente são causadas por candidíase. A tricomoníase, por sua vez, também causa secreção purulenta, porém sem odor característico.

Muitas vezes, a disúria e a dor pélvica são manifestações de uma infecção urinária baixa, mas nesses casos não há corrimento, e sintomas como urgência urinária são mais proeminentes - e outras bactérias (como *Escherichia Coli*, *Proteus Mirabilis* e *Enterococos sp*) podem estar implicadas.

As <u>uretrites</u> são, em geral, causadas por bactérias sexualmente transmissíveis, sendo as infecções por *N. gonorrhoea* e *C. trachomatis* as causas mais comuns. Seus sintomas podem ser difíceis de distinguir de uma vaginite em muitas ocasiões. No exame físico, a observação de secreção à expressão da uretra é um indicador importante do problema, mas o diagnóstico só será definido pela cultura das secreções coletadas.

As <u>vaginites</u> são infecções do trato genital baixo cuja etiologia, mesmo com alguns sinais típicos, só pode ser comprovada pela análise microbiológica do corrimento. Uma das mais comuns é a <u>candidíase</u>, uma infecção fúngica: associa-se a intenso prurido e vermelhidão locais, com secreção esbranquiçada e sem odor. São muito comuns, especialmente em mulheres diabéticas e obesas. A <u>vaginite por *Trichomonas*</u>, um protozoário, manifesta-se por uma secreção mais profusa, amarelo-esverdeada e espumosa. O prurido e o eritema tendem a ser mais brandos. Já a <u>vaginite (ou "vaginose") bacteriana</u> cursa com uma secreção rala, de cor branca ou acinzentada, muito fétida e que recobre as paredes do canal vaginal. Prurido e eritema não são comuns.

Finalmente, vale lembrar que, após a menopausa, uma causa de corrimento é a <u>vaginite atrófica</u>: a mucosa está ressecada e friável, e o corrimento é bem ralo e pode estar misturado a raias de sangue. Há palidez, e a dispareunia tende a ser mais intensa.

Sinais ao Exame Ginecológico (Quadros 13-1 a 13-3)

Quadro 13-1. Alterações do Exame da Genitália Externa

Lesão	Características	Imagem
Bartholinite	Os cistos da glândula de Bartholin são causados por obstrução do ducto de drenagem. Quando esse conteúdo se infecta, ocorre Bartholinite. Costuma ser polimicrobiana, e o tratamento é a drenagem e marsupialização da glândula – procedimento em que um novo orifício de drenagem é confeccionado cirurgicamente	
Condiloma – HPV	A infecção pelo HPV produz lesões verrucosas, pequenas, agrupadas. Podem ocupar a vulva, o períneo, o canal vaginal e o colo uterino, onde podem evoluir para neoplasia	

Quadro 13-1. *(Cont.)* Alterações do Exame da Genitália Externa

Lesão	Características	Imagem
Herpes genital	O herpes genital se manifesta com lesões vesiculares, dolorosas que, após alguns dias, evoluem para crostas e desaparecem, mas são recorrentes	
Carcinoma vulvar	Manifesta-se como úlceras avermelhadas, elevadas, mais comum em idosas	
Sífilis primária	O cancro duro é uma lesão endurecida, indolor e altamente contagiosa que aparece algumas semanas após o contágio e regride posteriormente	

Quadro 13-2. Alterações do Exame da Genitália Interna

Lesão	Características	Imagem
Ectopia cervical	Áreas avermelhadas em meio à mucosa rosada normal do colo representam áreas de epitélio colunar "exteriorizadas" e não constituem patologia	
Cervicite	A descarga de secreção purulenta é indicativa de infecções sexualmente transmissíveis	
Pólipo	São lesões benignas, muito avermelhadas, móveis e que habitualmente fazem protrusão pelo óstio cervical	
Condiloma cervical	As lesões verrucosas possuem extensões variáveis e devem ser invariavelmente biopsiadas para esclarecimento diagnóstico	

Quadro 13-3. Prolapsos

O posicionamento dos órgãos pélvicos é mantido por estruturas de suporte tecidual (músculos e ligamentos) que formam o assoalho pélvico. Seu enfraquecimento, comum com o envelhecimento e mais frequente em mulheres multíparas, pode levar ao prolapso de estruturas como a bexiga (cistocele), o útero e o reto (retocele)

Cistocele	O abaulamento da bexiga ocupa principalmente os dois terços superiores do canal vaginal. O meato uretral, logo acima do introito, pode estar também edemaciado	
Retocele	Ao toque vaginal, a retocele é percebida como um abaulamento da parede posterior da vagina, que é pressionada pela parede do reto logo atrás	
Prolapso uterino	O útero "desliza" pelo canal vaginal, podendo até mesmo exteriorizar-se em casos mais avançados	

Algumas Síndromes Selecionadas

Climatério

É o período de transição entre a fase reprodutiva da mulher e a cessação completa de sua ovulação, a menopausa. Tem uma duração variável, com média de 7 anos, e quase sempre se inicia na quinta década de vida. As manifestações mais frequentes são: irregularidade menstrual (encurtamento dos ciclos, atrasos, hipermenorreias), sintomas vasomotores (os "fogachos") e alterações humor, como ansiedade e irritabilidade.

A queda na produção hormonal, causada pelo envelhecimento dos ovários, produz uma série de efeitos. A <u>atrofia urogenital</u> se associa, principalmente, a ressecamento vaginal e dispareunia. A redução da libido, o ganho de peso, a perda de mobilidade articular, a osteoporose e as doenças cardiovasculares tornam-se mais frequentes, mas essas e outras alterações se instalam de modo muito variável em cada paciente, devendo as intervenções terapêuticas ser sempre individualizadas.

Amenorreia

A ausência de menstruação deve ser caracterizada inicialmente como primária ou secundária. A <u>amenorreia primária</u> ocorre na adolescente que ainda não menstruou aos 16 anos (embora já apresente caracteres sexuais secundários em desenvolvimento) ou aos 14 anos (sem qualquer sinal de desenvolvimento desses caracteres). Em geral, ocorre pela ausência de níveis adequados das gonadotrofinas (os hormônios FSH e LH) por doenças de origem genética ou endocrinológica, podendo se relacionar raramente ao baixo peso e ao desenvolvimento ponderal inadequado.

A <u>amenorreia secundária</u> é a cessação das menstruações, em uma mulher que tinha fluxos previamente, por um período mínimo de três ciclos completos. Apresenta múltiplas causas: gestação, lactação, uso de anticoncepcionais orais, desnutrição, síndrome dos ovários policísticos, estresse psicológico e diversas patologias endocrinológicas, como a hiperprolactinemia e doenças da tireoide e da hipófise.

Infertilidade

Em geral, é definida como o insucesso em conceber após 12 meses de relações sexuais regulares e sem o uso de métodos contraceptivos. Como o risco de infertilidade aumenta para mulheres a partir de 35 anos, recomenda-se que as pacientes nessa faixa etária que não consigam engravidar já após 6 meses de tentativas façam a investigação necessária e, se indicado, procurem os tratamentos indicados.

Diante dessa queixa, uma das primeiras condutas é avaliar se o parceiro é fértil. Se a infertilidade for de fato da mulher, as causas principais são aquelas que prejudicam a ovulação normal (como doenças da hipófise, síndrome do ovário policístico, outras endocrinopatias), as obstruções ao trânsito dos gametas (disfunções tubárias), a endometriose e a doença inflamatória pélvica.

VAMOS PRATICAR

Questão 1. Uma paciente de 32 anos está no puerpério, amamentando seu primeiro filho há 2 meses. Ela procura atendimento médico porque fez um autoexame e notou um "caroço" na sua mama esquerda e também a presença de linfonodomegalias axilares do mesmo lado. Está muito preocupada com a hipótese de câncer de mama porque tem uma história familiar positiva para essa doença.

Pergunta-se:

A) Quais características da lesão da mama (o "caroço") devem ser avaliadas? Quais sugeririam de fato neoplasia? Que outra hipótese diagnóstica deve ser considerada nessa puérpera e quais achados semiológicos fortaleceriam essa hipótese?
B) Como a caracterização da linfadenomegalia axilar poderia ajudar você a diferenciar entre essas duas hipóteses?
C) Que outros achados da inspeção e da palpação da mama fortaleceriam uma ou outra hipótese?

Questão 2. Uma mulher de 27 anos procura atendimento médico porque está tentando engravidar há 1 ano, sem sucesso. É casada, e seu marido tem fertilidade normal. Durante

a sua abordagem inicial, você considera as possibilidades de endometriose e de doença inflamatória pélvica.
Pergunta-se:
A) Quais informações da história e do exame físico fortaleceriam a hipótese de endometriose, caso estivessem presentes?
B) Quais informações da história e do exame físico fortaleceriam a hipótese de doença inflamatória pélvica, caso estivessem presentes?
C) Seria importante avaliar o IMC e o estado nutricional da paciente, pensando em causas de infertilidade? Por quê?

Questão 3. Uma mulher de 41 anos, obesa e diabética procura atendimento médico com uma queixa de prurido vulvar intenso, iniciado há cerca de 3 meses e com piora progressiva. Na última semana, notou também um corrimento vaginal ao observar suas roupas íntimas. Tem vida sexual ativa com múltiplos parceiros e, esporadicamente, tem relações não protegidas.
Pergunta-se:
A) Quais são as hipóteses diagnósticas mais prováveis?
B) Quais características da história e do exame ginecológico reforçariam cada uma das hipóteses que você levantou?
C) Como você faria o diagnóstico definitivo?

BIBLIOGRAFIA
Hoffman BL et al. Ginecologia de Williams. 2. ed. Porto Alegre: Artmed; 2013.
Longo DL et al. Medicina interna de Harrison. 19. ed. Porto Alegre: AMGH; 2016.
Menke CH et al. Rotinas em Ginecologia. 6. ed. Porto Alegre: Artmed; 2015.

SEMIOLOGIA DO APARELHO REPRODUTOR MASCULINO, ÂNUS E RETO

CAPÍTULO 14

Lys Tavares de Souza ▪ Marlon Manhães Faes ▪ Leonardo Abreu

"Um exame de próstata pode não ser agradável, mas leva apenas alguns segundos. Vale a pena: basta pensar nas consequências de não fazê-lo."

Len Dawson

INTRODUÇÃO

O aparelho reprodutor masculino é formado pelo pênis, pelas estruturas contidas na bolsa escrotal (testículos, epidídimos, ductos deferentes) e pelas glândulas acessórias (próstata, vesículas seminais e glândulas bulbouretrais). Como a sua avaliação semiológica inclui a realização do toque retal, aproveitaremos para discutir também, neste capítulo, a anatomia e as técnicas de exame do ânus e do reto em homens e mulheres.

O desenvolvimento dos caracteres sexuais secundários em meninos envolve o surgimento dos pelos pubianos e o desenvolvimento dos testículos e do pênis. Outras mudanças corporais se verificam: o aumento da laringe torna a voz mais grave, a massa muscular se desenvolve, há crescimento dos pelos corporais e o "estirão puberal" da adolescência. Assim como no caso das meninas, o processo dura alguns anos e é bastante variável entre indivíduos, mas tipicamente ocorre entre os 10 e os 16 anos de idade. As escalas de Tanner, em cinco estágios, também permitem ao examinador uma avaliação ectoscópica do progresso do desenvolvimento puberal (Fig. 14-1).

O desenvolvimento peniano pode ser avaliado pela curva de crescimento do pênis em função da idade. Com o envelhecimento, os pelos pubianos se tornam mais rarefeitos e perdem a sua coloração habitual. Os testículos, embora mantenham suas dimensões, passam a ficar mais pendentes na área mais inferior da bolsa testicular (Fig. 14-2).

ASPECTOS DA ANAMNESE

Algumas das queixas mais comuns na prática clínica são os **sintomas do trato urinário inferior** (STUI). Tais sintomas podem ter múltiplas causas, tais como estenose de uretra, bexiga hiperativa, cálculo de bexiga, neoplasia maligna de próstata e bexiga, entre outras. Nos homens, a causa mais frequente de STUI é a hiperplasia benigna da próstata. Os STUI causam grande prejuízo à qualidade de vida de homens e mulheres e, muitas vezes, estão diretamente relacionados ao envelhecimento.

Podemos classificar os STUI como sintomas de armazenamento, de esvaziamento vesical e pós-miccionais. Os sintomas de armazenamento vesical são a polaciúria (aumento da frequência miccional), a nictúria (acordar à noite para urinar) e a urgência (desejo imperioso de urinar). Os sintomas de esvaziamento são a hesitação (demora em iniciar a

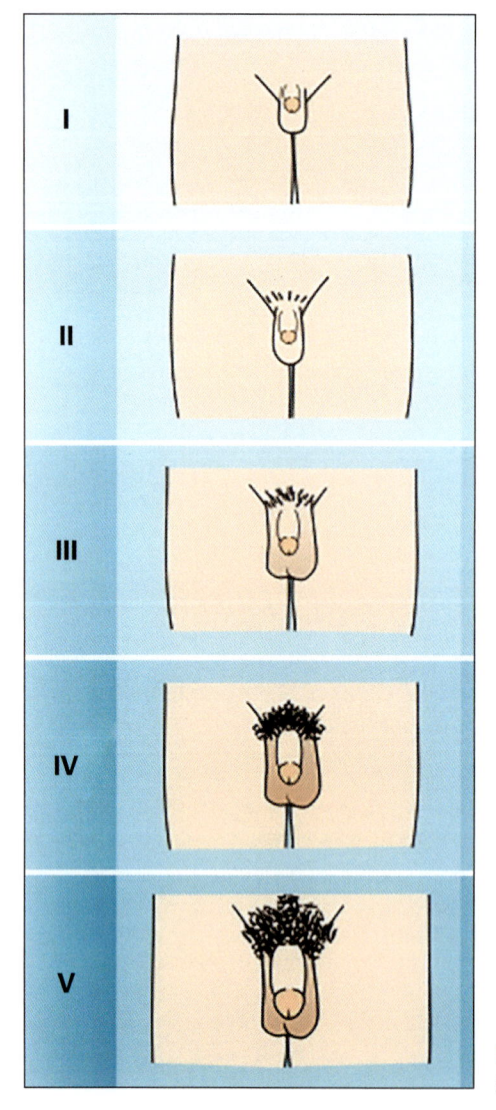

Fig. 14-1. Estágios do desenvolvimento puberal masculino.

micção), redução da força e calibre do jato urinário, intermitência do jato urinário, esforço miccional e retenção urinária. Os sintomas pós-miccionais são o gotejamento terminal e a sensação de esvaziamento incompleto da bexiga. Outros sintomas miccionais frequentes são a disúria e a estrangúria. A disúria pode ser entendida como dificuldade ou dor miccional, e a estrangúria, por sua vez, como dor ao término da micção. Ambos costumam estar associados a quadros inflamatórios, como as cistites e uretrites.

    A perda involuntária de urina ou **incontinência urinária** é outro sintoma muito comum na prática clínica. Ela pode ser de vários tipos. A incontinência urinária de esforço ocorre pela deficiência do esfíncter urinário em manter a urina retida na bexiga quando ocorre aumento da pressão abdominal. Frequentemente, o paciente relata que perde urina

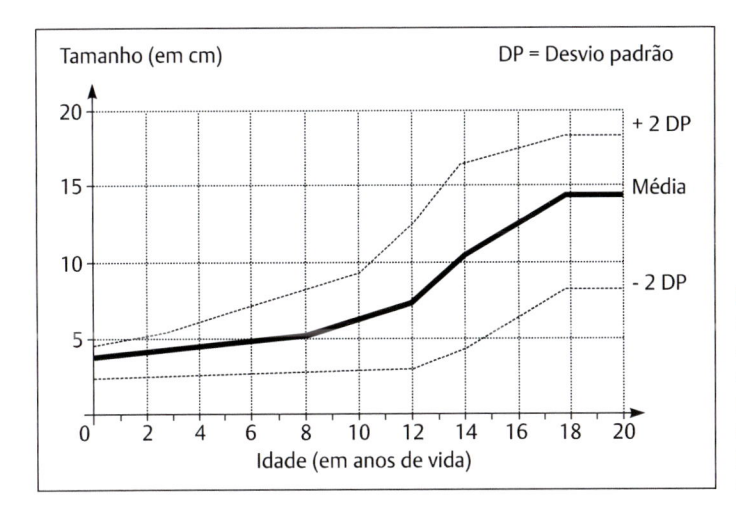

Fig. 14-2. Distribuição dos valores de tamanho do pênis avaliado pelo comprimento real à máxima tração (CRTmáx) expressos na forma dos percentis 10, 25, 50, 75 e 90.

quando tosse ou espirra. Outro tipo frequente de incontinência urinária é a urge-incontinência. Ela ocorre quando o músculo detrusor da bexiga se contrai involuntariamente, levando a um forte desejo miccional e à perda urinária. A incontinência urinária paradoxal ou por transbordamento é um sintoma ao qual se deve estar alerta: ela ocorre quando o volume de urina armazenada na bexiga é tão elevado que acaba transbordando pela uretra. Esse tipo de incontinência pode estar associado à insuficiência renal e, portanto, é fundamental a sua identificação nas situações de emergência. Outro tipo de incontinência urinária é a incontinência total ou contínua, que ocorre sem qualquer fator desencadeante: o principal exemplo são as fístulas vesicovaginais. Nesses casos, a comunicação entre a bexiga e a vagina leva à eliminação contínua da urina pela vagina. Devemos mencionar também a enurese: perda involuntária de urina que ocorre à noite. É fisiológica até 2 ou 3 anos de idade, mas pode causar grande impacto social se persistir após essa idade.

A **hematúria** é a presença de sangue na urina. Exige uma caracterização cuidadosa, pois pode indicar tanto patologias benignas, como cistos ou cálculos renais, como doenças graves, tais como as neoplasias malignas de bexiga e rim. Pela anamnese, muitas vezes podemos obter dados que nos ajudarão a localizar a origem do problema. Temos uma hematúria inicial quando ocorre saída de sangue logo no primeiro jato urinário. Isso pode indicar uma lesão localizada na uretra peniana, como no trauma de uretra, por exemplo. A hematúria terminal, que ocorre no final da micção, pode estar relacionada a doenças do colo vesical ou da próstata: um exemplo é a cistite aguda, em que a contração da musculatura detrusora e do colo vesical ao fiml da micção leva ao processo inflamatório. A presença de coágulos também deve ser pesquisada, sendo habitualmente indicativa de sangramento mais intenso.

As **disfunções sexuais** são problemas comuns tanto em pacientes idosos quanto em jovens. No entanto, frequentemente tais queixas são subnotificadas nas consultas. É importante que o médico se mostre receptivo e proporcione um ambiente favorável para uma boa avaliação do paciente. As principais queixas incluem as disfunções de ereção, ejaculação, desejo e orgasmo. A disfunção erétil é a dificuldade persistente para obter ou manter uma ereção peniana suficiente para iniciar ou completar um coito. Ela geralmente é multifatorial, sendo habitualmente classificada em psicogênica ou orgânica. As disfunções psicogênicas podem estar relacionadas a problemas no relacionamento entre os parceiros ou a problemas como transtornos de ansiedade e depressão. As causas orgânicas, igualmente importantes para o clínico, são frequentemente decorrentes de doenças sistêmicas, como hipertensão arterial, diabetes e aterosclerose. Tal associação faz da disfunção erétil um importante marcador para doenças cardiovasculares. Na sua avaliação, devemos pontuar o início e a duração do sintoma, a circunstância, a frequência de ocorrência e a presença de ereções involuntárias (noturnas ou matinais). Estas podem ocorrer nas disfunções psicogênicas e são menos frequentes nas orgânicas. Informações sobre o uso de medicações, cirurgias prévias, qualidade do sono, tabagismo, etilismo e uso de drogas ilícitas também devem ser registradas.

Outra condição que exige atenção é o priapismo. Nessa doença, o paciente apresenta uma ereção persistente, prolongada e dolorosa. A ereção é involuntária e, se não for revertida, pode levar à disfunção erétil permanente posteriormente. Disfunções de ejaculação, desejo e orgasmo causam grande sofrimento psicológico aos pacientes e interferem nos seus relacionamentos interpessoais. A principal disfunção de ejaculação é a ejaculação precoce, mas a ejaculação retardada ou anorgasmia também pode causar grande incômodo. A redução do desejo sexual é outra queixa comum e multifatorial. Uma das principais causas de redução do desejo sexual é o déficit androgênico relacionado ao envelhecimento masculino. Nessa condição, a redução anormal dos níveis de testosterona leva tanto a queixas indicativas de disfunção sexual, como redução do desejo sexual e disfunção erétil, quanto a sintomas sistêmicos, como cansaço, ganho ponderal e osteoporose.

As **infecções sexualmente transmissíveis** (ISTs) geralmente iniciam suas manifestações nos órgãos genitais. Assim como nos casos de disfunção sexual, sua ocorrência pode se associar a sentimentos de culpa e estigmatização, sendo fundamental, portanto, que o médico conduza sua abordagem de modo a minimizá-los e deixar o paciente mais confortável.

Podemos agrupar as ISTs em síndromes uretrais, úlceras e verrugas. As síndromes uretrais englobam as infecções que causam corrimento uretral, como as uretrites por *Neisseria gonorrhoea* (gonocócicas) e as uretrites não gonocócicas causadas pela *Chlamydia trachomatis* e outros germes. É importante perguntar sobre a data da última relação sexual antes do início dos sintomas, pois cada agente infeccioso tem um período de incubação diferente. A característica do corrimento é importante: costuma ser purulento na uretrite gonocócica e mucoide (e menos volumoso) nas não gonocócicas.

As úlceras incluem um grupo variado de doenças com lesões de características distintas. A lesão do herpes genital se inicia como uma pápula, evolui para vesícula e depois para úlcera. Pode também ser dolorosa, o que também se verifica no cancro mole (ou cancroide). Já as úlceras indolores incluem a sífilis primária (cancro duro), o linfogranuloma venéreo e a donovanose.

As verrugas normalmente são causadas pelo papilomavírus humano (HPV) e também assumem características variadas. Elas podem ser lesões únicas ou múltiplas, pedunculadas ou sésseis, e de tamanhos variados. As verrugas são lesões altamente contagiosas e que podem ser transmitidas mesmo com o uso de preservativos, podendo-se localizar em áreas (como a base do pênis) que o preservativo não protege.

A **dor do sistema genital** geralmente é de origem inflamatória ou isquêmica. No caso da próstata, as causas mais frequentes são de origem inflamatória e podem ser agudas ou crônicas. A localização da dor prostática normalmente é difícil de ser caracterizada pelo paciente, sendo referida como retropúbica, perineal ou até retal. As dores testicular e peniana mais comumente são de origem inflamatória, como em casos agudos de orquite e balanopostite, respectivamente. No entanto, nos casos de dor crônica dessas estruturas, o mecanismo que origina a dor é de mais difícil avaliação e pode ser multifatorial. É o caso da dor relacionada a doença de Peyronie, que pode ser tanto pelo processo inflamatório na túnica albugínea como pela curvatura peniana que a doença causa. Outro exemplo é a dor crônica testicular, na qual raramente conseguimos determinar o mecanismo causador. De qualquer forma, é importante determinar características como intensidade, duração e os fatores desencadeantes e de melhora.

Outros sintomas menos frequentes, como a **hematoespermia** e a **pneumatúria**, também devem ser mencionados. A presença de sangue no esperma, apesar de assustar o paciente, normalmente é benigna e autolimitada. Porém, em pacientes mais idosos, ela pode ser ocasionada por doenças mais graves, como a hipertensão arterial sistêmica e a neoplasia de próstata. A pneumatúria é a eliminação de gás junto com urina e pode ser referida pelo paciente como a passagem de flatos pela uretra. Normalmente, a pneumatúria está relacionada à fístula entre a bexiga e o trato gastrointestinal. Portanto, devemos investigar diverticulites, doença de Crohn, histórico recente de cirurgia abdominal ou radioterapia pélvica, entre outras possíveis causas. Mais raramente, infecções urinárias por bactérias formadoras de gás podem ocasionar pneumatúria.

Para avaliar a integridade e a funcionalidade do reto e do ânus, devemos investigar como está o padrão de evacuações do paciente: frequência e volume, presença de elementos anormais (sangue, muco, pus), consistência do bolo fecal e a presença de dor à defecação. Sintomas que ocorrem independentemente das evacuações também são relevantes: prurido, dor, sangramentos, alterações à palpação que o paciente tenha notado (hemorroidas, lacerações, úlceras etc.) e tenesmo (sensação de evacuação incompleta) são alguns deles.

ENTENDENDO

O pênis é formado pela raiz, que emerge da pelve, pelo corpo e pela glande. O corpo possui estruturas responsáveis pela ereção: os dois corpos cavernosos e o corpo esponjoso. A glande tem um formado aproximadamente cônico e, em homens não postectomizados, é recoberta pelo prepúcio, uma prega cutânea mole que pode ser facilmente mobilizada para expor a glande e sua extremidade inferior, a coroa. O freio do prepúcio é uma prega vertical que se localiza na região ventral da glande e facilita a mobilização do prepúcio. O meato da uretra é uma fenda vertical que se localiza na ponta da glande.

A bolsa testicular é dividida em dois compartimentos. Em cada um, localiza-se um testículo, sendo o esquerdo habitualmente um pouco mais baixo que o direito. Os testículos produzem testosterona (o hormônio responsável pelo desenvolvimento das características sexuais secundárias) e os espermatozoides. São estruturas ovaladas, de superfície lisa, consistência elástica e com cerca de 6 cm de comprimento e 4 cm de espessura. Nas suas superfícies mais posteriores e laterais, localizam-se os epidídimos, estruturas que coletam os espermatozoides e os conduzem aos ductos deferentes. Esses ductos formam os cordões espermáticos junto com os vasos sanguíneos e nervos que contemplam as estruturas da bolsa testicular, com os quais possuem íntima relação anatômica. Como podemos ver na Figura 14-3, as secreções conduzidas pelos ductos deferentes e pelas vesículas seminais confluem para o ducto ejaculatório, um canal que atravessa a próstata para desembocar na uretra (colículo seminal).

A próstata é uma glândula exócrina presente apenas no sexo masculino. Ela se localiza logo abaixo da bexiga e é atravessada pelo segmento prostático da uretra, que recebe as secreções dos ductos deferentes e das vesículas seminais. Tem um formato piramidal e uma superfície lisa, ficando a base em contato com o colo vesical e o ápice com o diafragma urogenital. Sua face posterior é habitualmente palpável pelo toque retal. Em um adulto jovem, costuma pesar entre 16 g e 26 g. A partir da quinta década de vida, ocorre

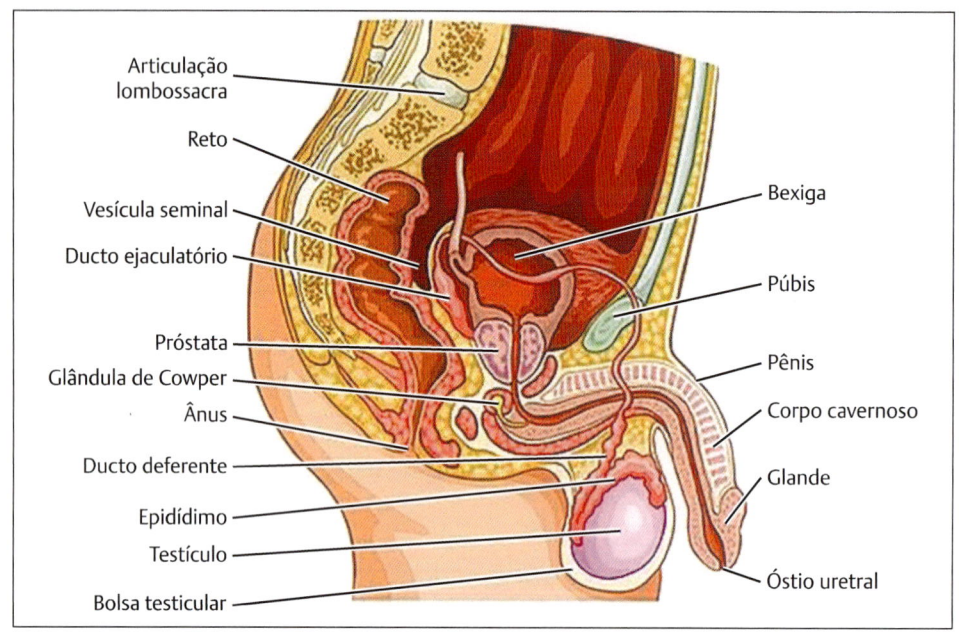

Fig. 14-3. Aparelho reprodutor masculino.

uma hiperplasia progressiva, e ela vai se tornando maior em graus variáveis entre indivíduos (Fig. 14-4).

O reto é o segmento terminal do intestino grosso. É um canal tubular, com movimentos peristálticos comandados por musculatura lisa e uma mucosa com alto poder de absorção. Conecta o cólon sigmoide ao ânus, tendo cerca de 15 cm de comprimento. A próstata está em íntima relação anatômica com sua face anterior. Seu epitélio colunar faz transição para o epitélio escamoso do ânus: a junção anorretal é marcada pela linha pectínea, facilmente identificável à inspeção local. O canal anal, logo abaixo da junção, é normalmente mantido fechado pela ação conjunta do esfíncter externo (voluntário) e do esfíncter interno (involuntário). A pele do local é pregueada e um pouco mais escura e úmida que a pele normal, tendo grande sensibilidade tátil e dolorosa à estimulação.

Para realizarmos o exame da genitália masculina, alguns cuidados devem ser tomados para preservar a privacidade e evitar o desconforto do paciente. O examinador deve explicar as manobras que realizará, usando sempre luvas, e propiciar um ambiente bem iluminado e, dentro do possível, protegido da exposição a outras pessoas. A genitália deverá ser completamente exposta, cobrindo-se o tórax e o abdômen. O exame geralmente é iniciado com o paciente em pé, em posição ortostática. Posteriormente, pedimos ao paciente que fique deitado, em decúbito dorsal. Outras posições podem ser necessárias de acordo com cada caso. Para o exame digital retal, também é necessário o uso de lubrificantes.

Na inspeção do pênis, devemos observar se existe alguma lesão cutânea (nódulos, úlceras, eritemas) e pesquisar a presença de secreções uretrais, o que é facilitado pela expressão da uretra (pode-se pedir ao paciente que faça essa manobra). Caso se trate de um paciente não postectomizado, deve-se testar a mobilidade do prepúcio e se existe algum obstáculo à exposição da glande: a fimose é a impossibilidade de expor a glande, e a

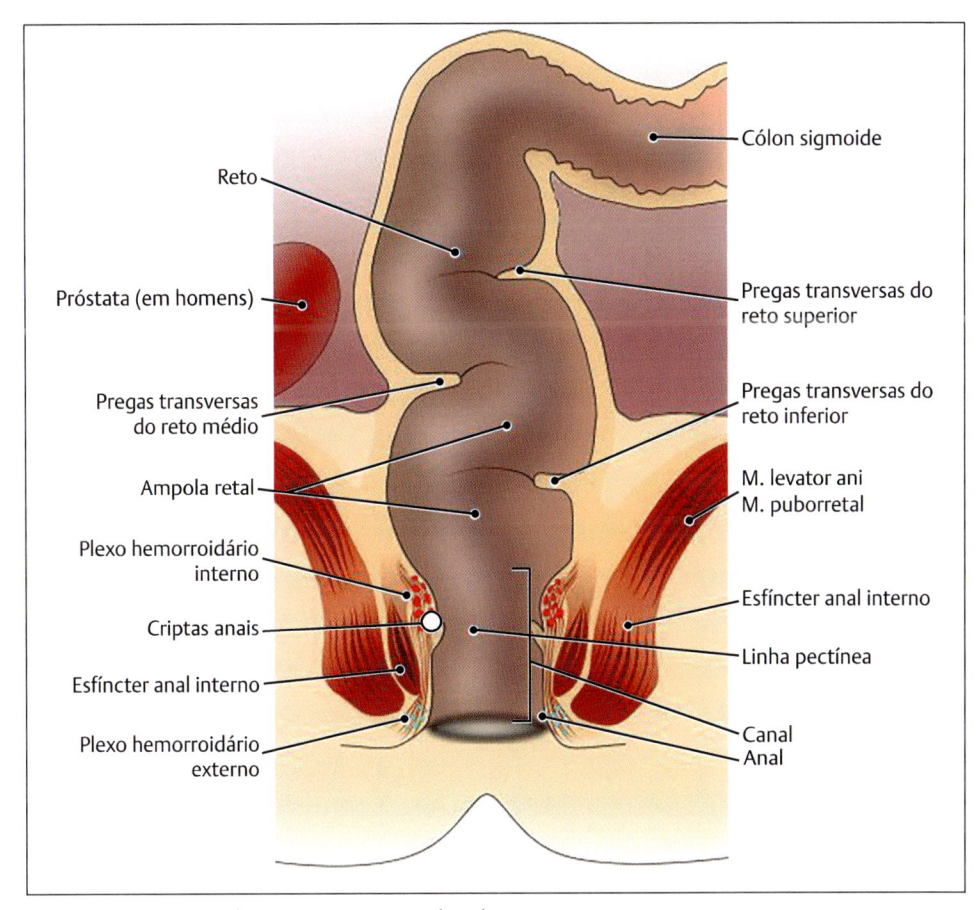

Fig. 14-4. Corte coronal – reto anterior e canal anal.

parafimose ocorre quando a glande, após ser exposta, não retorna normalmente à cobertura do prepúcio porque este exerce algum grau de compressão sobre a sua base. A palpação deve ser realizada com suavidade, da glande até a base, buscando nodulações (cistos sebáceos, tumores) ou áreas de fibrose tecidual que podem ser evidenciadas na doença de Peyronie ou na estenose uretral.

> Doença de Peyronie: formação de tecido cicatricial fibroso dentro do pênis que causa curvatura do pênis ereto, podendo deformar o órgão e tornar a penetração difícil ou impossível. As ereções podem ser dolorosas.

A aferição do comprimento peniano pode ser necessária para a avaliação de casos de micropênis, curvatura peniana, disfunção erétil, entre outros. Com o pênis em flacidez e posicionando-se uma régua na região dorsal do pênis, é realizada uma compressão da gordura suprapúbica com a régua e tração máxima do pênis para aferir a distância até a extremidade da glande peniana.

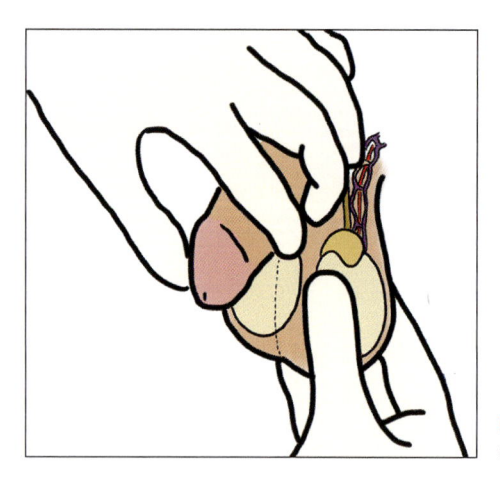

Fig. 14-5. Palpação do testículo e do epidídimo.

No caso da bolsa testicular e seu conteúdo, inicialmente avaliam-se a conformação da bolsa e as alterações da pele. Na inspeção, já é possível diagnosticar doenças comuns da região, como cistos sebáceos, angioqueratomas e *tinea cruris*, entre outras. O conteúdo da bolsa também pode ser avaliado, observando-se o tamanho, o contorno, a presença de sinais flogísticos, que podem indicar a presença de tumores, coleções ou infecções. Eventualmente, até doenças do cordão espermático, como a varicocele, já podem ser diagnosticadas (Fig. 14-5).

A palpação deve ser feita com delicadeza, para não provocar dor. Devem-se identificar e individualizar as estruturas da bolsa, que podem estar ausentes ou anormalmente localizadas em doenças congênitas, como a criptorquidia e a agenesia dos ductos deferentes. A mobilidade dos testículos é um parâmetro importante e pode estar alterada em situações como a torção do cordão espermático, o testículo retrátil e a orquiepididimite.

A diferenciação entre orquiepididimite e torção do cordão espermático, aliás, é facilitada pelo exame físico. No primeiro caso, observa-se a melhora da dor testicular quando se faz a elevação do testículo: é o sinal de Prehn. No segundo caso, podemos observar a abolição do reflexo cremastérico, que consiste na retração do testículo após uma estimulação suave da parte interna da coxa, e o testículo em posição mais alta e horizontalizada: é o sinal de Angel (Fig. 14-6).

Outras manobras podem ajudar no diagnóstico e na classificação de determinadas doenças. Ao solicitar que o paciente faça força para aumentar a pressão intra-abdominal (manobra de Valsalva), é mais fácil evidenciar hérnias inguinais e varicocele. Além disso, é possível fazer a palpação introduzindo o dedo indicador em direção ao anel inguinal externo para sentir a protrusão do saco herniário (Fig. 14-7). Na hérnia inguinal indireta, a protrusão do saco herniário é sentida na ponta do dedo. Já na hérnia inguinal direta é sentido um abaulamento lateral no dedo do examinador durante o esforço (Fig. 14-8).

Outra manobra que ajuda na caracterização das lesões escrotais é a transiluminação, especialmente em crianças nas quais a pele do escroto é mais fina. Nesta técnica, utilizamos uma lanterna para iluminar a face posterior da bolsa testicular. A luz transmitida é observada anteriormente, gerando um brilho avermelhado em toda a bolsa nos casos de hidrocele. Caso a luz não seja transmitida, pode-se pensar na presença de tumores sólidos, hérnias e coleções sanguinolentas ou purulentas (Fig. 14-9).

Fig. 14-6. Reflexo cremastérico.

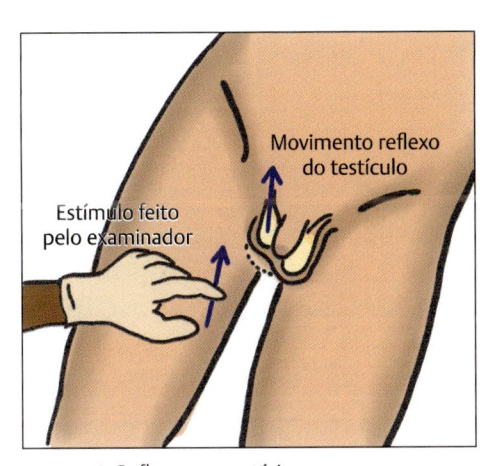

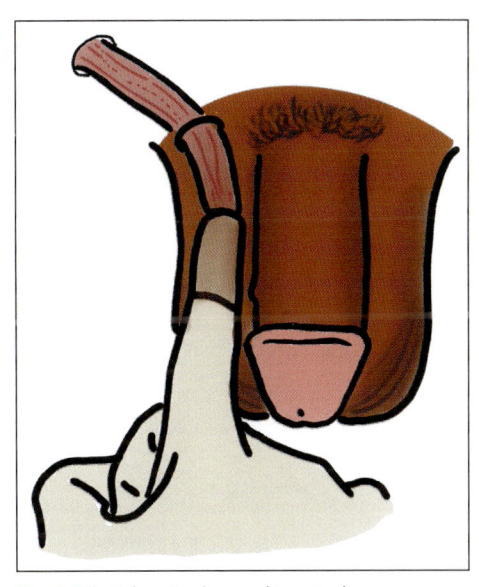

Fig. 14-7. Palpação do canal inguinal.

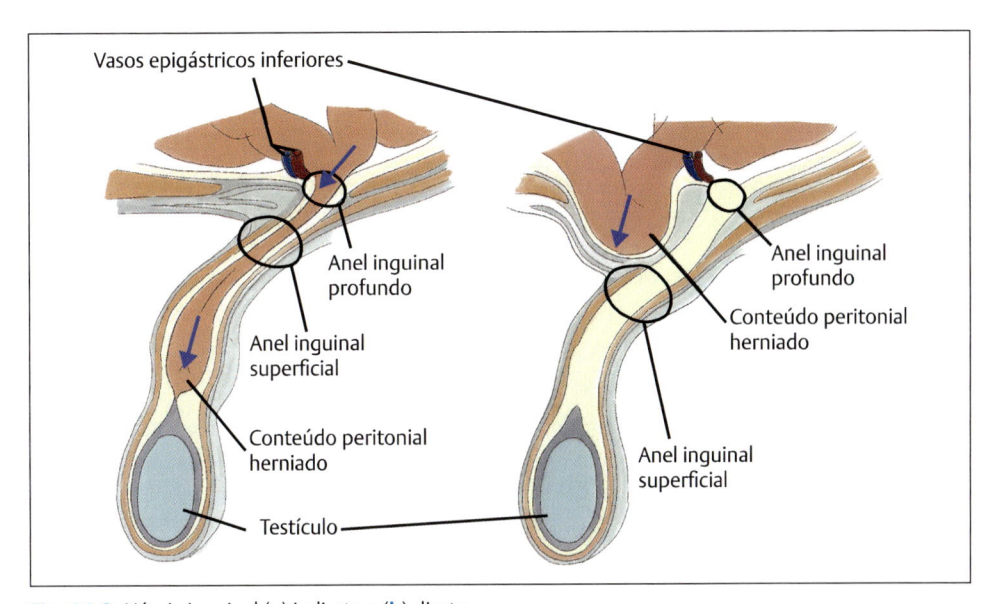

Fig. 14-8. Hérnia inguinal (**a**) indireta e (**b**) direta.

O exame da região anorretal permite a avaliação tanto da próstata quanto de outras doenças anorretais, tais como hemorroidas, fissuras, tumores em ambos os sexos. O exame pode ser realizado em diversas posições, e a escolha vai depender das características do paciente e da preferência do médico. O paciente pode ficar em posição de litotomia (posição ginecológica), em decúbito lateral com os membros inferiores fletidos, ou mes-

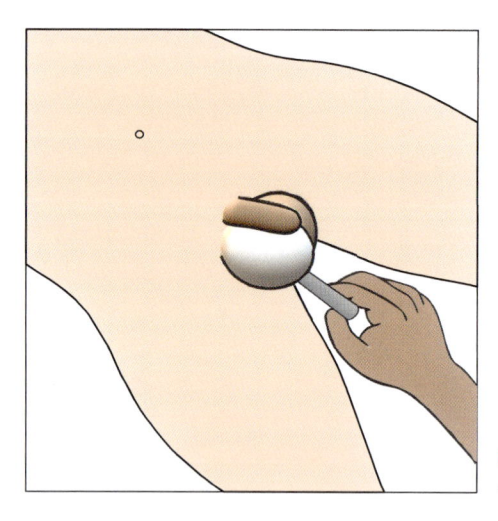

Fig. 14-9. Transiluminação da bolsa testicular.

mo em pé com o tronco fletido sobre a maca. Esta última posição é muito útil nos casos de pacientes com anquilose do quadril ou obesos. O exame normalmente não é doloroso, mas é importante tranquilizar o paciente para permitir o adequado relaxamento do esfíncter. Também deve-se orientar o paciente a esvaziar a bexiga antes do exame, pois é comum que as manobras despertem o desejo de urinar (Fig. 14-10).

Na inspeção, a mão não dominante do examinador deve afastar as nádegas, e eventuais lesões devem ser registradas. A palpação com o dedo indicador deve ser realizada com o dedo lubrificado. Inicialmente, é verificado o tônus do esfíncter e, após o seu relaxamento, o dedo é introduzido de maneira a sentir a face anterior do reto. Deve-se progredir o dedo lentamente, palpando a parede do canal anal e do reto ao longo de suas circunferências. Ao realizar esse movimento, pesquisa-se a presença de nódulos, áreas mais dolorosas ou irregularidades (Fig. 14-11).

Nos homens, a face posterior da próstata pode ser palpada na parede anterior do reto, com a face palmar da mão do examinador apontando para o umbigo e a ponta de seu indicador fazendo a palpação. Deve-se então avaliar o tamanho e a simetria da área palpável, sua consistência e superfície, a presença de dor ao toque e a eventual ocorrência de nodulações.

O tamanho da próstata pode ser classificado em quatro graus. Uma próstata grau 1 tem tamanho normal e pesa cerca de 20 g. Analogamente, os graus 2, 3 e 4 correspondem a próstatas com tamanhos e pesos estimados em duas, três e quatro vezes o normal. A sua consistência é fibroelástica quando está normal e adenomatosa em casos de hiperplasia benigna. A presença de nódulos ou de endurecimento difuso é característica de neoplasia maligna.

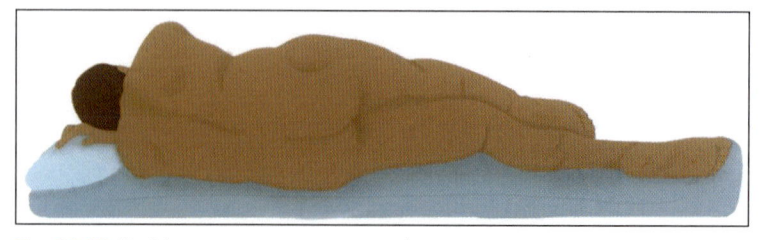

Fig. 14-10. Posicionamento para toque retal.

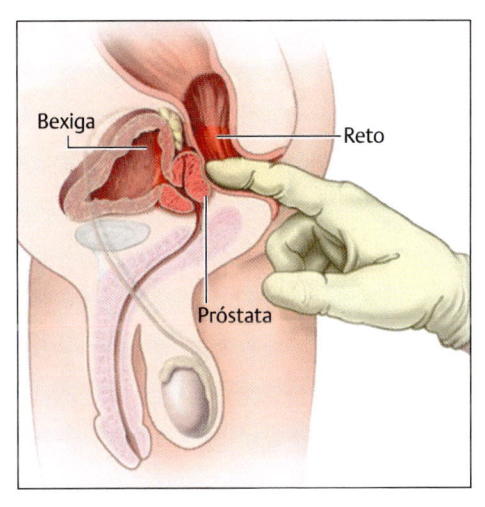

SEMIOLOGIA DO APARELHO REPRODUTOR MASCULINO, ÂNUS E RETO

Fig. 14-11. Toque retal.

Em mulheres, a mesma manobra pode permitir a palpação do colo do útero ou do corpo de um útero retrovertido. Em todos os casos, outras lesões nas paredes do reto também devem ser registradas, assim como sua consistência, seu aspecto e presença de sangue nas fezes ou mesmo na luva do examinador.

APROFUNDANDO

Nesta seção, discutiremos alguns dos achados mais comuns do exame da genitália masculina, próstata, ânus e reto (Quadros 14-1 a 14-4).

Quadro 14-1. Alterações no Exame dos Testículos, Epidídimos e da Bolsa Testicular

Diagnóstico	Características	Imagens
Torção de cordão espermático	A torção do cordão espermático, mais comum em adolescentes, produz edema testicular e dor intensa à mobilização. Trata-se de uma emergência médica, pois a compressão vascular resultante produz sofrimento isquêmico do testículo	

(Continua)

Quadro 14-1. *(Cont.)* Alterações no Exame dos Testículos, Epidídimos e da Bolsa Testicular

Diagnóstico	Características	Imagens
Epididimite	Ocorre mais em adultos. O epidídimo está edemaciado e doloroso, num processo de inflamação que pode-se estender ao testículo e ao ducto deferente	
Orquite	É a inflamação do testículo propriamente dito, por vezes, difícil de diferenciar de um caso de epididimite pelo exame: em ambas, ocorrem aumento volumétrico da bolsa escrotal, vermelhidão e dor à mobilização	

Quadro 14-1. *(Cont.)* Alterações no Exame dos Testículos, Epidídimos e da Bolsa Testicular

Diagnóstico	Características	Imagens
Varicocele	É a dilatação varicosa das veias do cordão espermático, que pode ser palpável ao exame físico. Produz uma dor leve, mas pode ser assintomática em alguns casos. Está associada a infertilidade	Normal / Varicocele
Hidrocele	É a coleção líquida dentro da túnica vaginal. Pode ser uma anomalia congênita, como nos casos das crianças, ou secundária a processos inflamatórios, como na orquiepididimite	Bolsa de líquido / Testículo / Bolsa testicular

(Continua)

Quadro 14-1. *(Cont.)* Alterações no Exame dos Testículos, Epidídimos e da Bolsa Testicular

Diagnóstico	Características	Imagens
Câncer testicular	Ao exame físico, apresenta-se como uma massa endurecida e indolor, com crescimento progressivo. É mais comum em adultos jovens (terceira e quarta décadas de vida), mas acomete todos os grupos etários	
Criptorquidismo	Doença congênita em que ocorre um defeito na migração do testículo até a bolsa testicular. Geralmente, o testículo está localizado no canal inguinal ou próximo ao anel inguinal interno. Está associado a infertilidade e neoplasia testicular	

Quadro 14-2. Alterações no Exame do Pênis

Diagnóstico	Características	Imagens
Cancro duro	É a lesão característica da sífilis primária: uma úlcera endurecida, indolor, altamente contagiosa e que regride espontaneamente após algumas semanas	
Condiloma – HPV	Lesões verrucosas causadas pelo papilomavírus humano. Pode ocorrer no prepúcio, na glande, no corpo e na base do pênis. Infecção por HPV também está relacionada à neoplasia de pênis	
Hipospadia	Malformação congênita com falha no fechamento uretral. A abertura do meato uretral ocorre na região ventral a proximal do pênis. Também está associada a alterações do prepúcio e da curvatura peniana	Hipoespádia
Herpes genital	É uma infecção sexualmente transmissível, geralmente causada pelo vírus *Herpes simplex 2*. As lesões evoluem de pápulas para vesículas e, posteriormente, úlceras e crostas. Pode ser recorrente	
Uretrites	São infecções sexualmente transmissíveis da uretra. Causam corrimento uretral e disúria. São classificadas como gonocócicas (quando causadas pela *Neisseria gonorrhoeae*) ou não gonocócicas. Podem acometer outras regiões, como a mucosa oral	

Quadro 14-3. Alterações da Próstata ao Toque Retal

Diagnóstico	Características	Imagens
Hiperplasia prostática benigna	Aumento benigno da próstata que se relaciona ao envelhecimento. Causa obstrução ao fluxo urinário, levando aos sintomas do trato urinário inferior. Pode levar a complicações como retenção e infecção urinária	Próstata normal (Bexiga, Uretra). Próstata de volume aumentado (hiperplasia prostática) (Bexiga, Uretra, Obstrução ao fluxo urinário)
Prostatite aguda	Infecção aguda da glande prostática. Pode cursar com sintomas gerais, como febre e calafrios, e sintomas locais, como disúria, estrangúria, polaciúria e urgência miccional. Pode-se relacionar aos germes que causam tanto as infecções urinárias como aos que causam infecções sexualmente transmissíveis. Ao exame anorretal, pode-se encontrar uma próstata aumentada e dolorosa ao toque	Bexiga, Próstata inflamada e aumentada, Uretra prostática comprimida
Câncer de próstata	Geralmente assintomático nas fases iniciais, pode ser detectado como um nódulo endurecido no exame digital da próstata. É o câncer mais comum do homem	Bexiga, Próstata, Uretra, Tumor da prostáta comprimindo a uretra

Quadro 14-4. Alterações do Exame do Ânus e do Reto

Diagnóstico	Características	Imagens
Hemorroidas externas	Mais comuns em pacientes jovens e de meia-idade. Causam dor intensa quando estão trombosadas e, nesse caso, podem erodir a pele e causar sangramento. A pele redundante em seu redor pode causar prurido e dificuldades de higiene local	
Hemorroidas internas	Seu sintoma mais comum é o sangramento indolor durante a defecação. Em casos avançados, podem sofrer prolapso, com dor local e estrangulamento	
Fissura anal	Pode ocorrer pelo esforço à defecação associado ao aumento do tônus do esfíncter. Provoca dor intensa ao evacuar e pode gerar espasmos musculares que dificultam o exame	
Abscesso perianal	É a forma mais comum de abscesso anorretal. Apresenta-se como abaulamento local, com dor, calor e vermelhidão, podendo ter drenagem espontânea. Geralmente resulta de infecção superficial, não se estendendo para o espaço interesfincteriano	
Cisto pilonidal	É formado por uma pequena abertura sobre o cóccix, muitas vezes recoberta de pelos e circundada por uma pele mais friável. É benigno, mas pode complicar com abscessos locais	

VAMOS PRATICAR

Questão 1. Um homem de 42 anos procura atendimento médico por apresentar um abaulamento na virilha direita. Relata que essa alteração já foi percebida há 2 anos, mas vem se tornando mais volumosa e, ultimamente, associada à dor local. Você examina o paciente e chega à conclusão de que se trata de uma hérnia inguinal indireta e redutível.
   Pergunta-se:

A) Quais manobras no exame físico permitiram que você diferenciasse entre uma hérnia inguinal direta e indireta?
B) Além das hérnias redutíveis, quais são os dois outros possíveis tipos de apresentação das hérnias abdominais? Como podem ser comparados em termos de gravidade e como se manifestam ao exame?

Questão 2. Você recebe em seu consultório um homem de 77 anos que vem apresentando dificuldades para urinar. Seu jato urinário está mais fraco, por vezes com gotejamento. Além disso, ele refere a sensação de que nunca elimina toda a urina na bexiga e que precisa urinar várias vezes a mais por dia. Nega ardência para urinar ou febre.
   Pergunta-se:

A) Quais são as duas doenças prostáticas mais prováveis nesse caso?
B) Como você faria para diferenciá-las no toque retal?

Questão 3. Um paciente de 22 anos procura atendimento porque apresenta muita ardência ao urinar e também ao ejacular. Além disso, diz que, há alguns meses, vem notando a presença de algumas "bolinhas" ao longo do corpo do pênis e da glande. Refere ter múltiplas parceiras sexuais, e ocasionalmente não usa preservativos.
   Pergunta-se:

A) Quais as hipóteses diagnósticas que devem ser investigadas em relação à ardência para urinar e ejacular? Que outros sinais e sintomas podem estar presentes em cada caso? Que manobras do exame físico você faria para testar suas hipóteses?
B) Cite duas hipóteses diagnósticas para as lesões penianas descritas, indicando em cada caso as características das lesões e explicando por que você acredita que uma delas é mais provável que a outra.
C) Diante de um caso desses, que providências você precisa tomar, como profissional de saúde, para reduzir os riscos e as morbidades relacionadas às doenças sexualmente transmissíveis?

BIBLIOGRAFIA

Gabrich PN, Vasconcelos JP, Damião R, da Silva EA. Avaliação das medidas do comprimento peniano de crianças e adolescentes. J Pediatr. 2007;83(5). Acesso em 7 out 2020. Disponível em: https://www.scielo.br/j/jped/a/WbNmcz5ZzgN6vmdmhxfQZch/?lang=pt
Porto CC. Exame Clínico. 8. ed. Rio de Janeiro: Guanabara Koogan; 2017.
Seidel HM et al. Mosby's guide to physical examination. 7th ed. St. Louis: Mosby-Elsevier; 2011.
UC San Diego School of Medicine – A practical guide to clinical medicine. Acesso em 01 mar 2020. Disponível em: https://meded.ucsd.edu/clinicalmed/history.html.

O EXAME NEUROLÓGICO

Enrico Boechat Durighetto ▪ Gabriel Etienne Brito de Salles
Luiza Otero Villela ▪ Paula Berardinelli Oliveira
Priscila da Costa Mendes de Souza
Ana Cristina Tenório da Costa Fernandes ▪ Henryk Maultasch
Maria Helena Fonseca

"O nosso cérebro é o melhor brinquedo já criado: nele se encontram todos os segredos, inclusive o da felicidade."
Charles Chaplin

INTRODUÇÃO

A realização de um exame neurológico criterioso constitui um valioso instrumento para a localização e o estadiamento das lesões do sistema nervoso central (SNC) ou periférico (SNP). As etapas devem seguir de forma sistemática e paciente, de modo a estimar com acurácia a topografia e a natureza da lesão, sempre em conjunto com uma anamnese completa e detalhada.

Um exame neurológico objetivo e que respeite esses preceitos nos capacita a estabelecer correlações fisiopatológicas e, assim, nortear de forma racional a investigação neurológica, especialmente escolhendo os exames complementares mais adequados para a confirmação diagnóstica. Essa abordagem técnica é passível de ser incorporada já na graduação em medicina, fato que desmistifica a a ideia de que se trata de um exame muito complexo e difícil.

O advento da pandemia de Covid-19 e a elevada incidência de disfunções do sistema nervoso, sobretudo nas formas arrastadas e sequelares da doença, reforça a importância de um exame neurológico cuidadoso no atendimento primário.

ENTENDENDO

O sistema nervoso tem um componente central (SNC) e outro periférico (SNP). O SNC divide-se em encéfalo e medula espinhal, enquanto o SNP divide-se em nervos periféricos, nervos cranianos, seus gânglios e terminações.

O **encéfalo** é composto pelo tronco encefálico (bulbo, ponte e mesencéfalo), cerebelo e cérebro. O cérebro é formado pelo diencéfalo (tálamo, hipotálamo, epitálamo e subtálamo) e telencéfalo. O telencéfalo é composto pelos hemisférios cerebrais (unidos pelo corpo caloso) e os núcleos da base. Os hemisférios possuem depressões (os sulcos, que delimitam os giros cerebrais) e são divididos nos lobos frontal, temporal, parietal, occipital, insular e límbico. Os lobos exercem funções distintas, mas integradas. (Fig. 15-1).

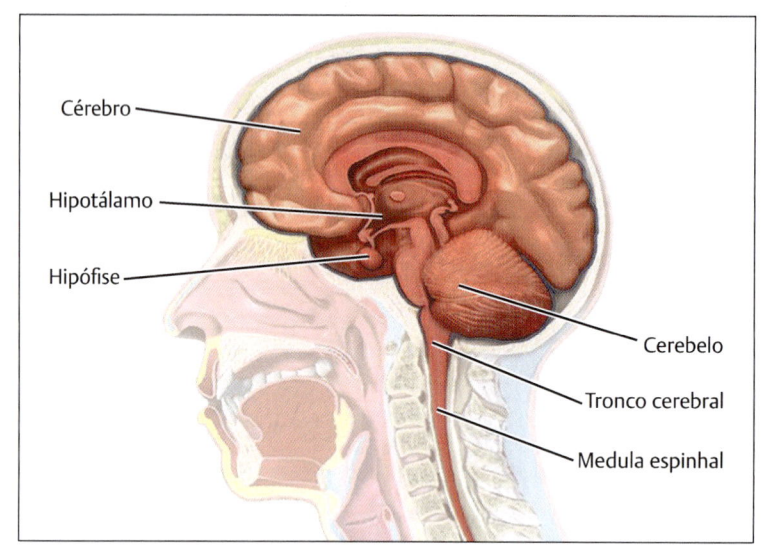

Fig. 15-1. Encéfalo e medula proximal.

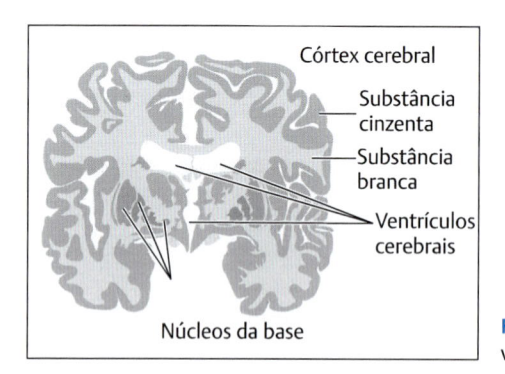

Fig. 15-2. Parênquima e ventrículos cerebrais.

Vale lembrar que o tecido cerebral se subdivide em substância cinzenta (região que agrega os corpos celulares neuronais) e substância branca (axônios neuronais revestidos de mielina, para realizar a transmissão do impulso nervoso) (Fig. 15-2).

A **medula** consiste em uma camada externa de substância branca e outra, mais central, de substância cinzenta, que pode ser dividida em um corno anterior (composto por corpos celulares de neurônios eferentes/motores), um corno posterior (local de entrada das fibras nervosas aferentes primárias/sensitivas) e a substância cinzenta intermediária. Já a substância branca é dividida em funículos posterior, lateral e anterior, cada qual abrigando vias específicas. O encéfalo e a medula são protegidos pelas meninges: a dura-máter (mais externa), a aracnoide e a pia-máter (mais interna) (Figs. 15-3 e 15-4).

O SNP tem dois tipos de categorização. A primeira delas é funcional e consiste em seus elementos somático (controle de respostas motoras voluntárias da musculatura esquelética) e autônomo (controle da musculatura lisa, vísceras e glândulas). O SNP autôno-

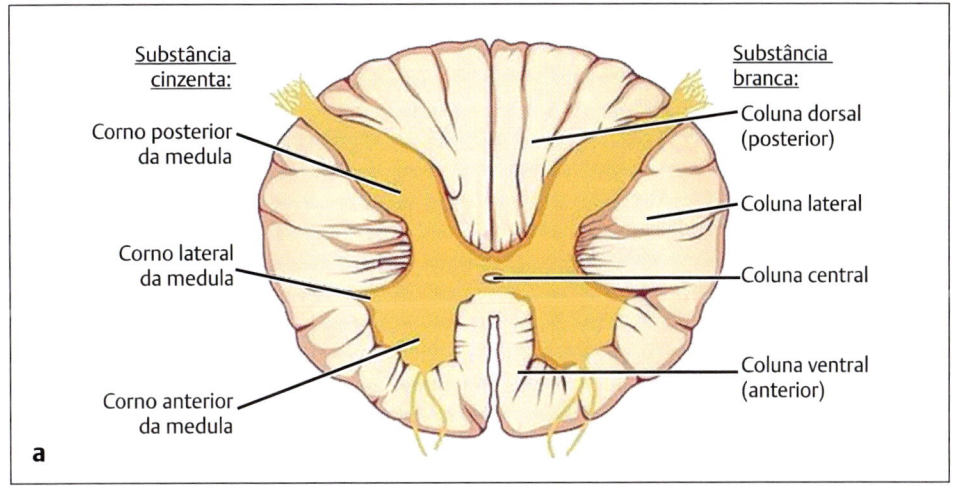

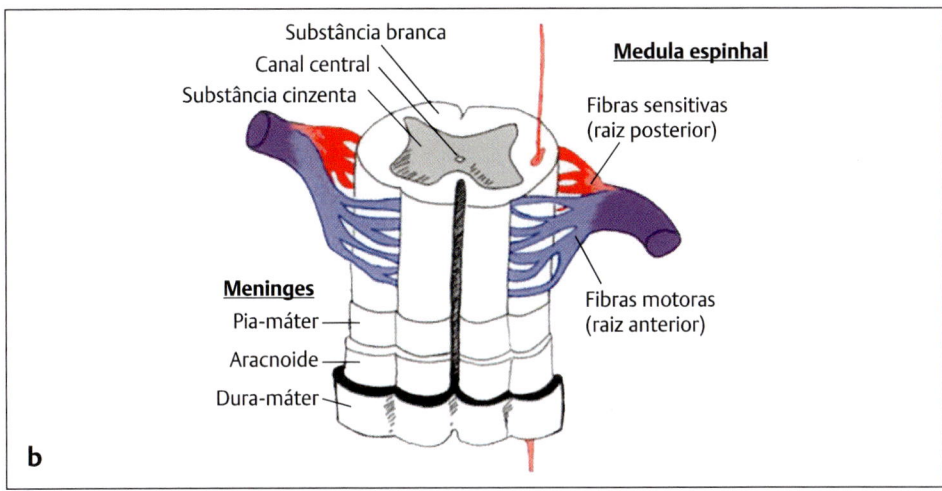

Fig. 15-3. (a, b) Medula. Cortes transversais.

mo pode ainda ser dividido em fibras simpáticas, parassimpáticas e entéricas, cada qual regulando respostas específicas. A segunda subdivisão é anatômica e engloba os nervos cranianos e espinhais.

Os nervos cranianos (NC) formam doze pares. Dez deles se originam no tronco cerebral: as exceções são o olfatório (que emerge das fossas nasais) e o óptico (que emerge da retina). Regulam funções motoras funções motoras e sensitivas de estruturas localizadas, principalmente, na cabeça e no pescoço: olhos, ouvidos, nariz, músculos da face e do pescoço, entre muitas outras. A avaliação de suas funções ao exame físico muitas vezes é útil para determinar se lesões do sistema nervoso central (como traumatismos ou acidentes vasculares) atingem os componentes do tronco: o mesencéfalo, a ponte e o bulbo (Fig. 15-5).

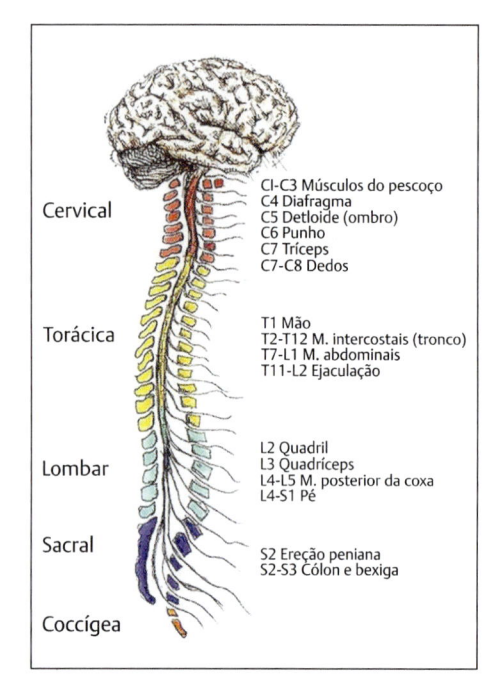

Fig. 15-4. Medula. Corte longitudinal.

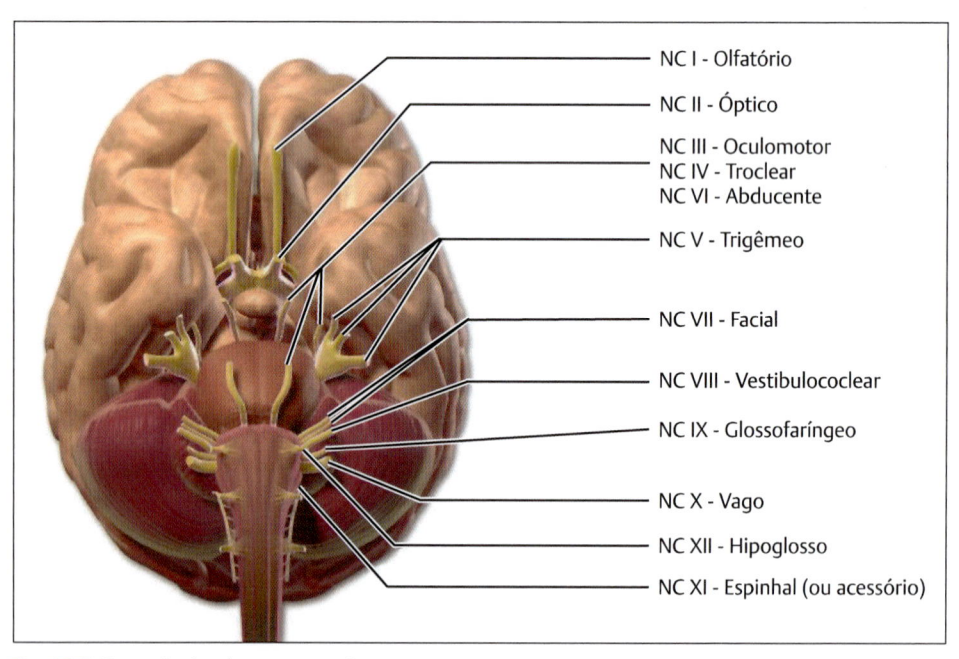

Cervical
C1-C3 Músculos do pescoço
C4 Diafragma
C5 Deltoide (ombro)
C6 Punho
C7 Tríceps
C7-C8 Dedos

Torácica
T1 Mão
T2-T12 M. intercostais (tronco)
T7-L1 M. abdominais
T11-L2 Ejaculação

Lombar
L2 Quadril
L3 Quadríceps
L4-L5 M. posterior da coxa
L4-S1 Pé

Sacral
S2 Ereção peniana
S2-S3 Cólon e bexiga

Coccígea

NC I - Olfatório
NC II - Óptico
NC III - Oculomotor
NC IV - Troclear
NC VI - Abducente
NC V - Trigêmeo
NC VII - Facial
NC VIII - Vestibulococlear
NC IX - Glossofaríngeo
NC X - Vago
NC XII - Hipoglosso
NC XI - Espinhal (ou acessório)

Fig. 15-5. Emergências dos pares cranianos.

Vejamos no Quadro 15-1 um resumo de suas principais funções.

Já os nervos periféricos são estruturas mistas que conduzem estímulos sensoriais e motores. Suas raízes ventrais transmitem estímulos motores que se originam do sistema nervoso central para a periferia (pele e fâneros, músculos), e suas raízes dorsais transmitem estímulos sensitivos da periferia para o SNC. Originam-se na medula espinhal, onde fazem sinapses com neurônios que conduzem estímulos para estruturas como o tálamo e o córtex cerebral e emergem a partir dos forâmens intervertebrais (Fig. 15-6).

Quadro 15-1. Pares Cranianos e suas Principais Funções

Par craniano	Principais funções
Olfatório – NC I	Sensação do olfato
Ocular – NC II	Visão, aferência do reflexo fotomotor
Oculomotor – NC III	Movimentos extraoculares, levantamento da pálpebra, constrição pupilar
Troclear – NC IV	Movimentos extraoculares
Trigêmeo – NC V	Sensibilidade da face, movimentos da mandíbula, masseter e temporal
Abducente – NC VI	Movimentos extraoculares
Facial – NC VII	Movimentos da face, fechamento de olhos e boca, paladar dos 2/3 anteriores da língua, função lacrimal e salivar
Vestibulococlear – NC VIII	Audição (divisão coclear) e equilíbrio (divisão vestibular)
Glossofaríngeo – NC IX	Movimentos da faringe, sensibilidade da língua e da faringe, paladar do 1/3 superior da língua, salivação
Vago – NC X	Sensibilidade e movimentos do palato, da faringe e da laringe. Deglutição e fonação. Inervação de vísceras do tórax e abdômen
Acessório – NC XI	Rotação da cabeça e elevação dos ombros
Hipoglosso – NC XII	Movimentos da língua

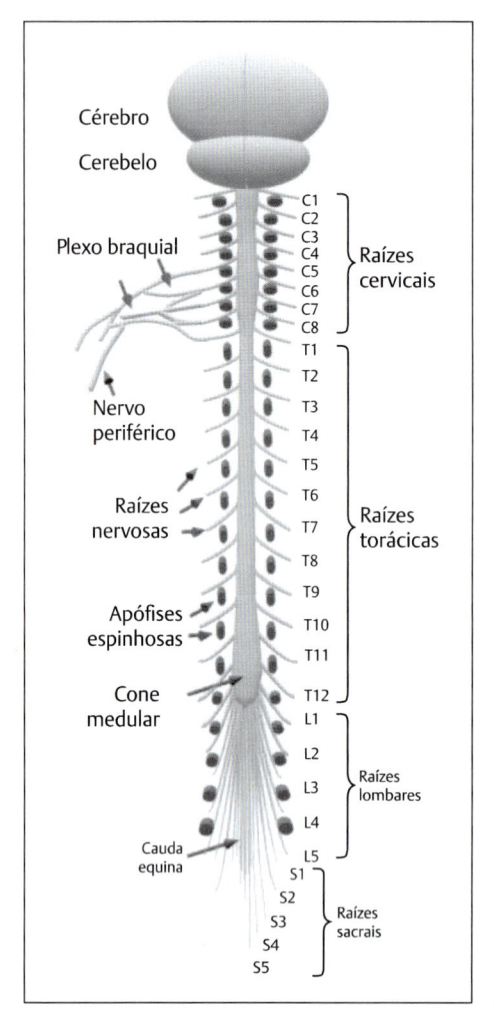

Fig. 15-6. Os nervos espinhais.

As Vias Motoras

O sistema motor divide-se, didaticamente, em vias piramidais e extrapiramidais. O trato corticoespinhal ou piramidal é responsável pelos movimentos voluntários e pela integração de movimentos delicados e mais precisos. Também ajuda a modular o tônus muscular, inibindo-o. É uma via que se origina no córtex cerebral e que, na altura do bulbo, faz um cruzamento para o lado oposto (formando uma "pirâmide"), com os neurônios descendo então em direção à medula espinhal, onde farão sinapse com os neurônios periféricos no corno anterior da medula. Já os neurônios que se originam no córtex e fazem sinapse, no tronco cerebral, com os nervos cranianos (regulando sua resposta motora) compõem o

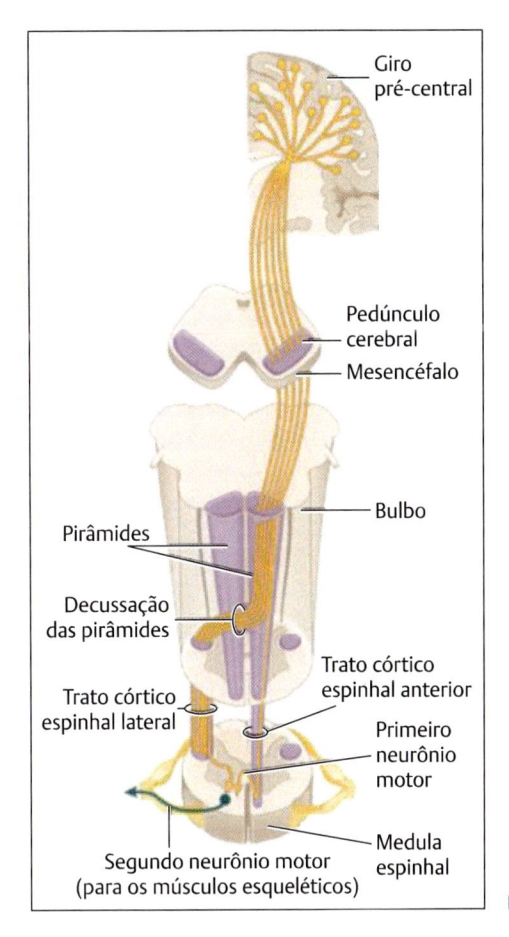

Fig. 15-7. Trato corticoespinhal.

trato corticobulbar. Nesse caso, algumas fibras cruzam para o lado oposto e outras fazem a sinapse ipsilateralmente (Figs. 15-7 e 15-8).

O sistema extrapiramidal é compreendido como o conjunto de todas as outras vias motoras somáticas que não se organizam nesses tratos. É responsável pela realização de movimentos automáticos e pela regulação da postura e do tônus muscular, modulando os neurônios motores do SNP por meio de outras vias: os tratos rubroespinhal, tectoespinhal e vestibuloespinhal, que abrangem interações entre os gânglios da base, núcleos vestibulares, formação reticular, cerebelo e córtex cerebral.

Atualmente, sabe-se que existe sobreposição de funções, sendo uma parte da modulação de movimentos complexos e finos também realizada por essas vias. No entanto, as definições de "piramidal" e "extrapiramidal" mantêm-se didaticamente úteis para se fazer a distinção anatômica entre essas vias.

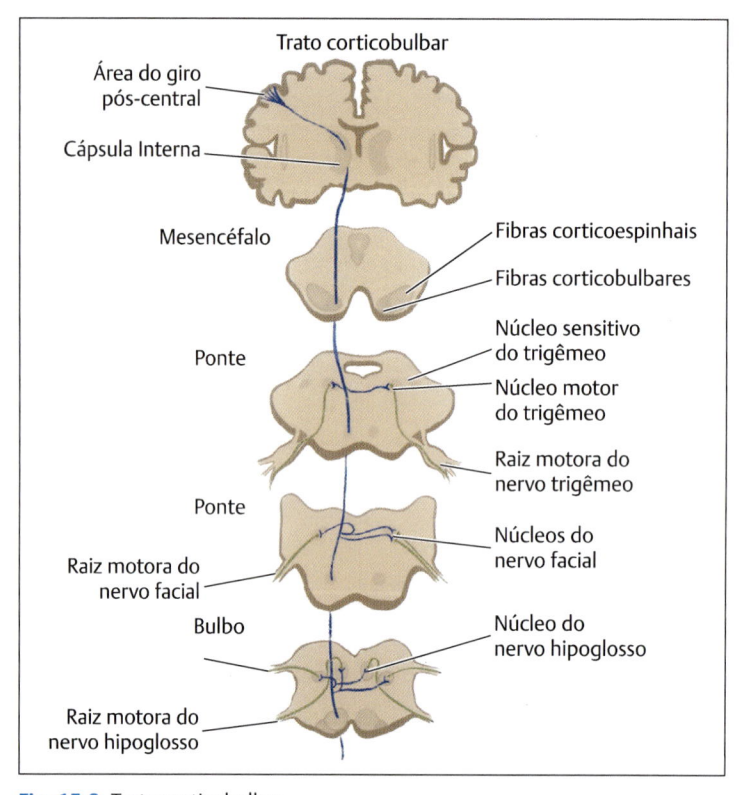

Fig. 15-8. Trato corticobulbar.

As Vias Sensitivas

Diversos tipos de sensibilidade relacionam-se a estímulos externos, viscerais ou posicionais. Destacam-se: temperatura, dor, vibração, propriocepção (a percepção da posição espacial do corpo e de seus elementos, uns em relação aos outros), pressão, tato "fino" (localização precisa de estímulos, sua correta discriminação) e tato "grosseiro" (uma percepção menos definida em local e qualidade). As aferências responsáveis pela detecção e condução desses estímulos ao SNC organizam-se em algumas vias principais:

- *Sistema da coluna posterior:* as fibras aferentes conduzem informações a respeito do tato "fino" (epicrítico – discriminação entre estímulos próximos, identificação de objetos), vibração, propriocepção consciente e pressão. Elas ascendem ipsilateralmente até o bulbo, onde fazem sinapses. Nesse ponto, axônios de neurônios secundários cruzam a linha média e ascendem até o VPL do tálamo, donde emerge o neurônio de terceira ordem que atinge o córtex somatossensorial.
- *Tratos espinotalâmicos (lateral e anterior):* responsáveis pela percepção de dor, temperatura, pressão e tato "grosseiro" (protopático – percepção mais geral do toque). As fibras aferentes periféricas fazem sinapse no corno posterior ipsilateral. Os neurônios secundários, então, cruzam a linha média e ascendem até o núcleo ventral posterolateral contralateral (VPL) do tálamo, de onde emerge o neurônio de terceira ordem que atinge o córtex somatossensorial (Fig. 15-9).

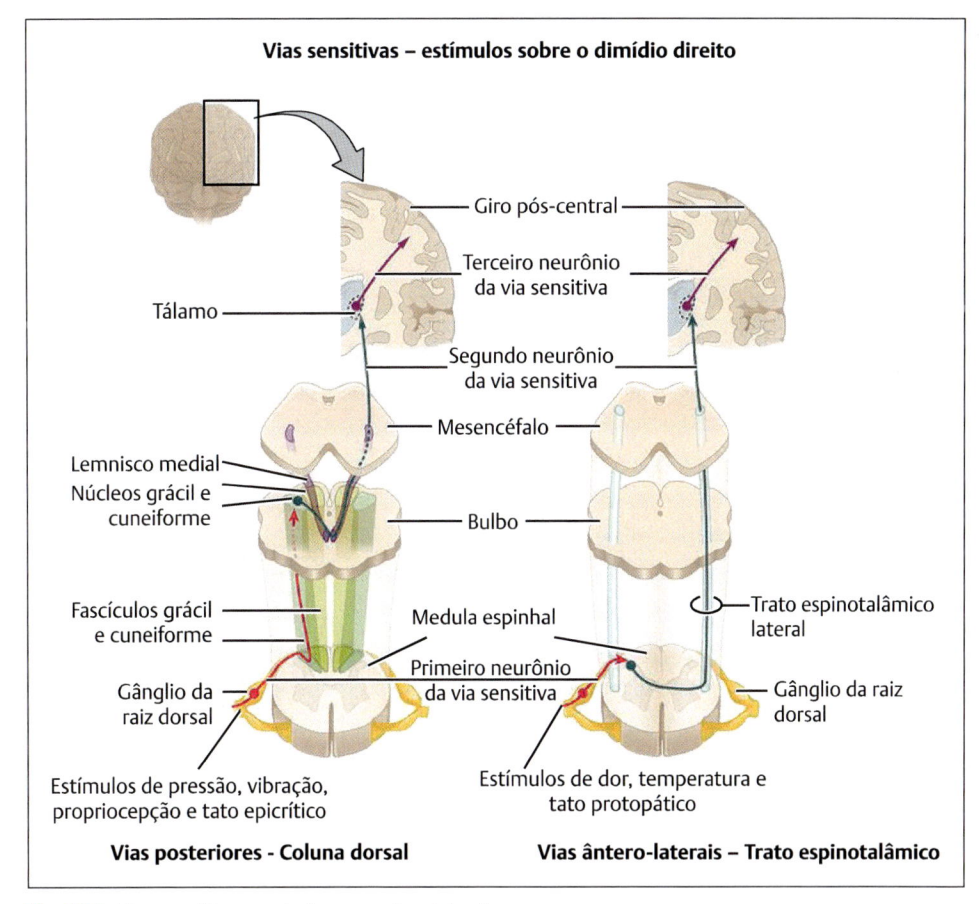

Fig. 15-9. Vias sensitivas posteriores e anterolaterais.

ABORDAGEM DO EXAME FÍSICO – ETAPAS E TÉCNICAS
Avaliação do Estado Mental
Tanto na anamnese como no exame físico geral e segmentar é possível avaliar eficazmente as funções psíquicas elementares do paciente. Em princípio, devemos atentar para o nível e para o conteúdo da consciência.

Na avaliação do nível de consciência, investiga-se se o paciente está desperto e se responde adequadamente aos estímulos do meio externo. Alterações podem ser causadas por encefalopatias metabólicas (hipoglicemia, hipoxemia, insuficiência hepática, dentre outras), intoxicações, traumas cranioencefálicos com hipertensão intracraniana e acidentes vasculares encefálicos. Podemos classificá-lo conforme o Quadro 15-2.

Na avaliação do conteúdo da consciência, as diversas funções cognitivas são observadas. As principais são: orientação autopsíquica (o indivíduo sabe quem é, seu nome, características que o identificam) e alopsíquica (localiza-se corretamente no tempo e espaço), atenção, humor, afetividade, memória, linguagem, percepção sensorial, pensamento, linguagem, vontade, psicomotricidade e inteligência. Tais funções podem ser avaliadas, em um exame inicial com as observações presentes no Quadro 15-3.

Caso necessário, instrumentos padronizados como o Mini Exame de Estado Mental permitem uma avaliação mais objetiva das funções psíquicas. Há diversas patologias que podem provocar alterações: psiquiátricas (depressão, esquizofrenia, ansiedade), neurológicas (encefalopatias, meningoencefalites, doenças neurodegenerativas), intoxicações e doenças endocrinológicas (hiper e hipotireoidismo), entre outras.

Quadro 15-1. Classificação dos Níveis de Consciência

Alerta ou vigil	Capaz de reconhecer a si mesmo e aos estímulos do ambiente, responde a perguntas e obedece a comandos. Abertura ocular espontânea
Sonolento ou letárgico	Abertura ocular e outras respostas a estímulos leves (tátil, auditivo) Orientado, mas bradipsíquico
Torporoso	Necessita de estímulos vigorosos e repetidos para despertar, voltando ao sono quando eles cessam. Responde com sons incompreensíveis, como gemidos ou grunhidos
Comatoso	Estado clínico de inconsciência. Não responde a estímulos externos, permanece com os olhos fechados. Só apresenta respostas de reatividade reflexa

Quadro 15-2. Avaliação do Conteúdo da Consciência

Orientação no tempo e espaço	Sabe onde está e a data atual em dia, mês e ano?
Atenção	É capaz de manter o foco na interação com o examinador, ou desconcentra-se com facilidade, precisando ser estimulado a retomar a conversa?
Humor	Como ele se sente? O sentimento é adequado para a situação?
Comportamento	O paciente é agradável? Cooperativo? Agitado? Seu comportamento é apropriado para a situação?
Fala	É normal em tom, volume e quantidade? Seu conteúdo é coerente?
Memória	Pode ser testada em curto prazo, listando-se 3 objetos e pedindo-se para o paciente recordá-los em 5 minutos, e em longo prazo, por meio da sua história de vida etc.
Processo de pensamento	Há logica e organização? Há uma ligação entre os tópicos abordados ou eles estão completamente misturados?
Conteúdo do pensamento	O paciente está paranoico? Delirante? Está com medo? Tem alucinações? Está com alguma ideia fixa?
Habilidade de realizar cálculos simples	É capaz de realizar adição ou multiplicação? A resposta é adequada ao seu nível de educação?

Avaliação da Função Motora
Estática ou Equilíbrio Estático
É a avaliação da capacidade em manter-se em pé. O equilíbrio corporal depende da interação de três sistemas: o somatossensorial (propriocepção), o vestibular e a visão. Há também modulações do cerebelo e da sensibilidade tátil para a manutenção de um equilíbrio adequado. Para verificar a integridade dos dois primeiros, recorremos ao teste de Romberg: posicionamos o paciente de pé e solicitamos que feche os olhos, permanecendo assim por alguns segundos. É importante que, ao realizar o teste, o examinador estenda os braços ao redor do corpo do paciente, protegendo-o de uma eventual queda. Dizemos que o sinal de Romberg está presente se ocorrer desequilíbrio e tendência à queda apenas quando o paciente fecha os olhos. Isso indica que a visão vinha "compensando" um déficit vestibular ou proprioceptivo. Para diferenciá-los, pode-se observar que (Fig. 15-10):

- Tendência de queda ou desequilíbrio para qualquer lado, imediatamente ao fechar os olhos, geralmente indica déficit de propriocepção, como nas neuropatias periféricas.
- Tendência de queda sempre para o mesmo lado, após segundos de latência, sugere lesão do aparelho vestibular.

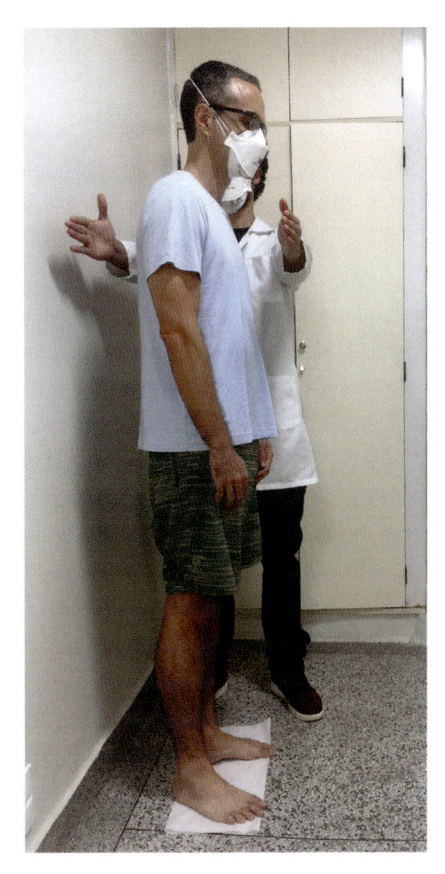

Fig. 15-10. O teste de Romberg.

Quando se constata, neste teste, um desequilíbrio, mesmo com os olhos abertos, não existe sinal de Romberg. Essa situação decorre, normalmente, de lesões cerebelares e em certas intoxicações, como o abuso de bebidas etílicas.

Marcha ou Equilíbrio Dinâmico

Para a avaliação da marcha, observa-se o paciente caminhar normalmente, analisando sua postura, o aspecto das passadas (comprimento, largura e regularidade), a base de apoio e a coordenação de elementos, como o início e o fim da caminhada, os movimentos automáticos dos membros superiores, e os giros. Para investigar alterações mais sutis, pode-se solicitar que o paciente ande na ponta dos pés, na ponta dos calcanhares e pé ante pé.

Alterações nesse exame podem representar ataxias (quando existe perda de coordenação por transtornos cerebelares ou proprioceptivos) ou se relacionar a diversas outras lesões neurológicas. As principais marchas patológicas são (Fig. 15-11):

- *Ceifante (ou hemiparética):* característica de lesões hemisféricas unilaterais, como após um AVC. O paciente mantém o braço junto ao corpo, com flexões do cotovelo e do punho. A perna é espástica e fica em extensão. Ao se mover, ela "desenha" um semicírculo. A marcha em tesoura (ou paraparética) constitui uma variante que ocorre quando a espasticidade dos membros inferiores é bilateral.
- *Parkinsoniana:* relacionada a lesões dos gânglios da base na doença de Parkinson. O tronco se encontra inclinado para frente, com a cabeça e o pescoço flexionados. Os passos são curtos e os braços não se movimentam, enrijecidos. Há dificuldades para iniciar e para interromper o movimento.
- *Escarvante:* típica de lesões de neurônio motor inferior, do SNP. Há paralisia da flexão dorsal do pé, que fica pendente: é a "marcha do pé caído". Para compensar, o paciente ergue acentuadamente o membro inferior, como quem sobe uma escada, evitando tropeçar na ponta do pé.
- *Vestibular ou "em estrela":* o paciente lateraliza a marcha, não conseguindo se mover na direção desejada. De olhos fechados, descreve uma imagem semelhante a uma estrela.
- *Ataxia cerebelar (marcha "ebriosa"):* o paciente é incapaz de andar em linha reta, pendendo para ambos os lados. Assim, alarga a base dos pés e sente dificuldade de mudar de rota. Seu andar é semelhante ao de alguém embriagado.
- *Ataxia sensitiva (ou marcha "talonante"):* ocorre por perda de propriocepção, por lesões da coluna posterior ou neuropáticas periféricas. O paciente mantém seus olhos fixos no chão e faz movimentos bruscos, pisando no solo com força. A marcha fica inviável sem a ajuda da visão. É frequente em portadores de sífilis terciária (tabes dorsalis) e deficiências de vitamina B12, entre outras causas.
- *Anserina (ou miopática):* há uma paresia proximal que acentua a lordose lombar. O paciente inclina o tronco para os lados, alternadamente, como um pato. É característica da diminuição da força na musculatura pélvica, que ocorre nas diversas miopatias.

Tônus/Tono

O tônus muscular é a tensão residual que persiste nos músculos, mesmo em repouso. Embora haja diversas formas de avaliá-lo, a técnica mais eficaz é a movimentação passiva das articulações do membro superior ou inferior, com o paciente relaxado e em posição confortável. Nos membros superiores, mobilizam-se (em flexão e extensão) os ombros, os cotovelos, os punhos e as mãos. Nos membros inferiores, avaliamos quadris, joelhos,

O EXAME NEUROLÓGICO

Marcha ceifante ou hemiplégica:
O paciente não consegue fletir o membro inferior hipertônico, tendo que elevar a pelve e realizar o movimento de ceifa com o membro.

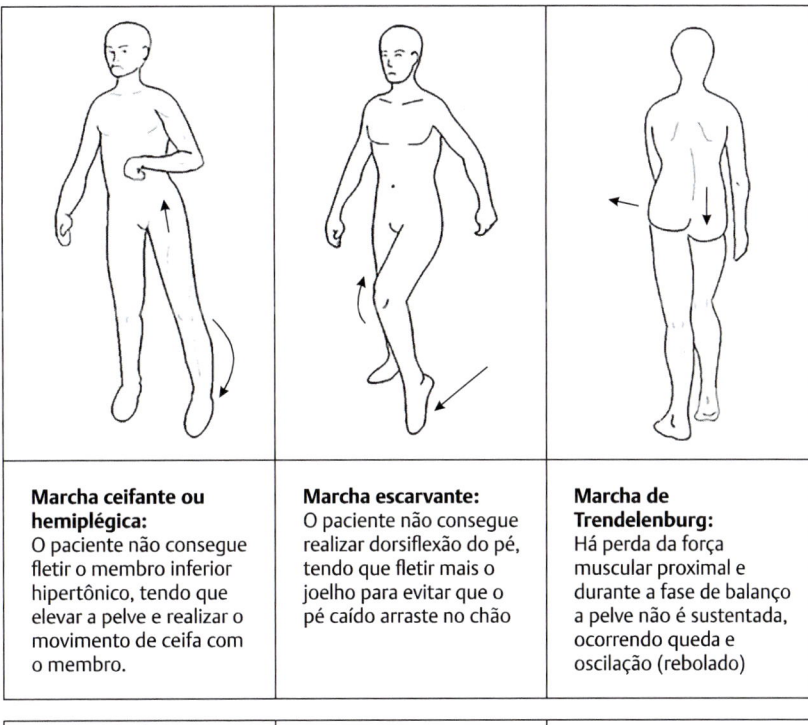

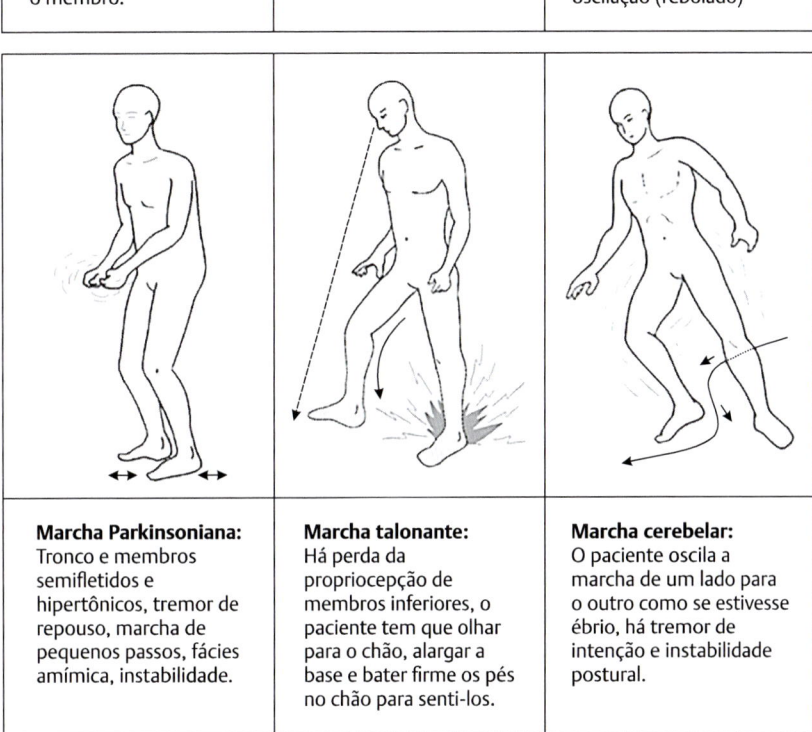

Marcha escarvante:
O paciente não consegue realizar dorsiflexão do pé, tendo que fletir mais o joelho para evitar que o pé caído arraste no chão

Marcha de Trendelenburg:
Há perda da força muscular proximal e durante a fase de balanço a pelve não é sustentada, ocorrendo queda e oscilação (rebolado)

Marcha Parkinsoniana:
Tronco e membros semifletidos e hipertônicos, tremor de repouso, marcha de pequenos passos, fácies amímica, instabilidade.

Marcha talonante:
Há perda da propriocepção de membros inferiores, o paciente tem que olhar para o chão, alargar a base e bater firme os pés no chão para senti-los.

Marcha cerebelar:
O paciente oscila a marcha de um lado para o outro como se estivesse ébrio, há tremor de intenção e instabilidade postural.

Fig. 15-11. Marchas patológicas.

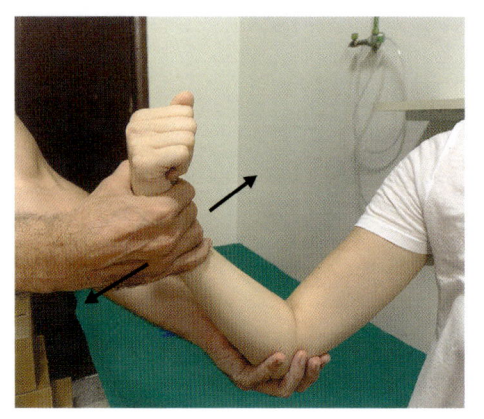

Fig. 15-12. Mobilização do antebraço. 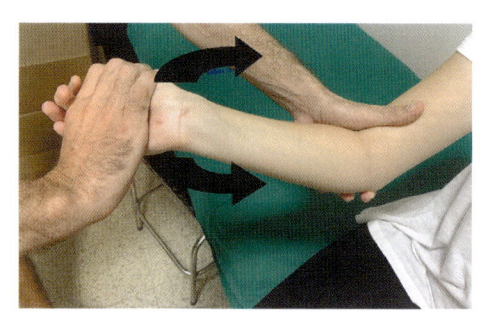   **Fig. 15-13.** Mobilização do punho.

tornozelos e pés. Avalia-se o tônus pela resistência do membro à mobilização, que pode estar aumentada, normal ou reduzida.

Outras manobras podem ser úteis: a palpação da musculatura e o rolamento lateral de um membro sobre o plano podem indicar alterações de tônus. Para os membros superiores, pode-se fazer o balanço passivo: o examinador mobiliza um membro pendente e observa a amplitude do movimento, correlacionando-a ao tônus muscular (Figs. 15-12 e 15-13).

A hipertonia pode assumir padrões distintos. Quando ocorre rigidez ao longo de todo o arco do movimento, diz-se que há hipertonia plástica (rigidez em "roda dentada" ou em "cano de chumbo"). É característica de lesões do sistema extrapiramidal, como a doença de Parkinson.

Quando há maior resistência no início e/ou no término do movimento, diz-se que há uma hipertonia espástica ("em canivete"). É típica de lesões piramidais (como após um AVC) e também se torna mais intensa quando a velocidade da mobilização do membro aumenta.

A hipotonia, ou flacidez ocorre mais em lesões do segundo neurônio motor (SNC periférico), cerebelares, ou na fase aguda (ou de "choque") de lesões encefálicas ou medulares.

Força

A avaliação de força muscular deve considerar as diferenças entre pacientes em relação a idade, gênero e massa corporal. Assim, tem um componente subjetivo, e o examinador deverá, com a prática, desenvolver seus próprios parâmetros de comparação. Como tentativa de facilitar essa padronização, sugere-se a classificação da força pela escala presente no Quadro 15-4.

A força muscular pode estar reduzida (paresia) ou ausente (plegia). Quando o déficit ocorre em um dos dimídios, existe uma hemiparesia ou hemiplegia. Quando é bilateral, trata-se de uma paraparesia ou tetraparesia (ou plegia), dependendo do nível de acometimento. Pode ocorrer por lesões neurológicas (que afetem a condução nervosa propriamente dita), neuromusculares (como a miastenia gravis) ou musculares (como as miosites e distrofias).

O exame deve ser iniciado pela inspeção dos movimentos espontâneos do paciente e de sua resposta a comandos simples, como elevar os membros, permitindo assim avaliar graus de 0 a 3. A amplitude dos movimentos também é avaliada. Caso não consiga elevar

Quadro 15-4. Escala para Classificação da Força

0	Ausência total de movimentos
1	Notam-se abalos musculares, mas sem movimento articular efetivo
2	Movimento do membro no plano horizontal (rolamento), mas incapaz de sustentá-lo contra a força da gravidade
3	Capaz de sustentar o membro contra a gravidade, mas não contra uma resistência ativa imposta pelo examinador
4	Capaz de vencer a gravidade e a resistência do examinador, mas ainda com força reduzida em relação ao seu padrão normal
5	Força normal

os membros, o examinador deve apoiar o membro de forma a afastar a interferência da gravidade. Se consegue vencer a gravidade, o exame da força segue com as manobras de confrontação: o paciente é solicitado a realizar diversos movimentos contra a resistência do examinador. Ambos os lados são testados, e a observação de déficits pode evidenciar a necessidade de exame de outros grupamentos musculares. A avaliação comparativa entre os lados deve sempre ser realizada. O dimídio dominante do paciente costuma ser um pouco mais forte, algo que deve ser levado em consideração.

O roteiro básico do exame de força contempla diversos territórios de inervação motora periférica dos membros (Quadros 15-5 e 15-6).

Quadro 15-5. Avaliação da Força nos Membros Superiores

Manobra	Inervação correspondente
Contração dos ombros e rotação do pescoço	NC XI – nervo acessório
Flexão (C5, C6) e extensão do cotovelo	C6, C7, C8
Extensão do punho	C6, C7, C8
Preensão com os dedos	C7, C8, T1
Abdução dos dedos e "pinça" com o polegar/indicador	C8, T1

Quadro 15-6. Avaliação da Força nos Membros Inferiores

Manobra	Inervação correspondente
Flexão e adução do quadril	L2, L3, L4
Abdução do quadril	L4, L5, S1
Extensão do quadril	S1
Extensão do joelho	L2, L3, L4
Flexão do joelho	L4, L5, S1, S2
Dorsiflexão do pé	L4, L5
Flexão plantar do pé	S1

Testamos também algumas manobras e sinais que demonstram déficits de força sutis, úteis em casos de uma lesão menos aparente:

- *Manobra de Mingazzini:* nos membros superiores, mantendo os braços esticados com as mãos pronadas e os olhos fechados por 30 segundos, ocorre queda do membro parético. Já nos membros inferiores, em decúbito dorsal, mantendo as pernas a 90 graus, ocorre a queda da perna parética. Em ambos os casos, indica uma força menor que 3 (Fig. 15-14).
- *Manobra de Raimiste:* avalia a perda de força distal nos membros superiores. O paciente fica em decúbito dorsal, com os braços apoiados no leito e antebraços fletidos a 90°. As palmas das mãos ficam voltadas uma para a outra. No membro parético, ocorrerá gradual queda dos dedos e da mão sobre o punho, podendo o mesmo em seguida ocorrer com o próprio antebraço.
- *Manobra de Barré (sinal do pronador):* mantendo os braços estendidos com as mãos supinadas e os olhos fechados por 30 segundos, ocorre pronação do membro parético. Nos membros inferiores: em decúbito ventral com as pernas flexionadas a 45° por 30 segundos, ocorrerá queda da perna parética (Fig. 15-15).
- *Prova da queda do membro inferior em abdução:* com o paciente em decúbito dorsal, sustentamos suas pernas fletidas sobre as coxas, mantendo seus joelhos unidos e as plantas dos pés sobre o leito. Ao soltarmos os joelhos, um membro que eventualmente esteja parético ou paralisado cairá em abdução – a velocidade da queda dependerá do grau do déficit. Podemos aplicar essa manobra em pacientes vigis ou comatosos.

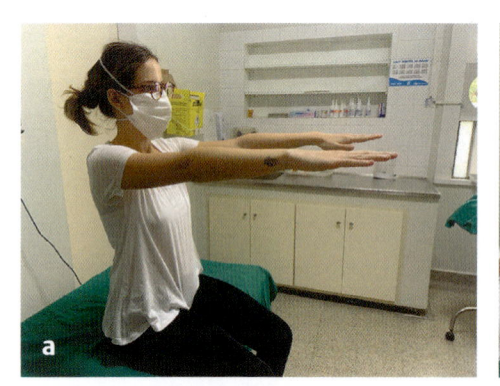

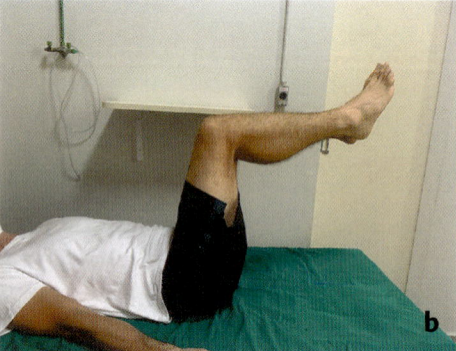

Fig. 15-14. (a, b) Avaliação do sinal de Mingazzini em MMSS e MMII.

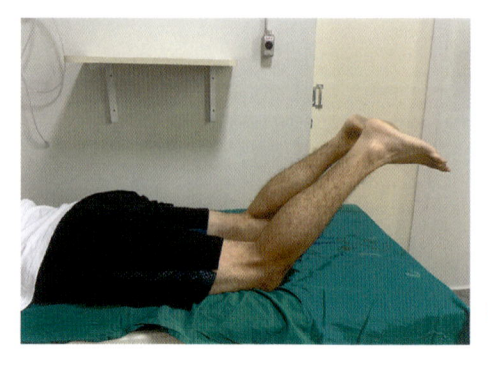

Fig. 15-15. Avaliação do sinal de Barré nos MMII.

Coordenação

O movimento muscular coordenado exige a integração das áreas funcionais: do sistema motor (força muscular); do sistema cerebelar (para realizar movimentos rítmicos e manter a postura); do sistema vestibular (manter equilíbrio e coordenação dos movimentos dos olhos, da cabeça e do corpo); e do sistema sensorial (propriocepção). O exame da coordenação deve ser realizado após a avaliação da força, pois eventuais paresias podem simular uma falha de coordenação.

Na avaliação da coordenação motora propriamente dita, pesquisa-se a presença de dismetria, disdiadococinesia e assinergia. A dismetria é a dificuldade em executar movimentos em direção a um alvo específico: o paciente "erra o alvo". Por sua vez, a disdiadococinesia é a dificuldade em coordenar movimentos rápidos, ritmados e simultâneos com ambos os membros. Finalmente, a assinergia é a perda da fluidez dos movimentos, que passam a ser "decompostos" – pode ser observada tanto nos movimentos de giro corporal (que passam a ser feitos em "etapas") como na fala escandida dos pacientes. Para essa avaliação, são testados os movimentos de ponto a ponto e os movimentos rápidos alternantes.

- *Movimentos de ponto a ponto:* pede-se ao paciente que toque a ponta de seu nariz com o indicador repetidas vezes, de olhos abertos e fechados (prova dedo-nariz). Observamos a precisão e a fluidez em todas as etapas do movimento. Solicita-se também que toque, com seu indicador, o dedo do examinador (prova dedo-dedo), que poderá então mudar a posição deste último para avaliar como o paciente ajusta o próprio movimento às mudanças exigidas. Quando normais, essas provas indicam a **eumetria**. Se alteradas, demonstram **dismetria** (Fig. 15-16).

Prova calcanhar-joelho: em decúbito dorsal, o paciente é solicitado a tocar o joelho com o calcanhar do membro contralateral. A prova deve ser realizada várias vezes, de início com os olhos abertos, e depois, fechados. Para sensibilizar o teste, solicita-se que o paciente, após tocar o joelho, realize deslizamento do calcanhar pela crista tibial.

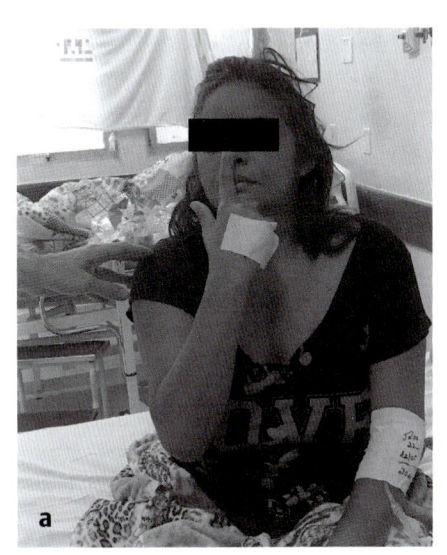

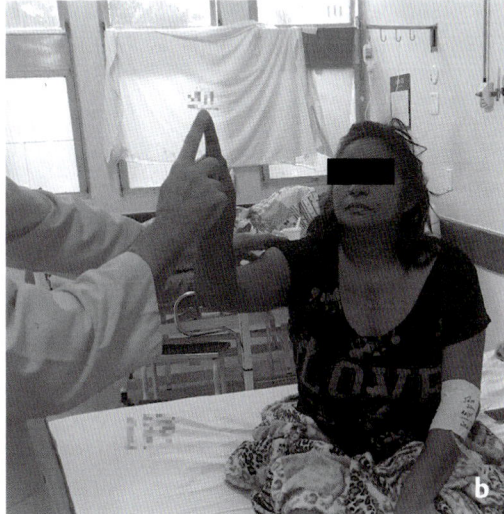

Fig. 15-16. (**a**, **b**) Provas dedo-nariz-dedo.

- *Provas de diadococinesia – movimentos alternados:* solicita-se que o paciente bata com a palma da mão no dorso da coxa e, em seguida, levante a mão e bata no mesmo com o dorso da mão, fazendo um movimento de rotação da mão, e assim de forma alternada várias vezes. Durante o exame, solicita-se que o paciente altere a velocidade das batidas e giros e que execute o movimento dos dois lados ao mesmo tempo. A velocidade, o ritmo e a regularidade dos movimentos devem ser analisados: as provas normais indicam **eudiadococinesia** e as anormais indicam **disdiadococinesia** (Fig. 15-17).
Outra prova importante é a do "dedilhamento": pede-se ao paciente que toque as pontas dos dedos da mão com o polegar dessa mesma mão, fazendo um movimento de preensão. Durante o exame, pede-se que altere a velocidade do dedilhar, observando-se a precisão do movimento.

Para a checagem dos membros inferiores, deve-se solicitar ao paciente que toque, com o dorso do pé, a mão do examinador. O movimento deve ser alternado entre os dois pés e feito com velocidades variáveis.

A avaliação da assinergia deve ser feita pela observação da marcha (decomposição dos movimentos e das mudanças de direção corporal) e da fala do paciente (fala escandida, silabada, pouco fluida). Outro elemento importante a ser testado no estudo da coordenação motora é a capacidade do indivíduo de alterar um planejamento motor inicial, mudando a direção e a velocidade do movimento.

Para isso, podemos usar a <u>manobra de resistência de Stewart-Holmes</u>: pede-se ao paciente para flexionar seu antebraço enquanto o examinador exerce um movimento de resistência. O examinador, em seguida, solta repentinamente o antebraço do paciente. Normalmente, ele deve ser capaz de interromper o movimento de flexão diante do término da resistência. No entanto, caso a coordenação motora esteja comprometida, o paciente terá dificuldades para controlar a flexão já iniciada, sendo incapaz de abortar o movimento já iniciado. Nessa manobra, deve-se proteger o rosto do paciente para evitar que ele se machuque (Fig. 15-18).

Outra manobra útil para pesquisar a eventual presença de assinergia é a <u>flexão do tronco sobre a bacia</u>. Solicita-se ao paciente que, a partir do decúbito dorsal, tente se sentar na cama com os braços cruzados sobre o tórax ou posicionados atrás do pescoço, como em um exercício abdominal. O movimento exige coordenação entre músculos agonistas (da parede abdominal), fixadores (dos membros inferiores) e antagonistas (paravertebrais) (Fig. 15-19).

Reflexos

Diversos estímulos produzem respostas corporais rápidas, estereotipadas e involuntárias: são os <u>reflexos</u>, que podem ser motores ou secretores. Para avaliar a integridade do sistema nervoso e investigar eventuais lesões, abordaremos os reflexos motores mais importantes.

Os **reflexos cutâneos superficiais ou exteroceptivos** são respostas mais lentas e esgotáveis, cuja provocação é menos eficaz do que nos reflexos profundos, que veremos adiante. Assim, é importante usar a técnica correta. O estímulo deve ser realizado com um objeto de ponta romba e firme, como uma chave ou a extremidade do cabo do martelo. Em todos os casos, o paciente é testado em decúbito dorsal, e o movimento deve ser suave, regular e superficial.

O EXAME NEUROLÓGICO

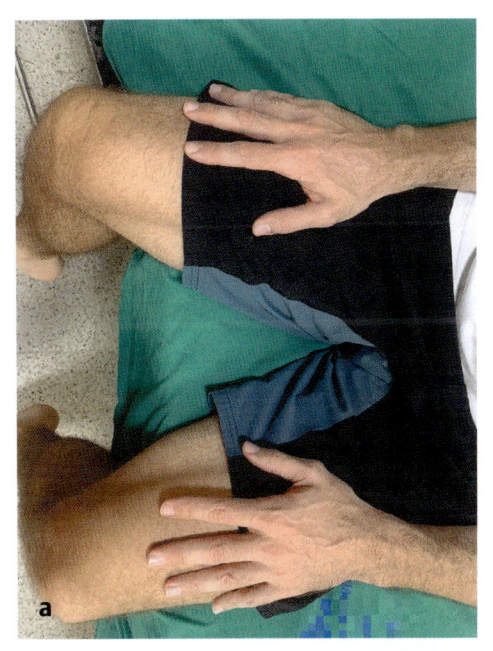

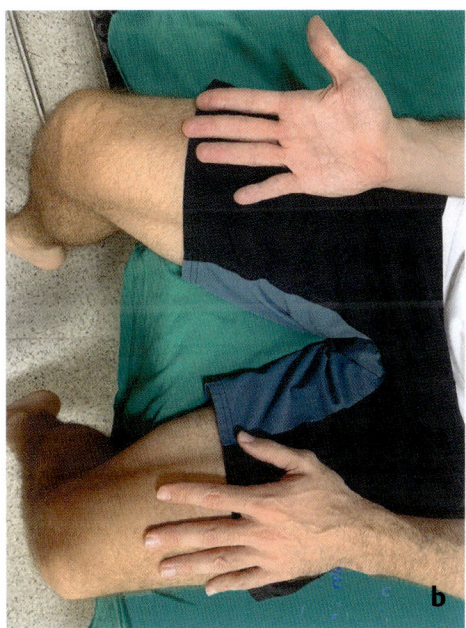

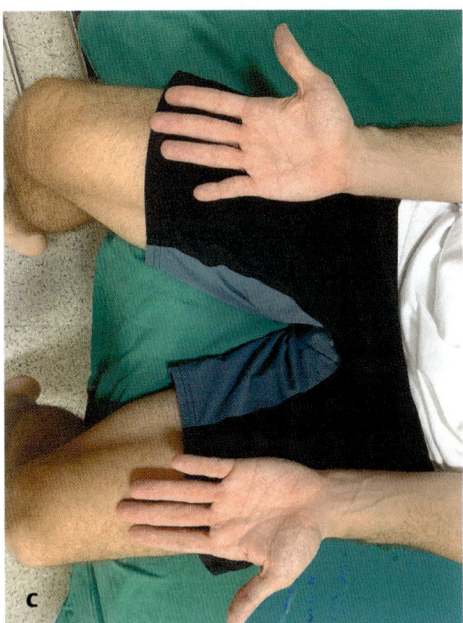

Fig. 15-17. (a-c) Prova dos movimentos alternados.

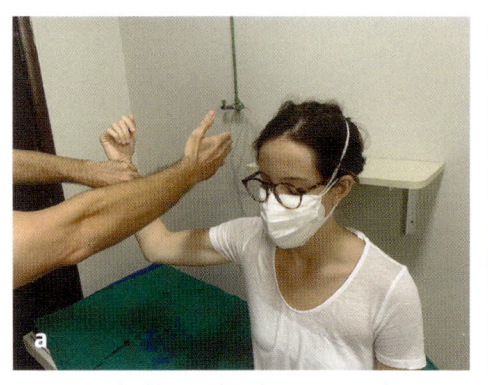

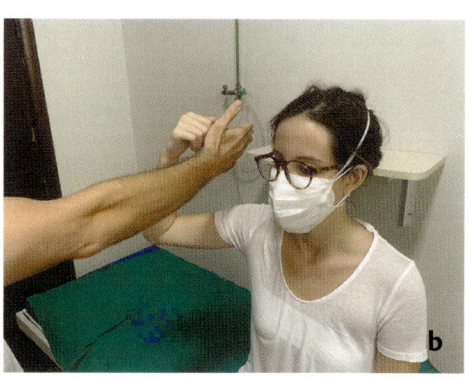

Fig. 15-18. (**a**, **b**) Manobra de Stewart-Holmes.

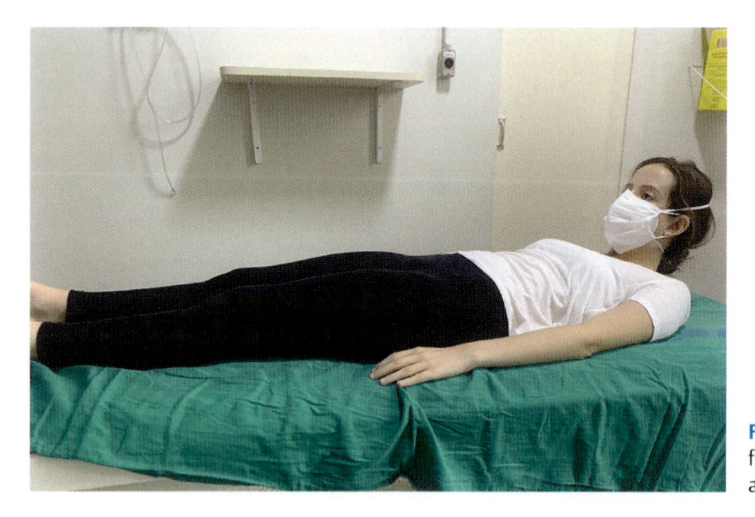

Fig. 15-19. Manobra da flexão do tronco sobre a bacia.

- *Cutâneo plantar (L5, S1):* com o paciente em decúbito dorsal e membros inferiores em extensão, o examinador realiza a estimulação da planta do pé, partindo do calcanhar e subindo pela borda lateral em direção ao 5º dedo do pé no sentido posteroanterior, curvando medialmente em direção ao hálux. A resposta normal é a flexão plantar do pé e dos dedos do pé. O sinal de Babinski é um reflexo patológico que consiste na dorsiflexão do hálux durante a pesquisa do reflexo cutâneo plantar. Ocorre uma abertura em "leque" dos demais dedos. É visto principalmente na síndrome piramidal, embora seja fisiológico em recém-nascidos. O sinal pode aparecer também nos estados hipoglicêmicos, no coma secundário a distúrbio metabólico, nos estados pós-traumáticos, na intoxicação alcoólica, na anestesia geral e após crises convulsivas (Fig. 15-20).

Diversas outras manobras, os sucedâneos do Babinski, podem também gerar a dorsiflexão patológica do hálux a esse estímulo. Destacam-se o sinal de Austregésilo e Esposel (compressão da face anterior ou medial da coxa), o sinal de Oppenheim (pressionando-se e deslizando-se o polegar e o indicador sobre a tíbia, em sentido distal), o sinal de Gordon (pressionando-se a panturrilha), o sinal de Schaefer (pressionando-se o tendão de Aquiles) e o sinal de Chaddock (deslizando a ponta romba do martelo pela face lateral do pé) (Figs. 15-21 a 15-23).

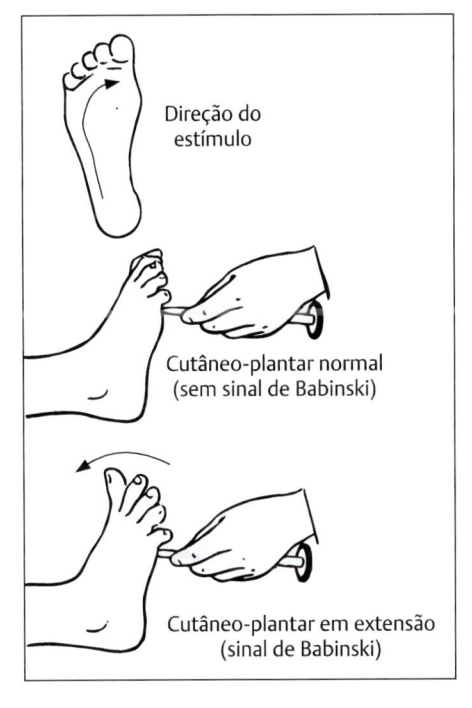

Fig. 15-20. O sinal de Babinski.

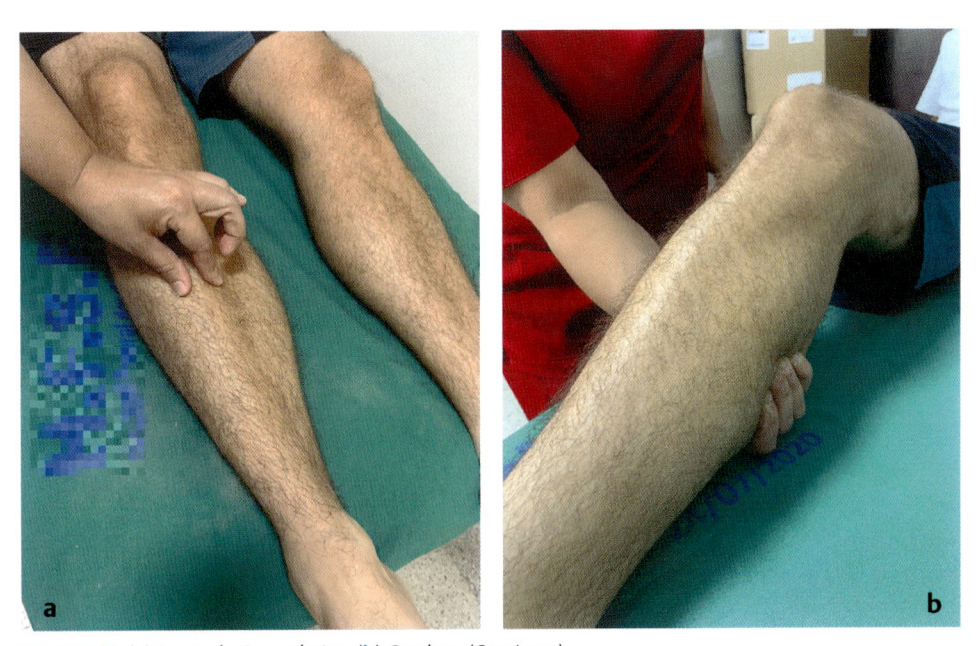

Fig. 15-21. (a) Sinais de Oppenheim, (b) Gordon. *(Continua.)*

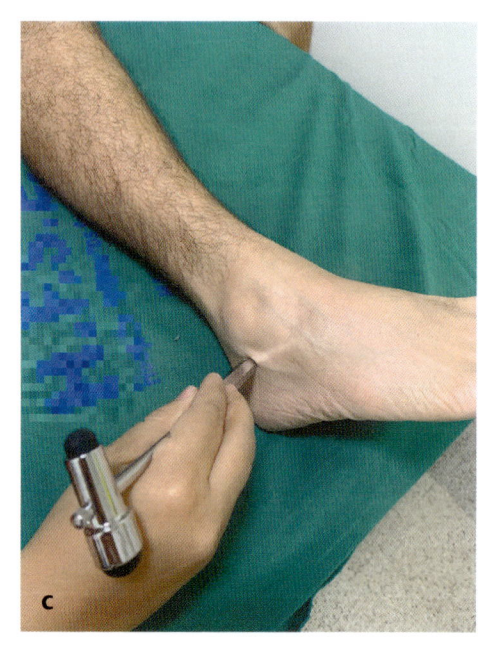

Fig. 15-21. *(Cont.)* (**c**) Chaddock.

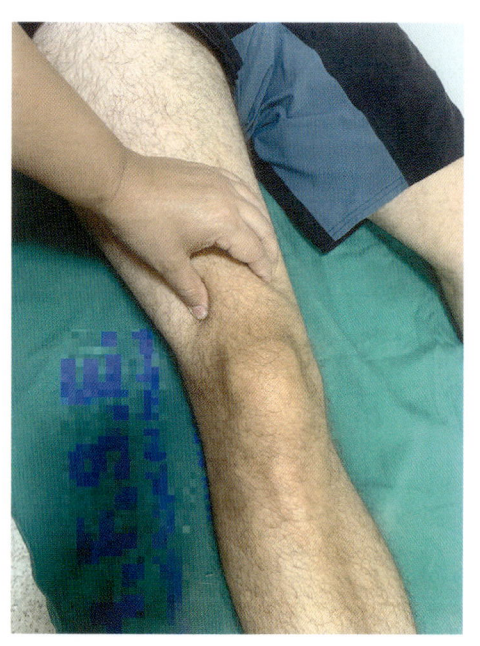

Fig. 15-22. Sinal de Austregésilo e Esposel.

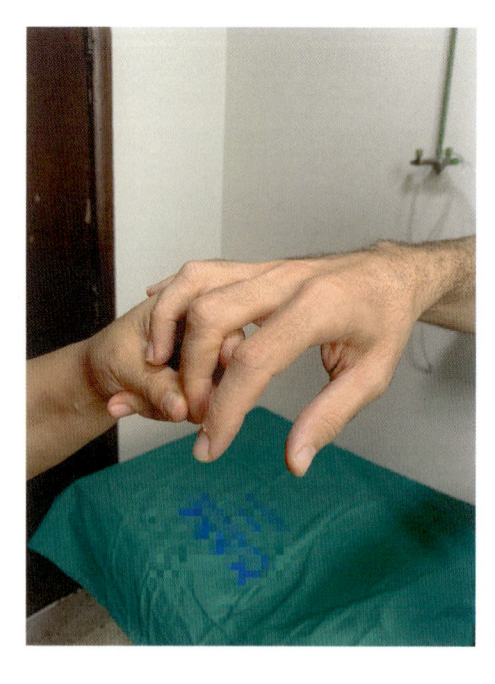

Fig. 15-23. Sinal de Hoffman.

Há algumas manobras nos membros superiores que são equivalentes à pesquisa do reflexo cutâneo-plantar na medida em que indicam, quando produzem respostas anormais, lesões do neurônio motor superior. A manobra (ou sinal) de Hoffmann é o pinçamento da falange distal do dedo médio do paciente com o restante dos dedos em relaxamento completo. Com seu polegar, o examinador faz uma brusca e intensa fricção da unha do dedo médio do paciente, que mantém a mão em pronação ou neutra. A resposta patológica é a contração dos músculos flexores do polegar. Ela é nítida nos casos de lesão piramidal que afetam a transmissão de estímulos para as raízes de C8 e T1. Já no sinal de Trömmer, o examinador percute a polpa do dedo médio ou indicador do paciente com seu dedo médio, produzindo uma resposta patológica igual à anterior.

- *Cutâneo-abdominal:* com a parede abdominal do paciente relaxada, o examinador deve estimular a pele do abdômen com um movimento suave, descrevendo uma diagonal para baixo em sentido lateromedial. É testado na região supraumbilical (T8, T9, T10) e infraumbilical (T10, T11, T12). A resposta normal é a contração dos músculos abdominais, com deslocamento leve da cicatriz umbilical em direção ao estímulo (Fig. 15-24).
- *Corneopalpebral ou corneano:* o paciente deve olhar para frente enquanto o examinador, fora de seu campo visual, aproxima um chumaço de algodão e o encosta levemente na parte lateral da sua córnea. O reflexo esperado é um piscar de olhos: a aferência é feita pelo NC V, e a eferência, pelo nervo facial (NC VII).
- *Cremastérico (L1, L2):* presente em homens apenas, é obtido pela estimulação cutânea da face superomedial da coxa, com elevação do testículo ipsilateral como resposta.

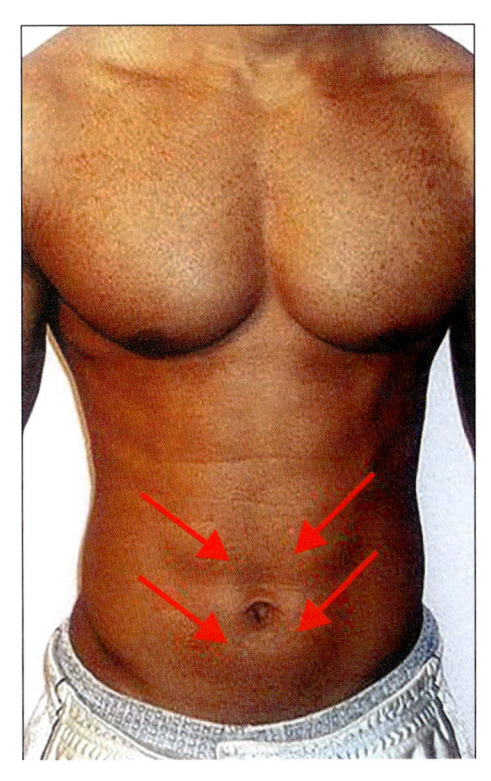

Fig. 15-24. Reflexo cutâneo-abdominal.

- *Reflexo anal superficial (S2, S3, S4):* estimula-se a pele da região perianal, observando-se a contração do esfíncter anal externo. Usado na investigação da síndrome da cauda equina.

Já os **reflexos tendíneos profundos ou proprioceptivos** são provocados ao se percutirem os tendões de músculos parcialmente estirados. O estímulo é conduzido por um neurônio aferente até a medula espinhal, onde faz sinapse com um neurônio eferente que comanda a contração do músculo inervado. Dessa forma, sua execução depende da integridade da contratilidade muscular, da transmissão do estímulo pela junção neuromuscular e da sua condução pelos neurônios. O martelo utilizado deve ser apropriado, com extremidade de borracha. O movimento de percussão deve ser curto e rápido, considerando-se sempre como mais fidedigna a resposta mais ampla do paciente – muitas vezes, amplitudes menores podem ser observadas, se a técnica ou a localização do movimento estiverem incorretas. A resposta será avaliada pela observação da amplitude do movimento produzido. Sugere-se a a escola do Quadro 15-7 para descrever a intensidade dos reflexos observados.

O clono é o reflexo que se sustenta por alguns segundos, mesmo após a cessação do estímulo no tendão. Pode ocorrer em diversos reflexos e é indicativo de lesão do SNC. Em geral, deve ser pesquisado no tornozelo: com o paciente deitado e os joelhos semifletidos, faz-se (com a mão do examinador) uma dorsiflexão súbita e passiva do pé, mantendo-se o pé fixado na posição terminal desse arco de movimento. A ocorrência de contrações rítmicas do pé (alternando entre flexão plantar e dorsiflexão) indica o clono. Também podemos pesquisar o clono da rótula e das mãos. Vamos analisar, passo a passo, as técnicas de exame dos principais reflexos profundos:

- *Bicipital (C5, C6):* o paciente fica sentado e apoia mãos e antebraços relaxados sobre as coxas, com o cotovelo fletido a 90°. O examinador coloca seu polegar sobre a prega antecubital, palpando o tendão do bíceps. Então, percute o martelo sobre o próprio polegar. A resposta esperada é a flexão do antebraço e a supinação da mão (Fig. 15-25).
- *Tricipital (C6, C7):* o paciente fica sentado. O examinador segura o punho do paciente e posiciona seu braço relaxado em ângulo de 90° com o antebraço. Percute-se, então, o tendão tricipital, na face posterior do braço, um pouco acima do olécrano. A resposta esperada é a extensão do antebraço. Pode-se fazer esta manobra com o braço pendente, observando-se o movimento pendular provocado pela percussão do martelo (Fig. 15-26).
- *Braquiorradial ou supinador (C5, C6):* o braço do paciente repousa no colo ou no abdômen, em posição neutra. Percute-se a apófise estiloide do rádio com a base do martelo, aproximadamente 3 a 5 cm proximal ao punho. Observam-se a flexão e a supinação do antebraço (Fig. 15-27).

Quadro 15-7. Escala de Intensidade dos Reflexos Profundos

Intensidade do reflexo	Valor na escala
Ausente – arreflexia	0
Reduzido – hiporreflexia	1
Normal	2
Aumentado – reflexo "vivo"	3
Muito aumentado, com clono – hiper-reflexia	4

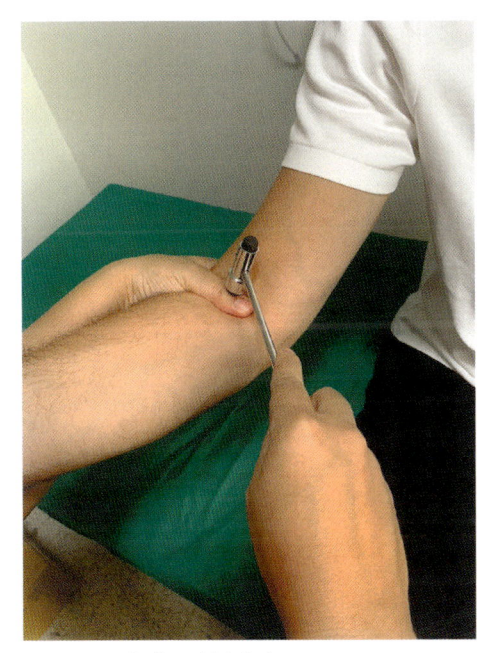

Fig. 15-25. Reflexo bicipital.

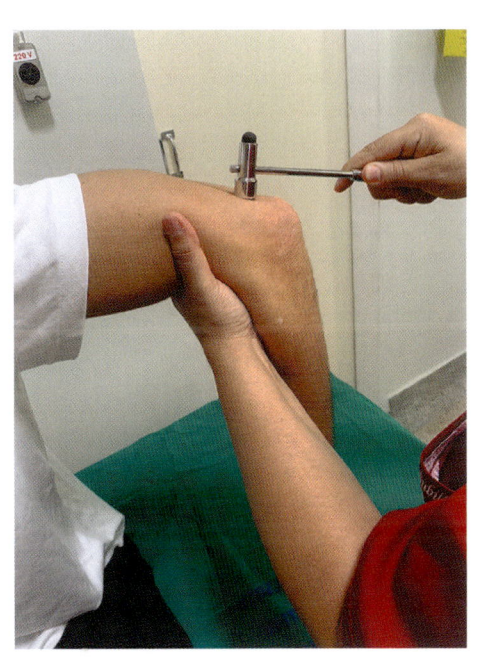

Fig. 15-26. Reflexo tricipital.

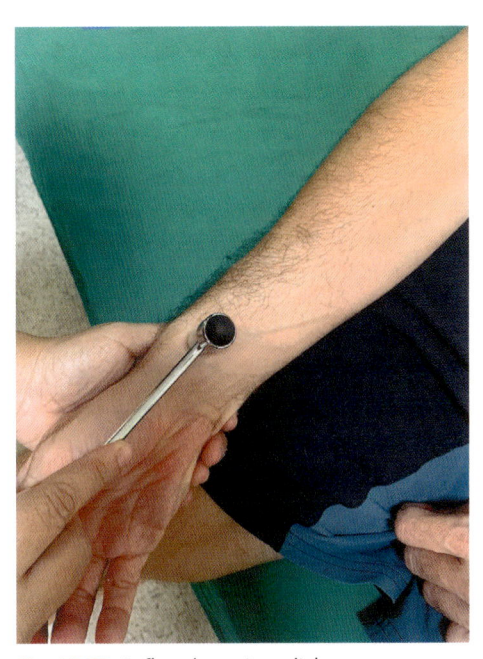

Fig. 15-27. Reflexo braquiorradial.

- *Mentoniano ou massetérico (NC V):* no paciente com a boca ligeiramente aberta e relaxada, coloca-se o dedo indicador ou polegar sobre o seu queixo e percute-se levemente com o martelo sobre o dedo do examinador. A resposta normal é o discreto fechamento da boca pela contração dos masseteres, com inervação motora do quinto par craniano – nervo trigêmeo (Fig. 15-28).
- *Patelar (L2, L3, L4):* com o paciente sentado e suas pernas pendentes, percute-se o tendão entre a patela e a tuberosidade da tíbia. Observa-se então a extensão da perna. Outra manobra possível é feita com o paciente em decúbito dorsal: com a perna do paciente semifletida, percute-se o tendão e observa-se a resposta. Este reflexo pode ser tornado mais evidente pela manobra de Jendrassik: para distrair o paciente e evitar que ele tensione a musculatura testada, solicitamos que ele olhe para a frente e entrelace seus dedos, como se quisesse separá-los (Figs. 15-29 e 15-30).
- *Aquileu (L5, S1, S2):* é obtido pela percussão do tendão de Aquiles logo acima de sua inserção no calcâneo. Com o paciente sentado, o examinador deve segurar-lhe o pé em moderada dorsiflexão. Quando deitado, orienta-se o paciente a apoiar o calcanhar sobre o joelho contralateral, formando um "4". Mais uma vez, segura-se o pé do paciente em moderada dorsiflexão e percute-se, sentindo-se a resposta de flexão plantar (Fig. 15-31).

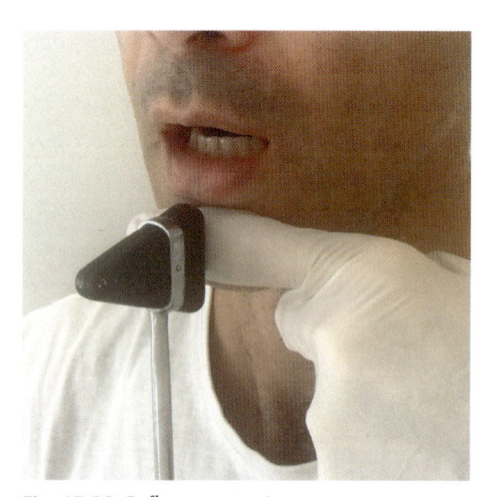

Fig. 15-28. Reflexo mentoniano.

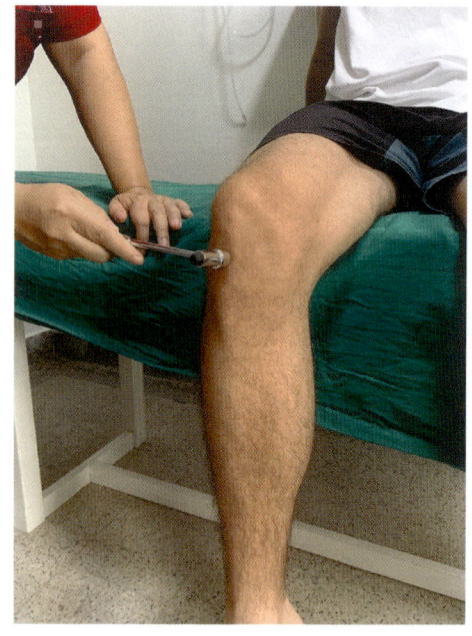

Fig. 15-29. Reflexo patelar.

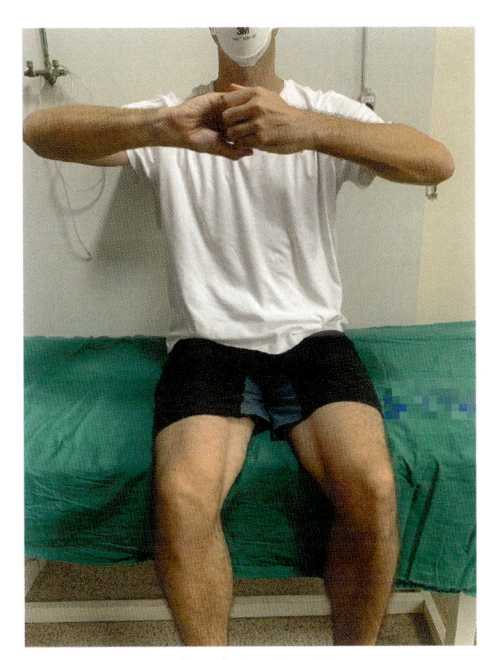

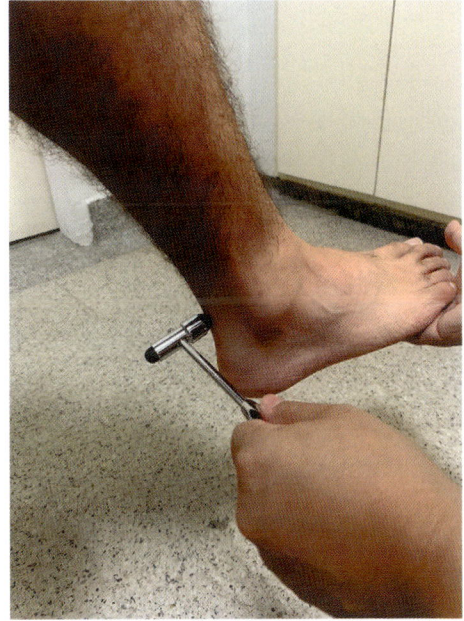

Fig. 15-30. Manobra de Jendrassik.

Fig. 15-31. Reflexo Aquileu.

Avaliação da Função Sensitiva

No exame da sensibilidade, o examinador não deve apenas identificar a alteração, mas também mapeá-la anatomicamente, definindo se o problema se origina de uma raiz nervosa (afetando o dermátomo que corresponde a ela) ou de um nervo periférico, por exemplo. Depende da cooperação ativa do paciente, que deverá descrever suas sensações a cada etapa do exame.

Como princípio, recomenda-se avaliar cada segmento bilateralmente, para permitir comparações. Os segmentos fundamentais são as mãos, os antebraços, os pés, as pernas e o abdômen, de modo a abranger diversos dermátomos. Ao se detectar uma alteração, deve-se examinar a área acometida com mais atenção, para caracterizar melhor a disfunção. Idealmente, o paciente deve manter seus olhos fechados. Veremos a seguir como podemos testar os principais tipos de sensibilidade.

Sensibilidade Superficial ou Exteroceptiva: Dolorosa, Térmica e Tátil

- *Dolorosa:* deve ser pesquisada usando-se um objeto descartável e pontiagudo, mas que não cause lesão (ferimento ou perfuração): um alfinete ou um palito de dentes, por exemplo. Deve-se usar o menor estímulo doloroso possível. Quando realizado o estímulo, é importante verificar se o paciente consegue distinguir entre um objeto pontudo (nocicepção) de outro mais rombudo (tátil), como a ponta do dedo mínimo do examinador. Podem-se encontrar analgesia ou hipoalgesia (ausência ou redução de sensibilidade dolorosa), hiperalgesia (maior sensibilidade à dor) e alodinia (dor a estímulos que, normalmente, não a provocam). A sensibilidade dolorosa deve ser testada em pacientes com rebaixamento do nível de consciência, sendo a resposta observada um dos melhores indicadores da gravidade da lesão subjacente (Fig. 15-32).

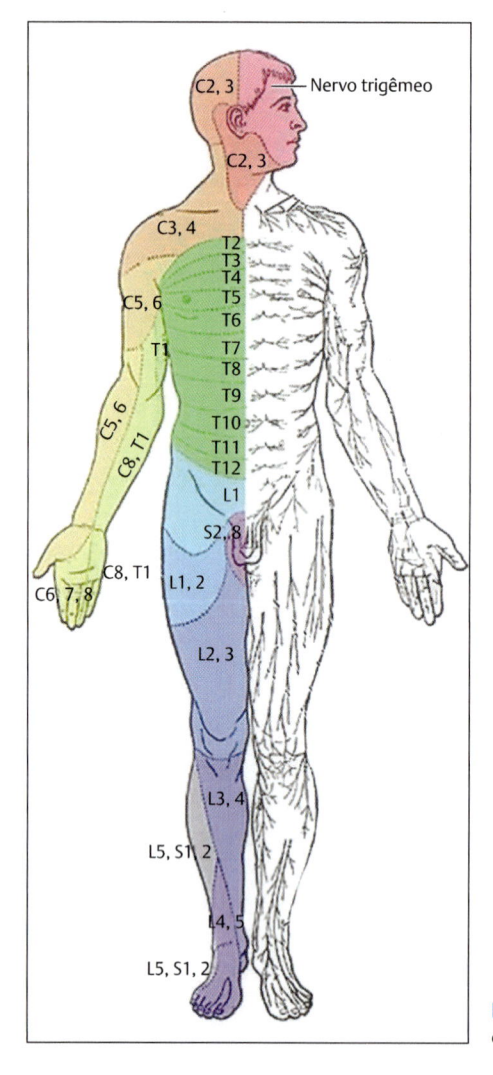

Fig. 15-32. Representação dos dermátomos.

- *Térmica ou temperatura:* alterna-se o uso de dois objetos, um aquecido (40°- 45°C) e outro resfriado (5°- 10°C), como dois tubos de ensaio com água quente e fria, por exemplo. O paciente relata sua percepção. As alterações das sensibilidades térmica e dolorosa, em geral, indicam as mesmas lesões, podendo-se optar por realizar uma ou outra.
- *Tato protopático:* para testar a sensibilidade superficial, pode-se utilizar um chumaço de algodão ou um pincel para estimular várias partes do corpo. Solicite que o paciente informe sempre que ele sentir o toque do algodão e compare uma área com a outra. Podem-se observar anestesia ou hipoestesia (abolição ou redução da sensibilidade aos estímulos), hiperestesia (aumento da sensibilidade) ou disestesia (percepção anormal ao estímulo realizado).

Sensibilidade Profunda

- *Noção de posição segmentar (propriocepção) ou batiestesia:* o examinador desloca dedos das mãos ou dos pés do paciente (ou até mesmo seus membros inteiros) para cima, para baixo ou para os lados, verificando se ele detecta corretamente as variações de posição. O examinador deve variar o ritmo do teste para evitar que o paciente "adivinhe" suas manobras (Fig. 15-33).
- *Vibração ou palestesia:* usa-se um diapasão com frequência de 128 Hz. Após percuti-lo, coloca-se a sua extremidade sobre proeminências ósseas do paciente, tais como processos estiloides, olécranos, clavículas (nos membros superiores) e maléolos mediais, patelas e cristas ilíacas (nos membros inferiores). O paciente deve indicar se percebe a vibração e, também, quando ela cessa. A percepção vibratória, com frequência, é a primeira a se comprometer em uma neuropatia periférica (Fig. 15-34).
- *Pressão ou barestesia:* pode ser testada ao se comprimir massas musculares simetricamente, solicitando-se ao paciente que informe "direita" ou "esquerda" conforme o lado em que o examinador exerce maior pressão. Deve-se, porém, evitar a força excessiva e provocar dor.

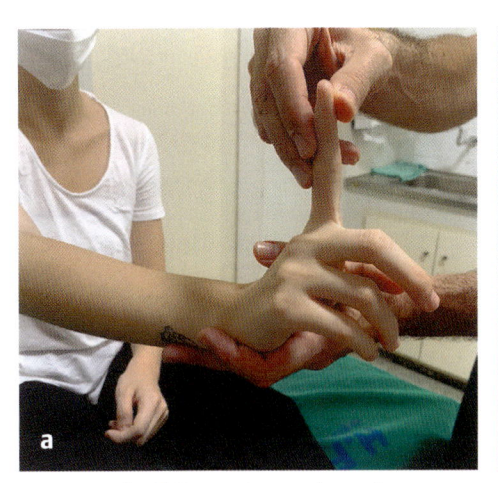

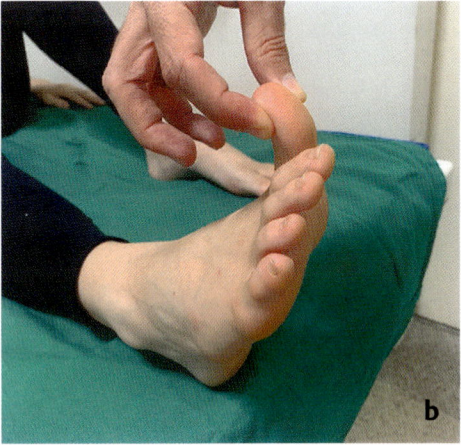

Fig. 15-33. (a, b) Testes de propriocepção.

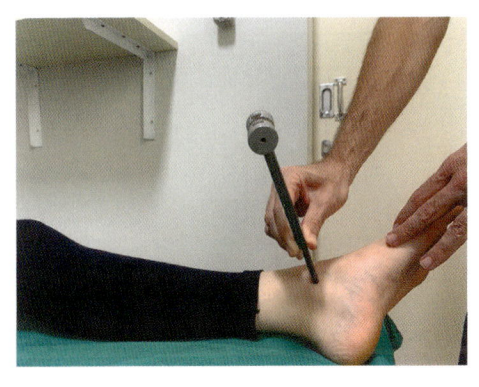

Fig. 15-34. Sensibilidade vibratória.

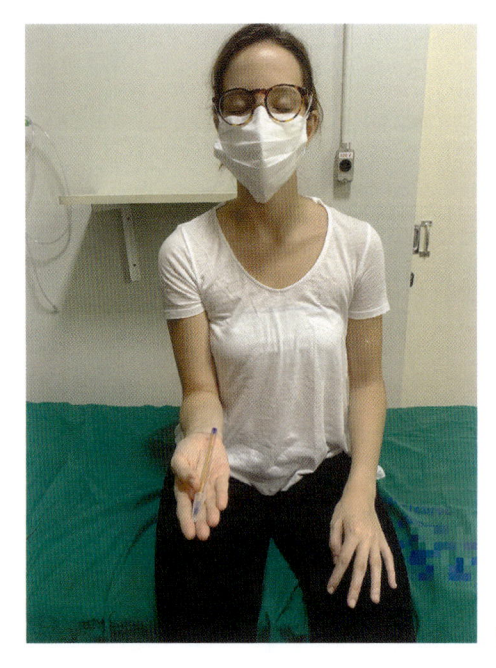

Fig. 15-35. Estereognosia.

- *Sensibilidade discriminativa:* a estereognosia é a capacidade de reconhecimento dos sólidos. Coloca-se um objeto familiar, como uma moeda, chave ou um clipe de papel, nas mãos do paciente e pede-se a ele que o identifique. Já a grafestesia é a capacidade de reconhecer o traçado de números, letras ou formas geométricas simples traçadas (com a ponta romba de uma caneta, por exemplo) na palma da sua mão. A discriminação de dois pontos, por sua vez, é a capacidade de perceber e distinguir estímulos simultâneos e em pontos distintos – o tato "fino" ou epicrítico. Podem ser utilizadas, por exemplo, duas extremidades de um clipe de papel aberto, variando-se a distância entre as pontas. Como referência, a distância mínima entre dois pontos que o paciente consegue discriminar é de 2-4 mm na ponta dos dedos da mão, de 8-12 mm nas palmas e de 64 mm no dorso superior do tórax (Fig. 15-35).

Avaliação dos Nervos Cranianos

Reveja o Quadro 15-1 para recordar as funções dos doze pares de nervos cranianos. Para cada par, o exame deve ser feito bilateralmente, e a simetria das respostas é um parâmetro importante de avaliação. Vejamos as manobras de exame mais relevantes para cada par.

- *Olfatório (NC I):* afastando condições que impossibilitem o reconhecimento do odor (p. ex.: resfriado comum, rinite alérgica), pedimos ao paciente que feche os olhos e tampe uma das narinas. Aproximamos uma substância de odor conhecido (p. ex.: canela ou café). Pedimos ao paciente para dizer se está sentindo o odor e identificá-lo. A ausência do olfato é a anosmia. Sua percepção pode também estar distorcida (parosmia) ou ter intensidade alterada (hiposmia, hiperosmia).
- *Óptico (NC II):* é responsável pela visão. Podemos examiná-lo de várias formas. A acuidade visual e a integridade dos campos visuais são abordadas no capítulo do exame de

cabeça. O reflexo fotomotor é avaliado nos dois olhos: o paciente fixa o olhar em um ponto distante enquanto aproximamos a luz obliquamente. Observamos a constrição de ambas as pupilas, o que depende da aferência do NC II estimulado (que conduz o estímulo ao tronco cerebral) e da eferência de ambos os NC III, que respondem igualmente ao estímulo de um dos lados e produzem o reflexo consensual (Fig. 15-36).

- *Nervo oculomotor (NC III), nervo troclear (NC IV) e nervo abducente (NC VI):* são examinados em conjunto. Testamos os movimentos extraoculares: com a cabeça imóvel, o paciente segue um alvo com o olhar (pode ser o dedo do examinador). Traçamos com esse alvo uma letra H, cobrindo as direções do olhar. Observamos se a mirada bilateral acompanha o trajeto ou se existe paralisia em certas direções, produzindo estrabismos e, possivelmente, diplopias. O exame também avalia a presença de nistagmo. Os déficits observados são os seguintes (Quadro 15-8).

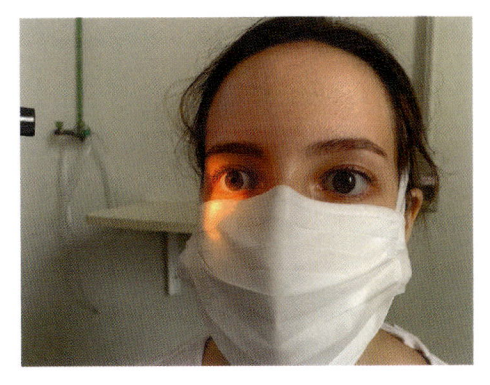

Fig. 15-36. O reflexo fotomotor.

Quadro 15-8. Alterações ao Exame Físico por Lesões em NC III, NC IV e NC VI

Nervo	Funções	Déficits possíveis
NC IV	Aduz e abaixa o olho (mirada para "baixo" e para "dentro")	Estrabismo divergente com desvio superior do olho
NC VI	Abdução do olho (mirada para "fora")	Estrabismo convergente
NC III	- Demais movimentos oculares - Elevação da pálpebra - Contração da pupila	Ptose palpebral, midríase e estrabismo divergente com desvio inferior do olhar

Deve-se lembrar ainda das outras funções do NC III: levantamento da pálpebra e contração da pupila – em caso de lesões dessa estrutura, podem-se também observar, respectivamente, ptose e midríase. O reflexo de acomodação também é testado: instrui-se o paciente a acompanhar, com seu olhar, um objeto que é progressivamente aproximado de seu rosto. Observa-se então a convergência das miradas (Fig. 15-37).

- *Nervo trigêmeo (NC V):* pedimos ao paciente para fechar a mandíbula com força e palpamos os músculos masseter e temporal bilateralmente. Em seguida, solicitamos que mova a mandíbula para os dois lados, para frente e para trás. Para testar a sensibilidade facial, usamos técnicas semelhantes às do exame dos demais segmentos corporais. Devem ser testados o tato "fino", a dor e a temperatura sobre os territórios inervados pelos três ramos do trigêmeo: oftálmico, maxilar e mandibular. Pesquisam-se, ainda, os reflexos corneopalpebral e mentoniano (Fig. 15-38).

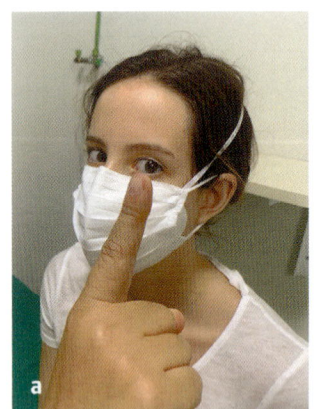

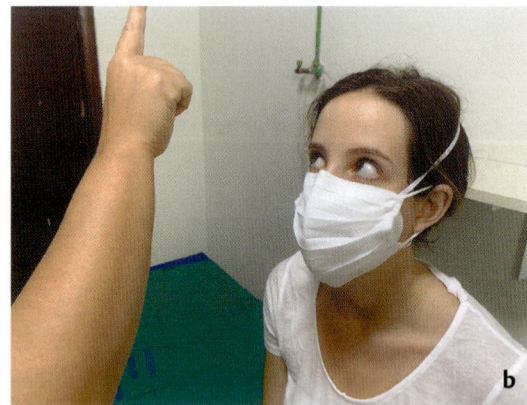

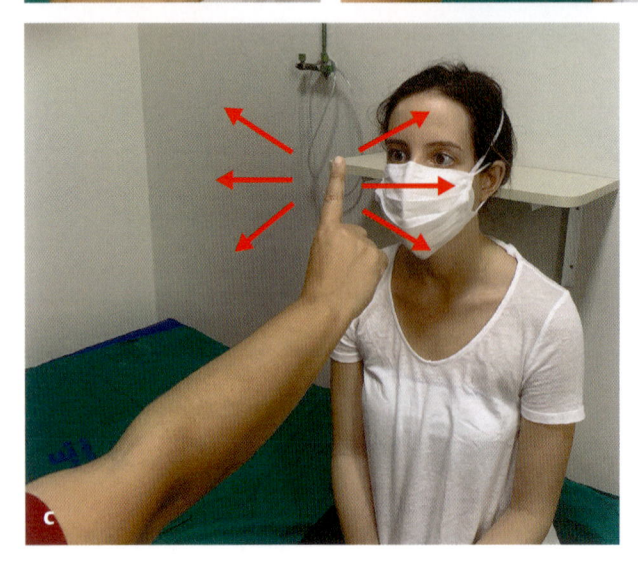

Fig. 15-37. (a-c) Avaliação dos movimentos extraoculares.

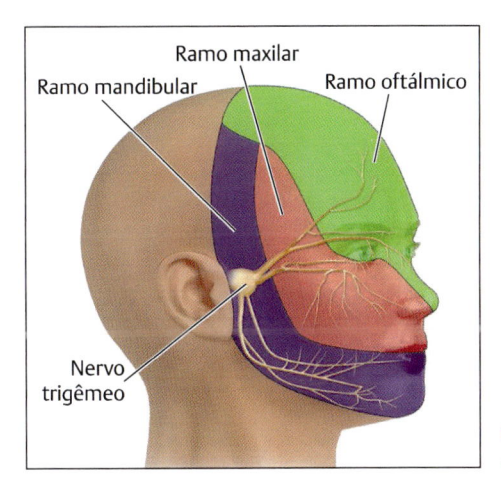

Fig. 15-38. Ramos do trigêmeo.

- *Nervo facial (NC VII):* na ectoscopia, observamos se há alguma assimetria na face. Submetemos o paciente ao exame da mímica facial, solicitando que ele franza a testa, feche os olhos com força, mostre os dentes superiores e inferiores, sorria e encha as bochechas de ar, testando assim diversos grupamentos musculares da face. É importante atentar para os padrões de paralisia facial: caso a lesão seja do NC VII (periférica), há paralisia de todo o lado ipsilateral da face e lagoftalmia (incapacidade de fechar a pálpebra superior): é a paralisia de Bell. Nos casos de disfunção parcial do nervo em questão, o paciente ainda consegue ocluir o olho do lado afetado com algum esforço, o que acaba deixando os cílios desse olho mais evidentes: é o sinal dos cílios de Barré ou sinal da pestana. Caso a paralisia seja central, há paralisia contralateral e somente da parte inferior da face, com preservação dos movimentos da testa e da pálpebra superior. As Figuras 15-39 a 15-41 ilustram as alterações observadas e a Figura 15-42 esquematiza as vias neuronais envolvidas.

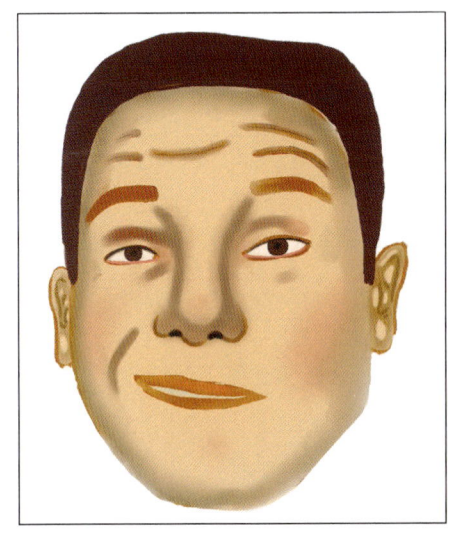

Fig. 15-39. Paralisia facial central.

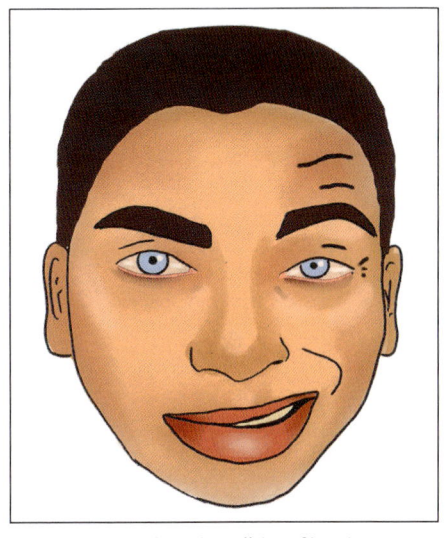

Fig. 15-40. Paralisia de Bell (periférica).

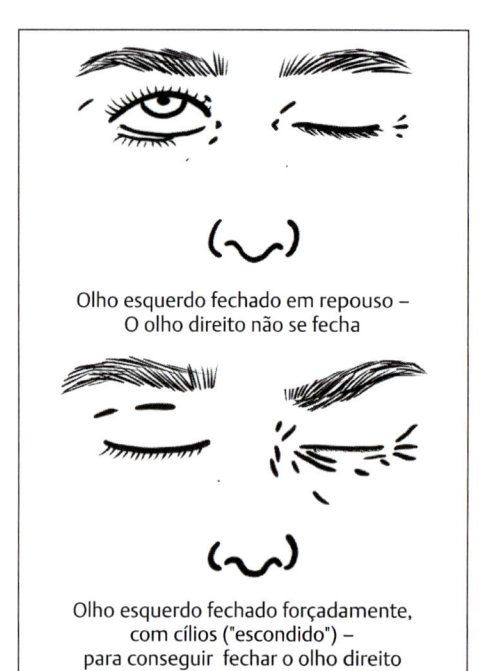

Olho esquerdo fechado em repouso –
O olho direito não se fecha

Olho esquerdo fechado forçadamente,
com cílios ("escondido") –
para conseguir fechar o olho direito

Fig. 15-41. Sinal da pestana. Acima, o paciente consegue ocluir seu olho direito com esforço, evidenciando seus cílios. Abaixo, isso não é possível pois a paralisia do NC VII é completa.

Paralisia facial periférica   Paralisia facial central

Lesão central (supranuclear)

Núcleo do nervo facial (no tronco cerebral)

Lesão do nervo facial

Nervo facial

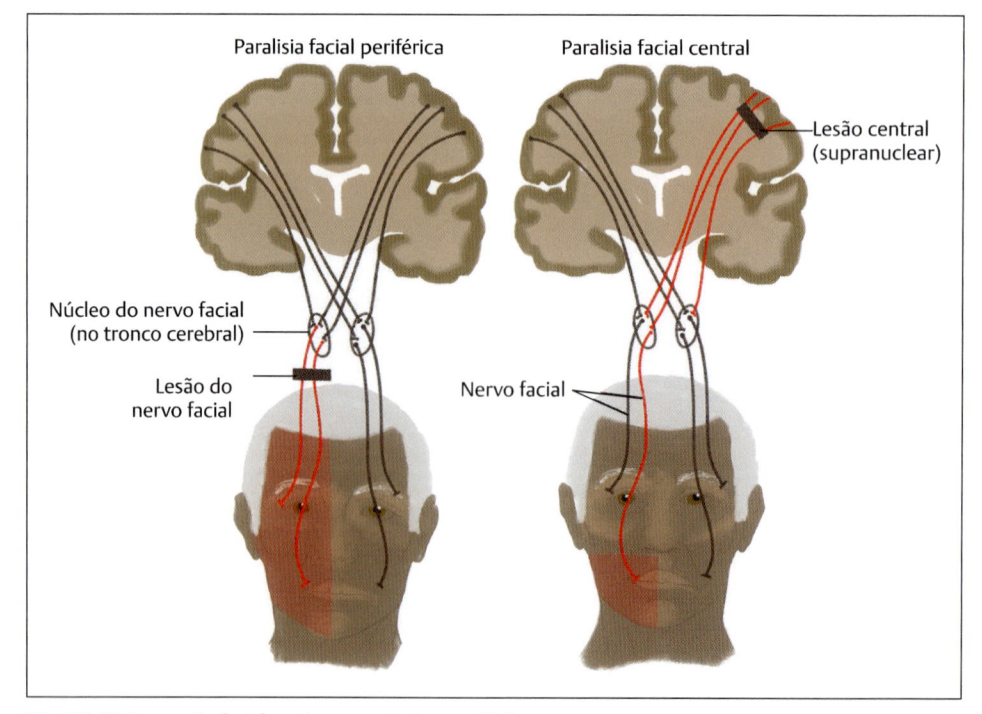

Fig. 15-42. Inervação facial – origens centrais e periféricas.

A sensibilidade gustativa dos dois terços anteriores da língua, outra função do NC VII, pode ser testada mediante a exposição a substâncias de sabor forte, tais como sal, vinagre e açúcar. Similarmente ao que acontece em relação à sensação do paladar, as anormalidades do olfato são denominadas: ageusia, hiper/hipogeusia e parageusia.

- *Nervo vestibulococlear (NC VIII):* a raiz vestibular é responsável pelo equilíbrio, e a coclear, pela audição. A função auditiva pode ser inicialmente avaliada pelo clínico: pedindo-se ao paciente para ocluir um dos ouvidos, aproxima-se do ouvido livre (fora do campo visual do paciente) e testa-se a sua audição para palavras ditas em diversos volumes. Caso seja identificado um déficit, pode-se encaminhar o paciente para uma avaliação mais precisa por audiometria.

No entanto, a origem da hipoacusia já pode ser avaliada. Existe déficit de condução quando o problema está no aparelho que transmite o som do ouvido externo até a cóclea. Já o déficit neurogênico corresponde a uma lesão do ramo coclear, que recebe o estímulo da cóclea e o conduz ao SNC. Os testes de Weber e Rinne podem ser utilizados com esse propósito.

O teste de Rinne compara a condução óssea (CO) com a auditiva (CA). Percute-se um diapasão e coloca-se sua base sobre o processo mastoide. No momento em que o paciente deixa de ouvir a vibração, colocamos o aparelho perto do seu meato acústico externo. Normalmente, nesse momento, o paciente ainda é capaz de ouvir um som (CA > CO). Caso isso não aconteça (CO ≥ CA), existe déficit de condução. Quando nenhum som é ouvido em ambos os casos, deve-se suspeitar de lesão neurogênica (Fig. 15-43).

No teste de Weber, percute-se o diapasão e apoia-se a sua base no topo da cabeça do paciente. Normalmente, o paciente ouve o som bilateralmente. Caso possua déficit de condução, ouvirá o som mais alto no ouvido afetado. Caso possua déficit neurossensorial, ouvirá o som mais alto no ouvido preservado. Assim, os testes devem ser realizados em conjunto para mapear o tipo de perda e o lado em que ocorre (Fig. 15-44).

No déficit da raiz vestibular, pode haver sinal de Romberg, dismetria e nistagmo, além de desvio lateral durante a marcha.

- *Nervo glossofaríngeo (NC IX) e nervo vago (NC X):* em razão da estreita relação quanto a origem, distribuição e função, esses nervos costumam ser testados em conjunto. Devemos escutar a voz do paciente. Seu tom fica anasalado na paralisia do palato e rouco na paralisia unilateral das cordas vocais. Os movimentos do palato mole e da faringe também são avaliados. Normalmente, quando o paciente diz "Ah", o palato eleva-se simetricamente e a úvula fica centralizada. Na paralisia unilateral do

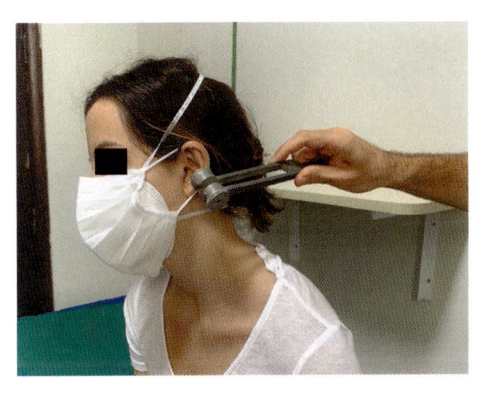

Fig. 15-43. Teste de Rinne.

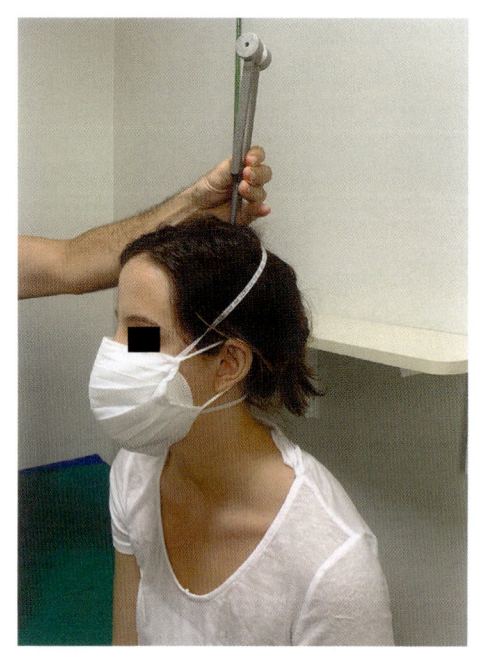

Fig. 15-44. Teste de Weber.

nervo vago ou do nervo glossofaríngeo, há queda do palato do lado lesionado: é o "Sinal da Cortina" (Fig. 15-45). A úvula se desvia para o lado são pela contração palatina do lado não lesionado. Caso a lesão seja bilateral, o palato não irá elevar-se. O paciente pode queixar-se também de <u>disfagia</u> quando há lesão de um desses nervos. Para testar o **reflexo faríngeo ou do vômito**, estimula-se a parte posterior da garganta

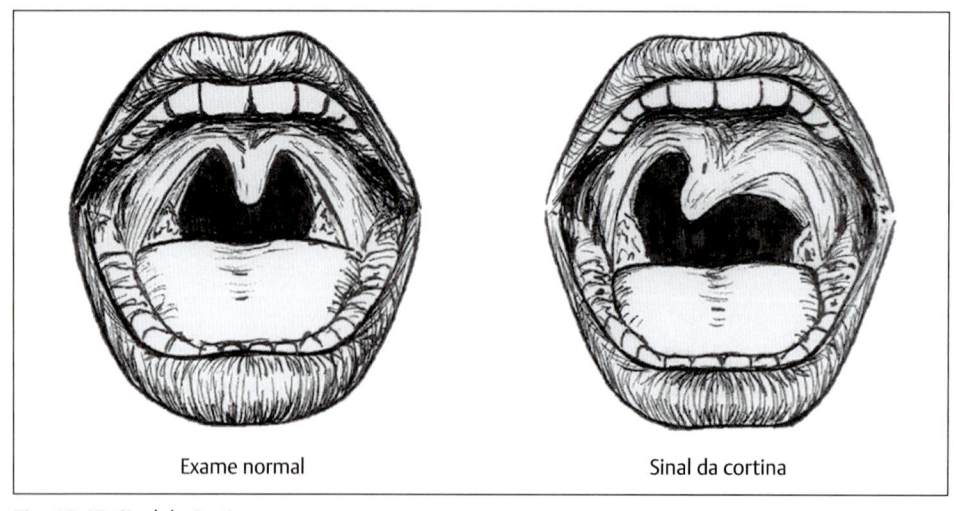

Exame normal　　　　　　　　Sinal da cortina

Fig. 15-45. Sinal da Cortina.

de cada lado e observa-se a resposta. A ausência deste reflexo pode indicar lesões do glossofaríngeo ou do vago.
- *Nervo acessório (NC XI):* o paciente deve mover os ombros para cima contra a resistência do examinador. O mesmo se faz na rotação lateral da cabeça para ambos os lados.
- *Nervo hipoglosso (NC XII):* é responsável pela motricidade da língua. Inspeciona-se a língua no assoalho da boca, procurando atrofias ou fasciculações. Em seguida, o paciente exterioriza a língua, e pesquisamos assimetrias. Caso haja lesão, a língua se desvia para o lado lesado. Depois, o paciente move sua língua para os lados, e observamos a sua amplitude. A força é avaliada ao se comprimir a bochecha do paciente enquanto ele pressiona a língua contra essa região. O paciente com lesão do NC XII pode, ainda, apresentar disartria.

Avaliação de Irritação Meníngea

Para avaliar a rigidez de nuca, devemos garantir que não haja lesão na cervical. Com o paciente sentado ou em decúbito dorsal, flexionamos seu pescoço com suavidade até o queixo encostar no tórax. Caso haja resistência, evidencia-se a irritação, que pode ocorrer em meningites infecciosas e hemorragias subaracnóideas. Podemos também pesquisar alguns sinais, como ilustra a Figura 15-46.

- *Rigidez da nuca:* resistência à flexão passiva da cabeça e retração dos músculos cervicais posteriores.
- *Sinal de Kernig:* com o quadril fletido a 90°, estende-se o joelho. O sinal é positivo se houver dor ou resistência à manobra bilateralmente.

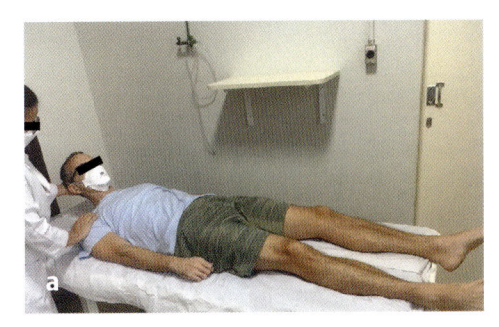

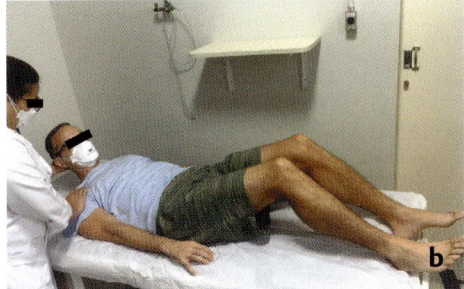

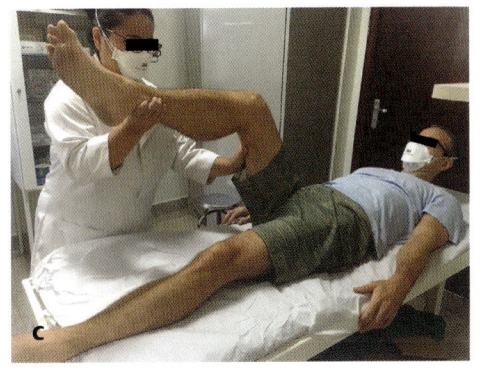

Fig. 15-46. (a-c) Pesquisa de irritação meníngea.

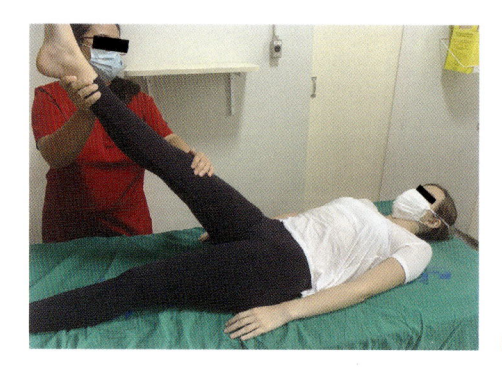

Fig. 15-47. Pesquisa do sinal de Lasègue.

- *Sinal de Brudzinski:* flexão da nuca determina flexão involuntária das pernas e coxas.

Ao executarmos essas manobras, faz-se necessário distinguir entre a irritação meníngea e a dor de origem radicular, causada pela compressão de uma raiz nervosa ao nível de sua emergência na coluna vertebral. Para isso, é importante pesquisar o sinal de Lasègue: com o paciente em decúbito dorsal, eleva-se passivamente a perna em completa extensão. Quando esse movimento produz dor no trajeto do nervo ciático ao longo de um certo ângulo (de 30° a 70°), o sinal de Lasègue está presente, e a dor radiculopática é o diagnóstico mais provável. Esse teste pode ser sensibilizado pela manobra de Bragard: quando houver a mesma dor na dorsiflexão passiva do pé ou do hálux, temos o sinal de Sicard. Em todas essas manobras, vale lembrar que o surgimento de dor bilateral à mobilização de um lado é bastante sugestivo de comprometimento inflamatório das meninges (Fig. 15-47).

APROFUNDANDO
As Principais Síndromes Neurológicas

A combinação dos achados do exame neurológico e dos dados da anamnese permite a identificação de diversas síndromes que, por sua vez, são características de patologias específicas, facilitando o seu diagnóstico e orientando, de forma de forma técnica, a escolha dos exames complementares a solicitar. Destacam-se:

1) *Síndrome piramidal (primeiro neurônio motor):* resulta em acometimento do trato corticoespinhal (piramidal), em qualquer ponto desde o córtex até a medula espinhal, onde é estabelecida a sinapse com neurônios medulares. Entre as maiores causas, estão os acidentes vasculares cerebrais (AVCs), tumores e abscessos cerebrais. Meningites e outras infecções do SNC também podem causá-la. Consiste nos seguintes achados:
    - Hipertonia do tipo espástica (em "canivete"): com marcha "ceifante" pela espasticidade em extensão do membro inferior contralateral.
    - Plegia ou paresia: se a lesão for cortical (antes do cruzamento piramidal das vias), o déficit será contralateral à lesão. Se a lesão for medular (após o cruzamento), o déficit será ipsilateral à lesão. Déficits cruzados podem ser observados em lesões do tronco cerebral.
    - Hiper-reflexia profunda: presença do sinal de Babinski e seus sucedâneos. Redução dos reflexos superficiais.

2) *Síndrome extrapiramidal:* ocorre uma combinação de achados, a depender das estruturas lesionadas. O exemplo clássico é a doença de Parkinson, onde a degeneração da substância negra produz: hipertonia (em "roda dentada"), bradicinesia, tremor em repouso e instabilidade postural. Os reflexos, a força muscular e a sensibilidade não se alteram de modo significativo. Outros movimentos involuntários, como coreia, hemibalismo e atetose, podem ocorrer diante da lesão dos outros componentes dessas vias, como os corpos estriados. Outras causas frequentes são o uso de antipsicóticos, como o haloperidol, e outras doenças que causam "parkinsonismo", tais como a demência por corpúsculos de Levy e a paralisia supranuclear progressiva.
3) *Síndrome cerebelar:* são observados os déficits de coordenação (dismetria, disdiadococinesia e assinergia). A marcha é atáxica (oscilante, com base alargada), e o sinal de Romberg é negativo, pois o desequilíbrio ocorre mesmo de olhos abertos. Há hipotonia generalizada e tremor intencional. A fala é escandida. A força e a sensibilidade são preservadas. Entre suas maiores causas, destacam-se a intoxicação aguda por bebidas alcoólicas, ataxias hereditárias, tumores e AVCs.
4) *Síndrome do segundo neurônio motor:* resulta de lesões neuronais desde o corno anterior da medula até a junção neuromuscular. Em geral, é causada por doenças que afetam a junção neuromuscular, como a *miastenia gravis* ou as neuropatias periféricas, cujas etiologias incluem diabetes, etilismo, uso crônico de algumas medicações (como o metronidazol), deficiência de vitamina B12, sífilis terciária e muitas outras. De modo geral, observa-se ao exame físico:
    - Atrofia muscular dos segmentos da inervação.
    - Paresia localizada ou generalizada, dependendo da etiologia.
    - Hiporreflexia e marcha escarvante.
    - Perda sensorial, que pode se distribuir pelo dermátomo do nervo afetado ou, em caso de polineuropatias distais, apresentar um padrão simétrico em "luva e bota".
5) *Padrões selecionados de lesão medular:* discutiremos aqui os achados principais de algumas lesões medulares mais frequentes na prática clínica.
    - Secção medular: causada por traumatismos, compressões tumorais e mielites transversas. Observa-se paraplegia ou tetraplegia (a depender do nível da lesão). Há também anestesia bilateral completa, incontinência urinária, espasticidade e hiper-reflexia.
    - Hemisecção medular (síndrome de Brown-Séquard): lesão que acomete um dos "lados" da medula. Do mesmo lado da lesão, observam-se plegia e perda da sensibilidade profunda. Já a perda da sensibilidade superficial é contralateral.
    - Síndrome do cordão posterior (sífilis, deficiência de vitamina B12): perda bilateral de propriocepção, tato "fino" e sensibilidade vibratória. Surge marcha "escarvante", com Romberg positivo.
    - Síndrome da cauda equina: a medula espinhal termina, aproximadamente, ao nível de L2. No entanto, diversas raízes nervosas descem pelo cone medular antes de sair na forma dos nervos espinhais. Quando ocorre compressão do cone medular nesses níveis (por tumores, fraturas, abscessos), observam-se: dor radicular, anestesia da região perianal selar, incontinência fecal e urinária e paresias de padrão semelhante às lesões do segundo neurônio motor (Fig. 15-48).

Movimentos Involuntários – Conceitos Essenciais

Muitas vezes, ao abordarmos um paciente, deparamo-nos com movimentos que não parecem ser intencionais. Embora tenham a característica de cessar durante o sono, sua

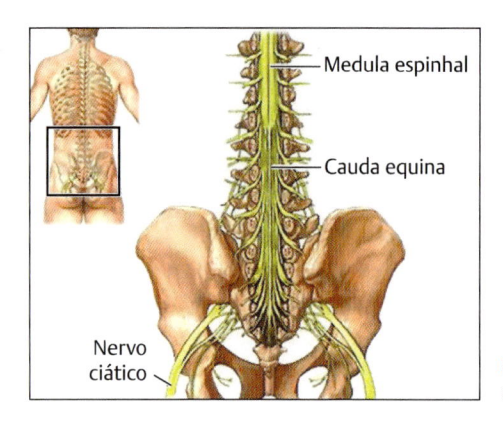

Fig. 15-48. Medula espinhal. Cauda equina e nervos ciáticos.

realização durante a vigília foge ao controle volitivo do paciente e pode, muitas vezes, representar um constrangimento. Os movimentos involuntários são de vários tipos e não se enquadram em uma síndrome neurológica específica, podendo compor um quadro clínico mais típico em associação com outros sinais e sintomas. Devem ser avaliados em relação a sua amplitude, localização, frequência, ritmo, simetria, relação com o movimento e o repouso, fatores de "gatilho" e associação com outros achados clínicos.

Tremores
São os movimentos involuntários mais comuns. Têm baixa amplitude, alta frequência, ritmo regular, são simétricos (em geral) e afetam principalmente as extremidades dos MMSS. O tremor de repouso é característico da doença de Parkinson e ameniza com a movimentação do membro. O tremor postural surge quando o indivíduo precisa sustentar o segmento corporal afetado por algum tempo: é comum em casos de exaustão muscular, ansiedade e hipertireoidismo, mas também pode ser uma alteração benigna, não se relacionando a doenças. Já o tremor intencional aparece quando o indivíduo tenta fazer um movimento de maior precisão, como alcançar um objeto ou fazer uma "pinça" com os dedos. Sua maior causa são as doenças cerebelares.

O tremor essencial é o mais comum de todos e não representa patologia, é apenas uma alteração constitucional do indivíduo. Afeta mais as mãos e a cabeça e pode ocorrer em repouso (podendo suscitar a suspeita de Parkinson) ou em movimento.

Tiques
São movimentos estereotipados, repetitivos, geralmente unilaterais e muito irregulares. Alguns exemplos são piscar um olho, morder a bochecha, levantar os ombros e fazer uma careta. O indivíduo tende a repeti-los, principalmente em situações de estresse ou ansiedade. A síndrome de Tourette é uma causa comum e inclui também tiques vocais: o indivíduo emite sons de forma não espontânea e pode apresentar coprolalia, que é a pronúncia de palavras de baixo calão contra sua própria vontade (Fig. 15-49).

Coreias
São movimentos bastante amplos, irregulares e que envolvem grandes segmentos corporais, como cabeça, troncos e braços. Suas maiores causas são a doença de Huntington e a febre reumática ("coreia de Sydenham").

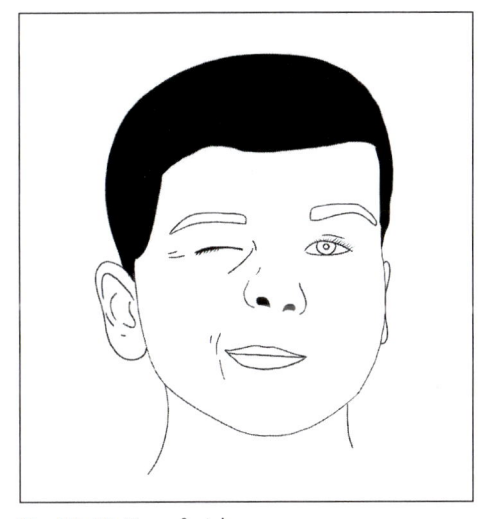

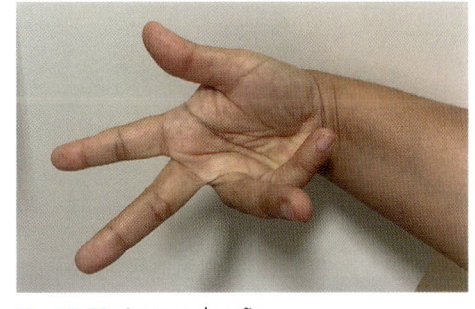

Fig. 15-49. Tique facial.

Fig. 15-50. Atetose da mão.

Atetoses
São contrações da cabeça e das extremidades dos MMSS. São movimentos mais lentos, provocando um retorcimento dos segmentos envolvidos. Normalmente ocorrem em associação com espasticidade. Algumas causas são os AVCs do tálamo, a paralisia cerebral e a icterícia neonatal (Fig. 15-50).

Discinesias
São movimentos bizarros dos músculos da face, da boca, da língua e da mandíbula, sugestivos de caretas. Podem ocorrer espontaneamente em pessoas idosas com síndromes demenciais ou como efeitos adversos de algumas drogas psicotrópicas.

Alterações Pupilares Selecionadas (Quadro 15-9)

Quadro 15-9. Algumas Alterações Relevantes no Exame das Pupilas

Pupila tônica de Adie	Pupila dilatada, vista mais frequentemente em mulheres jovens (20-40 anos). É geralmente unilateral. A reação ao reflexo fotomotor é lenta ou inexistente. O reflexo de convergência é incompleto. Associa-se frequentemente à hiporreflexia do aquileu e do patelar	

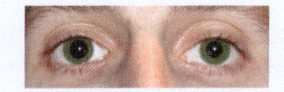

(Continua.)

Quadro 15-9. *(Cont.)* Algumas Alterações Relevantes no Exame das Pupilas

Pupila de Argyll-Robertson	O reflexo fotomotor está abolido (não reage à luz), e o reflexo de acomodação está mantido. É uma pupila pequena, miótica e irregular. É sugestiva de neurossífilis, mas pode aparecer no diabetes melito e na encefalopatia de Wernicke	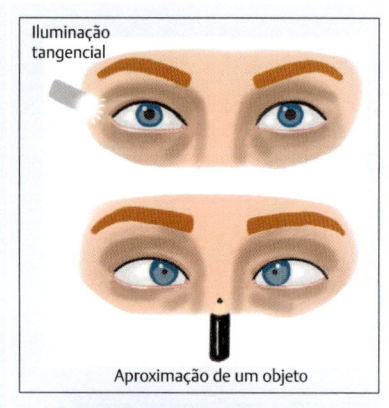 Iluminação tangencial / Aproximação de um objeto
Síndrome de Claude-Bernard-Horner	Caracterizada pela tríade: enoftalmia (perda do tônus do globo ocular, que fica "afundado"), ptose e miose. Há uma afecção unilateral de raízes simpáticas cervicais. Pode haver distúrbios da secreção lacrimal, rubor e anidrose hemifacial ipsilateral. Sinônimos: síndrome de Horner ou ocular simpática Em crianças de até 2 anos, pode causar <u>heterocromia irídica</u>: os olhos assumem colorações distintas	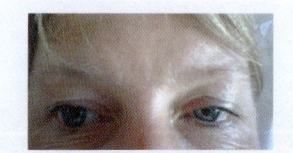

VAMOS PRATICAR

Questão 1. A.A., 79 anos, masculino, diabético de longa data e com diagnóstico recente de hipertensão arterial sistêmica foi levado por sua filha a atendimento médico em virtude de plegia em membro inferior direito e paresia em membro superior direito de aparecimento súbito, associada a paralisia do terço inferior da hemiface direita. Um mês depois, o exame do sistema nervoso mostrava hipertonia muscular envolvendo o membro superior e inferior direito, hiper-reflexia profunda e sinal de Babinski do mesmo lado.

Pergunta-se:

Qual a síndrome neurológica apresentada e a sua causa mais provável?
Qual o tipo de paralisia facial este paciente apresenta? Justifique.

Questão 2. L.Z., 68 anos, sexo masculino, refere, há cerca de 20 dias, episódios de vertigem rotatória. Como o seu vizinho falou que isso era normal por conta da idade, não procurou atendimento médico. Hoje, como houve piora importante do sintoma e surgimento de náuseas e vômitos, o paciente procurou atendimento hospitalar. O exame revelou ataxia da marcha, com queda para o lado direito toda vez que o paciente fechava os olhos, além de nistagmo horizontal.

Pergunta-se:

Qual nervo craniano poderia estar envolvido na causa da síndrome vertiginosa?

Qual é a manobra (na qual pede-se ao paciente para fechar os olhos) realizada pelo médico para verificar tal envolvimento?

Com base nesse achado, qual é o diagnóstico diferencial sindrômico que deve ser estabelecido?

Questão 3. T.N., 45 anos, masculino, HIV-positivo, é encaminhado para avaliação neurológica em razão de tremor e dificuldade para deambular. Exame clínico inicial mostrou caquexia, tremor intencional, perda da coordenação motora nos membros superiores e marcha atáxica. Os reflexos superficiais e profundos estavam conservados.

Pergunta-se:

Qual a síndrome motora descrita?
Quais manobras poderiam ser realizadas no sentido de avaliar a coordenação dinâmica?
Qual a alteração esperada para o caso?

Questão 4. A.D., 63 anos, advogado, procurou o ambulatório de clínica médica em razão de quadro progressivo iniciado há 6 meses com tremor de extremidades, lentidão na sua marcha e dificuldade de raciocínio durante as reuniões de trabalho e ao executar suas tarefas diárias. Exame neurológico: marcha de pequenos passos, tremor de repouso, hipertonia muscular e fácies inexpressiva. Não foram observadas alterações nos reflexos profundos ou na força muscular.

Pergunta-se:

Qual a síndrome neurológica descrita?
Qual estrutura cerebral deve estar comprometida neste caso?
Qual o tipo de hipertonia mais provável neste caso?

BIBLIOGRAFIA

Bates B, Bickley LS, Szilagyi PG. Bates Propedêutica Médica. 11. ed. Rio de Janeiro, RJ: Guanabara Koogan; 2015.

Brasil Neto JP,Takayanagui OM. Tratado de Neurologia da Academia Brasileira de Neurologia. Rio de Janeiro, RJ: Elsevier Editora Ltda; 2013.

Campbell WW, Barohn RJ. DeJong's The Neurologic Examination. 8a Ed. Filadélfia: Wolters-Kluwer; 2019.

Harapan BN, Yoo HJ. Neurological symptoms, manifestations and complications associated with severe acute respiratory syndrome coronavirus 2 (SARS-COV-2) and coronavirus disease (COVID-19). Journal of Neurology (2021). 268:3059-3071.

Longo DL et al. Medicina interna de Harrison. 19. ed. Porto Alegre: AMGH; 2016.

Machado A, Haertel LM. Neuroanatomia Funcional. 3. ed. Rio de Janeiro: Atheneu; 2013.

Maranhão-Filho P, Maranhão ET et al. Paralisia facial: quantos tipos clínicos você conhece? Parte I Facial falsy: how many clinical types do you know? Part I. Rev Bras Neurol. 2013;49(3):85-92.

SEMIOLOGIA OSTEOARTICULAR

CAPÍTULO 16

Giovanna Ribeiro Gerstner ▪ Ilana Chaves de Botica Santos
Isabella Furtado Melo Maul de Carvalho
Joao Paulo Xavier de Souza Mendonça ▪ Juliana Ribeiro Claper
Larissa de Oliveira Velloso Costa ▪ Leticia Lutterbach Riker Botelho
Antonio Augusto Masson ▪ Elizabeth Silaid Muxfeldt
Janice Gonçalves Subilhaga ▪ Rafael Bica

"Toda a criação começa com o movimento."
Joseph Zinker

INTRODUÇÃO

O sistema musculoesquelético é sede de alterações que refletem patologias locais ou sistêmicas. Para que um diagnóstico seja feito, a propedêutica correta e técnicas adequadas de exame se fazem necessárias. Na seção inicial deste capítulo, estudaremos alguns conceitos gerais sobre a anatomia articular e apresentaremos alguns aspectos da anamnese e do exame físico geral que devem ser valorizados, por sua estreita relação com as doenças que mais frequentemente acometem o aparelho osteoarticular.

Em seguida, apresentaremos as técnicas de exame das principais articulações e estruturas osteomusculares dos esqueletos axial e periférico, realizando sempre a correlação anatomoclínica dos achados principais e exemplificando as patologias que costumam produzi-los.

ASPECTOS GERAIS DA ANATOMIA ARTICULAR

Para os objetivos desse estudo, podemos dividir as articulações em dois tipos básicos. As articulações sinoviais (ou móveis) são responsáveis pela maior parte dos movimentos apendiculares e de maior amplitude: são exemplos os quadris, joelhos, tornozelos, ombros, cotovelos, punhos e temporomandibulares. Elas são formadas por uma cápsula articular que separa as cartilagens de cada extremidade e que é preenchida pelo líquido sinovial e revestida por uma membrana sinovial (Figs. 16-1 e 16-2).

Já as articulações fibrocartilaginosas (ou semimóveis) são mais estáveis e permitem uma menor gama de movimentos. São preenchidas por discos fibrocartilaginosos que separam as cartilagens articulares. É o caso das articulações intervertebrais.

Em ambos os casos, diversos ligamentos se inserem nas extremidades distais dos ossos que formam as articulações para estabilizar suas posições e evitar deslocamentos excessivos.

As bursas são pequenas cápsulas de líquido que se posicionam entre ossos, cartilagens e ligamentos em pontos de maior atrito durante o movimento, funcionando como "almofadas" que protegem essas estruturas de lesões traumáticas. Os tendões são cordões fibrosos que fazem a inserção dos músculos nas extremidades dos ossos (Figs. 16-3 a 16-5).

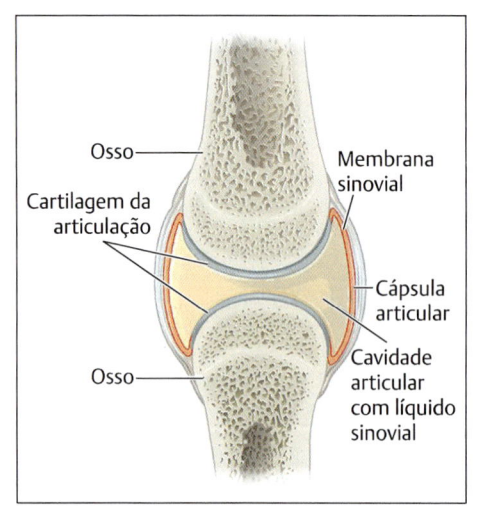

Fig. 16-1. Articulação sinovial.

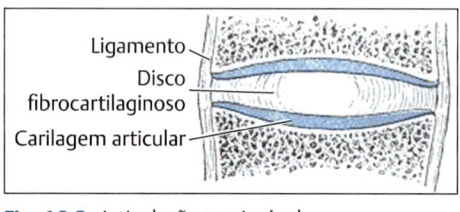

Fig. 16-2. Articulação semimóvel.

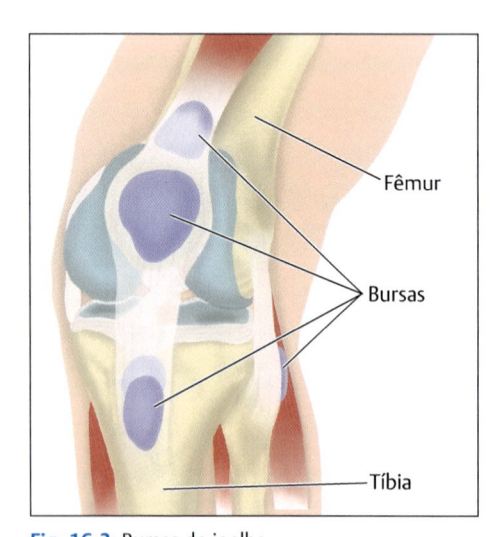

Fig. 16-3. Bursas do joelho.

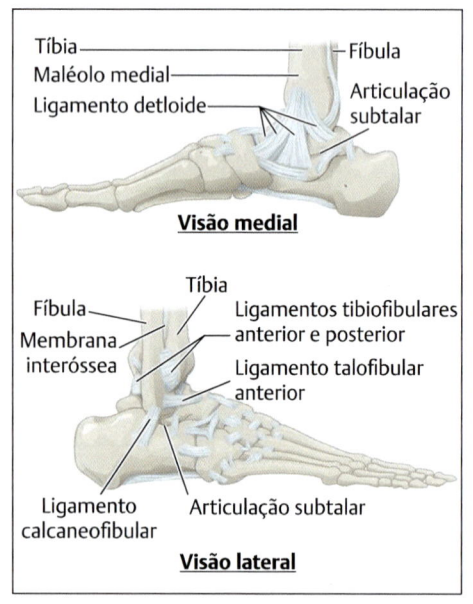

Fig. 16-4. Ligamentos do joelho.

Músculo
esquelético-
Bíceps

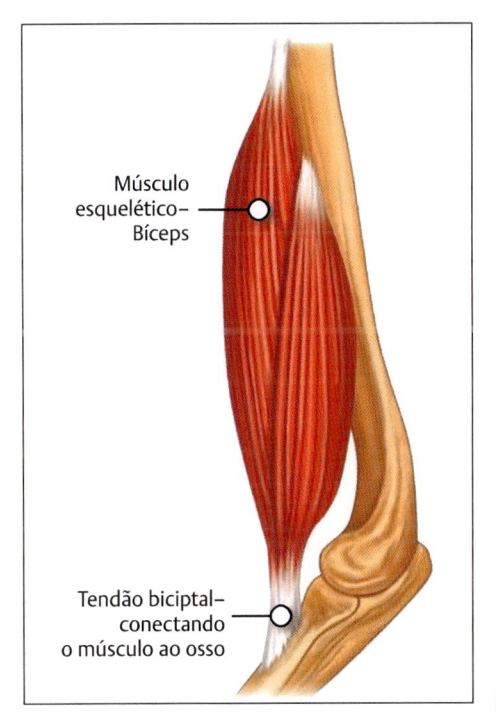

Tendão biciptal-
conectando
o músculo ao osso

Fig. 16-5. Tendões – bíceps e tríceps.

ABORDAGEM GERAL DO PACIENTE

Na **anamnese**, diversas informações facilitam a compreensão do processo patológico (sistêmico ou local) que acomete o sistema osteoarticular. Em cada etapa, há dados importantes a explorar. Vejamos alguns:

- Identificação do paciente:
  - Gênero: doenças autoimunes como lúpus eritematoso sistêmico, artrite reumatoide e esclerodermia são mais prevalentes em mulheres, enquanto gota, espondilite anquilosante, artrite reativa e doença de Paget ocorrem mais em homens.
  - Idade: a osteoartrose é muito mais frequente em idosos. Já o lúpus acomete mais mulheres jovens, e a artrite reumatoide, mulheres adultas.
  - Profissão: algumas atividades envolvem sobrecargas articulares, movimentos repetitivos e posturas inadequadas, especialmente sem o uso de equipamentos de proteção. Tendinites e bursites, por exemplo, são lesões de esforço repetitivo comuns.
- Queixa principal e história da doença atual: a dor articular é o sintoma cardinal da lesão osteoarticular e deve ser explorada quanto a localização, tempo de instalação, intensidade, irradiações, sintomas associados (como febre) e fatores de piora. A limitação funcional ao movimento da articulação acometida deve ser investigada. O edema é outra queixa comum e também merece investigação quanto às suas características, em especial a presença de sinais flogísticos.
- Revisão de sistemas: muitas vezes, informações aparentemente não relacionadas podem nos fornecer substratos ao diagnóstico. Um bom exemplo é a pesquisa de sintomas extra-articulares das doenças reumáticas: tosse e dispneia na artrite reumatoide com

acometimento pulmonar, fenômeno de Raynaud e disfagia na esclerodermia, amigdalite recente e prévia em uma poliartrite por febre reumatoide, e muitos outros.
- História patológica pregressa: uma doença previamente conhecida pode fortalecer hipóteses diagnósticas para a queixa apresentada. É o caso da psoríase e da doença de Crohn, que podem apresentar manifestações articulares. Algumas neoplasias estão também associadas ao aparecimento, mesmo "a distância", de sintomas musculoesqueléticos: é o que chamamos de síndromes paraneoplásicas. É também importante interrogar sobre traumatismos, uso de medicamentos, vacinações recentes, exposição ao frio ou calor e infecções associadas: todos são fatores que se relacionam a doenças reumatológicas específicas.
- História fisiológica: algumas doenças sexualmente transmissíveis podem ter artrite como manifestação clínica inicial (como a gonorreia) ou tardia (como a artrite reativa). Já a sífilis pode evoluir com lesões articulares nas suas fases secundária e terciária.
- História familiar: indagar história de patologias osteoarticulares na família, tais como colagenoses e osteoartrites.
- História social: viagens recentes, hábitos e posturas no trabalho e o uso de drogas injetáveis estão entre as informações que podem ser úteis na investigação diagnóstica.

Na **ectoscopia e no exame físico segmentar**, devemos atentar para sinais de doenças que afetam múltiplos órgãos e sistemas, correlacionando-os com as eventuais lesões osteoarticulares que sejam encontradas. Nesse contexto, destacam-se como exemplos:

- *Pele e mucosas:* alterações na coloração da pele (icterícia, palidez, cianose), lesões cutâneas primárias (máculas, placas ou vesículas), ulcerações e aftas, exantemas e ressecamento das mucosas (xerodermia, xerostomia) são apenas alguns dos achados que merecem destaque. As Figuras 16-6 a 16-13 ilustram algumas situações específicas.

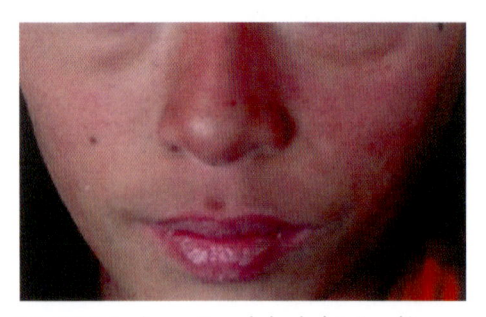

Fig. 16-6. Lesão em "asa de borboleta" no lúpus.

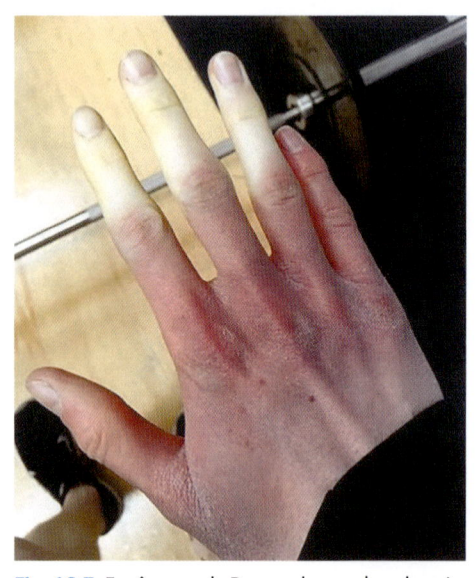

Fig. 16-7. Fenômeno de Raynaud na esclerodermia.

SEMIOLOGIA OSTEOARTICULAR

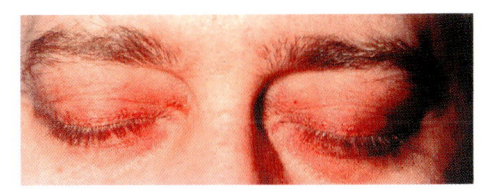

Fig. 16-8. Heliotropo na dermatomiosite.

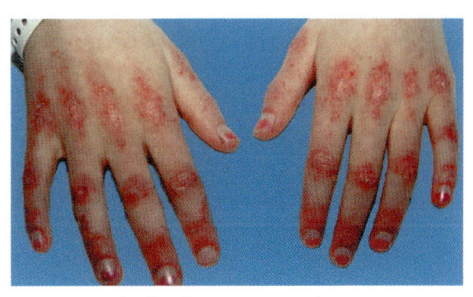

Fig. 16-9. Pápulas de Gottron na dermatomiosite.

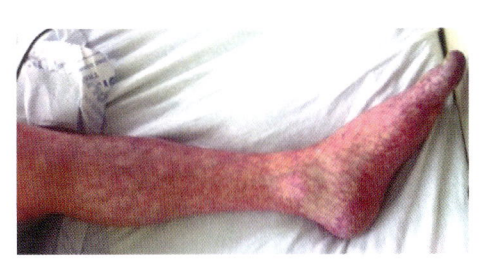

Fig. 16-10. Livedo reticular na sínd. anticorpo antifosfolipídeo.

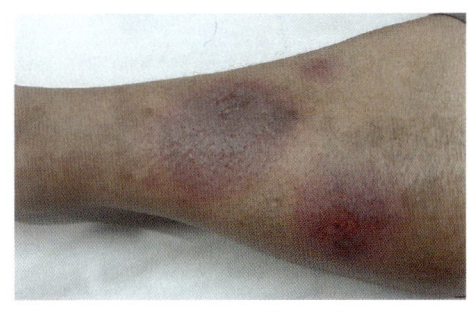

Fig. 16-11. Eritema marginado na febre reumática.

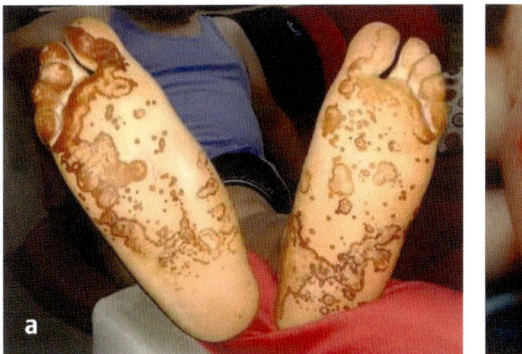

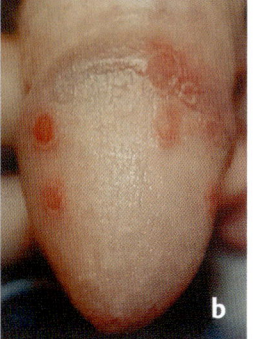

Fig. 16-12. (**a**, **b**) Ceratoderma blenorrágico e balanite circinada na síndrome de Reiter.

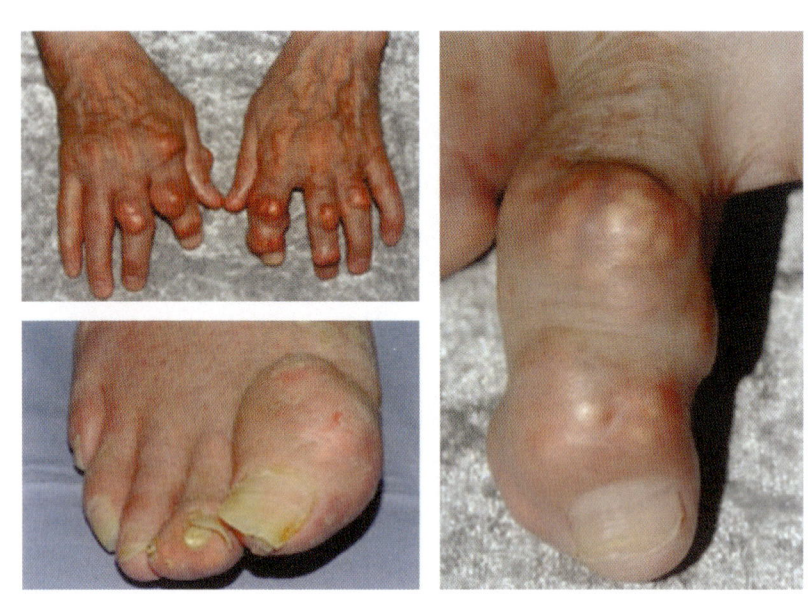

Fig. 16-13. Tofos gotosos.

- *Cabeça e pescoço:* alopecias são comuns em portadores de lúpus, e o couro cabeludo é um sítio de avaliação essencial naqueles com artrite psoriática. A presença de lacrimejamento e vermelhidão ocular pode indicar uma uveíte, a inflamação desta estrutura do globo ocular (íris, pupila e coroide) que ocorre nas espondiloartrites (artrites que afetam o esqueleto axial), ou uma conjuntivite seca, como é comum na síndrome de Sjogren.
- *Tórax:* o atrito pleural pode indicar uma serosite (inflamação da pleura) em pacientes com colagenoses, como lúpus ou artrite reumatoide. Na esclerodermia, a taquidispneia com expansibilidade pulmonar reduzida pode sugerir uma pneumopatia intersticial.
- *Cardiovascular:* o atrito pericárdico (indicando pericardite) pode ser provocado por doenças autoimunes como lúpus e artrite reumatoide. Sopros podem decorrer de valvopatias relacionadas à febre reumática ou à endocardite de Libman-Saks, uma manifestação possível do lúpus.
- *Abdômen:* a dor abdominal é um achado comum em vasculites sistêmicas, que também acometem articulações. Pode também aparecer, junto a plastrões palpáveis, em casos de doença de Crohn associada à artrite.
- *Sistema nervoso:* alterações como a psicose (no lúpus) e a depressão (na fibromialgia) são achados comuns. Movimentos involuntários (coreia de Sydenham) podem ocorrer na febre reumática. Déficits focais de força e sensibilidade são comuns nas vasculites sistêmicas.

ENTENDENDO

O exame osteoarticular tem peculiaridades que merecem destaque. Na inspeção, é essencial que os aspectos de simetria sejam observados: os achados em uma articulação devem sempre ser comparados aos da contralateral. A presença de edemas, eritema e deformidades (como desvios patológicos e luxações) deve ser pesquisada.

A etapa seguinte é a movimentação passiva (feita pelo examinador) e ativa (feita pelo paciente) da articulação. Nesse momento, avalia-se o ângulo do arco do movimento e observa-se se existe alguma restrição que reduza o arco esperado. Havendo restrição, cabe avaliar se é causada por dor ou por algum outro problema que provoque restrição articular. Além disso, todos os tipos de movimento que uma articulação é capaz de fazer devem ser testados: flexão, extensão, rotação, lateralização, abdução e adução são os melhores exemplos. Dependendo da articulação, tais avaliações são feitas pela observação da marcha e da naturalidade com que o paciente se movimenta.

A etapa seguinte é a palpação. Nela, pode-se pesquisar a presença de lesões como cistos ou tumorações. A ocorrência de dor ou calor pode sugerir uma artrite aguda de origem inflamatória ou infecciosa, ou até mesmo o acometimento de outras estruturas, como ligamentos, bursas e tendões, de acordo com o padrão observado de dor.

Antes de passarmos à descrição das manobras do exame osteoarticular, é importante fazer algumas considerações sobre os padrões clássicos de lesão articular, pois eles tendem a se reproduzir ao longo do exame, e é necessário que o examinador saiba identificá-los e descrevê-los, até porque cada padrão corresponde a patologias diferentes e orienta as hipóteses diagnósticas de modo decisivo.

Em primeiro lugar, devemos considerar que existem dois padrões básicos de lesão articular: o inflamatório (cujo protótipo é a artrite reumatoide) e o mecânico (cujo protótipo é a osteoartrose). Suas diferenças são relacionadas no Quadro 16-1. A Figura 16-14 mostra um exemplo de artrite de padrão inflamatório.

Além da definição do padrão básico da lesão articular, devemos investigar outras características na história e no exame físico.

Dizemos que a artrite é aguda se tem até 6 semanas de evolução, subaguda se seu tempo de instalação está em torno de 6 semanas e crônica se surgiu há mais de 6 semanas. Além disso, pode-se tratar de monoartrite (uma articulação afetada), oligoartrite (duas a quatro articulações) ou poliartrite (cinco ou mais articulações).

Quanto à localização, a artrite pode ser simétrica ou assimétrica e acometer grandes articulações (ombros, cotovelos, quadris, joelhos e tornozelos) ou pequenas articulações (punhos, metacarpofalangeanas, interfalangeanas proximais e distais, metatarsofalangeanas).

Quanto à evolução cronológica, as artrites podem ser classificadas em aditivas (novas lesões surgem, enquanto as iniciais se mantêm), migratórias (lesões iniciais desaparecem à medida que surgem novas), intermitentes ou contínuas.

Quadro 16-1. Padrões de Lesão Articular

Achados semiológicos	Padrão inflamatório (artrite reumatoide)	Padrão mecânico (osteoartrose)
Relação da dor com o repouso	Piora	Melhora
Relação da dor com a atividade física	Melhora	Piora
Rigidez matinal	> 1 hora	< 30 minutos
Presença de sinais flogísticos: calor e rubor	Exuberante	Ausente/Discreto
Fadiga	Importante	Mínima
Envolvimento sistêmico	Sim	Não
Despertar noturno	Sim	Não

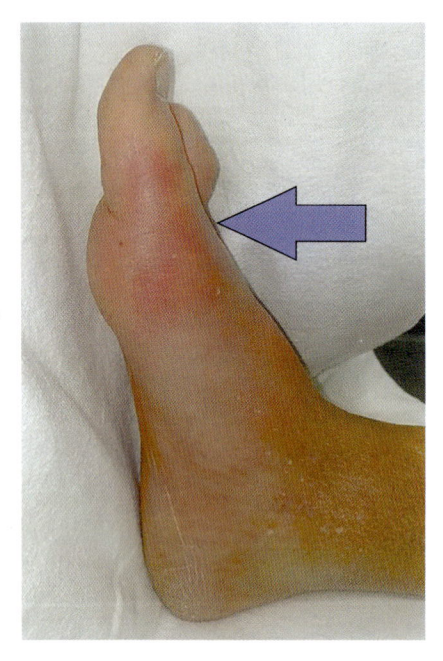

Fig. 16-14. Artrite inflamatória.

Quadro 16-2. Causas de Monoartrites Agudas e Crônicas

Monoartrite aguda	Monoartrite crônica
Infecciosa (bacteriana gonocócica e não gonocócica, viral)	Infecciosa (tuberculosa, fungos, HIV)
Traumática	Osteoartrose
Cristais (gota, pseudogota)	Neoplasias (sinovite vilonodular pigmentosa, osteoma osteoide)
Espondiloartropatias (reativa, psoriática)	Artrite reumatoide: apresentação atípica

Para exemplificar a importância dessas diferenciações, o Quadro 16-2 mostra as causas principais das monoartrites agudas e crônicas.

Para facilitar nosso estudo, vamos dividir o exame osteoarticular na avaliação das articulações do esqueleto axial (coluna vertebral e sacroilíaca) e do esqueleto apendicular (ombros, cotovelos, punhos, quadris, joelhos e pés).

O Esqueleto Axial
Exame da Coluna Vertebral
A estabilidade da coluna é promovida pelas suas quatro curvaturas fisiológicas: a lordose cervical, a cifose torácica, a lordose lombar e a cifose coccígea. A natureza compensatória dessas curvas, quando equilibradas, permite a manutenção da postura normal ereta em repouso com esforço muscular mínimo. A Figura 16-15 ilustra essas características, e a Figura 16-16 mostra algumas curvaturas patológicas da coluna.

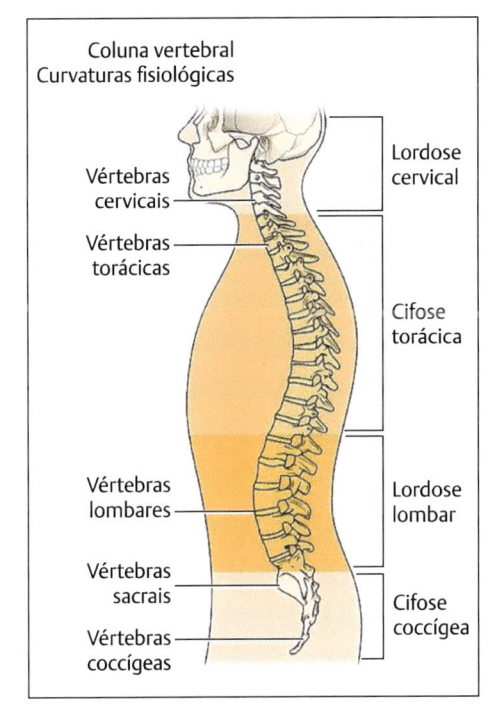

Fig. 16-15. Curvaturas fisiológicas da coluna vertebral.

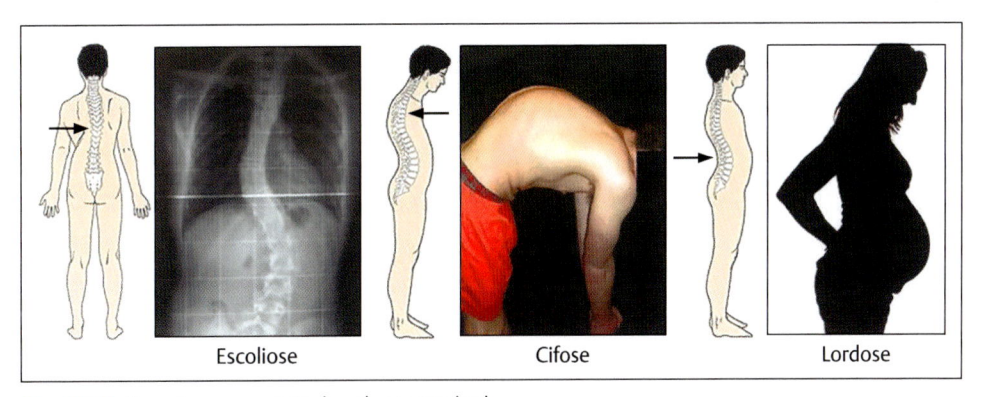

Fig. 16-16. Curvaturas anormais da coluna vertebral.

Coluna Cervical
- *Inspeção estática e dinâmica:* observar a postura do paciente durante o exame e a presença de curvaturas anormais, assimetrias e deformidades.
- *Movimentação passiva e ativa:* a coluna cervical é capaz de realizar movimentos de flexão, extensão, lateralização e rotação, verificáveis principalmente ao mobilizarmos o pescoço. Os arcos normais da amplitude desses movimentos são:
  - Flexão (50°)/Extensão (60°)/Lateralização (30 a 45°)/Rotação (80°).

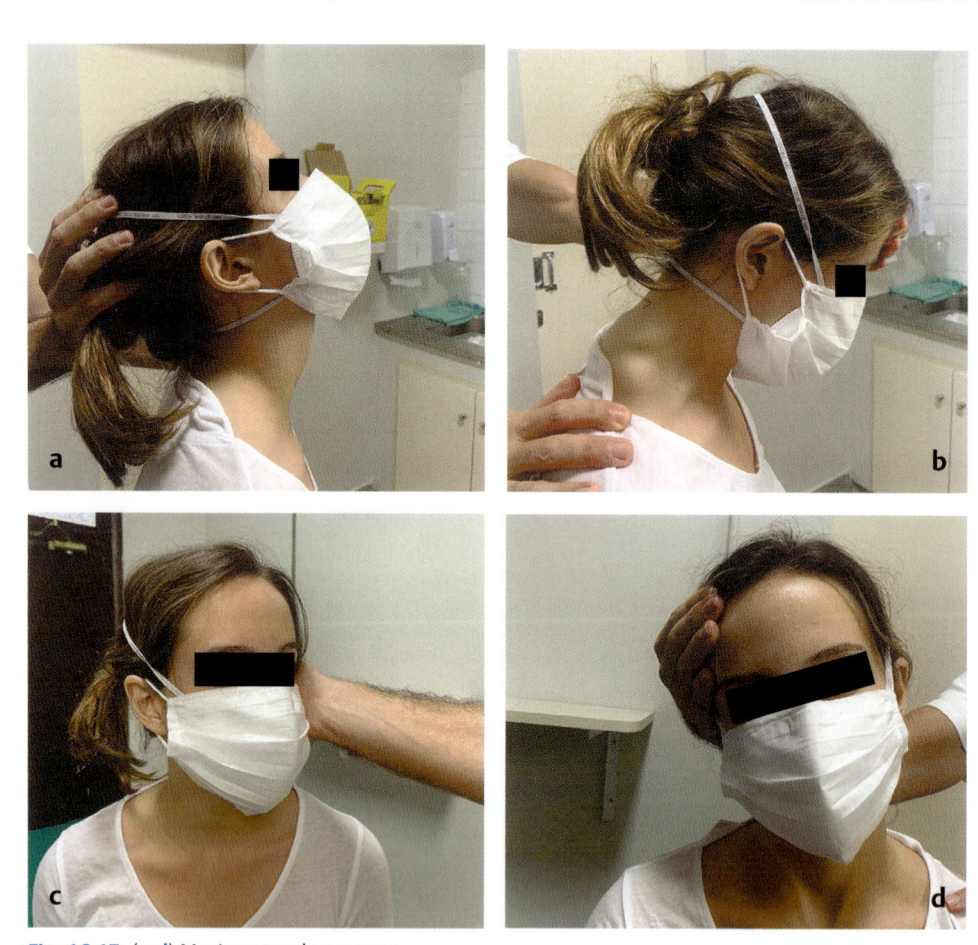

Fig. 16-17. (a-d) Movimentos do pescoço.

A Figura 16-17 ilustra os principais movimentos e os arcos esperados em cada caso, além das técnicas indicadas para a mobilização ativa pelo examinador.

- *Palpação:* devem ser localizados alguns pontos de referência da coluna cervical, avaliando a eventual presença de dores locais ou crepitações. Os principais são: a protuberância occipital maior, os processos espinhosos das vértebras cervicais, as escápulas e a musculatura paravertebral.
- *Técnicas semiológicas especiais:* a manobra de Spurling é útil para pesquisar a existência de compressão de um disco ou uma raiz nervosa na coluna cervical, produzindo dor com as características de uma radiculopatia. Dentre as principais causas, destacam-se as doenças degenerativas, os traumas e as doenças neoplásicas.
  - Solicita-se ao paciente que flexione lateralmente a cabeça para o lado afetado.
  - O examinador deve aplicar uma força sobre o topo da cabeça do paciente com o objetivo de estreitar o forâmen intervertebral.
  - O teste é positivo quando há parestesia em membro superior e/ou aumento da dor em padrão radicular (Fig. 16-18).

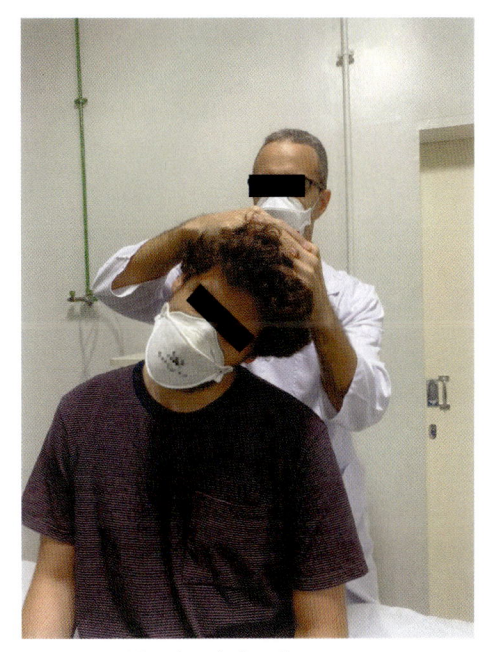

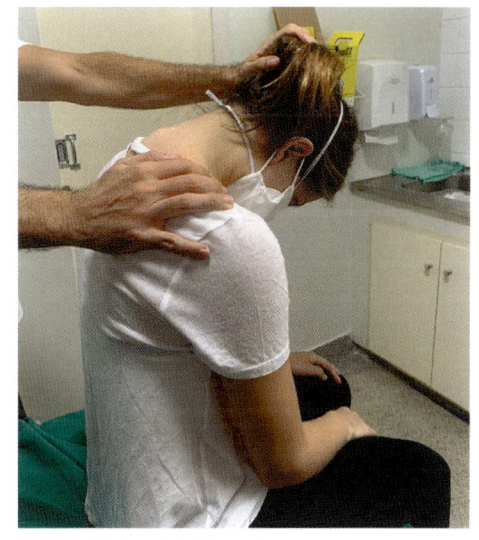

Fig. 16-18. Manobra de Spurling.

Fig. 16-19. Sinal de Lhermitte.

O sinal de Lhermitte é pesquisado com a flexão da coluna cervical, movimento que traciona a medula espinhal e seus envoltórios e comprime os discos vertebrais.

- Com o paciente sentado, flexiona-se o queixo do paciente até o tórax enquanto o paciente, simultaneamente, flexiona o quadril.
- O sinal está presente quando ocorre sensação de choque, parestesias ou disestesias nas mãos ou pernas durante a flexão da coluna cervical. Ele sugere a presença de patologias como hérnias intervertebrais, estenose do canal vertebral e subluxação atlanto-axial (Fig. 16-19).

Coluna Lombar e Sacral

Na **inspeção estática e dinâmica**, observamos aspectos gerais, como as curvaturas da coluna, eventuais desvios e deformidades, e outros achados ectoscópicos, como lesões cutâneas e cicatrizes. A postura em repouso e a marcha também são avaliadas: lesões unilaterais frequentemente se associam a marchas assimétricas, vacilantes ou de menor amplitude.

Na movimentação ativa e passiva, deve-se considerar que a coluna lombar faz os movimentos de flexão, extensão, lateralização e rotação. Os arcos normais de amplitude são (Fig. 16-20):

- *Flexão:* 65° - 70°.
- *Extensão:* 35° - 40°.
- *Lateralização:* 35° - 40°.
- *Rotação:* 60° - 70°.

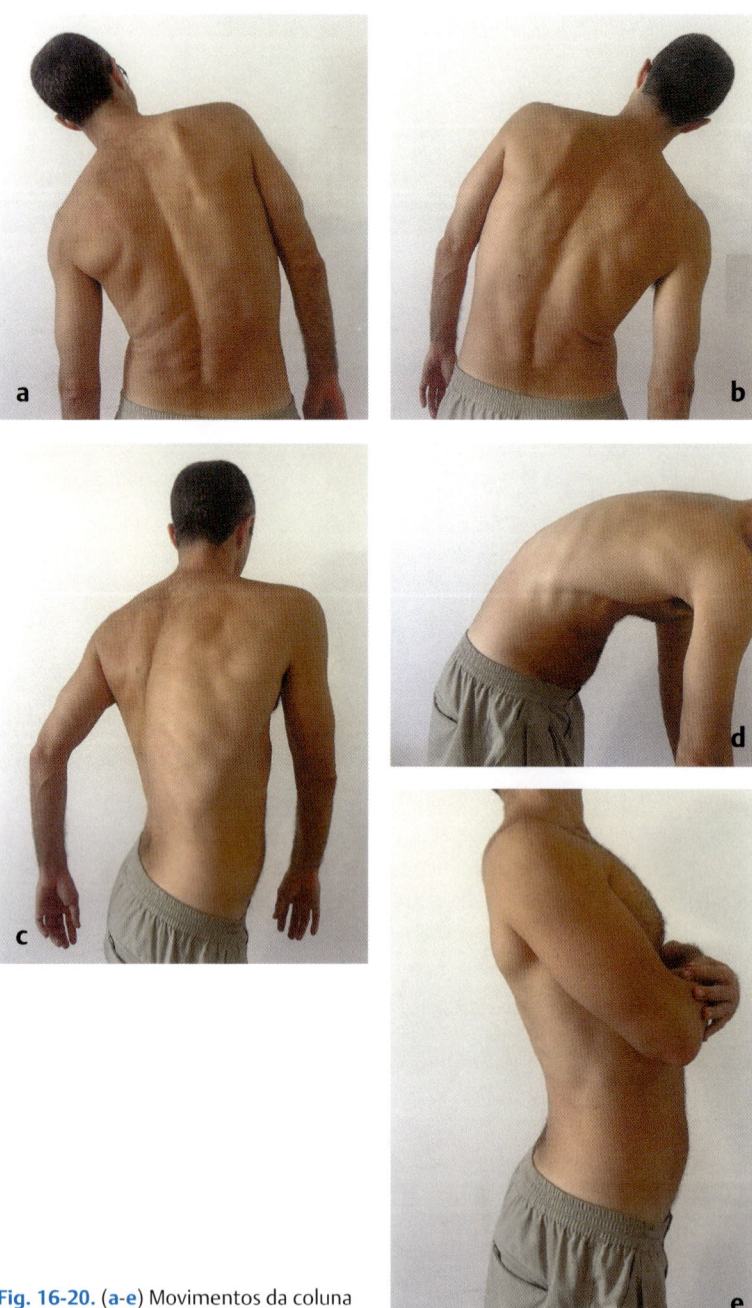

Fig. 16-20. (a-e) Movimentos da coluna lombar.

Nesta etapa do exame, lembramos que o arco de movimentação da flexão lombar em idosos costuma ser menor (45°-50°) e que, quando o paciente faz esse movimento, a tendência é a reversão da lordose lombar fisiológica e, às vezes, até mesmo o surgimento de uma pequena cifose lombar. Na **palpação**, o examinador busca os principais pontos de referência anatômica, assim como na coluna cervical: os processos espinhosos das vértebras, as musculaturas paravertebrais e, em particular, os rebordos costais inferiores e as cristas ilíacas.

Técnicas Semiológicas Especiais

A pesquisa do **sinal de Laségue**, na presença de dor lombar irradiada para a perna, pode identificar se o problema é causado pela herniação de um disco lombar (sinal de Laségue presente) ou não. Com o paciente em decúbito dorsal e relaxado, realiza-se (Fig. 16-21):

- Extensão passiva da perna no lado que se deseja testar.
- Avalia-se se a dor referida pelo paciente é reproduzida (com as mesmas características) e em que ângulo de extensão ela aparece.

Caso a dor seja reproduzida em uma angulação entre 30° e 70°, o sinal de Laségue está presente. Quanto mais baixo o ângulo de elevação para reproduzir a dor, maior a probabilidade de herniação discal significativa. Caso o desconforto do paciente tenha padrão de irradiação diferente ou não seja reproduzido pela manobra, o sinal de Laségue é negativo. Uma variante pouco sensível, mas muito específica, desta manobra é a pesquisa do sinal de Laségue cruzado: nesse caso, usando a mesma técnica semiológica, a perna assintomática é estendida, e a dor se reproduz na perna contralateral.

Já a mobilidade lombossacral pode ser avaliada pelo **Teste de Schober**, no qual o examinador deve (Fig. 16-22):

- Localizar o ponto médio entre as cristas ilíacas na junção lombossacral (ao nível aproximado de L5).
- Traçar um ponto 10 cm acima e 5 cm abaixo da marca inicial.
- Pedir ao paciente que flexione o tronco, na tentativa de levar as mãos aos dedos dos pés.
- Na flexão máxima, medir a distância entre os dois pontos marcados. Esta deverá ser pelo menos 5 cm maior que a distância original (de 15 cm), com o paciente em pé. Um aumento menor que 5 cm indica limitação da mobilidade lombar e o teste é positivo, sugerindo o diagnóstico de espondiloartrites.

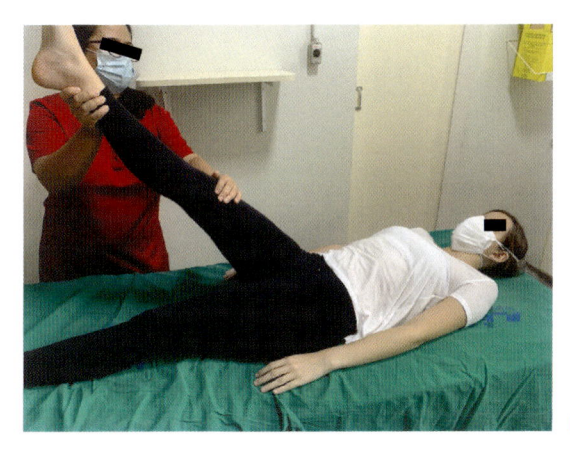

Fig. 16-21. Manobra de Laségue.

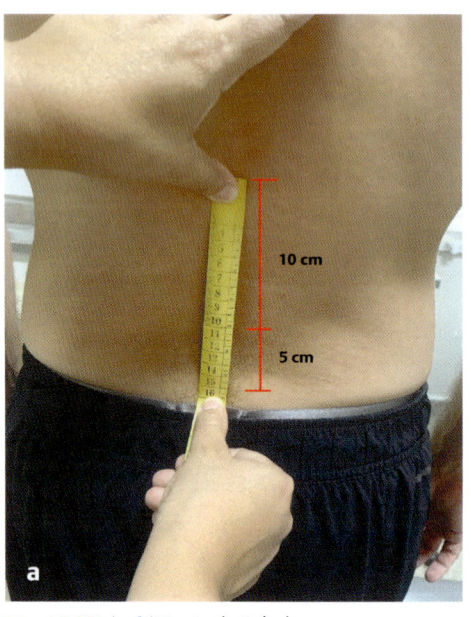

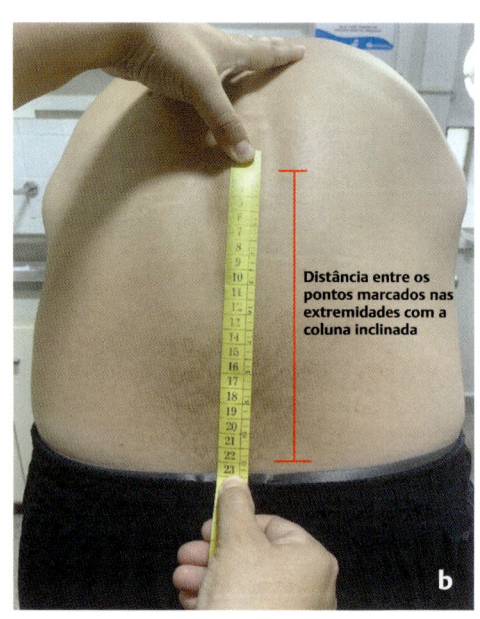

Fig. 16-22. (a, b) Teste de Schober.

A Articulação Sacroilíaca

É uma articulação mais profunda e de menor mobilidade. Em primeiro lugar, é importante fazer a **palpação** das enteses, que são os locais de inserção de músculos, tendões e ligamentos ao osso sacro (Fig. 16-23).

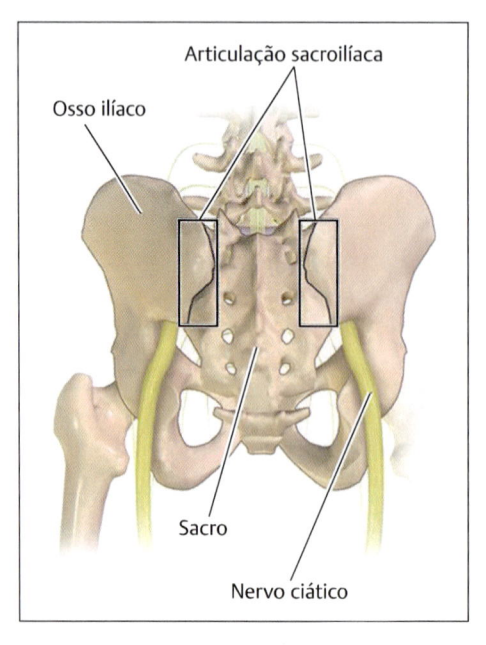

Fig. 16-23. Articulação sacroilíaca.

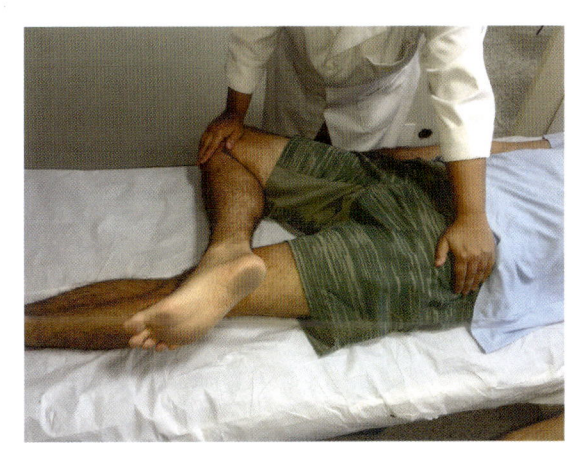

Fig. 16-24. Manobra de Patrick-Fabere.

A **manobra de Patrick-Fabere** avalia a presença de sacroileíte, que pode ser sugerida pelo aparecimento de dor quando o examinador realiza a sequência dos movimentos (Fig. 16-24):

- Posicionar o paciente em decúbito dorsal.
- Flexionar o quadril e a perna.
- Cruzar a perna sobre a perna oposta, posicionando o maléolo lateral do paciente sobre a coxa distal oposta.
- Aplicar pressão sobre o joelho flexionado.

O próprio nome da manobra facilita a compreensão dessa sequência, por um mnemônico: é a avaliação da articulação sacroilíaca com o joelho **F**lexionado, **AB**duzido e **E**xternamente **R**odado, forçando assim a articulação.

O **teste de Trendelenburg** avalia a integridade dos músculos abdutores do quadril. Com o paciente em pé, solicita-se que ele flexione uma perna (erguendo-a) enquanto sustenta seu peso na outra. O teste é positivo quando ocorre um movimento de báscula da bacia, indicando incapacidade da musculatura do quadril da perna de apoio suportar o peso.

O Esqueleto Apendicular
Quadril
É uma articulação que conecta os ossos da pelve ao fêmur. Localiza-se abaixo do ligamento inguinal, em um nível mais profundo e recoberta por diversos grupamentos musculares. Suas bursas principais são a trocantérica, que está adjacente à proeminência lateral da articulação, o trocanter maior, a iliopectínea, situada num plano anterior e medial, e a isquiática, que fica na extremidade mais inferior do ísquio: a tuberosidade isquiática.

A inspeção inicia-se quando o paciente entra na sala de exame. Observamos a marcha com atenção, visto que várias patologias manifestam-se durante a deambulação – por exemplo, a báscula de quadril. Os movimentos do quadril são a extensão, a flexão, as rotações interna e externa, a abdução e a adução. Seus arcos de movimento são os seguintes (Figs. 16-25 e 16-26):

- Extensão: 15°
- Flexão: 130°

- Abdução: 45°
- Adução: 25°
- Rotação interna: 40°
- Rotação externa: 45°

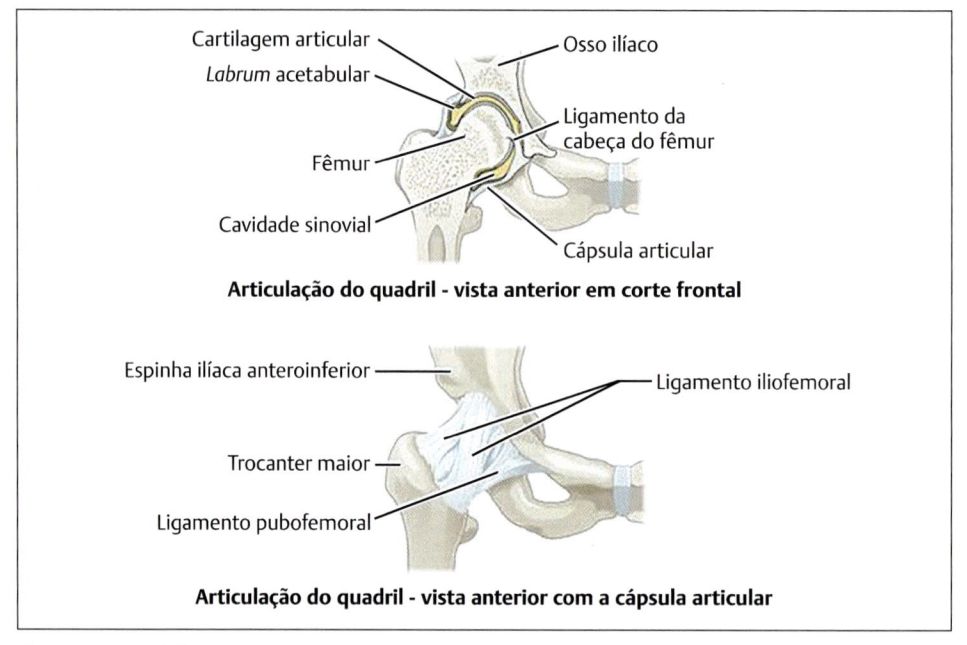

Fig. 16-25. Quadril.

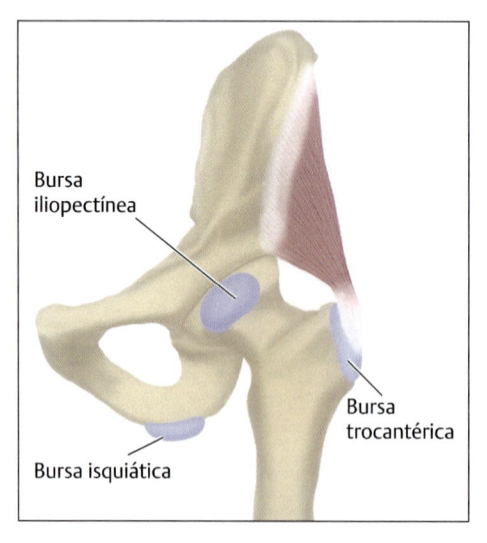

Fig. 16-26. Bursas do quadril.

A movimentação dos quadris deve ser realizada com o paciente deitado. Para avaliarmos a amplitude de sua flexão, podemos fazê-la em combinação com a flexão do joelho. Nessa manobra, devemos também observar se a outra perna se mantém em repouso horizontal: caso ela se flexione involuntariamente, pode-se estar diante de uma deformidade em flexão do quadril, como ocorre em casos de osteoartrose. Já as rotações podem ser realizadas com a perna esticada ou fletida em 90°: suas restrições são bons indicadores de artrites ou de doenças degenerativas do quadril. Para fazer a abdução, o examinador estabiliza a pelve contralateral com uma das mãos e faz o movimento da perna esticada com a outra mão (Fig. 16-27).

Na **palpação**, a dor sobre a região anteromedial, onde se localiza a articulação propriamente dita, pode ser secundária a problemas como bursite iliopectínea, sinovite (inflamação da cápsula articular) ou lesão do músculo psoas. Já na região lateral, o mais comum é a bursite trocantérica, que pode-se irradiar para a face lateral da coxa. Na região posteroinferior, onde se palpa a tuberosidade isquiática, a dor pode-se relacionar à bursite isquiática, que causa dor sobre as faces central e inferior das nádegas e nem sempre é rapidamente distinguível de lesões que provocam compressão do nervo ciático, como a síndrome piriforme e a compressão radicular.

Joelho

Como uma das maiores articulações sinoviais do corpo humano, o joelho é sede frequente das queixas osteoarticulares em todas as idades, especialmente pelos impactos constantes que sofre no cotidiano e que podem ser agravados por sobrecargas relacionadas a obesidade, exercícios físicos mal orientados e outros fatores. A cápsula articular é uma estrutura complexa e, para a transmissão da força e manutenção da estabilidade desse segmento, deve haver harmonia entre as superfícies articulares, meniscos, ligamentos, cápsula e os ossos (Fig. 16-28).

A estrutura envolve três superfícies: os aspectos medial e lateral da articulação tibiofemoral e, anteriormente, a articulação patelofemoral. Como vemos na Figura 16-29, alguns pontos de referência das extremidades ósseas que formam a articulação podem ser

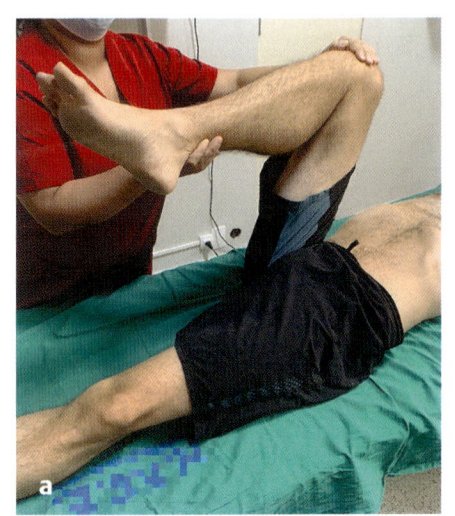

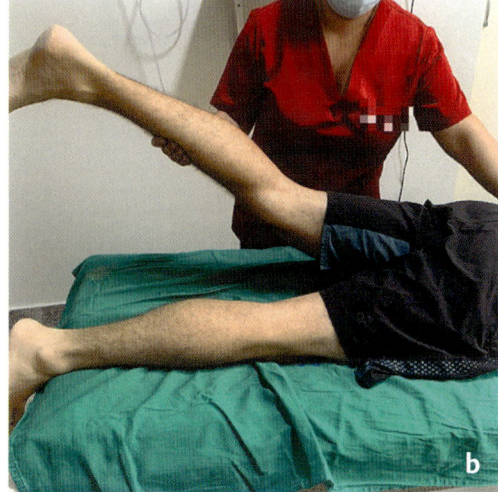

Fig. 16-27. (**a-f**) Movimentos do quadril. (**a**) Flexão, (**b**) extensão *(Continua)*.

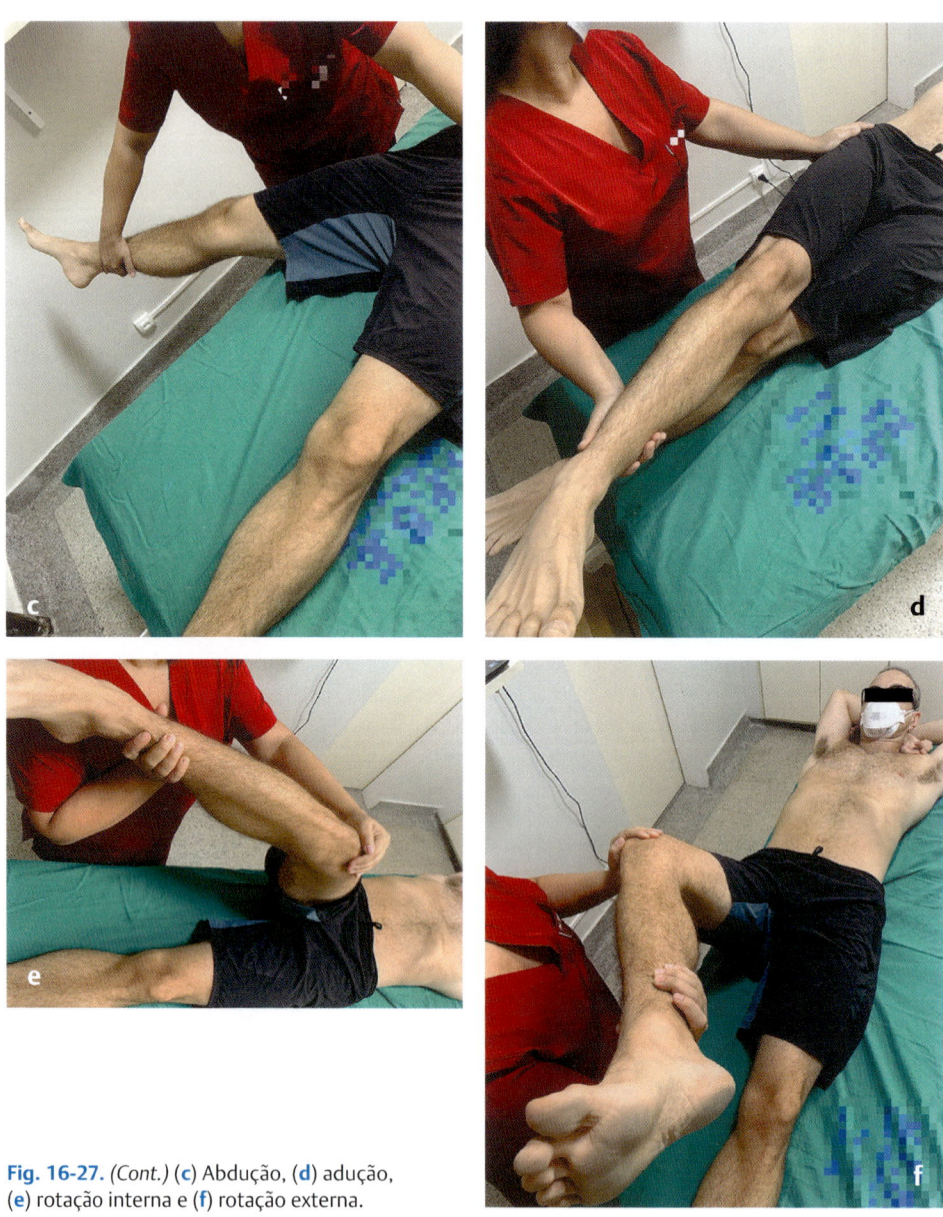

Fig. 16-27. *(Cont.)* (**c**) Abdução, (**d**) adução, (**e**) rotação interna e (**f**) rotação externa.

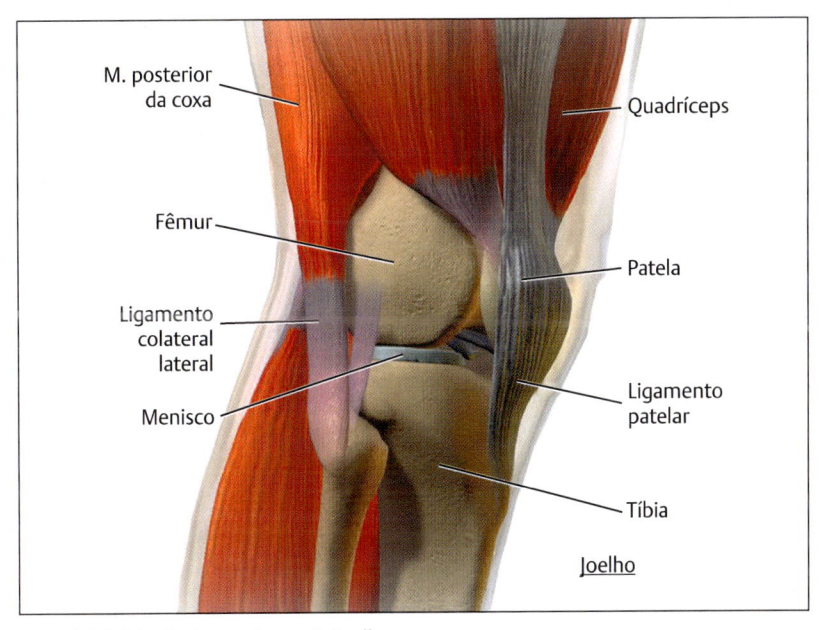

Fig. 16-28. Principais estruturas do joelho.

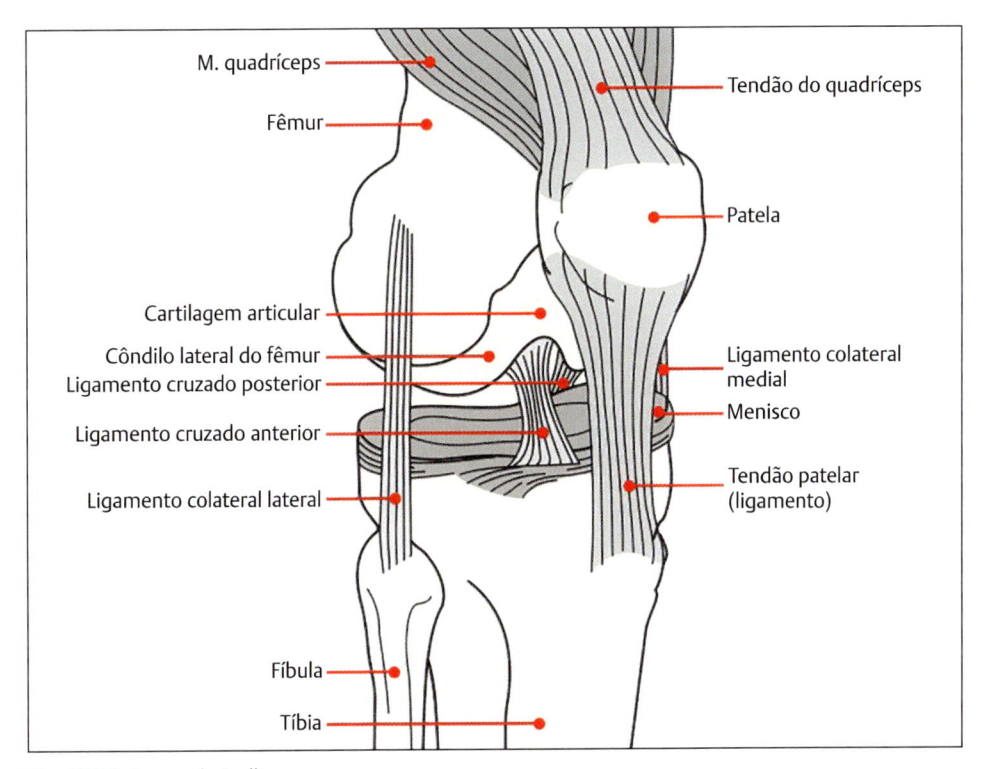

Fig. 16-29. Bursas do joelho.

identificados. No caso da tíbia, são palpáveis a tuberosidade tibial (anterior) e os côndilos medial e lateral, nos lados. Um pouco abaixo do côndilo lateral, identifica-se a cabeça da fíbula. A patela é o osso que forma a protuberância mais anterior. Já no caso do fêmur, são palpáveis os epicôndilos medial e lateral, que são separados dos côndilos tibiais pelos meniscos, estruturas cartilaginosas que absorvem os impactos e facilitam a mobilização. Logo abaixo da patela, o tendão patelar conecta a patela à tuberosidade tibial – nas laterais do tendão, podem-se identificar os sulcos das articulações tibiofemorais, que são preenchidos por coxins gordurosos. Finalmente, deve-se lembrar das principais bursas: a pré-patelar (localizada sobre a própria patela), a suprapatelar, a infrapatelar (sobre o tendão patelar) e a anserina (sobre o côndilo medial da tíbia).

Na **inspeção**, com o paciente em pé e a articulação exposta, observamos os joelhos e a região coxofemoral logo acima, procurando cicatrizes, edemas, equimoses, cistos, hipotrofias musculares e alterações posturais. Alguns tipos de alterações estruturais podem ser observados na Figura 16-30.

Na **movimentação** dos joelhos, vale lembrar que essa articulação, por sua grande estabilidade, realiza apenas movimentos de flexão (em um arco de até 140°) e de extensão (até 10°). Esses movimentos devem ser testados ativa e passivamente com o paciente sentado e com as pernas pendentes (Fig. 16-31).

Na **palpação**, realizada com o paciente em decúbito dorsal, devemos buscar pontos dolorosos e outros sinais flogísticos, tumorações, edemas e crepitações. Na região anterior do joelho, a estrutura que se destaca é a patela. Ela deve ser palpada com o joelho em extensão e deslocada vertical e horizontalmente, identificando suas margens. A partir da palpação da patela, as outras referências anatômicas do joelho podem ser distinguidas (Fig. 16-32).

No caso da **síndrome rotuliana dolorosa,** o paciente queixa-se de dor, na zona anterior da articulação do joelho, que se agrava quando se está muito tempo sentado e/ou quando faz agachamentos, ao subir e descer escadas ou planos muito inclinados. Já na **tendinite patelar**, afecção comum do tendão que fixa a patela à tíbia, observam-se dor, edema e rigidez à palpação local. Já a palpação realizada sobre os sulcos tibiofemorais pode produzir dor na presença de lesões nos meniscos ou osteoartrose. Eventualmente, essas lesões crônicas também produzem crepitações e sinais de inflamação em baixo grau.

A ocorrência de bursites pode-se relacionar a pequenos edemas na topografia da bursa acometida e dor à sua palpação. Na **bursite anserina**, por exemplo, o paciente queixa-se de dor na parte medial do joelho, acompanhada de dor à palpação com sensibilidade na porção inferomedial. No aspecto posterior do joelho, duas patologias importantes a pesquisar e diferenciar são o **cisto de Baker** e o **aneurisma de artéria poplítea**. No primeiro caso, coloca-se o paciente em decúbito ventral e, com sua perna fletida em 90°, palpa-se um abaulamento de consistência cística e que pode provocar sintomas locais de dor e compressão, que se agravam à extensão da articulação. No segundo caso, com o paciente em decúbito dorsal e a perna igualmente fletida a 90°, pesquisamos o pulso poplíteo e buscamos identificar e delimitar uma eventual dilatação aneurismática da artéria, que poderá ser percebida como uma massa pulsátil. Eventualmente, um sopro poderá ser auscultado nessa topografia (Fig. 16-33).

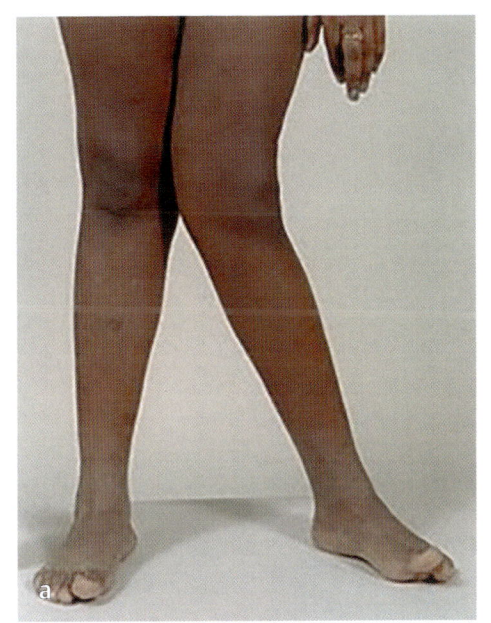

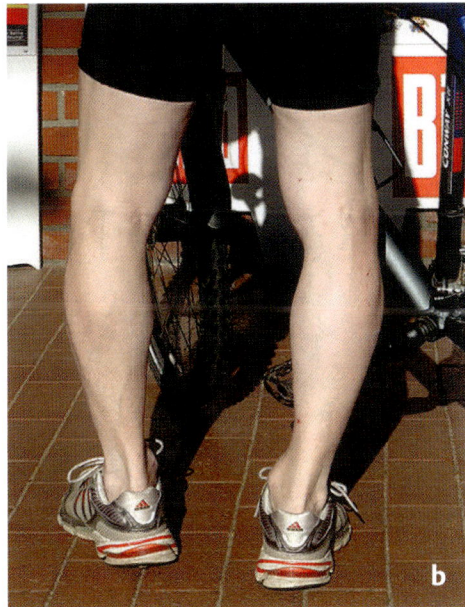

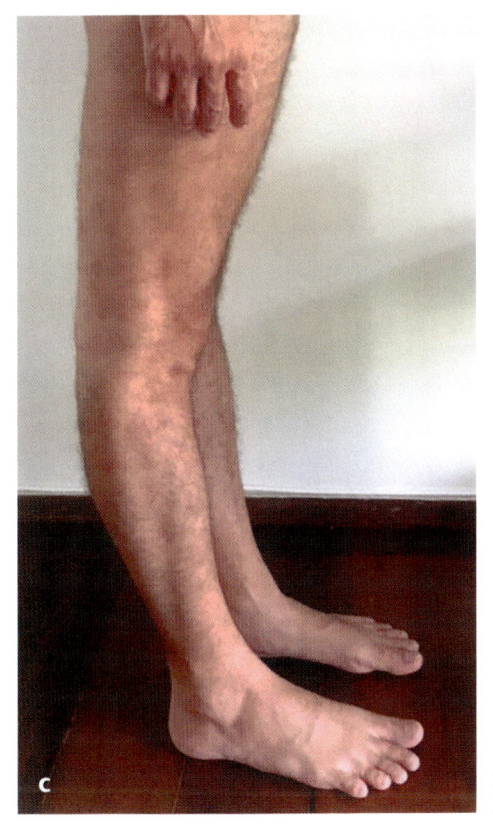

Fig. 16-30. (a-c) Desalinhamentos do joelho.
(a) Genu valgo, (b) genu varo, (c) genu recurvato.

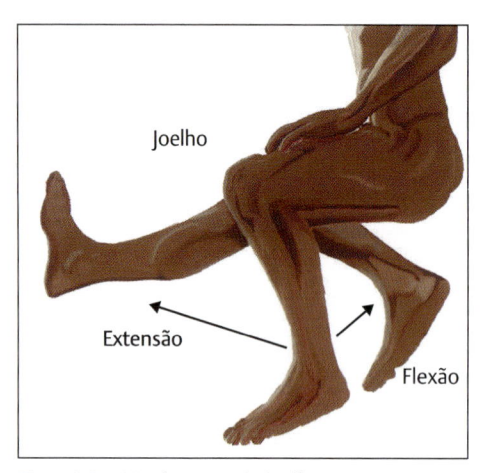

Fig. 16-31. Movimentos do joelho.

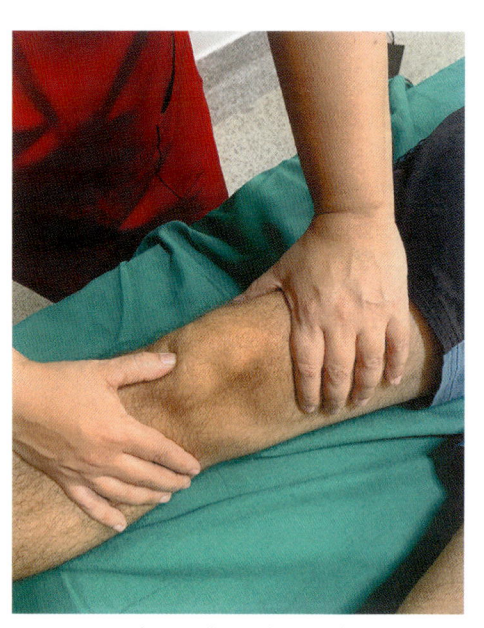

Fig. 16-32. Palpação do tendão patelar.

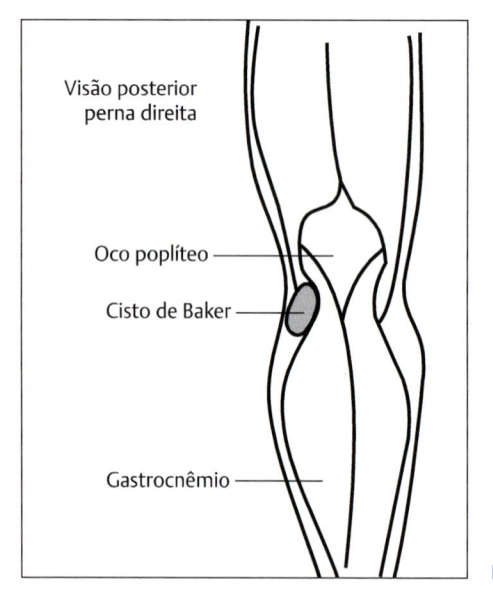

Fig. 16-33. Cisto de Baker. Vista posterior.

Técnicas Semiológicas Especiais

A avaliação de derrames articulares em torno dos joelhos requer, muitas vezes, manobras que permitam identificá-los e quantificá-los. O <u>sinal do abaulamento</u> é útil para detectar pequenos derrames: com o paciente deitado e as pernas estendidas, o examinador "ordenha" o sulco medial da articulação, comprimindo-o e "empurrando" a patela para cima e

Fig. 16-34. Teste do abaulamento.

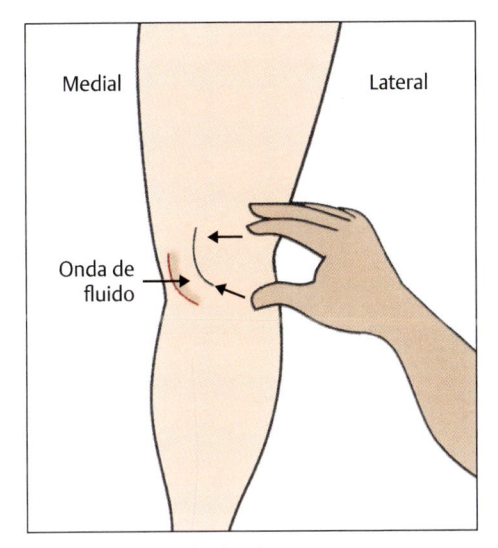

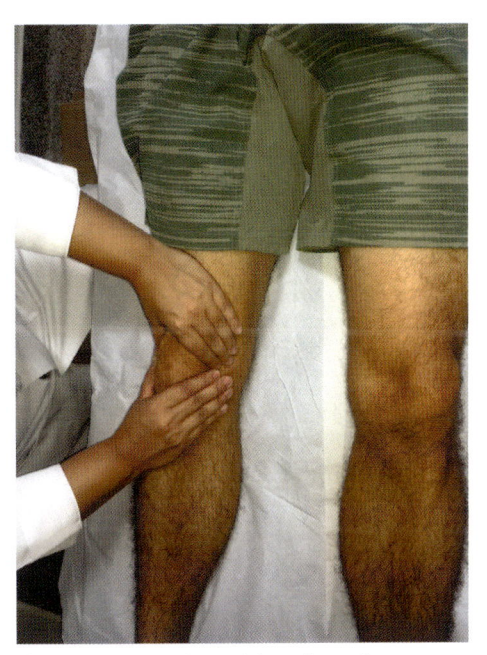

Fig. 16-35. Teste do sinal de tecla rotuliana.

lateralmente. Em seguida, o examinador comprime o joelho na sua face superior e lateral. Caso o abaulamento sobre a região inferomedial reapareça nesse momento à inspeção, identifica-se um derrame articular (Fig. 16-34).

Já o <u>sinal da tecla rotuliana</u> avalia grandes derrames. O examinador comprime ambos os sulcos articulares com o polegar (de um lado) e o indicador (do outro lado) da mão direita. Em seguida, mantendo a compressão, usa a mão esquerda para realizar uma pressão acima da patela, na topografia da bursa suprapatelar. Caso os dedos da mão direita sintam uma onda de líquido se chocando contra suas superfícies, o sinal está presente (Fig. 16-35).

Tornozelos e Pés

Os ossos do pé formam uma unidade funcional que permite uma ampla distribuição do peso com o objetivo de manter o equilíbrio na posição ereta, com ajustes às variações do terreno e absorção dos impactos. A transferência de apoios e impactos também ocorre dinamicamente entre diferentes segmentos do pé à medida que o indivíduo caminha ou corre. Já o tornozelo, que articula os ossos da perna com os ossos do pé, é uma articulação bastante estável, até pela sua função de suportar o peso corporal. Assim, possui menos opções de mobilidade comparativamente.

Para a avaliação dessas articulações, alguns pontos de referência são importantes. Nas áreas laterais, de cada lado, temos os maléolos. O <u>maléolo medial</u> é a extremidade distal da tíbia, e o <u>maléolo lateral</u>, a extremidade distal da fíbula. Ambos se articulam com o osso talar do pé, formando a articulação <u>tibiotalar</u> (que é a articulação do tornozelo propriamente dita). Posteriormente, temos o <u>tendão de Aquiles</u>, que se insere no calcâneo. A junção entre o calcâneo e o osso talar é a articulação <u>subtalar</u>. No dorso do pé, as <u>cabeças dos cinco ossos metatarsais</u> são palpáveis e se articulam com as falanges proximais dos pododáctilos. Na região plantar, a curvatura medial que se estende das cabeças dos metatarsos até o calcâneo é o arco longitudinal (Fig. 16-36).

Na **inspeção**, buscam-se assimetrias, deformidades, edemas, alterações ungueais e calosidades nos pododáctilos, nas regiões dorsal e plantar, no calcâneo e nos maléolos medial e lateral. A curvatura do arco plantar deve ser avaliada (Figs. 16-37 e 16-38).

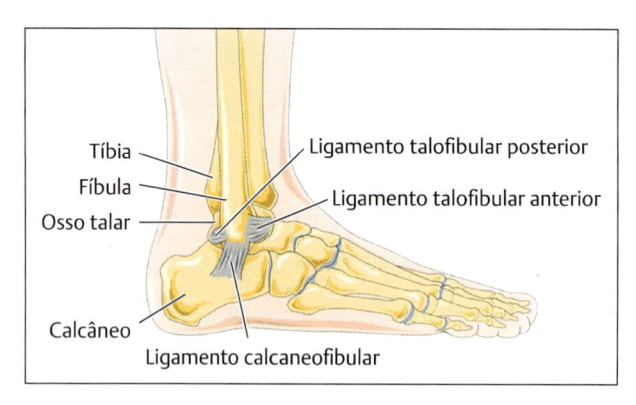

Fig. 16-36. Tornozelo. Vista posterior.

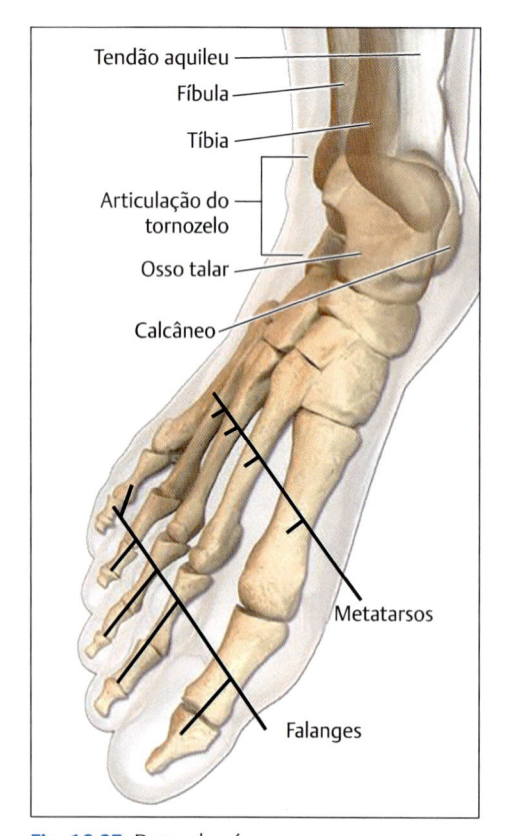

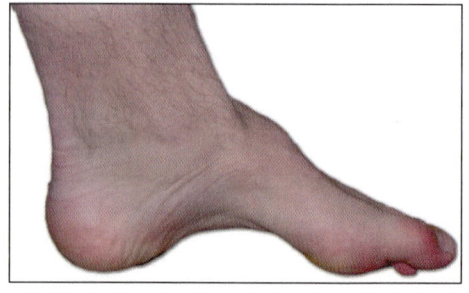

Fig. 16-37. Dorso do pé.

Fig. 16-38. Arco longitudinal da região plantar.

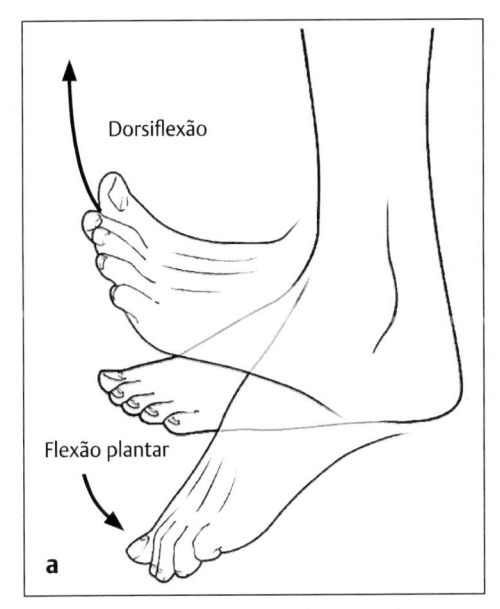

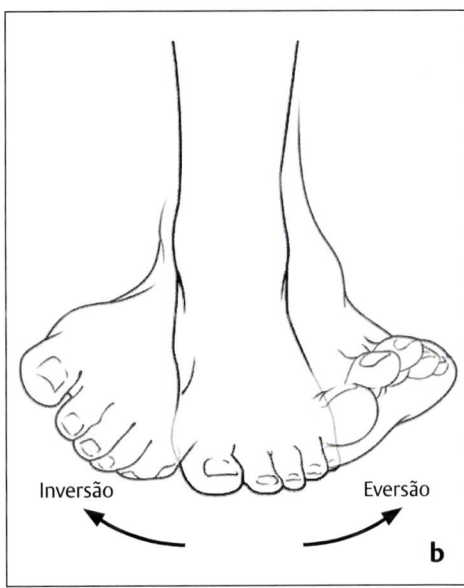

Fig. 16-39. (**a**, **b**) Movimentos do tornozelo.

Na **movimentação**, são avaliados principalmente os movimentos das articulações tibiotalar e subtalar. A tibiotalar faz extensão (ou flexão plantar) e flexão (ou dorsiflexão do pé), enquanto a subtalar faz a inversão e eversão. O paciente deve estar deitado. As articulações metatarsofalangeanas fazem flexão e extensão (Fig. 16-39).

Na **palpação**, devem-se avaliar a face anterior da articulação (no dorso) e o tendão patelar posteriormente. Nas articulações do metatarso e nas metatarsofalangeanas, procuram-se sinais de hipersensibilidade ou de restrição aos movimentos normais. Eventualmente, as articulações falangeanas proximais e distais podem também ser avaliadas com maior atenção, na presença de achados anormais.

Articulação Temporomandibular

Esta articulação faz a conexão entre o crânio e a mandíbula, possuindo algumas particularidades. Pela sua estrutura, seus movimentos são sempre realizados bilateralmente, não podendo ser unilaterais. A articulação em si é formada pela cabeça da mandíbula e pela fossa mandibular do osso temporal. A cápsula articular, uma estrutura fibrosa, estabiliza a estrutura, que é formada internamente por um disco articular central e, nas extremidades, duas cápsulas sinoviais (Fig. 16-40).

Seus **movimentos** são todos realizados pelos músculos da mastigação e mobilizam apenas a mandíbula: a abertura e o fechamento da boca, a lateralização, a protrusão e a retração. A **palpação** da articulação deve ser bilateral e feita anteriormente ao trago da orelha, e o examinador deve avaliá-la tanto com a boca fechada quanto com a boca aberta, quando então os dedos acessam o espaço intra-articular. Nela, devem-se avaliar o grau de abertura da mandíbula e a eventual presença de dor ou de edemas locais (Fig. 16-41).

A causa mais comum de dor à palpação é a disfunção temporomandibular, uma síndrome em que a dor se relaciona com a abertura da boca e pode restringir sua amplitude, porém sem sinais flogísticos (calor, rubor, edema) associados. Suas causas são múltiplas,

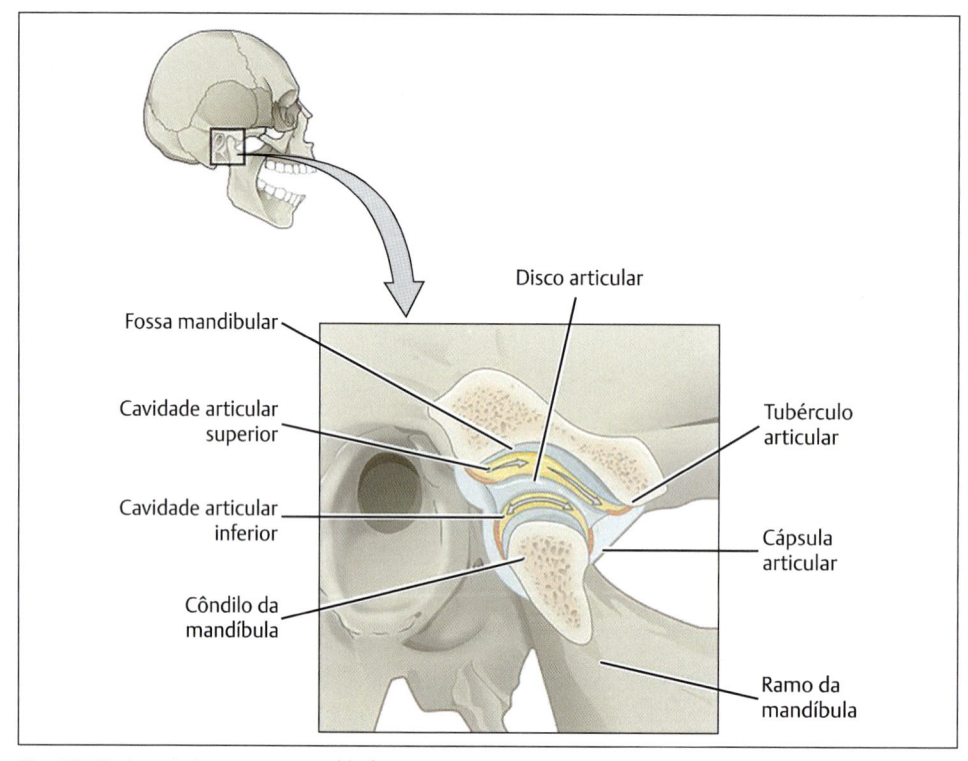

Fig. 16-40. Anatomia temporomandibular.

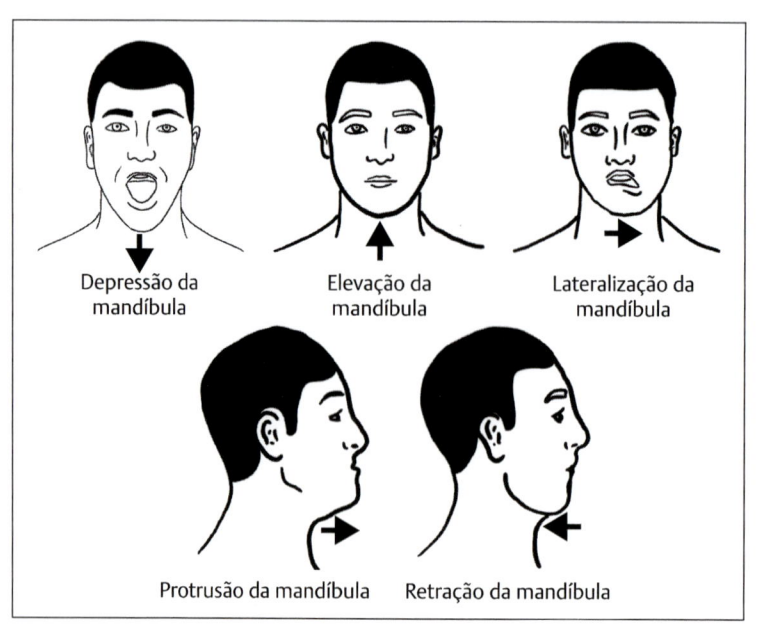

Fig. 16-41. Movimentos da articulação temporomandibular.

podendo envolver desde o bruxismo (contração excessiva da mandíbula, principalmente durante o sono e às vezes relacionada a fatores psicossociais) até doenças degenerativas, como a osteoartrose, e sequelas de traumas de repetição. Na presença de sinais de inflamação, a artrite é a causa mais provável.

Ombros

São articulações de grande mobilidade e, comparativamente, pouca estabilidade. Por isso, são muito suscetíveis a lesões, como osteoartroses, tendinopatias, artrites e bursites. Para referências anatômicas, é útil identificar algumas proeminências ósseas. O acrômio, ponto mais alto do ombro, pode ser encontrado ao se percorrer a clavícula lateralmente até a sua articulação com a escápula (a articulação acromioclavicular). O tubérculo maior do úmero é palpável à medida que o examinador, a partir do acrômio, desliza seu dedo um pouco para baixo e lateralmente. Já o processo coracoide da escápula é palpável um pouco abaixo e medialmente ao acrômio.

A articulação glenoumeral, que conecta o úmero à escápula, não costuma ser palpável. É recoberta pelos quatro músculos do manguito rotador do ombro: supraespinhoso, infraespinhoso, redondo menor e subescapular. Eles se inserem na superfície distal do úmero. Essa articulação, responsável por todos os movimentos do ombro, é protegida por diversas estruturas: acrômio, processo coracoide, ligamento coracoacromial e bursa subacromial (Fig. 16-42).

Na inspeção, o paciente fica sentado e é observado por diversos ângulos, procurando-se deformidades características (como o sinal da "tecla", típico da luxação acromioclavicular) e alterações do relevo muscular: muitas vezes, as atrofias se relacionam a lesões no manguito rotador ou artrites. A posição anormal do membro superior em relação à escápula e a "escápula alada" (sugerindo redução da mobilidade do ombro) são outros achados possíveis (Fig. 16-43).

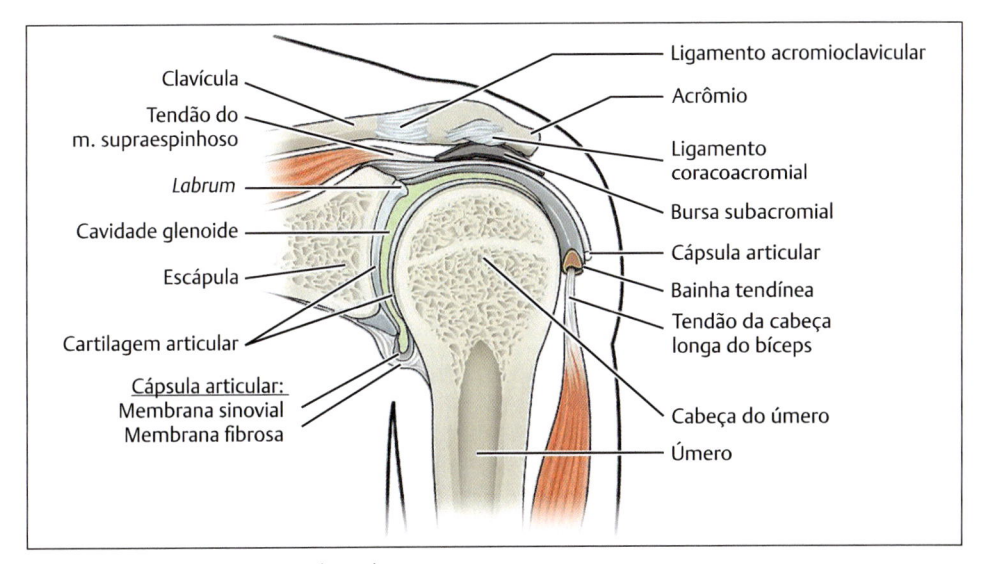

Fig. 16-42. Principais estruturas do ombro.

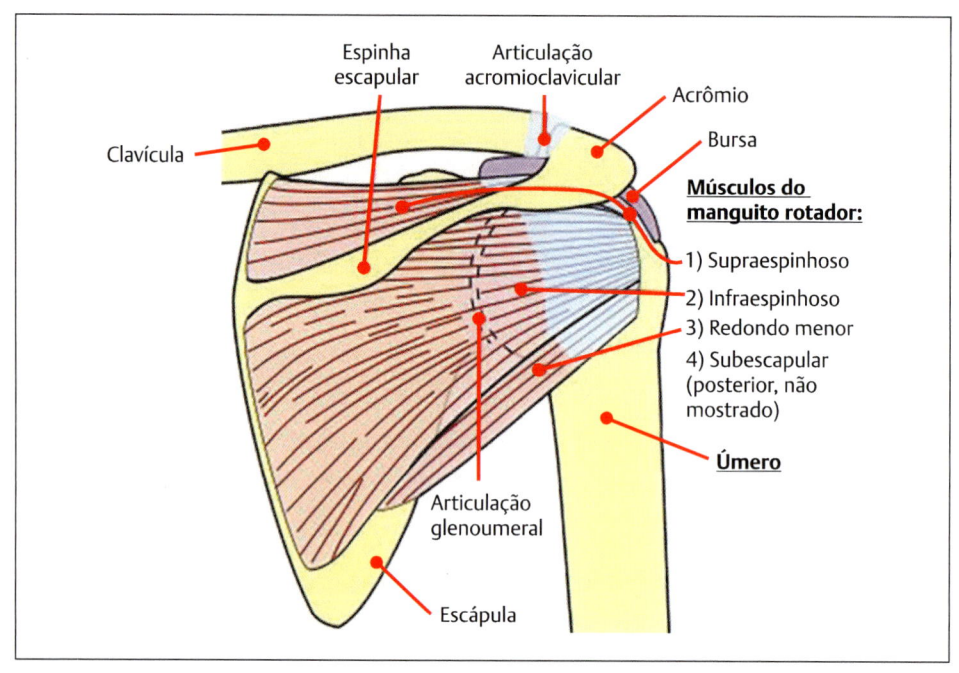

Fig. 16-43. Inserções do manguito rotador.

Na movimentação, avaliam-se em cada ombro: a abdução e a adução, a extensão e a flexão, e as rotações interna e externa. Lembrar que a circundução é uma combinação de flexão, extensão, abdução e adução em fases diferentes do arco de movimento. Os ângulos dos movimentos são amplos:

- Abdução: 180°
- Adução: 40°
- Flexão: 180°
- Extensão: 60°
- Rotação externa: 90°
- Rotação interna: 70°

Em todos os movimentos é preciso haver comparação entre ambos os lados, já que vão existir diferenças de angulações de movimento de pessoa para pessoa (Fig. 16-44).

Na palpação dos ombros, o conhecimento das relações anatômicas é importante, uma vez que as estruturas estão muito próximas. Devem-se procurar identificar edemas, assimetrias ou sensibilidade dolorosa. Pode se iniciar com a identificação das articulações esternoclaviculares e da clavícula, para então se chegar à articulação acromioclavicular. As lesões dessa articulação podem ser confirmadas com a adução passiva do braço sobre o tórax, manobra que causa dor conforme o acrômio é comprimido contra a clavícula distal. A dor na borda inferior lateral do acrômio pode indicar uma bursite subacromial.

A identificação da espinha da escápula, na região posterior, é útil como referencial para estimarmos a localização dos músculos do manguito rotador. A palpação dessas estruturas deve ser sempre combinada com a movimentação da articulação, para que se possa definir, com mais precisão, a topografia de eventuais lesões.

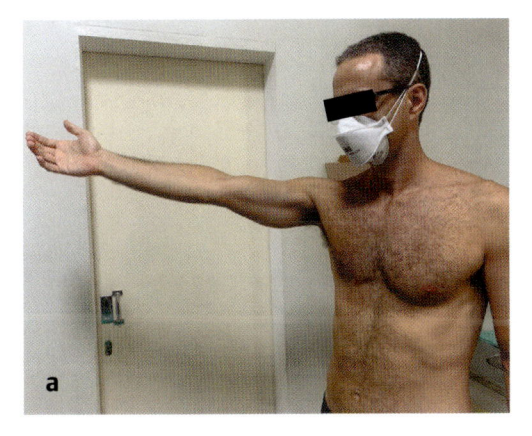

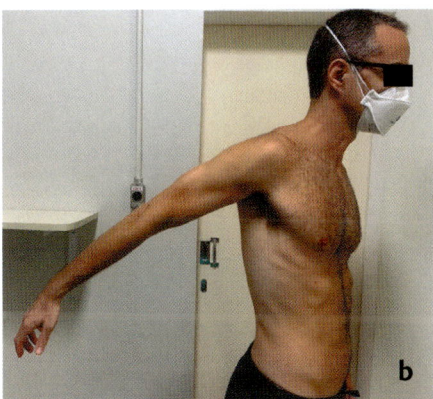

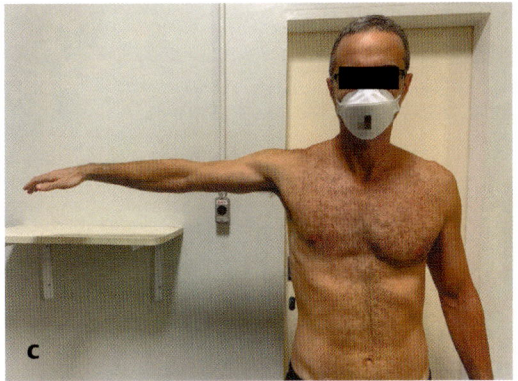

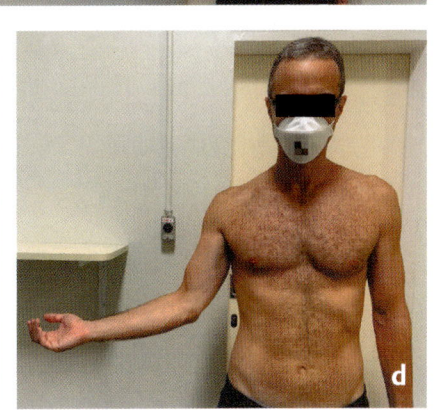

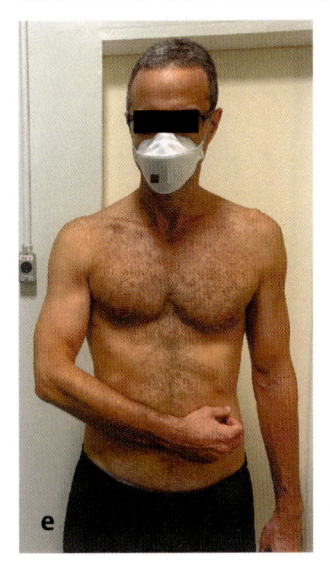

Fig. 16-44. (a-e) Movimentos do ombro. (a) Flexão, (b) extensão, (c) abdução, (d) rotação externa e (e) rotação interna.

Cotovelos

Essas articulações conectam os ossos longos do antebraço (o rádio e a ulna) ao úmero, o osso mais proximal do braço. São mais estáveis, realizando os movimentos de flexão, extensão, pronação e supinação do antebraço. Na **inspeção**, como de hábito, observamos deformidades, nodulações, edemas e as demais lesões que eventualmente estejam presentes (Fig. 16-45).

Devem-se avaliar as regiões anterior (fossa cubital), posterior (olécrano) e as laterais (epicôndilos). Na **movimentação**, os arcos de flexão e extensão são avaliados ativa e passivamente. A presença de crepitações deve ser notada. O movimento de flexão se estende da posição horizontal do braço até um ângulo de aproximadamente 140°. A extensão retorna o braço à posição horizontal sem ultrapassá-la no sentido oposto.

A **palpação** do cotovelo deve contemplar o olécrano e os epicôndilos lateral e medial. No olécrano, ocorre a inserção da aponeurose do tríceps, sobre a qual está a bursa olecraniana, cuja inflamação pode provocar edema e vermelhidão pronunciados. No epicôndilo lateral, localizam-se as origens da musculatura extensora do punho, o complexo ligamentar lateral e a cabeça do rádio. A dor à palpação local sugere epicondilite lateral ("cotovelo do tenista") ou síndrome do túnel radial. Já no epicôndilo medial, pode-se palpar o nervo ulnar (produzindo uma sensação de "choque"). A epicondilite medial ("cotovelo do golfista") pode causar dor à palpação dessa área (Fig. 16-46).

Mãos e Punhos

O punho é composto pelas junções dos ossos longos do antebraço com os ossos do carpo. Enquanto a extremidade distal da ulna (a cabeça da ulna) se articula com o rádio em sua incisura ulnar, o processo estiloide do rádio se articula com os ossos do carpo, formando a articulação do punho propriamente dita. Já as estruturas ósseas da mão são os ossos do carpo, os cinco metacarpianos e, formando os dedos, as falanges proximal, média e distal (o polegar possui apenas as falanges média e distal).

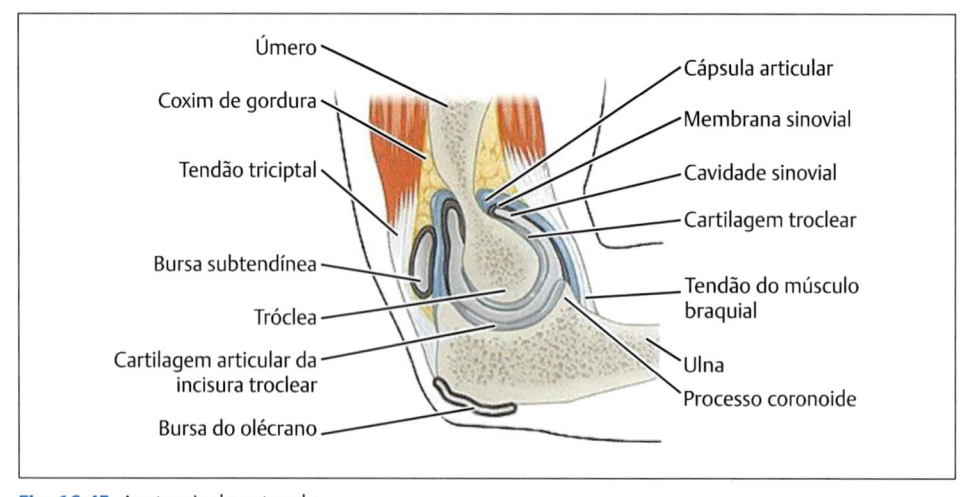

Fig. 16-45. Anatomia do cotovelo.

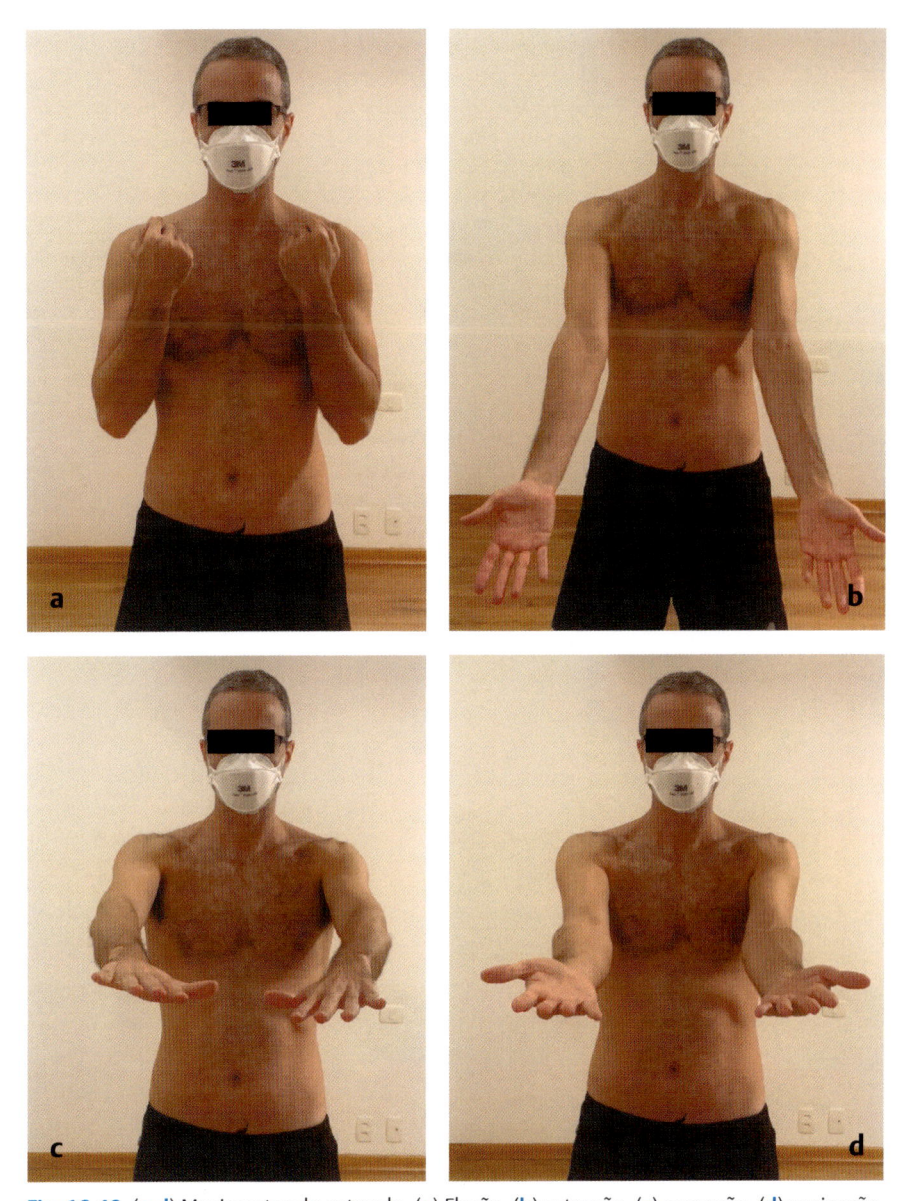

Fig. 16-46. (a-d) Movimentos do cotovelo. (a) Flexão, (b) extensão, (c) pronação, (d) supinação.

Na **inspeção**, observamos as superfícies dorsal e palmar das mãos e dos punhos, sempre comparando os dois lados. Na região dorsal, procuramos edemas, deformidades, desvios, atrofias musculares, cicatrizes, erupções cutâneas, espessamentos da pele e alterações nas unhas. Na região palmar, observamos se há atrofias nas regiões tenares ou hipotenares, eritema palmar, sinais de vasculites e cicatrizes, além de avaliarmos se as extremidades do segundo ao quinto quirodáctilo estão bem ajustadas na palma, do nível da prega palmar distal (Fig. 16-47).

Na **movimentação**: o punho faz os movimentos de flexão, extensão e lateralização (desvio ulnar e radial). Já a articulação metacarpofalangeana (MCF) faz flexão, extensão, abdução e adução dos dedos. As articulações interfalangeanas distais e proximais (IFD e IFP), por sua vez, fazem flexão e extensão. Uma forma de testar a mobilidade das articulações da mão é pedir ao paciente que faça o movimento de fechar e abrir.

Na **palpação**, devemos avaliar temperatura (com o dorso da mão), presença de dor, espessamento dos tendões e pele, sensibilidade nos territórios dos nervos. O examinador deve percorrer sistematicamente as interfalangeanas, metacarpais e o punho.

Técnicas Semiológicas Especiais

Na investigação da síndrome do túnel do carpo (compressão do nervo mediano ao nível do punho), podemos pesquisar o sinal de Tinel e realizar o teste de Phalen. O sinal de Tinel é positivo se o paciente tiver parestesias na face medial da mão após uma leve percussão sobre a face palmar do punho, na topografia do nervo mediano. Já o sinal de Phalen é positivo se a flexão máxima do punho (durante um minuto) produzir parestesia no mesmo território (Figs. 16-48 e 16-49).

Para o diagnóstico da tenossinovite de De Quervain (inflamação dos tendões dos músculos extensor e adutor do dedo polegar em virtude de esforços repetitivos), podemos realizar a manobra de Finkelstein: a adução forçada do punho (com o polegar fechado) em direção à extremidade ulnar. A manobra é positiva quando provoca dor intensa (Fig. 16-50).

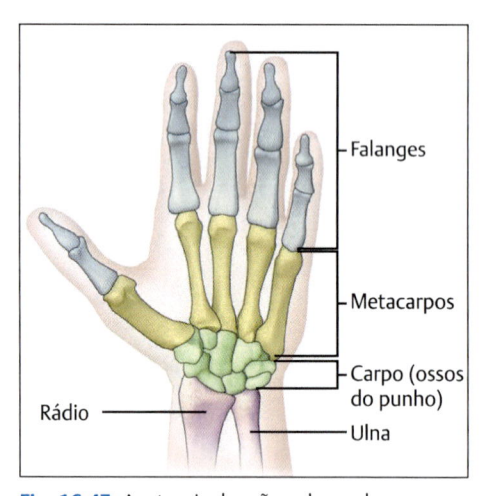

Fig. 16-47. Anatomia da mão e do punho.

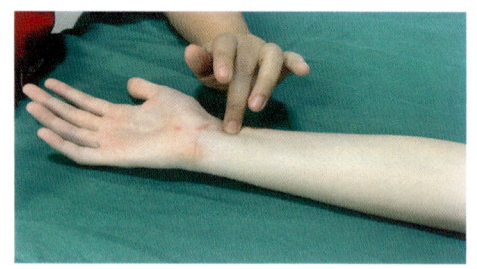

Fig. 16-48. Sinal de Tinel.

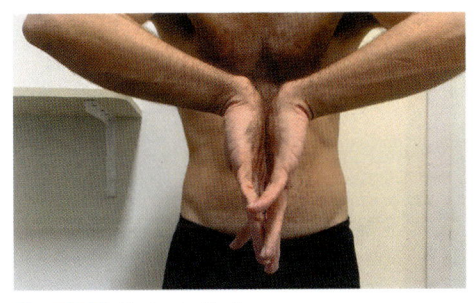

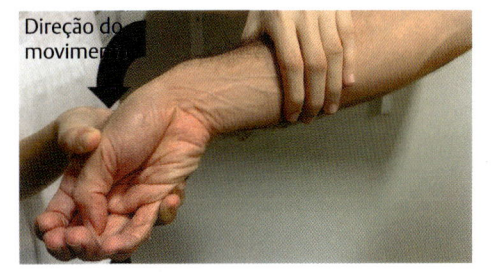

Fig. 16-49. Teste de Phalen.

Fig. 16-50. Manobra de Finkelstein.

APROFUNDANDO
Nesta seção, aplicaremos os conceitos de semiologia que discutimos para entender alguns achados comuns do exame osteoarticular, relacionando-os às suas possíveis causas (Quadros 16-3 a 16-9).

Quadro 16-3. Cervicalgias

Mecânicas	São as causas mais comuns. Em geral, são benignas e autolimitadas. Relacionam-se à **tensão muscular**, ao encurtamento das fibras musculares locais e à sobrecarga da musculatura, tanto por ergometria inadequada no trabalho como por exercícios físicos mal conduzidos. A dor melhora com o repouso, não se irradia e sua intensidade se altera com certas posições e movimentos do pescoço. Técnicas de massagem e relaxamento são muito úteis para o seu alívio Um caso especial é o <u>torcicolo</u>, uma contratura muscular aguda que pode surgir pelos mesmos fatores, mas que evolui com dor mais intensa e pode levar mais tempo para sua resolução Pode-se associar a fatores psicossociais. Quando se cronifica, a relação com ansiedade, depressão e fibromialgia deve ser investigada
Radiculopatias	Decorrem de compressão de uma raiz nervosa cervical. Na maioria dos casos, são causadas por **hérnias discais** ou degenerações ósseas, mas a possibilidade de tumores e estenoses cervicais não deve ser ignorada. A dor costuma ser "em pontada" e se irradia para as costas e os braços, seguindo o trajeto do dermátomo envolvido. Pode-se associar a parestesias e perda de força. A dor se agrava com o esforço físico e com a movimentação do pescoço
Reumáticas	A **osteoartrose** é uma doença degenerativa que causa dores crônicas de diversos padrões. Os achados mais comuns são dores episódicas nas regiões laterais e posteriores do pescoço, com restrições à mobilidade e possíveis irradiações para escápulas e ombros. Eventualmente, pode surgir uma dor radiculopática associada, caso haja compressão nervosa por osteófitos posteriores que estreitam o canal medular Na **artrite reumatoide**, o acometimento de C1 e C2 é frequente. A dor é de padrão inflamatório, com rigidez, restrição à mobilidade e hipersensibilidade à palpação local. Pela localização, pode aparecer junto a cefaleias suboccipitais. Como acomete as estruturas que estabilizam a cervical, pode evoluir com subluxações dessas vértebras As **espondilites** são mais comuns na coluna lombar e caracterizam-se por inflamação crônica, de baixo grau, e principalmente por rigidez e perda de mobilidade do segmento afetado. Na cervical, também ocorrem nas vértebras mais altas, podendo se irradiar para o occipital e as mastoides. A espondilite anquilosante, uma doença autoimune que acomete preferencialmente homens jovens, é o protótipo desse grupo de patologias

Quadro 16-4. Lombalgias

Mecânicas, autolimitadas	Muito frequentes, com características semelhantes às da cervicalgias mecânicas. As lesões **musculares, ligamentares ou degenerativas** (osteoartrose) são as principais causas e podem-se relacionar a posturas inadequadas, esforços físicos repetitivos e fatores psicossociais. Como os torcicolos, podem ocorrer na forma de espasmos agudos, especialmente após sobrecargas ou movimentos bruscos São dores de intensidade variável e qualidade mal-definida. Tendem a melhorar com o repouso e certas posições corporais, agravando-se com o impacto e o esforço físico
Mecânicas, crônicas	Padrão semelhante ao apresentado acima, mas não há alívio com o repouso, são constantes e tendem a piorar com o tempo. Em geral, são causadas por **lesões ósseas**: fraturas traumáticas ou espontâneas (como na osteoporose), metástases ósseas (mama, pulmões, próstata) e infecções (tuberculose, osteomielite)
Cólica nefrética	Diagnóstico diferencial da lombalgia mecânica. É causada pela distensão da cápsula renal, com sinal de Giordano positivo e dor à punho-percussão. Não se alivia com posições corporais, não se relaciona ao movimento e se irradia para o abdômen e a pelve, seguindo o trajeto do ureter Quando é causada por **urolitíase**, a dor é muito intensa e tem início hiperagudo (segundos a minutos), calafrios, vômitos e hematúria. Se a causa é **pielonefrite**, a dor tende a se instalar subagudamente (horas a dias) e é menos intensa, estando associada a febre, calafrios e disúria
Radiculopatias	Assim como na coluna cervical, são causadas pela **compressão de uma raiz nervosa** por uma hérnia discal ou um osteófito. São dores "em pontada", que se irradiam para glúteos e membros inferiores, podendo-se associar a parestesias, paresias e outros sinais de disfunção neurológica. O sinal de Laségue é tipicamente positivo Um diferencial importante é a **síndrome do piriforme**, em que a compressão do nervo ciático por esse músculo (pode ocorrer na sobrecarga por exercícios repetidos) produz dor e sintomas de perfil semelhante, mas se originando na região do glúteo
Reumáticas	As **espondilites** produzem um padrão semelhante ao observado na cervical: rigidez, perda de mobilidade e dor à palpação local, em um processo de evolução temporal variável. A dor pode ser agravada por espasmos musculares locais, e é frequente a retificação da lombar, com perda da curva de lordose fisiológica

Quadro 16-5. Gonalgias. As Dores em Joelhos têm Causas que Variam com a Idade do Paciente

Faixa etária	Principais causas e seus aspectos
Crianças e adolescentes	A tendinite patelar é mais comum em meninos durante o "estirão" puberal. Ocorre dor anterior mal definida, crônica e que piora com atividades físicas que imponham impacto. O tendão patelar é doloroso à palpação, e a dor piora à resistência contra a extensão do joelho, mas sem edema ou sinais flogísticos A apofisite tibial, ou lesão de Osgood-Schlatter, tem aspectos semelhantes, mas a dor é sentida na palpação de tuberosidade tibial, e os sinais flogísticos (edema, hipersensibilidade) são mais comuns Já a subluxação patelar, mais comum em meninas, é o deslocamento lateral temporário da patela. Ocorre agudamente durante movimentos bruscos, especialmente os de extensão da perna. Parece associar-se a desequilíbrios entre as forças dos músculos da coxa e desalinhamentos do joelho, tais como o genu valgo. Na sua apresentação, observam-se dores intensas, de início súbito, e edema
Adultos	Nesse grupo, as gonalgias se relacionam principalmente ao uso repetitivo, ao trauma e às infecções. O uso repetitivo pode causar diversas lesões. A síndrome patelo-femoral é a mais típica: uma dor anterior, que se inicia após algumas horas na posição sentada. A bursite anserina provoca dor medial, sem edema significativo e que piora à movimentação repetida do joelho. Já a tendinite iliotibial é uma dor lateral, agravada por exercícios como corrida e bicicleta Os traumas em ligamentos evoluem com dor aguda e importante edema local. As mais comuns são no ligamento cruzado anterior e no ligamento colateral medial, sendo raras no ligamento cruzado lateral. Os meniscos podem sofrer lesões agudas (em rotações abruptas sobre o joelho) ou pela degeneração traumática repetitiva – em todos os casos, dor e edema leve a moderado podem ser observados As infecções são mais frequentes em pacientes etilistas, diabéticos e imunodeprimidos. A artrite séptica produz dor muito intensa, com febre alta e sinais flogísticos claros (grande edema, vermelhidão, aumento da sensibilidade) e exige a coleta do líquido sinovial por artrocentese para o diagnóstico. Seu principal diagnóstico diferencial é a crise de gota, que pode ser identificada pela história e pela ausência de achados ao Gram e à cultura do líquido sinovial
Idosos	A osteoartrose é a causa principal, com dor que se agrava à sobrecarga e ao movimento do joelho e que se associa a rigidez de repouso com melhora à movimentação. Pode haver edema leve a moderado

Quadro 16-6. Pés e Tornozelos

Alteração	Características	Imagem típica
Hálux valgo ("joanete")	O hálux está anormalmente abduzido em relação ao 1º metatarso, que apresenta um desvio medial e, por vezes, infiltração edematosa	
Podagra	A crise inicial da gota é uma monoartrite inflamatória que afeta tipicamente o hálux, provocando intensa dor e sinais flogísticos (calor, rubor, edema)	
Artrite reumatoide	Por ser uma poliartrite deformante e que acomete articulações pequenas, provoca comumente deformidades crônicas nos pododáctilos	
Calos	São espessamentos da pele que afetam superfície de maior contato com o solo, prevalecendo assim em superfície ósseas. Podem-se relacionar a "pisadas" atípicas, em que o peso corporal não se distribui pelo pé de forma equilibrada	
Pé de Charcot	Na presença de neuropatias que afetam a sensibilidade e a propriocepção (diabetes, hanseníase, sífilis), podem-se desenvolver deformidades articulares variadas, o arco plantar tende a se retificar, e surge uma predisposição à formação de calosidades e úlceras indolores, que podem ser bastante profundas	

Quadro 16-7. Ombros

Tendinite bicipital	É a inflamação, aguda ou crônica, do tendão que une a parte superior do músculo bíceps ao ombro. Normalmente ocorre em virtude de esforços de repetição. No exame físico, observamos: dor na face anterior do úmero que piora nos movimentos de flexão do antebraço, principalmente se realizados contra a resistência O sulco bicipital do úmero, região anterior do braço onde o tendão se posiciona, é a área mais dolorosa
Bursite subacromial	A inflamação da bursa subacromial quase sempre é consequência de sobrecarga repetida sobre a articulação do ombro, associando-se frequentemente às lesões do manguito rotador A dor se localiza na região superior do ombro, ao longo do músculo deltoide, e pode haver restrição dos movimentos por piora da dor
Osteoartrose	É o desgaste da articulação acromioclavicular, provocando dor à sua palpação, dificuldades para mobilizar o ombro acima de um ângulo de 90° e restrições à sua mobilidade – principalmente os movimentos de rotação
Síndrome do impacto	É uma patologia inflamatória e degenerativa que se caracteriza por impactação mecânica ou compressão das estruturas que se localizam no espaço delimitado pelo úmero, pelo processo coracoide e pelo acrômio Costuma ocorrer em atletas que praticam atividades com movimentos de elevação do braço, e este é o tipo de movimento mais doloroso e que sofre as maiores restrições. Na maioria das vezes, relaciona-se à tendinites dos componentes do manguito rotador, com destaque para o músculo supraespinhoso
Capsulite adesiva (ombro congelado)	É um processo de fibrose na cápsula da articulação glenoumeral, cuja causa é pouco conhecida e que afeta principalmente pessoas entre a quinta e a sétima década de vida. A movimentação do ombro está bastante restrita, e observa-se uma dor moderada e difusa, sem um ponto de hipersensibilidade Com a fisioterapia e o uso de analgésicos, o prognóstico é bom, e o paciente tem boa recuperação funcional após alguns meses

Quadro 16-8. Cotovelos

Epicondilite lateral ("cotovelo do tenista")	Relaciona-se a movimentos repetidos de extensão do punho e rotação do antebraço A dor se localiza sobre o epicôndilo lateral e a musculatura circunjacente, piorando à extensão do punho contra a resistência	
Epicondilite medial ("cotovelo do golfista")	É causada pela flexão repetitiva do punho, como em movimentos de arremesso A dor se localiza sobre o epicôndilo medial e piora à flexão de punho contra a resistência	
Bursite olecraniana	A inflamação da bursa produz dor, hiperemia e edema sobre o olécrano, na região posterior do cotovelo Pode-se relacionar a traumas de repetição ou artrites inflamatórias que acometam essa articulação	

Quadro 16-9. Mãos e Punhos

Gota	Os tofos gotosos são depósitos de urato, formando nódulos cutâneos que, com tempo, podem deformar a articulação. São tumefações arredondadas, assimétricas, móveis e, às vezes, dolorosas	
Artrite reumatoide	Na fase aguda, produz sinais flogísticos, especialmente em punhos, MCF e IFP – as IFD raramente são afetadas Na fase crônica, as limitações aos movimentos se tornam permanentes e surgem anomalias como desvio ulnar dos dedos e deformidades como dedos em pescoço de cisne (hiperextensão das IFP e flexão das IFD) e dedos em botoeira (flexão das IFP e extensão das IFD)	

Quadro 16-9. *(Cont.)* Mãos e Punhos

Osteoartrose	O crescimento anômalo da matriz óssea em torno das articulações leva à formação de nódulos endurecidos e indolores, por vezes associados a desvios articulares. Os mais comuns são os <u>nódulos de Heberden</u>, que afetam as IFD. Os <u>nódulos de Bouchard</u> ocorrem nas IFP, mas são mais raros	
Esclerodermia	A fibrose de baixo grau provoca, após alguns anos, a perda da elasticidade da pele, que se torna fina e friável, podendo até mesmo haver deformidades em flexão dos dedos. É fortemente associada ao <u>fenômeno de Raynaud</u>, evento em que a queda momentânea de perfusão distal (por vasoespasmo, frio, ou outro mecanismo) produz uma coloração esbranquiçada, que após alguns segundos evolui para cianose e, à medida que o fluxo se recupera, para um rubor	
Dedo em gatilho	Quando um nódulo se forma sobre o tendão flexor de um dos dedos, próximo ao metacarpo, ele o pressiona e cria um obstáculo à extensão do dedo: o paciente tenta esticá-lo, mas só consegue mediante um esforço adicional, e, ao fazê-lo, ouve-se um "estalo" à medida que o nódulo se desloca	
Contratura de Dupuytren	É uma deformidade em flexão, que afeta principalmente o 4º e o 5º dedo da mão. Ocorre um espessamento da fáscia plantar de causa desconhecida, mas sabidamente associada a condições como etilismo, tabagismo e uma predisposição genética	

VAMOS PRATICAR

Questão 1. Um homem de 33 anos, previamente hígido, procura um serviço de emergência, relatando apresentar febre alta (39,4°) e dores intensas em seu joelho direito. É jogador de futebol e relata que, três semanas antes, havia sido submetido à artroscopia nesse mesmo joelho para tratamento de lesão crônica no menisco. Os sintomas começaram há 2 dias e estão se tornando mais intensos. Ao exame físico, observa-se que o joelho esquerdo está edemaciado, avermelhado, quente e extremamente doloroso – o paciente não tolera nem o toque leve no local. Ele também não tolera qualquer mobilização dessa articulação.

Pergunta-se:

A) Qual é a principal hipótese diagnóstica?
B) Qual é o principal diagnóstico diferencial?
C) Qual exame ou procedimento complementar deve ser realizado para esclarecer o diagnóstico?
D) Caso a hipótese principal seja confirmada, quais achados você esperaria encontrar neste exame ou procedimento?

Questão 2. Uma mulher de 66 anos, obesa, procura atendimento médico por apresentar intensas dores em ambos os joelhos. As dores são mais brandas pela manhã e vão piorando ao longo do dia, especialmente quando é preciso caminhar ou subir escadas. Nega outros sintomas. Ao exame físico, são observados postura em genu valgo e derrame articular leve a moderado nos dois joelhos, sem sinais flogísticos, crepitações à sua mobilização e ausência de restrições apreciáveis à sua mobilização.

Pergunta-se:

A) Qual é a principal hipótese diagnóstica?
B) A ser confirmada essa hipótese, que alterações ela poderia produzir no exame físico das mãos?
C) Quais medidas terapêuticas de longo prazo seriam indicadas para o tratamento dessa paciente?

Questão 3. Um homem de 44 anos procura atendimento médico porque vem apresentando dor lombar à esquerda, em pontada e com irradiação para o glúteo e o membro inferior desse mesmo lado. A dor começou há cerca de 2 semanas e está se tornando mais intensa. Nega febre, náuseas ou quaisquer outros sintomas. Está muito preocupado porque é portador de litíase renal e acredita que está apresentando uma nova "crise renal", como várias outras que já teve.

Pergunta-se:

A) Quais são as hipóteses diagnósticas (principal e secundárias) que devem ser investigadas para esse paciente?
B) Quais manobras semiológicas seriam úteis nessa investigação? Quais seriam os seus achados esperados em cada caso?

Questão 4. Uma mulher de 38 anos, que trabalha como digitadora, procura atendimento médico porque está apresentando "formigamentos" e perda de sensibilidade na face lateral da palma de sua mão direita há cerca de 3 meses, com piora evolutiva. Ao exame físico, você observa que existe hipersensibilidade à palpação da face palmar do punho e do carpo e também atrofia muscular da loja tenar na mesma mão.

Pergunta-se:

A) Qual é a principal hipótese diagnóstica? Considerando a fisiopatologia do problema, como você explica o surgimento desses sintomas?
B) Quais manobras semiológicas você poderia realizar para investigar essa hipótese? Que resultados elas produziriam?

BIBLIOGRAFIA
Cooper G. Pocket Guide to Musculoskeletal Diagnosis. 1st ed. New York: Springer; 2006.
Longo DL et al. Medicina interna de Harrison. 19. ed. Porto Alegre: AMGH; 2016.
Seidel HM et al. Mosby's guide to physical examination. 7th ed. St. Louis: Mosby-Elsevier; 2011.

AVALIAÇÃO SEMIOLÓGICA DO PACIENTE IDOSO

CAPÍTULO 17

Lucas Oliveira ▪ Luiza Berthoux Pinheiro dos Santos
Maria Eduarda Fernandes ▪ Marina Garuffe Norberto
Natália Ferreira Zanuto ▪ Stephanie Lilienwald Oei
Ana Cristina Tenório da Costa Fernandes ▪ Eneida Glória dos Santos Mendes

> "A juventude é a época de se estudar a sabedoria;
> a velhice é a época de a praticar."
> Jean-Jacques Rousseau

INTRODUÇÃO

O envelhecimento populacional vem se tornando motivo de grande destaque no mundo, em razão do aumento significativo da expectativa de vida ao longo dos últimos anos concomitante à queda na taxa de fecundidade. Segundo o relatório das Nações Unidas, o número de pessoas idosas deverá aumentar para mais do dobro até 2050 e mais que triplicar até 2100. Esse envelhecimento populacional é consequência de melhores políticas de saúde pública e avanços tecnológicos nessa área. Segundo o Instituto Brasileiro de Geografia e Estatística-IBGE, 2017, a expectativa de vida no Brasil era de 75,8 anos.

Indivíduo idoso

O processo de envelhecer é algo natural, inevitável e motivo de cuidados pela grande complexidade que o envolve. Esse processo é formado e decorre de fatores genéticos, condições socioeconômicas, estilo de vida e presença de comorbidades, que juntos tornam o envelhecimento um processo singular para cada indivíduo.

Do ponto de vista biológico, o envelhecimento é um processo dinâmico e progressivo, no qual as modificações morfológicas, funcionais, bioquímicas e psicológicas determinam perda da capacidade de adaptação do indivíduo ao meio ambiente, levando a maior vulnerabilidade e maior incidência de processos patológicos.

Para a Organização Mundial da Saúde (OMS), idosos são todos os indivíduos com idade acima ou igual a 65 anos. Porém, no Brasil, do ponto de vista legal, idoso é toda pessoa maior de 60 anos de idade (Lei 8.842, de janeiro de 1994 e Lei 10.741, de outubro de 2003). A partir da idade cronológica, foram criadas três categorias:

- *Idosos jovens:* de 65 a 74 anos.
- *Idosos velhos:* de 75 a 84 anos.
- *Muito idosos:* de 85 anos ou mais. Entretanto, em países em desenvolvimento, podemos incluir nesta categoria as pessoas com idade a partir de 80 anos.

Com isso, temos duas definições importantes para a avaliação do idoso:

- *Senescência:* alterações fisiológicas do processo de envelhecimento.
- *Senilidade:* alterações patológicas que acometem o idoso - envolvem a presença de afecções.

Assim, na semiologia do indivíduo idoso, é importante distinguirmos as transformações decorrentes da senescência daquelas consequentes da senilidade. Este capítulo pretende discutir as peculiaridades da abordagem semiológica do paciente idoso, cujos principais desafios são reconhecer manifestações atípicas de doenças, a presença de múltiplas comorbidades e a presença de sintomas e sinais inespecíficos que precisam ser diferenciados entre envelhecimento fisiológico e condições patológicas.

ENTENDENDO

Sintomas – Ao Que Devemos Atentar na Anamnese?

No atendimento ao idoso é comum observarmos múltiplas queixas, impedindo que se estabeleça o perfil de uma única doença. A maioria das queixas é relacionada à perda da capacidade funcional diária e, muitas vezes, também se relaciona à polifarmácia, com efeitos colaterais cumulativos e, muitas vezes, difíceis de serem distinguidos. É importante ressaltar que, durante a anamnese, o médico deve ouvir também as observações de familiares e/ou cuidadores.

- *Modificações no sono:* insônia e sonolência diurna. Existe uma fragmentação do sono durante a noite → diversos despertares → prostração durante o dia. Frequentemente há relato do uso de ansiolíticos e hipnóticos.
- *Diminuição da memória:* pode ser vista erroneamente como algo comum da idade, não recebendo a devida atenção. Existem diversas causas para essa patologia, desde hipovitaminoses até doenças neurodegenerativas, como a doença de Alzheimer. Sendo assim, a intensidade e a evolução da doença devem ser investigadas minuciosamente para um correto diagnóstico.
- *Distúrbios psicológicos:* a depressão e a ansiedade podem se apresentar com sinais e sintomas atípicos, como perda de memória ou estados confusionais. Para esclarecer a suspeita diagnóstica, pode ser utilizada a Escala de Yesavage (Quadro 17-1). Nessa avaliação, atribui-se 1 ponto para cada resposta afirmativa às questões "negativas" (grifadas em vermelho) e 1 ponto para cada resposta negativa às questões "positivas" (grifadas em preto). Considera-se o diagnóstico de depressão a partir de 5 pontos, e o critério de depressão grave a partir de 11 pontos.
- *Perda de equilíbrio:* é uma queixa comum dos idosos, sendo uma importante causa de quedas frequentes e de dificuldade de deambular. Além disso, leva a uma perda da mobilidade e consequentemente ao isolamento social, desencadeando ou agravando distúrbios psicológicos, em especial a depressão. As causas são variadas, e o processo é muitas vezes multifatorial, podendo envolver perda de massa muscular, hipotensão postural, labirintopatias e doenças neurodegenerativas ou cerebrovasculares.
- *Perda do controle esfincteriano:* a incontinência urinária no idoso pode-se relacionar tanto a déficits cognitivos, como nas doenças neurodegenerativas, como a distúrbios neuromusculares locais que controlam o tônus e a contratilidade da bexiga, levando à distensão da sua parede (em casos extremos, tem-se a bexiga neurogênica, ou "bexigoma") e ao aumento do volume residual pós-miccional. No caso da incontinência fecal, trata-se principalmente da perda do controle voluntário da evacuação devida às doenças neurodegenerativas.

Quadro 17-1. Escala de Depressão Geriátrica de Yesavage – Versão Reduzida (GDS-15)

1	Você está satisfeito com a sua vida?
2	Você deixou de lado muitas de suas atividades e interesses?
3	Você sente que sua vida está vazia?
4	Você sente-se aborrecido com frequência?
5	Você está de bom humor na maioria das vezes?
6	Você teme que algo de ruim lhe aconteça?
7	Você se sente feliz na maioria das vezes?
8	Você se sente frequentemente desamparado?
9	Você prefere permanecer em casa do que sair e fazer coisas novas?
10	Você sente que tem mais problemas de memória que antes?
11	Você pensa que é maravilhoso estar vivo?
12	Você se sente inútil?
13	Você se sente cheio de energia?
14	Você sente que sua situação é sem esperança?
15	Você pensa que a maioria das pessoas está melhor do que você?
Total:	

Sinais – Achados em Destaque no Exame Físico Geral

O exame físico geral do paciente idoso, a princípio, segue as mesmas orientações que a do adulto jovem. Todavia, considerando-se a heterogeneidade característica dos idosos, demanda-se uma maior atenção a aspectos cognitivos, funcionais e psicossociais: é a denominada Avaliação Geriátrica Ampla, que deve também enfatizar as diferenças entre os pacientes idosos jovens, idosos velhos e muito idosos. É importante discernir sinais de envelhecimento dos sinais de doença. Essa estratégia se justifica pela apresentação de sinais tênues ou atípicos, mesmo nos casos de doença instalada. Em cada etapa do exame físico iremos ressaltar características específicas do idoso.

Ectoscopia

Na avaliação das fácies, algumas alterações são bastante frequentes. A assimetria facial pode decorrer da perda parcial ou total de dentes, nem sempre representando paralisias faciais centrais ou periféricas. Para qualquer síndrome demencial, expressões de tristeza, mímica pobre e um olhar fixo, vago e desatento podem ser observadas, e o hipotireoidismo é um diagnóstico diferencial importante, por se tornar mais frequente à medida que a produção dos hormônios tireoidianos se reduz com o envelhecimento. No caso específico da doença de Parkinson, esses achados são especialmente proeminentes e se associam a sialorreia e inclinação da cabeça para a frente, além de uma fácies inexpressiva.

A desidratação no idoso é muito comum, sendo avaliada pela redução da produção de saliva e filme lacrimal – a perda de elasticidade da pele é, muitas vezes, constitucional. Pode-se relacionar tanto à menor ingestão de água como a processos relacionados à senescência: com o envelhecimento, os rins perdem sua capacidade de concentrar a urina e regular a concentração plasmática de metabólitos osmoticamente ativos, como o sódio. Na avaliação do estado nutricional, além das medidas habituais (como o IMC e a circunferência abdominal), recomenda-se atentar também para sinais de perda da massa muscular, da força e da destreza dos movimentos, que podem ser sinais de sarcopenia, uma síndrome que se associa a maior fragilidade do idoso.

Na pele, há diversos achados relacionados à senescência: ressecamento, surgimento de manchas esbranquiçadas (leucodermia gutata) ou acastanhadas (melanose senil), e púrpuras ou equimoses relacionadas à maior fragilidade capilar e cutânea (Figs. 17-1 a 17-3). A palidez cutaneomucosa muitas vezes reflete uma maior incidência de anemias, tanto por doenças crônicas como pela menor absorção intestinal de ferro e vitamina B12.

Nos fâneros, observamos a canície (perda da coloração dos cabelos, que se tornam grisalhos ou brancos) e variados padrões de alopecia, sendo os mais comuns aqueles relacionados à senescência, como a calvície. A onicogrifose é o espessamento das unhas, que se tornam irregulares e mais difíceis de cortar, associando-se também a micoses locais e a dificuldades de adaptação dos calçados.

Sinais Vitais

Ao aferirmos a temperatura, devemos lembrar que frequentemente o idoso não apresenta febre mesmo em presença de processos infecciosos. Muitas vezes, o quadro de infecção se manifesta por alterações da cognição e do nível de consciência. A frequência respiratória normal no idoso vai até 24 irpm. A presença de taquipneia sustentada pode preceder os quadros de infecção respiratória. O pulso radial, assim como a temperatura, pode não estar aumentado em infecções e, em virtude de desidratação associada nesses casos, sua amplitude pode estar diminuída.

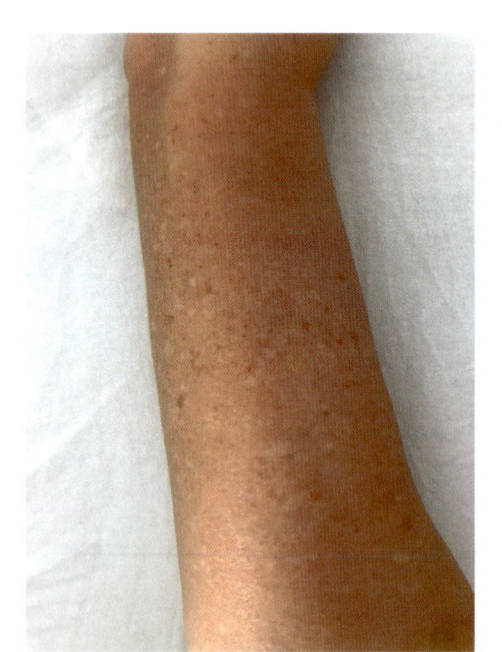

Fig. 17-1. Leucodermia Gutata.

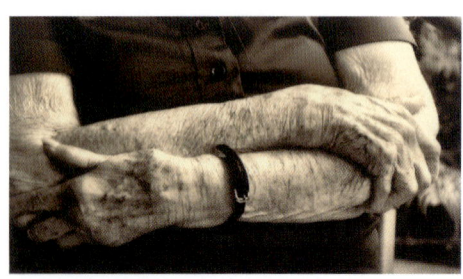

Fig. 17-2. Melanose senil.

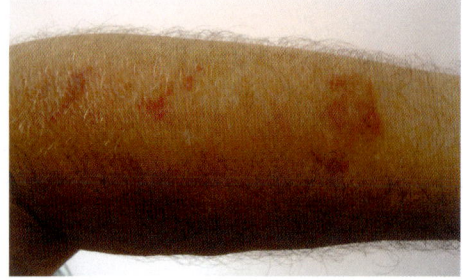

Fig. 17-3. Púrpuras e equimoses senis.

A pressão arterial elevada é um achado frequente, refletindo a maior prevalência da hipertensão nos idosos. O aumento da rigidez da parede arterial, em particular, leva ao aumento progressivo da PA sistólica, configurando a hipertensão arterial sistólica isolada do idoso. Além disso, é fundamental a avaliação da hipotensão postural, decorrente da disautonomia, polifarmácia e desidratação frequente nas faixas etárias mais avançadas.

Cabeça e Pescoço

No exame dos olhos, atentar para a presença de ptose palpebral senil (uni ou bilateral) e do halo senil (fisiológico). A redução da acuidade visual é especialmente marcante em ambientes de pouca iluminação. Na cavidade oral e na língua, o edentulismo e a redução da saliva comprometem a mastigação e a nutrição, tornando a mucosa bucal mais vulnerável a traumas e infecções. A acomodação e higienização da prótese dentária, quando presente, devem ser avaliadas O despapilamento da língua compromete o paladar para alimentos salgados, o que pode levar a uma ingestão excessiva de sal ou mesmo a uma menor ingestão calórica em geral.

Na avaliação da cavidade nasal, lembrar que a hiposmia é outra queixa comum associada à senescência, também contribuindo para a menor ingestão de alimentos e a piora do estado nutricional. Pode também ser preditora de doenças degenerativas. Já no exame dos ouvidos, sabe-se que a hipoacusia é fisiológica para sons de alta frequência, e a presbiacusia (dificuldade de discriminação de sons) é comum em ambientes ruidosos, dificultando a comunicação e a interação social do idoso. Assim, recomenda-se evitar falar alto com o paciente. O examinador deve se manter à frente do paciente, com a fala clara, pausada, com pronúncia vocal bem definida e vocábulos bem entonados. O teste do sussurro é um método simples para avaliar a acuidade auditiva, que consiste em pronunciar palavras a uma distância de 60 cm de cada ouvido.

Tórax

Na inspeção, um achado comum é o aumento da cifose torácica, formando uma gibosidade pela desidratação dos discos intervertebrais. O aumento do disco mamário em homens, causado pela flacidez da pele e do maior percentual de tecido adiposo, faz diagnóstico diferencial com a ginecomastia. Na palpação, verifica-se redução da expansibilidade e consequente aumento compensatório da frequência respiratória. Na ausculta, pessoas muito idosas tem murmúrio vesicular universalmente diminuído. Além disso, a presença de roncos é mais frequente pelos déficits nos mecanismos de eliminação de secreções, predispondo o idoso a infecções respiratórias.

Sistema Cardiovascular

Na inspeção e na palpação é necessário reconhecer a presença da unidade geradora de marca-passo, tipicamente implantada no subcutâneo (Fig. 17-4).

Na ausculta, a quarta bulha (B4) pode ser fisiológica em idosos, mas frequentemente está associada à diminuição da complacência ventricular por hipertensão arterial ou esclerose aórtica. Sopros são indicativos de cardiopatias, lembrando que a esclerose aórtica senil é a causa mais frequente da estenose aórtica, manifestando-se por sopro sistólico "em diamante" no foco aórtico com irradiação para clavícula e pescoço. Em todas as etapas do exame, recomenda-se especial atenção à detecção de arritmias, o que exige precauções ao prescrever medicações que podem interferir com o ritmo e a frequência cardíaca normais.

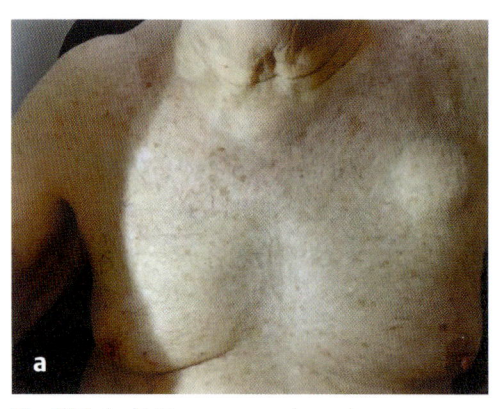

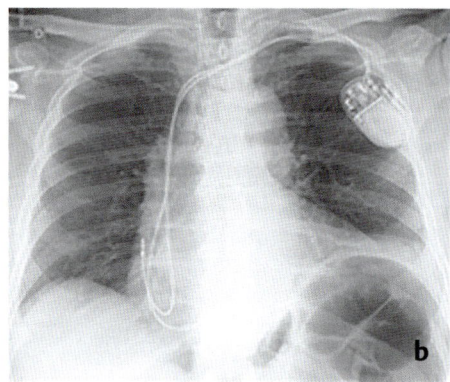

Fig. 17-4. (a, b) Marca-passo sob a pele.

Abdômen

A parede abdominal geralmente é mais delgada, facilitando a palpação da aorta abdominal. Essa palpação deve ser feita de forma cuidadosa, minimizando o desconforto e evitando impactos sobre lesões, como um aneurisma de aorta. A redução da motilidade gastrointestinal, além de causar queixas mais frequentes de plenitude precoce, propicia o surgimento de constipação intestinal. Outras causas também concorrem para o problema e devem ser pesquisadas, com destaque para mudanças de hábitos alimentares, efeitos adversos de medicações, imobilismo e neoplasias. A perda dos controles esfincterianos pode levar à palpação de fecalomas e bexigomas.

Sistema Osteoarticular e Muscular

A perda da amplitude e da fluidez dos movimentos em idosos exige atenção, pois pode-se relacionar à senescência ou a patologias específicas. A osteopenia e a osteoporose são estágios de perda da matriz óssea que decorrem da redução na absorção de cálcio e vitamina D e que aumentam os riscos de fraturas espontâneas e traumáticas, podendo ainda contribuir para alterações posturais, como a cifose torácica. A osteoartrose, doença relacionada à perda de integridade articular (principalmente dos coxins cartilaginosos), além de provocar alterações posturais e deformidades ósseas variadas, é causa frequente de dores crônicas, crepitações e derrames articulares. As limitações ao movimento das articulações por ela afetadas são marcantes e comprometem a autonomia do idoso. A coluna vertebral também pode ser acometida por processos crônicos de degeneração óssea e de herniação discal, que, ao se associarem à perda de força das musculaturas estabilizadoras paravertebrais, produzem dores e alterações posturais de difícil manejo.

É importante termos em mente que a **avaliação de equilíbrio e mobilidade** representa uma interseção entre as funções neurológicas, musculares e osteoarticulares. Um teste simples e funcional a ser realizado é o Teste do Levantar e Andar, que é cronometrado (*Timed get up and go test*): consiste em o idoso se levantar da cadeira sem apoio, caminhar três metros e voltar. O tempo considerado normal para a execução dessas tarefas é de até 20 segundos. Acima de 30 segundos, considera-se que o paciente apresenta incapacidade moderada e alto risco de quedas. O tipo de marcha do paciente, sua base e o seu grau de instabilidade também devem ser avaliados, como veremos no capítulo de semiologia neurológica.

Avaliação Cognitiva e Funcional

A cognição compreende a atenção, o raciocínio, o pensamento, a memória, o juízo, a abstração e a linguagem. As alterações cognitivas podem levar à perda da autonomia, predispondo ao isolamento social. O objetivo principal da avaliação é identificar as limitações e incapacidades para quantificá-las e, assim, reconhecer os idosos de alto risco para se estabelecer medidas preventivas, terapêuticas e reabilitadoras. Para tanto, as ferramentas devem ser simples, rápidas e reaplicáveis, sendo importante, em alguns casos, a informação de familiares e cuidadores.

Algumas avaliações buscam medir globalmente as capacidades cognitivas e funcionais dos idosos, enquanto outras abordam aspectos mais específicos. Dentre as avaliações "globais", a escala de Katz faz uma avaliação funcional das atividades de vida diária: independência para banho, vestir-se, higiene pessoal, transferência corporal, continência esfincteriana e alimentação. Ajuda o paciente e sua família a determinar que graus de auxílio e vigilância são necessários. Para cada item, determina-se se existe independência (I), dependência parcial (A) ou dependência total (D) (Quadro 17-2).

Já a escala de Lawton, também eminentemente funcional, descreve como o idoso administra o ambiente em que vive e os seus compromissos (Quadro 17-3). Embora possa ser usada como uma avaliação pontual de autonomia, sua maior utilidade é monitorar, ao longo do tempo, eventuais declínios que se relacionem ao envelhecimento".

Quadro 17-2. Escala de Katz – Atividades Básicas da Vida Diária

1 BANHO
   I. não recebe assistência
   A. assistência para uma parte do corpo
   D. não toma banho sozinho

2 VESTUÁRIO
   I. veste-se sem assistência
   A. assistência para amarrar sapatos
   D. assistência para vestir-se

3 HIGIENE PESSOAL
   I. vai ao banheiro sem assistência
   A. recebe assistência para ir ao banheiro
   D. não vai ao banheiro para eliminações fisiológicas

4 TRANSFERÊNCIA
   I. deita, levanta e senta sem assistência
   A. deita, levanta e senta com assistência
   D. não levanta da cama

5 CONTINÊNCIA
   I. controle esfincteriano completo
   A. acidentes ocasionais
   D. supervisão, uso de cateter ou incontinente

6 ALIMENTAÇÃO
   I. sem assistência
   A. assistência para cortar carne/manteiga no pão
   D. com assistência, ou sondas, ou fluidos EV

I: Independência; A: dependência parcial; D: dependência total.

O miniexame do estado mental ("Mini Mental") é um instrumento valioso de aferição das funções cognitivas que deve ser ajustado para o nível de escolaridade do paciente e cujo valor é essencialmente comparativo: valores individuais não permitem grandes extrapolações, contudo as variações com o passar dos meses e anos dão uma boa ideia sobre eventuais declínios cognitivos (Quadro 17-4).

Quadro 17-3. Escala de Lawton – Avaliação das Atividades Instrumentais da Vida Diária

	ATIVIDADE	AVALIAÇÃO (pontuação entre parênteses)
1	Usar do telefone	■ Completo e independente (1) ■ Disca alguns números conhecidos (1) ■ Atende, mas não faz chamadas (1) ■ Não possui (0)
2	Métodos de transporte	■ Dirige carro ou usa transporte público de modo independente (1) ■ Providencia táxi, mas não usa transporte público (1) ■ Usa transporte público se acompanhado (1) ■ Usa apenas automóvel e com ajuda de terceiros (0) ■ Não usa qualquer transporte (0)
3	Fazer compras	■ Sim, todas e com autonomia (1) ■ Autonomia para pequenas compras (0) ■ Precisa sempre estar acompanhado (0) ■ Incapaz de realizá-las (0)
4	Preparar de refeições	■ Escolhe alimentos, prepara-os e serve (1) ■ Prepara e serve qualquer refeição, desde que receba os ingredientes (0) ■ Prepara e serve algumas refeições, mas não todas (0) ■ Alguém precisa preparar e servir suas refeições (0)
5	Arrumar a casa	■ Totalmente ou com ajuda ocasional em tarefas exigentes (1) ■ Executa tarefas mais simples, como lavar louça (1) ■ Executa tarefas simples, mas de forma insatisfatória (1) ■ Precisa de ajuda para todas as tarefas (1) ■ Não executa nenhuma tarefa (0)
6	Lavar e passar roupas	■ Completamente (1) ■ Itens menores, como roupas íntimas (1) ■ Nenhum item (0)
7	Usar medicações	■ Em doses e horários adequados, sem ajuda (1) ■ Em horários adequados, com ajuda para prepará-las ou separá-las (0) ■ Incapaz de usar por conta própria (0)
8	Manejar finanças	■ Paga contas, organiza orçamentos e controla transações bancárias (1) ■ Faz pequenos pagamentos, mas precisa de auxílio para operações mais complexas (1) ■ Incapaz de qualquer manejo (0)

Total: pontuação de 0 (dependência total) até 8 (autonomia total).
Para evitar vieses de gênero na avaliação de habilidades domésticas, considera-se que homens têm autonomia total com um escore igual ou maior que 5.

Quadro 17-4. Miniexame do Estado Mental

Teste	Pontos
1	Orientação temporal (0-5): ANO – ESTAÇÃO – MÊS – DIA – DIA DA SEMANA
2	Orientação espacial (0-5): ESTADO – RUA – CIDADE – LOCAL – ANDAR
3	Registro (0-3): nomear: PENTE – RUA – CANETA
4	Cálculo – contar para "trás", subtraindo 7 (0-5): 100-93-86-79-72. Alternativamente soletre a palavra "MUNDO" de trás para frente.
5	Evocação (0-3): relembrar as três palavras anteriores: PENTE – RUA – CANETA
6	Linguagem 1 (0-2): nomear um RELÓGIO e uma CANETA
7	Linguagem 2 (0-1): repetir: NEM AQUI, NEM ALI, NEM LÁ
8	Linguagem 3 (0-3): siga o comando: Pegue o papel com a mão direita, dobre-o ao meio, coloque-o em cima da mesa.
9	Linguagem 4 (0-1): ler e obedecer: FECHE OS OLHOS
10	Linguagem 5 (0-1): escreva uma frase completa
11	Linguagem 6 (0-1): copiar o desenho abaixo
TOTAL	• 24 – 30pt: cognição normal • 19 – 23pt: demência leve • 10 – 18pt: demência moderada • Até 9pt: demência avançada Para indivíduos com baixo nível educacional, recomenda-se ajustar os escores: • Pacientes com até o ensino fundamental completo: considera-se normal um escore a partir de 18pt • Pacientes analfabetos: considera-se normal um escore a partir de 14pt

Entre as avaliações de funções mais específicas, destaca-se o teste de fluência verbal, que avalia a linguagem, a memória semântica e a função executiva. Solicita-se ao paciente que relacione o maior número de itens de uma categoria semântica (mais utilizado: animais) em um minuto. A interpretação também depende da escolaridade. Já o teste do desenho do relógio avalia funções executivas, memória, habilidades visuoconstrutivas, abstração e compreensão verbal. Consiste em desenhar um relógio com os ponteiros marcando um horário predeterminado (Fig. 17-5).

Avaliação Psicológica

As condições emocionais e afetivas são aspectos fundamentais da avaliação do idoso e devem sempre ser avaliadas nas consultas médicas, já que são altamente prevalentes nessa faixa etária e influenciam a cognição e a capacidade funcional. Além da aplicação da escala

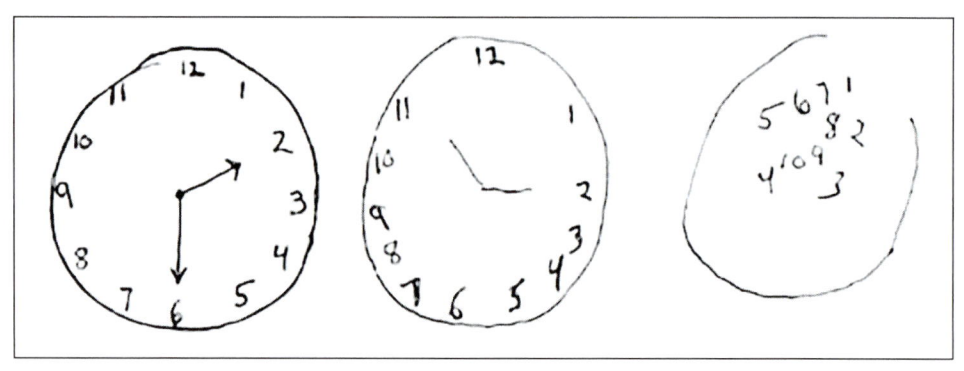

Fig. 17-5. Teste do desenho do relógio.

de Yesavage, é importante também a observação, pelo examinador, dos sinais mais comuns de alterações do humor: depressão, perda de memória e anedonia (perda da capacidade de sentir prazer) crônicos há mais de 14 dias. Observe o autocuidado e a higiene pessoal, pois são dois sinais de alerta igualmente relevantes.

APROFUNDANDO

As síndromes geriátricas são conjuntos de sinais e sintomas em pessoas idosas que se caracterizam por múltiplos déficits cumulativos, levando à perda da capacidade funcional e da autonomia. Essas síndromes podem coexistir em um mesmo paciente e têm uma multiplicidade de etiologias. As cinco síndromes mais frequentes são conhecidas como "5 Is":

- Instabilidade postural
- Incontinência esfincteriana
- Insuficiência cerebral
- Iatrogenias
- Imobilidade

Instabilidade Postural e Quedas

A funcionalidade do idoso está diretamente relacionada à sua autonomia (poder de decisão) e à sua independência (capacidade de execução). A instabilidade postural afeta a marcha e a mobilidade como um todo. As principais consequências são o declínio funcional (imobilidade), o medo de cair e as próprias quedas, comprometendo a independência do idoso e agregando morbidades (fraturas, escoriações) à sua saúde. O problema é frequente nos idosos: as quedas são causas comuns de óbito por lesão acidental e de hospitalizações.

Na anamnese do idoso, a frequência das quedas e os fatores de risco devem ser avaliados. Sintomas que tenham precedido a queda devem ser questionados: palpitações (taquiarritmias), perda do equilíbrio (hipotensão postural, labirintopatias), dor aguda, alterações de consciência (lipotimia, síncope, crise convulsiva). Igualmente, o estado clínico após a queda deve ser investigado: nível de consciência (lúcido, sonolento, comatoso), liberação esfincteriana, traumas (escoriações, sangramentos, fraturas) (Quadro 17-5).

Quadro 17-5. Fatores de Risco para Quedas em Idosos

Fatores intrínsecos	Fatores extrínsecos
▪ Idade ▪ Sexo (há uma prevalência de episódios de quedas em mulheres, além de maior risco de fraturas no sexo feminino) ▪ Uso de determinados fármacos ▪ Condição clínica prévia ▪ Distúrbio da marcha e do equilíbrio ▪ Sedentarismo ▪ Estado psicológico ▪ Desnutrição ▪ Déficit cognitivo ou visual ▪ História prévia de quedas	▪ Iluminação inadequada ▪ Ambiente domiciliar com muitos tapetes ▪ Móveis baixos ▪ Piso escorregadio ▪ Animais de estimação que possam fazer o idoso tropeçar e se desequilibrar ▪ Ausência de apoios (corrimão, apoio no chuveiro, andador) ▪ Uso de sapatos inadequados ▪ Buracos/degraus/desníveis em via pública etc.

No exame físico, devem-se observar o grau de estabilidade postural e as características da marcha. A perda de massa muscular pode comprometer a manutenção da postura e do equilíbrio, assim como as doenças osteomusculares e as neurodegenerativas. Em particular, o teste de preensão palmar fornece uma boa estimativa do grau de controle muscular que o indivíduo possui.

Incontinência Urinária

A incontinência urinária é definida como a perda involuntária da urina decorrente de alterações funcionais e estruturais do sistema urinário, que podem ser transitórias ou permanentes. Afeta principalmente as mulheres e acomete 30% dos idosos na comunidade e 70% dos institucionalizados. Os quadros agudos geralmente indicam infecção urinária baixa.

Na anamnese, devemos pesquisar: o tipo de incontinência (esforço, urgência ou mista), a duração e a intensidade, sintomas associados (polaciúria, enurese), medicações em uso (diuréticos) e a história obstétrica e ginecológica, com ênfase em cirurgias pélvicas. No exame físico, atenta-se para a presença de um globo vesical palpável, prolapsos genitais e a morfologia da próstata, cujo aumento pode interferir com a diurese normal.

Insuficiência Cerebral

Transtornos cognitivos variam tanto na sua intensidade como na perda de autonomia que provocam. A demência é um transtorno neurocognitivo maior caracterizado por declínio cognitivo progressivo em múltiplos domínios (memória, linguagem, função executiva e muitos outros), interferindo na capacidade funcional do indivíduo (Quadro 17-6). Seu diagnóstico se baseia na aplicação dos testes de avaliação cognitiva, como o Mini Mental. Quadros demenciais agudos em idosos geralmente são provocados por insultos metabólicos agudos (infecções, pós-operatórios, distúrbios hidroeletrolíticos, efeitos colaterais dos medicamentos) em pacientes que já apresentam déficits subclínicos. As demências podem ser reversíveis (hipotireoidismo, depressão, hipovitaminoses, sífilis terciária) ou irreversíveis (doença cerebrovascular, doenças neurodegenerativas, como Parkinson e Alzheimer).

Quadro 17-6. Estágios da Síndrome Demencial

Fase inicial	Fase moderada	Fase avançada
• Lapsos na memória recente • Repetições esporádicas • Senso de direção comprometido • Dificuldade em fixar informações novas • Negação – insiste que "não há nada errado"	• A perda de memória se intensifica • Mudanças no comportamento • Repetições constantes • Alternância de lucidez e confusão mental • Estresse psicológico e depressão • Agressividade quando é contrariado	• Dependência física total • Não anda e quase não fala • Perda do reconhecimento • Infecções oportunistas • Deglutição prejudicada

Iatrogenia e Polifarmácia

O acúmulo das mais diversas patologias, em conjunto com os déficits fisiológicos do processo de envelhecimento, muitas vezes leva à prescrição de um grande número de medicamentos, cujos efeitos adversos podem decorrer de propriedades individuais ou das mais diversas interações medicamentosas. Por essa razão, a polifarmácia no idoso deve ser ativamente evitada, avaliando-se criteriosamente os riscos e benefícios de se introduzir cada medicação. Muitas vezes, ela acaba gerando um "efeito cascata", em que uma medicação é prescrita para tratar os efeitos adversos de outra, e assim por diante.

Outros tipos de iatrogenia são particularmente frequentes em idosos. Por questões culturais e sociais, ainda existe considerável resistência à adoção de cuidados paliativos e modalidades mais conservadoras de tratamento. Essa postura, presente em pacientes, familiares e profissionais de saúde, pode levar à adoção de terapêuticas de benefício questionável, comprometendo a qualidade de vida do idoso até o ponto da distanásia, conceito que denota o prolongamento da vida e do sofrimento psíquico e físico por meio de medidas artificiais sem que haja mais a perspectiva de uma vida de relação significativa do paciente com o seu meio e seus entes mais próximos.

Em situações menos extremas (que não envolvem decisões sobre vida e morte), mas igualmente prejudiciais, o avanço tecnológico da biomedicina gera uma valorização excessiva do uso de exames complementares para diagnóstico e de modalidades terapêuticas, que muitas vezes são empregadas sem benefício evidente e com claro prejuízo à qualidade de vida do paciente. O outro lado desse fenômeno é a subvalorização da comunicação pessoal, o que frequentemente impede que o profissional de saúde consiga, pela escuta e interpretação atentas, compreender as aflições e necessidades do idoso e valorizar corretamente cada relato.

O paciente idoso está, ainda, sob maior risco de iatrogenias relacionadas a questões sociais. Por dependerem frequentemente do auxílio de cuidadores e familiares, que, muitas vezes, não possuem as disponibilidades de tempo, instalações e recursos financeiros adequados para fornecer uma boa assistência, os idosos estão mais sujeitos a ter seus problemas médicos diagnosticados mais tardiamente e a serem desnecessariamente internados em hospitais.

Síndrome de Imobilidade

A imobilidade resulta da supressão dos movimentos de uma ou mais articulações, impedindo a mudança postural, o deslocamento e a manipulação do meio, comprometendo a independência do idoso e aumentando o risco para outras doenças. A redução da mobilidade não deve ser vista como um curso natural do envelhecimento: frequentemente é

Quadro 17-7. Critérios de Fragilidade de Fried

Parâmetros
1. Redução da força de preensão palmar
2. Redução da velocidade da marcha (teste de caminhada)
3. Perda de peso não intencional
4. Sensação de exaustão (autorreferida)
5. Baixa atividade física

multifatorial e está associada a condições clínicas como doenças osteoarticulares, neurológicas, musculares, doenças cardiorrespiratórias e até mesmo a iatrogenia medicamentosa, em especial pelo uso de psicotrópicos. Fatores como a inadequação dos cuidados disponíveis e o difícil acesso aos serviços de saúde podem agravar a imobilidade. A contenção mecânica ou medicamentosa, quando utilizada sem critério e por períodos prolongados, acaba agravando as situações imobilizantes primárias. Esses aspectos devem ser questionados durante a anamnese, buscando-se uma história detalhada.

Na anamnese, a revisão de sistemas é importante na identificação de fatores que possam comprometer a mobilidade e que não estavam presentes na queixa principal do paciente. Por exemplo: para uma atividade muscular adequada, é preciso contar com uma capacidade aeróbica satisfatória. Logo, pode-se questionar se há dispneia aos médios ou grandes esforços. Outro aspecto seria a perda do controle esfincteriano, que pode limitar a mobilidade do indivíduo e levar ao isolamento social. No exame físico, a capacidade de deslocamento pode ser avaliada por meio da marcha, da transferência e da postura, enquanto a manipulação do meio requer capacidade de alcance, preensão e pinça, necessitando de avaliação de força, mobilidade e coordenação dos membros superiores, frequentemente negligenciada.

Além dos "5 Is" clássicos, mais recentemente foi descrita a **Síndrome da Fragilidade** ou o **Idoso frágil**. Ela denota a baixa reserva e a pouca resistência do idoso a diferentes agentes estressores (infecção, trauma etc.), levando a incapacidade funcional e maior propensão a desfechos adversos, como internação hospitalar e morte. Segundo os critérios de fragilidade de Fried, considera-se pré-fragilidade a presença de um ou dois parâmetros. A partir de três parâmetros, temos a configuração do idoso frágil (Quadro 17-7).

BIBLIOGRAFIA
Brasil, Ministério da Saúde. Secretaria de Atenção à Saúde. Departamento de Ação Básica. Envelhecimento e saúde da pessoa idosa. Caderno de atenção básica do idoso Nº 19; 2006. 192p.
Freitas EV, Mohallem KL, Gamarski R, Pereira SRM. Manual Prático de Geriatria. 2. ed. Rio de Janeiro: Guanabara Koogan; 2017. 472 p.
Freitas EV, Py L, Cançado FAX, Dolll J, Gorzoni ML. Tratado de Geriatria e Gerontologia. 4. ed. Rio de Janeiro: Guanabara Koogan; 2016.
Moraes EN, Azevedo RS. Fundamentos do Cuidado ao Idoso Frágil. Belo Horizonte, MG: Folium; 2016. 412 p.

ABORDAGEM SEMIOLÓGICA DO PACIENTE GRAVE

CAPÍTULO 18

Camila Rohloff Monteiro ■ Gabriela Rios ■ Mariana de Almeida Machado
Priscilla Souza da Cruz ■ Antonio Augusto Masson ■ Rafael Bica

INTRODUÇÃO

Neste capítulo, faremos considerações sobre a abordagem semiológica de pacientes com patologias de apresentação recente e possível comprometimento agudo de suas funções orgânicas. São eles os pacientes habitualmente atendidos em salas de emergências e unidades de terapia intensiva. Nesses casos, embora permaneçam válidos os princípios da avaliação por história e exame clínico cuidadosos, aliados a um raciocínio clínico eficaz que defina as principais hipóteses diagnósticas e os exames complementares a solicitar, existem peculiaridades que devem ser consideradas para que a abordagem seja mais eficaz. Isso se reflete na abundância de protocolos já validados para o atendimento emergencial de situações como paradas cardiorrespiratórias, sepse e dor torácica. O estudo desses protocolos ainda está além do escopo deste texto: aqui, serão enfatizados os princípios gerais que se aplicam à avaliação clínica de pacientes graves.

O PACIENTE NA SALA DE EMERGÊNCIA

Entendendo

Os maiores objetivos da avaliação inicial do paciente na emergência são: classificá-lo de acordo com a sua gravidade – determinando qual a prioridade para seu atendimento – e identificar a abordagem mais adequada para a resolução dos agravos que motivaram sua visita. Para isso, ela requer a integração de competências fundamentais: a obtenção dos dados relevantes de forma completa e objetiva, a atenção aos principais sinais e sintomas de alerta para situações graves, e um raciocínio clínico que defina de forma estruturada as principais condutas diagnósticas e terapêuticas a se adotar. Dessa forma, a anamnese direcionada e o exame físico são essenciais. Para garantir a segurança dos pacientes e racionalizar o tempo de espera para o atendimento, devem ser focados os sinais e sintomas que motivaram a ida do paciente à emergência.

Com esse propósito, têm sido usados internacionalmente sistemas de triagem que permitem estadiar o paciente em níveis de gravidade de acordo com achados da anamnese, ectoscopia e exame físico. Como exemplos, temos sistemas desenvolvidos no Canadá (*Canadian Emergency Department Triage and Acuity Scale*), África do Sul (*Cape Triage Escore*) e Reino Unido (*Manchester Triage System*). Em geral, são sistemas que definem cinco categorias de gravidade e estabelecem um tempo máximo para o atendimento em cada categoria. Com isso, os pacientes não são atendidos por ordem de chegada, mas sim pela prioridade clínica. O Quadro 18-1 ilustra algumas das situações emergenciais que exigem atenção imediata, e o Quadro 18-2 mostra alguns sinais e sintomas que são habitualmente estratificados pelos sistemas internacionais de triagem nas emergências.

O uso de exames complementares é, muitas vezes, importante para esclarecer as suspeitas diagnósticas levantadas pela primeira avaliação do paciente. Exames laboratoriais, eletrocardiogramas, ecocardiogramas, ultrassonografias e tomografias computadorizadas estão entre as modalidades que trazem, em diversas situações, informações fundamentais para o manejo dos problemas em questão. Todavia, sua indicação deve ser direcionada pela avaliação clínica, não se devendo jamais substituí-la, sob pena de atrasar (ou mesmo comprometer) a resolução do problema e de incorrer em custos desnecessários.

Quadro 18-1. Algumas Emergências Comuns a se Considerar no Atendimento Inicial

- Acidente vascular encefálico (AVE) isquêmico ou hemorrágico
- Traumatismo cranioencefálico (TCE) ou raquimedular (TRM)
- Rebaixamentos do nível de consciência (intoxicações, crises convulsivas)
- Sepse grave (pulmonar, urinária, abdominal)
- Infarto agudo do miocárdio (IAM), dissecção aórtica, edema agudo de pulmão (EAP), tamponamento cardíaco
- Taqui e bradiarritmias com instabilidade hemodinâmica
- Tromboembolismo pulmonar (TEP), hemo e pneumotórax, broncoespasmo grave
- Reações anafiláticas, queimaduras graves
- Politraumatismos
- Hemorragias volumosas
- Abdômen agudo (peritonites, perfurações de vísceras, obstruções intestinais)
- Cetoacidose diabética, hipoglicemia
- Insuficiências arteriais agudas em membros inferiores
- Gravidez ectópica rota

Fonte: os autores. Baseado em Longo et al. Harrison's principles of internal medicine. 18th ed.

Quadro 18-2. Modelo de Estratificação de Risco na Sala de Emergência

Prioridade	Tempo para o atendimento	Exemplos
1. Emergência	Imediato	- Parada cardiorrespiratória - Choque (por qualquer mecanismo) - IAM com hipotensão ou disfunção cardíaca - AVC com rebaixamento de consciência
2. Urgência	Até 10 minutos	- Reações alérgicas graves - Sepse com disfunção orgânica - Desconforto respiratório moderado - AVC sem rebaixamento de consciência
3. Média urgência	Até 30 minutos	- Dor grau 8-10/10 com lesões mínimas - Sangramentos sem sinais vitais alterados - Psicoses/Agitações agudas - Dor lombar aguda e cefaleia, grau 4-7/10
4. Pouca urgência	Até 60 minutos	- Reação alérgica menor - Traumatismos isolados - TCE sem comprometimento neurológico
5. Sem urgência	Até 120 minutos	- Diarreia sem desidratação - Dor na garganta sem dispneia - Dor de intensidade < 4

Fonte: os autores. Adaptado de Coutinho, Cecílio e Mota (2012).

Aprofundando
Anamnese, Ectoscopia e Sinais Vitais – Aspectos Fundamentais

Como vimos, a abordagem deve ser direcionada pelos dados obtidos na chegada do paciente à emergência e pela busca de sinais de alerta para situações emergenciais, como as exemplificadas no Quadro 18-1. É importante ressaltar que, na emergência, a ordem dessas avaliações e do exame físico segmentar não é rígida, podendo ser flexibilizada de acordo com a demanda de cada caso e com a experiência da equipe assistencial responsável. Para maior clareza, expomos adiante as principais observações que se devem realizar em cada etapa.

Na **anamnese**, deve-se obter a identificação do paciente da forma mais precisa possível, seja com ele próprio, seus acompanhantes ou os profissionais de saúde responsáveis pelo atendimento pré-hospitalar. Os sintomas que motivaram a vinda à emergência devem ser bem explorados: localização, intensidade, tipo de instalação (agudo, subagudo ou crônico), duração e evolução temporal, qualidade, queixas associadas, fatores de alívio ou piora e outras informações pertinentes.

Em seguida, devem ser obtidas informações que facilitem a compreensão do problema atual, evitando-se, sempre que possível, inquéritos excessivamente prolongados que contemplem aspectos menos relevantes da história. Dentro dessa lógica, devem-se procurar informações sobre doenças crônicas, uso de medicações, cirurgias e procedimentos recentes, politraumatismos, alergias medicamentosas, tipo sanguíneo e patologias pregressas. Dados a respeito das doenças prevalentes na família do paciente e seus hábitos de vida (alimentação, atividades físicas, uso de entorpecentes ou drogas ilícitas, viagens recentes) podem ser relevantes.

Pacientes femininas em idade fértil, em particular, devem sempre ser questionadas e, se necessário, testadas para gestações em curso, que podem alterar a condução diagnóstica e terapêutica do seu caso nas mais variadas situações. Complicações gestacionais como gravidez ectópica rota e aborto espontâneo podem, inclusive, exigir atendimento emergencial e requerem do clínico um elevado índice de suspeição.

A **ectoscopia** já estará sendo realizada à medida que se colhe a anamnese. As presenças de sonolência, torpor ou coma representam níveis variáveis de rebaixamento do nível de consciência e podem-se relacionar a intoxicações exógenas, traumatismos, doenças cerebrovasculares, crises convulsivas ou encefalopatias metabólicas (renal, hepática). A desorientação aguda auto ou alopsíquica pode indicar tanto alterações metabólicas (como infecções em idosos ou hipoglicemia) como psiquiátricas (crises psicóticas, depressão major).

Algumas fácies podem também sugerir situações emergenciais: são os casos do mixedema, da tireotoxicose e da paralisia facial de padrão central (ocupando apenas um quadrante da face, sugerindo um AVC), por exemplo. Expressões de dor muito intensas, que podem ser quantificadas pela escala visual analógica (EVA), também podem definir o nível de gravidade no estadiamento inicial pela triagem.

Similarmente, o padrão ventilatório (já observável nesse momento) pode indicar a gravidade do comprometimento da função respiratória, com dispneias que podem ser classificadas de leves a severas de acordo com a presença de taquipneia, uso de musculatura acessória, batimento de asa do nariz e cianose. Achados complementares como a presença de turgência jugular patológica, ruídos adventícios facilmente audíveis (como estridores laríngeos) e desvio da traqueia complementam essa avaliação.

Na avaliação da pele e das mucosas, importantes "pistas" podem indicar a severidade do problema: além da cianose, já mencionada, pode-se atentar para a presença de palidez e sudorese fria (sugerindo perda sanguínea aguda ou crônica importante), desidratação (indicando perda volêmica severa) e icterícia (podendo refletir algumas infecções de curso agressivo, como hepatites fulminantes e síndrome de Weil na leptospirose). Alterações cutaneomucosas como eritema, placas urticariformes e edema de lábios e globos oculares podem decorrer de reações alérgicas graves, infecções cutâneas e toxicidades medicamentosas. Já a estratificação de severidade das queimaduras baseia-se, em grande parte, na avaliação da extensão da área acometida e na profundidade das lesões.

Em casos de traumatismos, acidentes ou lesões perfurantes (por armas brancas ou de fogo), a inspeção da pele e das mucosas deve também contemplar a descrição de equimoses, hematomas, lacerações e sítios de entrada e saída de projéteis. São situações em que um exame detalhado, com exposição completa do paciente, é essencial para avaliarmos o potencial do dano orgânico provocado.

Na avaliação do paciente na emergência, a pronta aferição dos **sinais vitais** é essencial. Suas alterações são comuns em diversas situações emergenciais, muitas vezes contribuindo de forma decisiva para seu diagnóstico e estadiamento. O Quadro 18-3 correlaciona as alterações nos sinais vitais "clássicos" (pressão arterial, frequência cardíaca, frequência respiratória e temperatura axilar) com algumas de suas etiologias mais relevantes.

É importante considerar, todavia, as informações de outros parâmetros que também devem ser aferidos sistematicamente na avaliação inicial do paciente e que, por sua relevância, muitas vezes são considerados em alguns serviços e publicações como sinais vitais "adicionais". São eles: dor, hemoglicoteste e oximetria de pulso.

A **dor** é, sem dúvida, um dos sintomas que mais motivam a procura por serviços de emergência. Embora sua intensidade deva ser entendida como uma combinação de fenômenos sensoriais e psicossociais, ela representa um excelente indicador para a localização e a gravidade de lesões e disfunções dos mais variados órgãos e tecidos. Assim, a sua quantificação por escalas padronizadas é elemento essencial dos sistemas modernos de estadiamento de gravidade na emergência; e o seu controle imediato se constitui em um dos maiores objetivos da abordagem inicial do paciente.

Duas das escalas mais utilizadas, são a escala numérica de dor, que permite ao paciente quantificar sua dor em uma intensidade que varia de zero (nenhuma dor) a dez (máxima intensidade), e a escala visual analógica (EVA), que permite estimar a intensidade da dor pela observação de sua expressão facial durante a avaliação, como mostra a Figura 18-1.

O **hemoglicoteste** (HGT) identifica anormalidades da glicemia capilar de forma rápida, barata e pouco invasiva. Valores baixos indicam hipoglicemias que precisam sempre ser imediatamente corrigidas e que, muitas vezes, podem simular distúrbios tão variados como crises convulsivas ou intoxicações exógenas. Por outro lado, elevações significativas do HGT evidenciam hiperglicemias, que, na dependência de outros achados clínicos e laboratoriais, podem-se relacionar a emergências como a cetoacidose diabética e o coma hiperosmolar.

Já a **oximetria de pulso** permite uma estimativa similarmente rápida e não invasiva da oxigenação do sangue arterial periférico. Valores abaixo de 95% podem indicar distúrbios como anemias, asma ou DPOC descompensados, pneumonias e insuficiências cardíacas. A fidelidade do valor lido pelo oxímetro, no entanto, pode ser afetada por fatores como o posicionamento incorreto do aparelho e até mesmo o uso de esmaltes nas unhas. Além disso, deve ser interpretado em conjunto com outros sinais clínicos de hipoxemia aguda, tais como taquipneia e esforço respiratório, visto que pode ser constitucionalmente mais

ABORDAGEM SEMIOLÓGICA DO PACIENTE GRAVE

Quadro 18-3. Alterações dos Sinais Vitais e suas Possíveis Causas

Sinal vital	Valores	Possíveis problemas associados
Frequência cardíaca	Bradicardia (FC < 60 bpm)	■ Bloqueios atrioventriculares ■ IAM de parede inferior ■ Hipertensão intracraniana ■ Medicações (betabloqueadores, digitálicos)
	Taquicardia (FC > 100 bpm)	■ Sepse ■ Perdas volêmicas moderadas a graves ■ Taquiarritmias ■ Intoxicações (cocaína, anfetaminas)
Pressão arterial	Emergências hipertensivas (PA > 180 × 120 mmHg, com lesões de órgãos-alvo)	■ EAP ■ Encefalopatia hipertensiva ■ Dissecção aórtica ■ Eclâmpsia e pré-eclâmpsia
	Hipotensão com sinais de baixo débito (PA < 90 × 60 mmHg)	■ Sepse ■ Tamponamento pericárdico ■ Pneumotórax ■ Hipovolemia moderada a grave
Frequência respiratória	Bradipneia (FR < 12 irpm)	■ Intoxicações (opioides, benzodiazepínicos) ■ Lesões do sistema nervoso central (SNC) ■ Hipotireoidismo
	Taquipneia (FR > 20 irpm)	■ Hipoxemia ■ Acidose metabólica ■ Síndrome do pânico
Temperatura axilar	Hipotermia (Tax < 35°C)	■ Exposição prolongada ao frio ■ Drogas depressoras do SNC ■ Hipotireoidismo
	Febre ou hipertermia (Tax > 37,8°C)	■ Infecções ■ Insolação aguda ■ Toxicidade medicamentosa (antidepressivos, anestésicos, neurolépticos)

Fonte: os autores. Baseado em Longo et al. Harrison's principles of internal medicine. 18th ed.

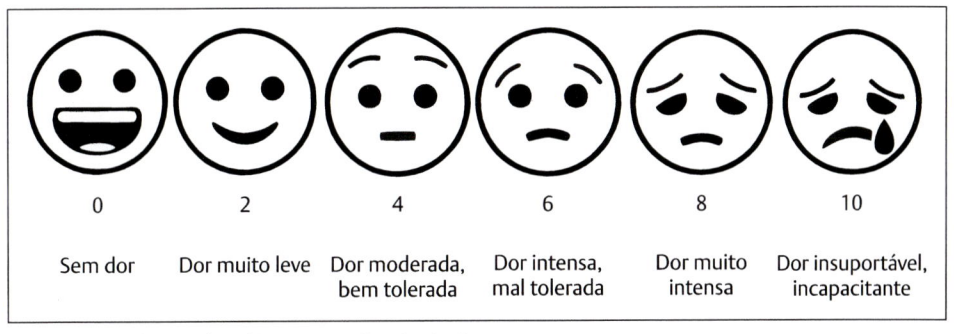

0	2	4	6	8	10
Sem dor	Dor muito leve	Dor moderada, bem tolerada	Dor intensa, mal tolerada	Dor muito intensa	Dor insuportável, incapacitante

Fig. 18-1. Escala visual analógica para aferição da dor.

baixo, por exemplo, em portadores de pneumopatias crônicas, como asma e DPOC, sem que represente descompensação aguda dessas condições.

A relevância da avaliação desses parâmetros já durante a triagem é refletida na identificação de uma das intercorrências mais frequentes e graves em pacientes que recorrem aos serviços de emergência: a **sepse**, síndrome em que ocorre má perfusão generalizada de órgãos e tecidos pela reação inflamatória de um organismo a uma infecção sitêmica. Seu critério diagnóstico mais modernamente aceito (o escore "qSOFA") usa apenas observações de ectoscopia e sinais vitais: confusão mental ou rebaixamento do nível de consciência (com pontuação abaixo de 14 na Escala de Coma de Glasgow), taquipneia (FR > 22) e hipotensão (PA sistólica < 100 mm Hg). Com isso, a abordagem terapêutica imediata, elemento fundamental para melhorar o prognóstico dos pacientes, pode ser instituída.

Exame Físico Segmentar

Nessa etapa da avaliação, procura-se identificar, nos principais sistemas, anormalidades que indiquem possíveis etiologias para os sintomas apresentados e que facilitem o estabelecimento da sua severidade. Deve-se dedicar especial atenção aos exames neurológico, cardiovascular, respiratório e abdominal, sem descartar a avaliação de aspectos de outros segmentos, que podem trazer informações essenciais.

No **exame neurológico**, deve-se complementar a avaliação ectoscópica do nível de consciência com medidas mais objetivas de um eventual dano neurológico. A escala de coma de Glasgow (ECG), baseada nas respostas motoras, verbais e oculares do paciente, tem boa correlação com a severidade do dano neurológico causado por agravos como traumatismos, intoxicações, AVEs, crises convulsivas, encefalopatias metabólicas e meningites. Seu escore

Quadro 18-4. Escala de Coma de Glasgow

Parâmetro	Resposta	Escore
Abertura ocular	▪ Espontânea ▪ Ao comando verbal ▪ Ao estímulo doloroso ▪ Ausente	4 3 2 1
Resposta verbal	▪ Orientada ▪ Confusa ▪ Palavras inadequadas ▪ Sons incompreensíveis ▪ Ausente	5 4 3 2 1
Resposta motora	▪ Obedece a comandos ▪ Localiza estímulos ▪ Retirada ao estímulo doloroso ▪ Flexão estereotipada (decorticação) ▪ Extensão estereotipada (descerebração) ▪ Ausente	6 5 4 3 2 1

Fonte: adaptado de Stone e Humphries. Current diagnosis and treatment – Emergency Medicine. 6th ed.

final é uma soma dos resultados dos três parâmetros, podendo oscilar entre 3 e 15. O Quadro 18-4 sintetiza seus achados.

Atualmente, pode-se também usar uma versão modificada da ECG para considerar outro parâmetro importante de avaliação do dano neurológico: a reatividade das pupilas à luz. Essa versão, a ECG-P, altera a pontuação da ECG original em casos de comprometimento uni- ou bilateral da reatividade pupilar.

A avaliação da simetria e da reatividade das pupilas também é essencial na abordagem de qualquer paciente com dano neurológico suspeitado ou comprovado. Já a pesquisa de rigidez de nuca deve ser realizada em pacientes que apresentem qualquer combinação de confusão mental, cefaleias e sinais de infecção (febre, taquicardia), tendo em vista sua boa correlação com as meningoencefalites, infecções cujo pronto reconhecimento é vital para um melhor prognóstico. As cefaleias agudas representam uma das queixas mais comuns do paciente na emergência e requerem cuidadosa caracterização na coleta da anamnese, pois eventualmente podem ser manifestações de emergências como AVEs hemorrágicos ou hipertensão intracraniana.

A presença de déficits neurológicos agudos deve ser ativamente investigada na anamnese e no exame físico, de acordo com a suspeita diagnóstica. Os exames da força, da qualidade da fala e das funções dos nervos cranianos (mobilidade ocular e lingual, mímica facial etc.) são particularmente importantes para definir o risco de um AVE agudo, seja isquêmico ou hemorrágico. Observações de alterações de estática, marcha, coordenação motora, sensibilidade, reflexos e das funções cognitivas superiores (memória, atenção, pensamento lógico, tomada de decisões) poderão também se fazer necessárias para complementar as avaliações iniciais de pacientes que apresentem estados confusionais agudos ou vítimas de traumatismo cranioencefálico ou raquimedular.

O **exame da cabeça e do pescoço** é particularmente útil para identificar sinais relacionados a traumatismos faciais e cranioencefálicos. As fraturas da base do crânio podem ser suspeitadas pela observação de equimose na mastoide (sinal de Battle), equimose periorbitária (sinal do guaxinim) e liquorreia (saída de liquor através das cavidades nasal, oral ou auricular). Além disso, a observação de deformações na conformação dos ossos da face e a palpação de afundamentos nessa topografia e na calota craniana podem indicar fraturas traumáticas. Adicionalmente, a palpação de enfisema subcutâneo na base do pescoço e a observação de desvios no alinhamento da traqueia e da laringe indicam trauma torácico potencialmente grave. A presença de bócio difuso ou nodular à inspeção ou à palpação sugere disfunções tireoidianas como causas mais prováveis para alterações hemodinâmicas e neurológicas até então pouco compreendidas.

No **exame do aparelho cardiovascular**, algumas alterações complementares aos dados da ectoscopia e dos sinais vitais podem ser relevantes no contexto das várias urgências clínicas. A inspeção dos vasos do pescoço pode evidenciar turgência jugular patológica a 45°, sugerindo insuficiência cardíaca descompensada ou tamponamento cardíaco. Já a palpação dos pulsos arteriais centrais (carotídeo e femoral) ajuda, por exemplo, a confirmar a presença de parada cardiorrespiratória em pacientes inconscientes.

Já a avaliação dos pulsos arteriais periféricos estima o enchimento capilar distal. Esse parâmetro se relaciona à perfusão tecidual e, em casos de sepse ou hipotensão arterial, pode estar reduzido. A análise comparativa de sua amplitude nos auxilia, ainda, na pesquisa de insuficiências arteriais agudas (de origem tromboembólica), especialmente quando uma redução ou abolição se associa a uma queda da temperatura do membro distal à palpação. Alterações de frequência e ritmo dos pulsos arteriais podem, ainda, conduzir ao diagnóstico de taqui ou bradiarritmias potencialmente graves.

Algumas alterações do sistema venoso periférico também podem ser investigadas na emergência. O edema assimétrico e associado a sinais flogísticos (calor, dor e rubor) em um membro é fortemente sugestivo de trombose venosa profunda, tendo como principal diagnóstico diferencial a infecção cutânea no membro. Pode ser prontamente diferenciado dos edemas bilaterais e sem sinais de inflamação local, que são característicos da insuficiência venosa crônica, da cirrose hepática e da síndrome nefrótica.

A avaliação do precórdio traz informações adicionais e valiosas. A presença de um *ictus cordis* hiperdinâmico na palpação pode ser um sinal de perdas volêmicas importantes ou descompensações agudas de doenças preexistentes, tais como hipertireoidismo ou anemias. Nesses casos, pode também ser observado um batimento de fúrcula esternal. Já a detecção de sopros previamente desconhecidos, na ausculta, pode ser indicativa de lesão aguda em valvas ou cordoalhas tendíneas devida a endocardite infecciosa ou isquemia miocárdica. A hipofonese de bulhas, por sua vez, pode ser um indício de derrame pericárdico ou até mesmo tamponamento. O Quadro 18-5 exemplifica alguns parâmetros e os correlaciona com possíveis problemas associados.

A mesma lógica se aplica ao exame do aparelho respiratório. Além das alterações relacionadas ao grau de esforço respiratório, que são avaliadas na ectoscopia inicial, a inspeção pode constatar ritmos ventilatórios anormais, como Cheyne-Stokes (associado a intoxicações medicamentosas, uremia e lesões cerebrais) e Biot (relacionado a depressão respiratória por lesões bulbares ou abuso de opioides, por exemplo). A palpação, com a realização do frêmito toracovocal e da expansibilidade torácica, pode auxiliar na localiza-

Quadro 18-5. Exame Cardiovascular na Emergência

Parâmetro avaliado	Exemplos de problemas relacionados
Vasos do pescoço: turgência jugular, batimento de fúrcula esternal	• Insuficiência cardíaca congestiva • Tamponamento pericárdico
Pulsos arteriais: amplitude, ritmo, frequência, enchimento capilar	• Sepse • Insuficiência arterial aguda • Taqui e bradiarritmias
Sistema venoso periférico: edemas, sinais flogísticos	• Trombose venosa profunda • Infecções cutâneas • Síndrome nefrótica • Cirrose hepática
Ictus cordis: área, amplitude, localização	• Anemias • Regurgitação de valva aórtica • Cardiomiopatia dilatada
Sopros: localização, fase do ciclo cardíaco, intensidade	• Endocardites • Valvopatias • Isquemias miocárdicas
Bulhas e sons adicionais (cliques, estalidos)	• Derrame pericárdico • DPOC • Fibrilação atrial

Fonte: os autores. Baseado em Longo et al. Harrison's principles of internal medicine. 18th ed.

ção de consolidações, derrames pleurais e atelectasias, também devendo ter seus achados integrados ao restante do exame.

> Em conjunto, a inspeção e a palpação da caixa torácica também são essenciais em pacientes politraumatizados, para identificar a presença de múltiplas fraturas em costelas e mesmo o tórax instável, situação em que um segmento de tórax se retrai durante a inspiração (expandindo-se à expiração) quando perde contato com o arcabouço ósseo da caixa torácica – situação normalmente indicativa de fraturas contíguas e traumatismo local grave.

Já os achados da percussão do tórax podem ser usados para auxiliar na identificação de lesões traumáticas, como pneumotórax (por timpanismo local) ou hemotórax (por macicez).

A ausculta pulmonar, avaliando a amplitude do murmúrio vesicular em diversos pontos, pode contribuir com dados adicionais: sua abolição pode indicar alterações, como derrame pleural e pneumotórax, e seu aumento, por outro lado, sugerir uma consolidação alveolar. Adicionalmente, deve-se investigar a presença de ruídos adventícios, como estridores nas obstruções das vias superiores, sibilos nas exacerbações de broncoespasmos e estertores na congestão pulmonar e no edema agudo de pulmão. Vejamos, no Quadro 18-6, a relevância de algumas dessas avaliações.

Na **avaliação do abdômen**, a inspeção pode revelar achados compatíveis com obstrução aguda, tais como distensão da parede e peristalse visível. A presença de hérnias encarceradas ou estranguladas pode ser indicada pela observação de abaulamentos localizados e a ocorrência de sangramento intracavitário, pela presença de equimoses na parede. Obstruções agudas de origem mecânica (aderências, hérnias, tumores) se associam a peristalse aumentada na ausculta abdominal; enquanto as obstruções funcionais ou mecânicas

Quadro 18-6. Exame do Aparelho Respiratório na Emergência

Etapa do exame	Exemplos de problemas relacionados
Inspeção: alinhamento da traqueia, tórax instável, esforço respiratório, lacerações, equimoses e hematomas	▪ Politraumatismos ▪ Hipoxemia grave ▪ Lesões perfurocortantes
Ritmos anormais: Cheyne-Stokes, Biot, Kussmaul	▪ Intoxicações medicamentosas ▪ Encefalopatias metabólicas ▪ Distúrbios ácido-básicos
Palpação: fraturas, frêmitos, expansibilidade, enfisema subcutâneo	▪ Consolidações ▪ Politraumatismos ▪ Derrame pleural
Percussão: timpanismo ou macicez	▪ Pneumotórax ▪ Hemotórax
Ausculta: avaliação de murmúrio vesicular, ruídos adventícios	▪ Obstruções em vias aéreas superiores ▪ Broncoespasmos ▪ Congestão pulmonar ▪ Infecções

Fonte: os autores. Baseado em Longo et al. Harrison's principles of internal medicine. 18th ed.

Quadro 18-7. Exame Abdominal na Emergência

Etapa do exame	Exemplos de problemas relacionados
Inspeção: distensões, abaulamentos, feridas, cicatrizes, equimoses	▪ Obstruções intestinais em geral ▪ Infecções de ferida operatória ▪ Hérnias encarceradas ou estranguladas
Ausculta: peristalse, sopros	▪ Obstruções intestinais (mecânicas, funcionais) ▪ Peritonites ▪ Íleo metabólico
Palpação: dor, massas, reflexos de defesa	▪ Apendicites, colecistites ▪ Colites (diverticulite, doença de Crohn) ▪ Hemorragias por traumatismo abdominal ▪ Gravidez ectópica
Percussão: hipertimpanismo, macicez	▪ Perfurações de vísceras (pneumoperitônio) ▪ Ascite (macicez móvel)
Avaliações adicionais: toque retal, punho-percussão, exame pélvico e genital	▪ Pielonefrites, cólicas nefréticas ▪ Metrorragias (traumas, tumores) ▪ Torções testiculares, hérnias inguinais

Fonte: os autores. Baseado em Longo et al. Harrison's principles of internal medicine. 18. ed.

mais crônicas cursam com peristalse reduzida ou abolida, uma resposta reflexa diante de inflamações causadas por processos como peritonites, pós-operatórios e hemorragias intracavitárias (traumatismo fechado, ruptura aneurismática).

Na palpação, a rigidez da parede e a descompressão dolorosa são sugestivas de hemorragias ou peritonites agudas, sejam elas relacionadas a traumatismos, infecções ou perfurações de vísceras ocas. Já a presença de defesa muscular involuntária em quadrantes específicos é indicativa de inflamações mais circunscritas, tais como apendicites e colecistites. A palpação de plastrões (massas dolorosas que indicam peritonite com bloqueio de alças, mesentério e epíplon) bem localizados normalmente indica a existência de abscessos intracavitários ou de colites infecciosas (como a diverticulite) ou inflamatórias (como a colite por Doença de Crohn). A localização de hérnias, bem como caracterizar se estas são redutíveis, constituem etapas também relevantes da palpação abdominal. Já a percussão da parede oferece substratos para a identificação de perfurações viscerais: o timpanismo difuso é um achado indicativo de pneumoperitônio.

O exame do abdômen na emergência deve, ainda, ser complementado por avaliações que pesquisam fenômenos específicos e que podem estar indicadas pelo conjunto de dados disponíveis, até então, pela anamnese e pela ectoscopia. Como exemplos, podemos mencionar a punho-percussão lombar em casos suspeitos de pielonefrite ou litíase urinária, o toque retal diante de situações como traumatismo abdominal ou sangramento intestinal e o exame pélvico em mulheres com suspeita de gravidez ectópica, cisto ovariano roto ou sangramento vaginal. O exame da genitália masculina, em casos de dor testicular aguda e intensa, pode auxiliar no diagnóstico de torções testiculares ou orquiepididimites. O Quadro 18-7 sintetiza essas informações.

Considerações Finais – Pontos para Lembrar
- A avaliação direcionada e cuidadosa do paciente na emergência, realizada por anamnese, ectoscopia e exame físico, é essencial para a resolução dos seus problemas.
- Sistemas de triagem validados racionalizam o fluxo dos atendimentos, garantindo que as prioridades corretas sejam estabelecidas de acordo com a gravidade de cada caso.
- No cenário da emergência, o tempo disponível para a avaliação do paciente é limitado. A abordagem deve ser focada no problema que motivou a ida à emergência e nas informações que facilitem a compreensão e a resolução desse problema.
- O uso de exames complementares, tais como eletrocardiograma, ecocardiograma, ultrassonografia e tomografia computadorizada, deve ser judicioso e coerente com os achados da avaliação semiológica inicial, não devendo substituí-la em nenhum contexto.

O PACIENTE NA UNIDADE DE TERAPIA INTENSIVA (UTI)
Entendendo
O paciente internado em UTI apresenta, via de regra, peculiaridades que podem tornar mais desafiadora a realização de um exame físico racional. Tais circunstâncias decorrem de fatores relacionados à própria gravidade de seu quadro clínico e de limitações intrínsecas ao ambiente físico onde se localizam o leito do paciente e os muitos equipamentos utilizados para seu monitoramento e a terapêutica. O Quadro 18-8 relaciona alguns dos principais exemplos.

O exame físico adequado, contudo, enriquece o conjunto de dados clínicos pertinentes à assistência e eleva a acurácia diagnóstica e terapêutica. Além disso, aprofunda o conhecimento do profissional sobre cada paciente sob seus cuidados e facilita a comunicação com o paciente e seus familiares, elemento cada vez mais essencial na elaboração de planos terapêuticos.

Quadro 18-8. Restrições à Avaliação Clínica do Paciente na Terapia Intensiva

Características do paciente	Limitações do ambiente
Redução do seu nível de consciência: espontânea ou secundária à sedação	Ruídos constantes produzidos por bombas, monitores, ventiladores e alarmes em geral
Estados confusionais agudos	Máquinas de hemodiálise, acessos, bombas, monitores e demais obstáculos físicos
Redução da mobilidade no leito (dor em pós-operatórios, conexões a acessos venosos, drenos, monitores e demais aparatos)	Bloqueio ao acesso para o exame de diversos segmentos corporais: drenos, curativos, compressores pneumáticos, sondas, circuitos de infusões e ventiladores
Ventilação mecânica	Falta de privacidade e tempo limitado para a avaliação individual
Má distribuição hídrica pelo decúbito prolongado	Refrigeração excessiva
Alto risco biológico relacionado a infecções por germes multirresistentes	Necessidade do uso de equipamentos de proteção individual que limitam a mobilidade do médico

Fonte: elaborado pelos autores.

Presentemente, tem sido notável também uma tendência, por parte das equipes médicas, de supervalorizar os dados dos exames complementares e das diversas formas de monitoramento à sua disposição em detrimento do exame físico. Esse fenômeno, criticado por Verghese (2009), foi objeto de análise de Vasquez *et al.* (2015). Os autores demonstraram que boa parte dos médicos intensivistas não realizava o exame clínico e, entre aqueles que o faziam, poucos valorizavam seus achados ao elaborar seu raciocínio clínico sobre os casos em questão.

Sem dúvida, o desenvolvimento recente dos mais diversos tipos de exames complementares, modalidades terapêuticas e equipamentos de monitoramento e suporte às funções vitais, aliado ao maior conhecimento sobre a eficácia de cada intervenção, tem facilitado a tomada de decisões e permitido desfechos clínicos muito mais favoráveis aos pacientes da terapia intensiva em diversos cenários. No entanto, pelas razões que expusemos anteriormente, tais avanços não devem ser vistos como antagônicos, mas sim complementares à avaliação clínica.

Estratégia da Vigilância Clínica Constante

Um elemento essencial do exame físico dos pacientes em unidades de terapia intensiva é o seu caráter dinâmico. A complexidade dos quadros clínicos e a instabilidade hemodinâmica, ventilatória, neurológica e dos demais sistemas orgânicos impõem a necessidade de considerar, no raciocínio clínico, um amplo conjunto de variáveis e de realizar reavaliações constantes.

Essa estratégia de atenção e vigilância constantes exige, ainda, a capacidade de interpretar criticamente os valores obtidos pelos diversos tipos de exames complementares e dispositivos de monitoramento, a fim de evitar conclusões precipitadas ou mesmo errôneas. Nesse contexto, uma boa avaliação clínica é essencial, pois permite melhor conhecimento global sobre a evolução de cada paciente e a contextualização correta de cada mudança. Essa prática minimiza, inclusive, o frequente equívoco das equipes assistenciais em menosprezar determinados alertas e alterações evolutivas identificadas pelo monitoramento, ao lhes permitir um maior discernimento sobre o que deve ou não ser levado em consideração na prática diária.

Aprofundando

Assim como nas demais situações clínicas, o exame físico pode ser dividido nas etapas de ectoscopia, aferição de sinais vitais e avaliação segmentar. Neste texto, destacaremos as particularidades de cada uma dessas etapas no ambiente da terapia intensiva, esperando, assim, facilitar ao estudante de medicina o contato com esse tipo de paciente e o desenvolvimento de uma abordagem sistemática das variáveis pertinentes a esse contexto.

Na **ectoscopia**, a avaliação do nível de consciência e do grau de orientação temporo-espacial exige a observação de que medicações estão sendo usadas para sedar o paciente (p. ex.: midazolan, fentanil, dexmedetomidina) ou para mantê-lo mais calmo e cooperativo (p. ex.: risperidona, olanzapina).

Já a descrição do padrão ventilatório requer, por vezes, a identificação dos aparatos que estão sendo usados para fornecer suporte ventilatório (ventiladores mecânicos, máscaras de ventilação não invasiva, cateteres de oxigênio) e de dispositivos invasivos, como traqueostomias e drenos torácicos, bem como dos valores de seus parâmetros e do grau de conforto do paciente a eles acoplado.

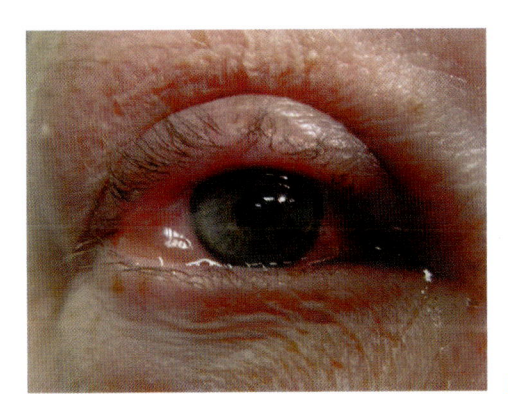

Fig. 18-2. Edema subconjuntival.

Na observação da pele e das mucosas, por sua vez, além dos padrões de turgor e elasticidade das mucosas, a avaliação do estado nutricional requer também a descrição do tipo de nutrição que está sendo oferecida (oral, enteral, parenteral) e por qual via, assim como parâmetros como a velocidade de sua infusão. A análise da perfusão tecidual periférica se relaciona com o tempo de enchimento capilar e se correlaciona com o balanço hídrico do paciente, um parâmetro fundamental na avaliação diária e que considera o volume total de líquidos que foi infundido (dietas, medicações, hidratação) e eliminado (débito urinário, evacuações, débitoss de drenos e ostomias, perdas insensíveis estimadas).

Deve-se atentar para padrões de coloração da pele (palidez, cianose, icterícia) e para lesões (como equimoses) que podem indicar fragilidade barreira cutânea que possam facilitar a entrada de germes infecciosos: a presença de alguns sinais nos ajudam, ainda, a identificar se o paciente apresenta má distribuição hídrica: é o caso de edemas nas regiões pré-conjuntival, pré-esternal e escrotal (Fig. 18-2).

É importante descrever o aspecto e a localização de úlceras de pressão, feridas operatórias e outras quebras na integridade da barreira cutânea: a presença de necrose ou sinais flogísticos sugere a ocorrência de complicações que deverão ser abordadas. Ostomias, sondas e drenos devem ser observados, bem como o volume e o aspecto das secreções que esses dispositivos coletam. A presença e a localização e acessos venosos e arteriais, bem como o aspecto do curativo e da pele no seu sítio de inserção devem ser cuidadosamente verificados, averiguando se o fluxo das infusões ocorre de forma adequada e desimpedida. O extravasamento de sangue ou secreção purulenta deve ser pesquisado.

Na **aferição dos sinais vitais**, podem-se identificar erros nos valores mostrados pelos monitores, que podem se relacionar ao posicionamento inadequado dos equipamentos ou mesmo ao seu mau funcionamento. Na medida da pressão arterial, deve-se observar quais medicações estão sendo utilizadas para mantê-la em níveis desejáveis (p. ex.: noradrenalina, dopamina, nitroglicerina) e sua dose de infusão. As medidas dos sinais adicionais (frequência cardíaca, frequência respiratória, temperatura axilar) devem ser complementadas por parâmetros de fácil obtenção e uso disseminado na prática diária, tais como oximetria de pulso e glicemia capilar.

ATENÇÃO: falsas leituras de oximetria de pulso são comuns, podendo-se relacionar ao mau posicionamento do dispositivo, à hipotermia ou ao uso de esmaltes em unhas.

No **exame segmentar**, devem-se proceder às manobras habituais da avaliação craniocaudal, respeitando-se as limitações que expusemos na seção inicial. No exame da cabeça e do pescoço, além da limitação de mobilidade imposta pelo tubo endotraqueal, há também dificuldades relacionadas à posição de decúbito do paciente, que impede a realização de boa parte das manobras semiotécnicas (p. ex.: palpação da tireoide), e à pouca cooperação que se pode obter em pacientes sedados.

Já no exame do tórax, as mesmas limitações praticamente inviabilizam avaliações de expansibilidade e frêmito toracovocal. A percussão e a ausculta, todavia, podem ser realizadas, principalmente, na parede anterior e podem indicar importantes achados, tais como atelectasias em pós-operatórios, pneumotórax após punções venosas profundas, derrame pleural por conta de congestão pulmonar e uma variada gama de ruídos adventícios (sibilos, roncos, estertores) relacionados a broncoespasmos ou infecções.

No exame cardiovascular, é de especial valor a detecção de novos sopros cardíacos (comuns em endocardites relacionadas a acessos venosos), turgência jugular patológica (em casos de congestão ou de disfunção isquêmica aguda) e ritmos irregulares ou atípicos (como na fibrilação atrial paroxística e nos bloqueios atrioventriculares).

O exame abdominal, por sua vez, também pode trazer informações úteis dentro da lógica de vigilância contínua. A presença de distensão abdominal pode ser indicativa de íleo metabólico ou de colite isquêmica. A avaliação repetida da peristalse pode apontar tanto para a ocorrência de gastroparesia em um pós-operatório como para sua resolução – em ambos os casos, indicando mudanças na dieta a ser oferecida e sugerindo uma evolução clínica mais ou menos favorável. A ocorrência de defesa abdominal à palpação ou de rigidez da parede sugere a existência de uma peritonite ou de uma infecção mais localizada (como um abscesso em torno de uma ferida operatória).

O exame neurológico também sofre importantes limitações, pois tradicionalmente depende da cooperação do paciente em suas manobras e de sua mobilidade. No entanto, não se deve prescindir, minimamente, da avaliação do nível de consciência e do aspecto das pupilas, que, além de ser rapidamente acessível, pode prover informações importantes sobre eventuais lesões do sistema nervoso central. Para a quantificação do nível de consciência, podem-se utilizar as escalas de Glasgow (para quem não está sob sedação) ou de Ramsay (para pacientes sedados), a qual está ilustrada no Quadro 18-9.

Já os significados dos achados da avaliação pupilar são resumidos na Figura 18-3.

O exame vascular deve privilegiar a avaliação dos pulsos centrais e periféricos, em geral de fácil acesso mesmo na terapia intensiva. Nesse ambiente, ganha importância adicional

Quadro 18-9. Escala de Ramsay

Pontuação	Parâmetro
1	Ansioso, agitado ou inquieto
2	Tranquilo e cooperativo
3	Sonolento, respondendo a comandos verbais
4	Dormindo, com resposta rápida ao estímulo glabelar ou sonoro vigoroso
5	Dormindo, com resposta lenta ao estímulo glabelar ou sonoro vigoroso
6	Dormindo, sem resposta

Fonte: os autores.

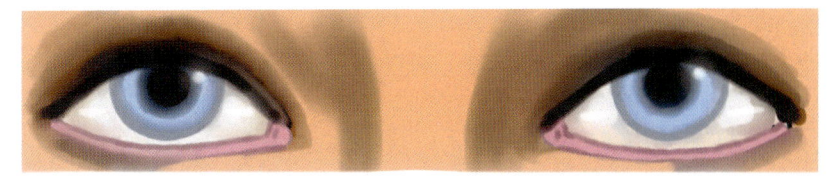

Pupilas de tamanho normal, isocóricas (simétricas)

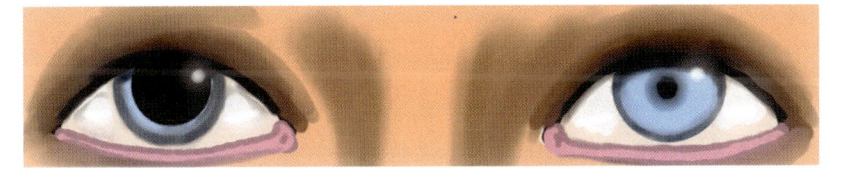

Pupilas anisocóricas, com midríse à direita

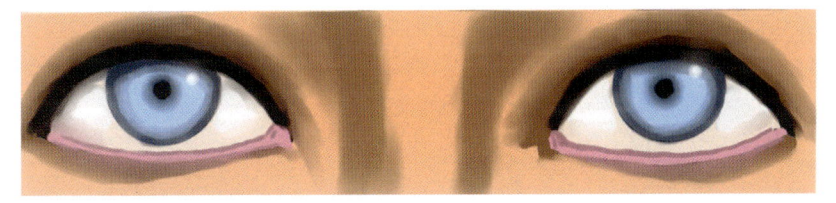

Pupilas isocóricas, com miose bilateral

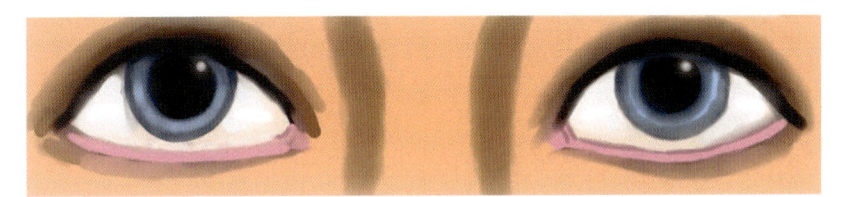

Pupilas anisocóricas, com midríase bilateral (maior à direita)

Fig. 18-3. Achados da avaliação pupilar e seus significados.

em razão das anormalidades comuns na perfusão tecidual distal e das lesões que podem surgir após a colocação de cateteres para medição contínua de pressão arterial. A pesquisa de sinais de trombose venosa profunda (edema assimétrico em um membro, sinais flogísticos, pele distendida e brilhosa) pode identificar uma complicação especialmente comum nesse ambiente, onde os pacientes geralmente reúnem diversos de seus fatores de risco, tais como imobilidade, hipercoagulabilidade e lesões endoteliais.

Conclusões

A despeito da frequente dificuldade de se realizar o exame físico tradicional no paciente grave, é de suma importância a observação médica continuada junto ao paciente, permitindo a detecção precoce de alterações clínicas importantes, às vezes antes mesmo do desencadeamento dos alarmes de monitores. Essa vigilância é efetiva e reduz complicações, melhorando o prognóstico do paciente.

VAMOS PRATICAR

Questão 1. Um paciente masculino, de 35 anos, é levado por sua esposa a atendimento emergencial porque teve início de confusão mental, palidez e sudorese fria há alguns minutos. Algumas horas antes, estava normal e assintomático.

Na avaliação inicial, você observa que o paciente está alerta e agitado, falando frases bem articuladas, porém desconexas. Não é capaz de responder às perguntas de forma orientada. Apresenta palidez (+/4+), sudorese fria e taquipneia (sem esforço respiratório). Está acianótico, anictérico, bem hidratado e tem aparência bem cuidada.

Sinais Vitais: PA = 115 × 75 mmHg, FC = 122 bpm, FR = 28 irpm, TAX = 36,3°C.
Cabeça e pescoço: sem anormalidades
ACV: RCR 2T BNF, sem sopros
AR: MVUA sem RA
Abdômen: flácido, peristáltico e indolor
MMII: sem anormalidades
Neurológico: pupilas isocóricas e reativas, força normal. Tônus, reflexos e coordenação motora preservados. Ausência de alterações focais ou sinais de lesões de nervos cranianos.

Pergunta-se:

A) Como você estadiaria este paciente ao recebê-lo na triagem, com base no relato da esposa, da ectoscopia e dos sinais vitais? Em que tempo máximo ele deve ser atendido?
B) Considerando as principais hipóteses diagnósticas para este estado confusional agudo, que perguntas você deveria fazer à esposa do paciente para esclarecer sua origem?
C) Quais parâmetros iniciais, passíveis de aferição já na avaliação inicial, poderiam auxiliar na investigação diagnóstica e guiar as primeiras condutas terapêuticas? Você pediria algum exame complementar desde o início? Em caso negativo, que providências você tomaria antes de solicitar eventuais exames complementares?

Questão 2. A enfermeira que faz a triagem dos pacientes da sala de emergência onde você trabalha procura a sua atenção, pois há dois pacientes que acabaram de chegar e estão aguardando atendimento:

- Um senhor de 83 anos, que refere um leve desconforto abdominal, disúria e febrícula há 3 dias. Relata ainda que "está urinando muito pouco" no último dia e que tem tido "visão escurecida e tonteiras" ao se levantar. Está calmo e cooperativo, aguardando em uma cadeira pelo atendimento. Afirma que nem gostaria de ter procurado atendimento, mas foi "obrigado" a fazê-lo por sua esposa. Espera poder ir para casa em breve.
  - Sinais vitais: PA = 70 × 45 mmHg, FC = 110 bpm, FR = 18 irpm, Tax = 37,9°C
- Uma mulher de 38 anos, obesa refere intensas dores lombares, iniciadas há algumas horas após abaixar-se para pegar um objeto que caiu no chão. As dores têm intensidade de 10 (numa escala de zero a 10). Nega outros sintomas. A paciente está agitada, dirigindo-se com gritos à enfermeira e exigindo atendimento imediato.
  - Sinais vitais: PA = 150 × 85 mmHg, FC = 96 bpm, FR = 16 irpm, Tax = 36,4°C

Pergunta-se:

A) Com base nessas informações, como você estadiaria estes pacientes de acordo com sua gravidade? Em quanto tempo eles devem ser atendidos?
B) Quais seriam as medidas terapêuticas iniciais que você adotaria em cada caso?
C) Algum desses pacientes, com base nos dados citados, requer internação hospitalar? Como você explicaria, a ambos os pacientes, as suas decisões? Justifique.

Questão 3. Você está acompanhando um paciente de 72 anos, que foi internado em um CTI por causa de uma pneumonia viral pelo novo coronavírus (Sars-Cov-2). O médico plantonista precisa decidir qual será o volume de hidratação que deverá ser ofertado, nas próximas 24 h, a este paciente. Ele pede a você, então, que avalie se o paciente apresenta uma boa perfusão tecidual.

Pergunta-se:

A) Quais parâmetros e dados de ectoscopia e exame físico você pode aferir para avaliar se a perfusão tecidual está adequada?
B) Ao avaliar a saturação de O_2, você observa que ela está em 78%. Esse valor é normal? Quais verificações você precisa fazer para saber se esse valor é fidedigno?
C) Ao examinar o paciente, que está sob ventilação mecânica, você observa que ele está facilmente despertável e agitado. Enquanto isso, o alarme do ventilador começa a apitar, indicando que o fluxo de ar não está chegando corretamente aos pulmões do paciente. O que pode estar acontecendo? Como seria possível resolver o problema? Qual escala você usaria para avaliar o resultado das suas ações?

BIBLIOGRAFIA

Canadian Emergency Department Triage and Acuity Scale - CTAS-ÉTG [Internet]. Disponível em http://www.ctas-phctas.ca. Acessado em 19/9/2019.

Coutinho AAP, Cecílio LCO, Mota JAC. Classificação de risco em serviços de emergência: uma discussão da literatura sobre o sistema de triagem de Manchester. Rev Med Minas Gerais, 2012. 22(2):188-198.

Ider AT et al. The value of the physical examination in clinical practice: an international survey. Clin Med (Lond). 2017;17(6):490-498.

Longo DL, Fauci AS, Kasper DL et al. (Eds.) Harrison's principles of internal medicine. 18th ed. New York: McGraw-Hill; 2012.

Paley L et al. Utility of Clinical Examination in the Diagnosis of Emergency Department Patients Admitted to the Department of Medicine of an Academic Hospital. Arch Intern Med. 2011;171(15):1393-1400.

Research Gate - Escala Visual Analógica para Avaliação da dor. Disponível em https://www.researchgate.net/figure/Figura-545-Escala-Visual-Analogica-para-Avaliacao-da-Dor-Visual-Analog-Scale-VAS_fig29_311382728. Acessado em 19/9/2019.

Stone CK, Humphries RL (Eds.). Current diagnosis and treatment: emergency medicine. 6th ed. New York: McGraw-Hill; 2008.

Vincent JL, Abraham E, Moore FA et al. (Eds.) Textbook of critical care. 7. ed. Philadelphia: Elsevier; 2016.

O REGISTRO DO EXAME FÍSICO NORMAL

CAPÍTULO 19

Antonio Augusto Masson ▪ Rafael Bica

"O livre acesso aos dados de saúde se torna crítico, sempre que for necessário acessá-los."

Hal Wolf

INTRODUÇÃO

Para o registro correto da normalidade no exame físico, é preciso conhecer bem a semiotécnica e desenvolver a habilidade de diferenciar os achados fisiológicos das alterações com significado clínico potencial. A descrição minimamente detalhada do exame físico no prontuário médico, mesmo quando não se detectam alterações, é essencial para o acompanhamento do paciente pela equipe de saúde.

Todavia, pela sobrecarga de trabalho, são frequentes, na prática cotidiana, descrições vagas, tais como "exame clínico normal, sem alterações significativas, dentro dos parâmetros previstos", além de se utilizarem abreviações e siglas em demasia. O registro com letra ininteligível compromete ainda mais a qualidade do relato.

Obviamente, existem siglas consagradas na comunidade médica. Exemplos: RCR (ritmo cardíaco regular), MV (murmúrio vesicular), DPOC (doença pulmonar obstrutiva crônica) e ICC (insuficiência cardíaca congestiva), apenas para citar algumas. Entretanto, não é obrigação do profissional ter ciência de todas essas abreviaturas.

Informações omitidas, incompletamente descritas ou mesmo ilegíveis nos levam, frequentemente, a duvidar se determinadas etapas relevantes do exame físico para a resolução do caso foram, de fato, realizadas.

Em conjunto, esses fatores potenciais de erro citados podem comprometer a fluidez do raciocínio clínico, além da preservação da integridade do próprio paciente por eventual retardo ou desvio nas decisões clínicas e terapêuticas.

ENTENDENDO

O hábito de descrever o exame físico sem anormalidades com clareza, detalhe e precisão deve ser desenvolvido desde a graduação, enfatizando-se as manobras semióticas utilizadas no paciente em questão. Apesar de não existir um padrão obrigatório, recomenda-se seguir a orientação craniocaudal, o que facilita sobremaneira a evocação dos itens no dia a dia dos profissionais. Apresentamos a seguir um dos formatos possíveis da descrição, sobretudo para pacientes avaliados pela primeira vez, objetivo maior desta obra.

Descrição de um Exame Clínico Normal

- *Ectoscopia:* paciente lúcido e orientado no tempo e no espaço, com preservação de atenção, memória, consciência e identidade pessoal. Responde coerentemente a comandos simples, colaborativo, postura ativa, sem tremores, com bom humor e marcha preservada. Bom estado geral, higiene corporal adequada, idade aparente compatível com a faixa etária, fácies atípica, biotipo normolíneo, eutrófico, com índice de massa corpórea (IMC) dentro da normalidade (valor medido: 23), sem lesões cutâneas significativas, deformidades ou amputações. Mucosas hidratadas e normocoradas, anictéricas, acianóticas. Pele aquecida, com turgor e elasticidade mantidos. Enchimento capilar normal. Fâneros íntegros.
- *Sinais vitais e medidas correlatas:* pressão arterial = 124 × 78 mmHg (braço direito, sentado) e 112 × 72 mmHg (em pé). Temperatura axilar = 36,3°C. Pulso radial = 72 batimentos/minuto. Frequência respiratória: 20 incursões/minuto. Oximetria de pulso: saturação de O_2 = 98%, respirando em ar ambiente. Sem queixas ou evidências de dor.
- *Cabeça e pescoço:* normocefalia. Ausência de movimentos involuntários, cicatrizes ou retrações. Implantação capilar normal para sexo e idade. Face simétrica com mímica preservada. Pescoço sem restrição à movimentação, sem massas ou pulsações. Tireoide palpável, móvel à deglutição, de superfície lisa, elasticidade habitual, tamanho normal. Não foram palpadas linfadenomegalias nas principais cadeias da região.
Acuidade visual normal. Movimentos oculares preservados. Globos oculares sem alterações, com pupilas de formato normal. Reflexos fotomotor e consensual presentes bilateralmente. Pavilhões auriculares e condutos auditivos externos livres. Audição preservada bilateralmente. Otoscopia com membranas timpânicas translúcidas e brilhantes.
Olfato preservado. Narinas livres. Septo nasal centrado. Mucosa nasal de aspecto normal. Lábios centrados, gengiva e mucosa jugal sem alterações. Língua normopapilada e com mobilidade mantida. Elementos dentários em bom estado de conservação.
- *Aparelho respiratório:* tórax atípico, com volume e formato fisiológicos, sem abaulamentos, flutuações, circulação colateral ou retrações. Respiração normal, com padrão toracoabdominal, ritmo regular e sem sinais de esforço respiratório, como tiragem intercostal ou uso de musculaturas acessórias. Expansibilidade apical e basal preservada bilateralmente. Frêmito toracovocal de intensidade compatível com a idade, uniformemente percebido. Som claro e atimpânico à percussão. Murmúrio vesicular universalmente audível, sem ruídos adventícios.
- *Aparelho cardiovascular:* pulsos periféricos palpáveis, regulares, de boa amplitude e simétricos. Pulsos carotídeos simétricos e amplos. Pulso venoso visível à inspeção do pescoço, com formatos de onda normais. Ausência de turgência jugular patológica a 45°. Precórdio normodinâmico. *Ictus cordis* invisível, palpável no 5° espaço intercostal esquerdo e a 2 cm lateralmente da linha hemiclavicular esquerda, de amplitude normal, ocupando cerca de 2 polpas digitais e móvel ao decúbito lateral esquerdo. *Ictus* de VD não palpável.
Ritmo cardíaco regular em 2 tempos, bulhas normofonéticas, com A2 (segunda bulha no foco aórtico) maior que P2 (segunda bulha no foco pulmonar), desdobramento fisiológico da P2, ausência de sopros.
- *Abdômen:* formato atípico, sem cicatrizes, abaulamentos, dispositivos invasivos ou deformidades visíveis. Peristalse normal nos 4 quadrantes, sem sopros à ausculta. Timpanismo habitual nos diversos focos da percussão, exceto por macicez no hipocôndrio

direto na topografia do fígado. Espaço de Traube timpânico. Hepatimetria estimada em 10 centímetros.
Parede abdominal flácida, depressível e indolor à palpação superficial, sem tumorações ou abaulamentos. Palpação profunda sem anormalidades, com baço impalpável em decúbito dorsal e na posição de Schuster e com borda hepática inferior palpável a 1 cm do rebordo costal direito, lisa e indolor. Aorta palpável logo à esquerda da linha média sobre o mesogastro, com tamanho, amplitude, ritmo e elasticidade normais.

- *Membros inferiores:* massa muscular preservada bilateralmente, com implantação normal de pelos e unhas em bom estado de conservação. Ausência de amputações ou deformidades. Não se observam edemas, varizes, úlceras ou alterações de coloração, como eritema, palidez ou dermatite ocre. Pulsos poplíteos, tibiais posteriores e pediosos simétricos e com amplitude, frequência e ritmo normais.
- *Sistema nervoso:* estática preservada, sem sinal de Romberg. Marcha atípica. Força em membros superiores e inferiores de amplitude normal (grau 5). Tônus muscular habitual em todas as localidades pesquisadas. Coordenação motora preservada, com provas de eumetria e diadococinesia inalteradas. Reflexos superficiais e tendinosos profundos normais, com amplitude de ++/4+.
Sensibilidade preservada bilateralmente em vias posteriores (pressão, vibração, propriocepção e tato epicrítico) e vias anterolaterais (dor, temperatura e tato protopático). A pesquisa das funções motoras e sensitivas dos doze pares de nervos cranianos não revelou alterações. Ausência de rigidez de nuca ou demais sinais de irritação meníngea.
- *Aparelho osteoarticular:* não se observam edemas, desalinhamentos, sinais flogísticos ou deformidades articulares. Mobilidade ativa e passiva das articulações, sem restrições em seus arcos habituais de movimentos. Na palpação, não ocorre dor, e não se identificam crepitações, nódulos ou demais lesões.
- *Mamas e aparelho reprodutor feminino:* mamas simétricas, pendulares e de contorno normal. Sem sinais flogísticos, indolores. A pele tem aspecto íntegro e não se identificam nodulações à palpação. Aréolas e mamilos de aspecto habitual, sem qualquer descarga. Vulva de aspecto normal à inspeção e à palpação, com implantação de pelos normal para a idade da paciente e sem lesões. Ao exame especular: paredes vaginais sem anormalidades. Não se identificam abaulamentos à manobra de Valsalva. Colo uterino bem visualizado, com óstio centralizado e coloração rosada habitual, sem lesões, secreções ou demais alterações. À palpação pelo toque bidigital: paredes vaginais lisas e bem lubrificadas, com colo uterino mobilizável e indolor.
Pela palpação bimanual, identifica-se corpo do útero de tamanho, consistência e mobilidade normais. Não foram palpados os anexos uterinos.
- *Aparelho reprodutor masculino, ânus e reto:* pelos pubianos de implantação normal para a idade. Pênis de formato normal, circuncisado, sem lesões à inspeção. Glande e óstio uretral de aspecto habitual. Não se identificam nodulações, eritemas ou ulcerações. Palpação normal, sem saída de secreções à expressão.
Bolsa testicular de aspecto normal à inspeção: tamanho habitual, sem edemas. Testículos de tamanho normal, móveis, indolores e sem sinais flogísticos. Epidídimos e cordões espermáticos de aspecto habitual, não se identificam varicoceles e nem herniações à manobra de Valsalva. Reflexo cremastérico presente bilateralmente.
Ânus com pregueado normal e sem lesões à inspeção. Ao toque retal, as paredes do canal anal e do reto são lisas, sem nodulações ou abaulamentos atípicos. A próstata é simétrica, tem tamanho normal, paredes lisas e consistência elástica.

RESUMINDO

O profissional de saúde necessita de acesso às informações sobre o paciente da forma mais clara possível para compreender o caso e sua evolução. Somente assim estará apto a realizar uma abordagem técnica apropriada.

Por exemplo: um paciente que seja admitido em um hospital sem hepatomegalia, fato este devidamente registrado na admissão pelo médico da emergência e que, todavia, passe a apresentar essa alteração ao exame físico após alguns dias, será abordado pelo médico como tendo possivelmente uma complicação mais aguda, como uma hepatite medicamentosa ou uma congestão por insuficiência cardíaca. O mesmo achado, se já presente anteriormente à internação e explicado pela anamnese então coletada, levará a uma abordagem inteiramente diferente.

Convém salientar que o registro do exame físico, mesmo dentro da faixa da normalidade, deve evitar o uso de abreviaturas ou siglas, que muitas vezes confundem os leitores seguintes e podem levar a erros de interpretação. O Quadro 19-1 resume esses conceitos.

Quadro 19-1. Dicas para um Registro Eficiente do Exame Físico Normal

- Tenha consciência de que esse cuidado irá contribuir para a qualidade da assistência ao paciente
- Mantenha o foco na realização de exame clínico o mais completo possível
- Procure descrever as informações com os necessários detalhes e clareza
- Prefira termos técnicos; evite siglas e abreviaturas, sempre que possível
- Justifique-se com observações, parâmetros ou manobras nas quais se embasou para considerar como normal determinado achado
- Contemple principalmente aqueles achados normais que esperava encontrar alterados diante da história e das informações até então conhecidas para aquele paciente. Exemplo: ritmo cardíaco regular em um paciente sabidamente portador de fibrilação atrial crônica
- Lembre-se de que esses dados "inesperados" abrem caminho para um exame físico mais objetivo e esclarecedor no decorrer da evolução do caso

BIBLIOGRAFIA

Bates B, Bickley LS, Szilagyi PG. Bates propedêutica médica. 10. ed. Rio de Janeiro, RJ: Guanabara Koogan; 2010.
Hyman P. The Disappearance of the Primary Care Physical Examination – Losing Touch. JAMA Intern Med. 2020;180(11):1417-1418.
Porto CC. Semiologia médica. 7. ed. Rio de Janeiro: Guanabara Koogan; 2016.
Vieira R. Semiologia Médica. 11. ed. Rio de Janeiro, RJ: Guanabara Koogan; 1968.

SEMIOLOGIA MÉDICA EM TEMPOS DE COVID-19: OS DESAFIOS DA PANDEMIA

Ilana Chaves de Botica Santos ▪ Josiane de Lima Balbino dos Santos
Antonio Augusto Masson

> *"É necessário entendermos bem as lições que estão sendo trazidas por este vírus."*
>
> Dr. Michael J. Ryan
> Conselheiro informal da OMS

A medicina é uma profissão que mescla arte e ciência. Exige de seus praticantes: ouvir as queixas de seus pacientes, observar sua aparência, sentir suas vísceras, testar seus reflexos e unir a essas descobertas o conhecimento adquirido ao longo dos anos, pata aingir seus objetivos. Helio Angotti Neto, em seu livro "A Arte Médica", enfatiza que o médico se torna profissional quando vive a prática ao lado do paciente, à beira do leito.

A investigação dos sistemas corporais de forma holística, a qual é priorizada na prática da semiologia médica tradicional, auxilia na investigação correta de possíveis diagnósticos diferenciais e contribui para a relação médico-paciente, a pedra angular do sucesso terapêutico, uma vez que transmite profissionalismo, dedicação e diligência por parte do médico.

O CRESCENTE TECNICISMO

A abordagem semiológica clássica do paciente busca levantar uma sólida hipótese diagnóstica por meio de uma anamnese estruturada, seguida de um exame físico geral, focalizando os dados obtidos pela história clínica e pela ectoscopia. Essa "ciência dos sinais" (*sēmeîon-logía*) vem perdendo importância e, aos poucos, sendo considerada obsoleta em virtude do crescente tecnicismo e da redução do tempo disponível para a realização da sequência investigativa.

A moderna tecnologia médica tem contribuído para facilitar os diagnósticos, mas infelizmente vem sendo utilizada em detrimento de um exame clínico completo e esclarecedor em muitos casos. Com o desenvolvimento de mais apurados exames complementares, a arte do exame físico e da escuta do relato do paciente se torna secundária, se não negligenciada, em consultas médicas, as quais passam a ser valorizadas pela quantidade de exames solicitados, sendo o médico que assim não age considerado negligente em sua prática. Percebe-se, logo, um crescente descaso com o exame físico, a análise e a investigação dos sinais que o corpo expressa em meio à sua patologia; e uma dependência cada vez maior da tecnologia, mesmo para diagnósticos facilmente alcançados através da clínica.

Esse crescente tecnicismo na medicina, então, tem-se mostrado limitador da prática médica. Porém, diante da reconhecida contribuição das tecnologias para o aprimoramento de diagnósticos e condutas médicas, o caminho a ser buscado é o da integração: o uso judicioso da tecnologia, com exames laboratoriais e de imagem sensíveis e específicos, porém partindo da avaliação clínica e da semiológica clássica.

A PANDEMIA DE COVID-19

A pandemia causada pelo novo coronavírus, reconhecida pela Organização Mundial de Saúde em 2020 após o surgimento dos primeiros casos em Wuhan, na China, ainda em 2019, tem sido uma importante definidora de novos padrões de exame clínico e consulta médica da sociedade contemporânea. A rápida transmissão do vírus e a evolução incerta da doença por ele causada, a Covid-19, têm trazido receios aos profissionais de saúde, constantemente expostos a pacientes possivelmente infectados. Tais limitações vêm dificultando o contato direto com os pacientes e, obviamente, comprometendo a realização da abordagem semiológica. Esse, aliás, é apenas um dos aspectos da vida em sociedade que têm sido moldados pela atual pandemia.

A apresentação clínica inicial mais típica da doença é compatível com um quadro gripal. Segundo Tanasa *et al.* (2020), os sinais e sintomas mais comuns são: febre (91%), anorexia (62%), tosse seca (71%), astenia (57%), anosmia (55%), dispneia (36%), expectoração (31%) e mialgias (23%). Algumas peculiaridades merecem destaque. A anosmia é um sintoma particularmente específico, tendo elevado valor preditivo positivo. Já a dispneia, embora seja um sinal de gravidade, nem sempre corresponde ao grau de hipoxemia apresentada pelo paciente: muitas vezes, a "hipoxemia silenciosa" é identificada inicialmente pela oximetria de pulso.

Além disso, há diversos outros sinais e sintomas - pertinentes ao acometimento de órgãos e sintomas distintos - que promoveram uma maior valorização do conhecimento da semiologia e da abordagem clínica mais holística.

A pandemia, infelizmente, mantém ritmo intenso até os dias atuais. Até 15 de outubro de 2021, já foram contabilizados mais de 240 milhões de casos globalmente, com cerca de 5 milhões de óbitos e um imenso contingente de pacientes com sequelas (a "síndrome pós-Covid"). No Brasil, a situação configurava-se similarmente dramática, com mais de 21 milhões de casos confirmados e 602 mil mortes computadas.

Diante dessas considerações, torna-se fácil depreender que a abordagem de pacientes suspeitos se modificou em razão do risco à segurança dos profissionais da saúde. Hospitais e unidades de saúde superlotados, equipamentos de proteção individual e outros insumos nem sempre disponíveis e a falta de profissionais qualificados em número adequado sobrecarregam os profissionais e, frequentemente, limitam suas possibilidades de realizar a abordagem clínica correta em muitos casos.

OS DESAFIOS DA PANDEMIA DE COVID-19 PARA O ENSINO DA PROPEDÊUTICA MÉDICA

Diante de toda a situação de risco e medo estabelecida pela pandemia de Covid-19, como ensinar aos acadêmicos de medicina o exame semiológico?

Ao longo do curso médico, uma etapa marcante é a transição do ciclo básico para o ciclo clínico. Tal transição se configura pelo início do ensino da semiologia médica, que será o pilar da atuação daquele profissional em formação. Para isso, além de práticas em ambientes controlados, é essencial a interação do estudante com o paciente à beira do leito. O aprendizado e a fixação do conhecimento teórico dependem desse momento, em que surgirão dificuldades como o esquecimento das perguntas a fazer na anamnese e a dúvida sobre como registrar os dados obtidos por escrito. Além disso, sempre surgem desafios, como realizar as manobras do exame físico em um paciente "real", muitas vezes debilitado e impossibilitado de cooperar.

No entanto, esta etapa crucial em sua formação teve de ser interrompida em muitas universidades do Brasil e do mundo. Os riscos elevados de contágio, principalmente nos momentos de maior prevalência da doença e especialmente em ambientes sem as condições sanitárias ideias, tornaram inviável o prosseguimento do ensino presencial.

QUANDO O PROBLEMA SE TORNA SOLUÇÃO: USO RACIONAL DAS TECNOLOGIAS

Em resposta às dificuldades crescentes do atendimento aos pacientes durante a pandemia de Covid-19, percebe-se o crescimento exponencial das consultas via telemedicina. Essa modalidade de atendimento foi regulamentada em março de 2020 pelo CFM. Entre suas vantagens e desvantagens, podemos destacar as demonstradas no Quadro 1.

A telemedicina tem sido também usada pelas escolas médicas para aulas teóricas, discussão de casos clínicos e realização de atividades de simulação que abordam, ao menos em parte, as habilidades a serem desenvolvidas à beira do leito. O uso de manequins e robôs para a realização de manobras do exame físico e de procedimentos simples também tem sido desenvolvido. No 58° Congresso Brasileiro de Educação Médica, diversos grupos de professores e alunos de diferentes escolas médicas expuseram suas experiências com essas modalidades inovadoras de ensino.

Nessa "nova ordem mundial", em que o virtual tem sido uma solução para algumas das dificuldades impostas pela pandemia, a atuação interdisciplinar entre os cursos de medicina e ciências exatas torna-se extremamente benéfica. Assim, a pandemia de Covid-19 tem transformado os padrões clássicos de ensino e de prática clínica, criando novos paradigmas cuja influência sobre a avaliação dos pacientes e a sua relação com os médicos ainda está por ser completamente compreendida.

Quadro 1. Prós e Contras da Telemedicina durante a Pandemia de COVID-19

Telemedicina	
Prós	Contras
▪ Diminuição do risco de contaminação do profissional de saúde ▪ Maior flexibilidade no tempo, permitindo avaliações mais rápidas e menores tempos de espera ▪ Diminuição de custos com deslocamento do paciente e profissional de saúde ▪ Redução de visitas hospitalares desnecessárias em casos que podem ser manejados remotamente ▪ Possibilidade de identificação rápida de sinais de gravidade, com encaminhamento focado à unidade de saúde	▪ Distanciamento entre paciente e examinador: não permite a sensação de cuidado dispensada pelo contato físico entre examinador e paciente ▪ Não permite a realização da quase totalidade das manobras do exame físico ▪ Prejuízo na construção de uma relação de confiança entre médico e paciente remotamente ▪ Dependência de conexão adequada pela Internet ▪ Dificuldades de acesso e utilização dos meios de comunicação necessários, especialmente para populações mais carentes

CONCLUSÕES

Apesar de todo o desenvolvimento dos exames complementares e das aplicações da tecnologia, não se deve perder de vista que a medicina depende do contato pessoal, da relação humanizada, da escuta atenta e da observação cuidadosa do paciente. Mesmo que o contexto atual da pandemia pela Covid-19 nos ofereça tantas limitações e que, em seu bojo, a telemedicina e as atividades de simulação tenham conseguido aplicações tão notáveis, o médico não deve desvalorizar a abordagem clínica habitual, que continuará fundamental para o bom desempenho da prática médica. As tecnologias devem funcionar sempre como possibilidades complementares, não ignoradas nem supervalorizadas, mas visando a potencializar a semiologia médica clássica por meio de seu uso racional.

Em relação ao ensino da medicina, um raciocínio análogo se aplica. Apesar da ajuda inestimável que as novas modalidades de ensino vêm prestando, os estudos da anamnese, das manobras do exame físico e das formas de interpretar seus achados, para se elaborar um raciocínio clínico coerente, permanecem sendo os elementos formadores da identidade profissional de um médico e, portanto, devem ser sempre priorizados. O grande desafio para o ensino médico contemporâneo e futuro será encontrar as melhores formas de incorporação os recursos da tecnologia com criatividade e eficácia, mas sem substituir seus elementos constitutivos.

BIBLIOGRAFIA

Das LT, Kutscher EJ. Will COVID-19 kill the routine physical exam? Acessado 5 jun 2020. Disponível em: https://blogs.scientificamerican.com/observations/will-covid-19-kill-the-routine-physical-exam/

Desidério M. A hora da telemedicina -- País já fez 1,7 milhão de consultas à distância. Acessado em 2 jun 2021. Disponível em: https://exame.com/revista-exame/a-hora-da-telemedicina-pais-ja-fez-17-milhao-de-consultas-a-distancia/

Fundação Oswaldo Cruz – COVID-19: Perguntas e Respostas. Quanto tempo o coronavírus permanece ativo em diferentes superfícies? Acessado em 2 jun 2021. Disponível em: https://portal.fiocruz.br/pergunta/quanto-tempo-o-coronavirus-permanece-ativo-em-diferentes-superficies

Neto HA. Arte Médica: de Hipócrates a Cristo. Brasília: Monergismo; 2017. 70 p.

Shanafelt T et al. Understanding and addressing sources of anxiety among healthcare professionals during the COVID-19 Pandemic. JAMA. 2020;323(21):2133-2134.

Tanasa IA et al. Anosmia and ageusia associated with coronavirus infection (COVID-19) - what is known? Exper and Ther Med. 2020;20(3):2344-2347.

WHO COVID-19 Dashboard. Brazil: World Health Organization, 2020. Acessado em 2 jun 2021. Disponível em: https://covid19.who.int/

RESPOSTAS DAS QUESTÕES

APÊNDICE 2

CAPÍTULO 04 ▪ ECTOSCOPIA

1A) Diagnóstico: HIPERTIREOIDISMO POR DOENÇA DE GRAVES
Justificativa: agitação, exoftalmia, bócio, pele úmida, emagrecida.
1B) Diagnóstico: CIRROSE HEPÁTICA
Justificativa: sinais de encefalopatia (sonolência, bradipsiquismo, hálito desagradável), alargamento das parótidas e má aparência (sugerindo alcoolismo), icterícia, desnutrição, ascite e edema de MMII.
1C) Diagnóstico: DOENÇA DE PARKINSON
Justificativa: restrição parcial do leito (perda de autonomia), inclinação do tronco e da cabeça, face inexpressiva, passos curtos e "em bloco", tremor de repouso.
2A) Cianose central e periférica, emagrecimento, alargamento anteroposterior do diâmetro do tórax (em "tonel"), baqueteamento digital, desconforto respiratório leve a moderado (com uso de musculatura acessória para a respiração).
2B) Edema bilateral, mole, com cacifo e sem sinais flogísticos. Presença de dermatite ocre em ambos os membros, com varizes superficiais. Em casos mais graves, podem ser observadas também úlceras de aspecto sujo, contorno irregular e localização mais medial, e edema endurecido, com pele em "casca de laranja", sugerindo linfedema.
2C) Paciente lúcido e orientado no tempo e no espaço, choroso, emocionalmente instável e parcialmente cooperativo, interagindo pouco com o examinador. Postura livre no leito, sem posições preferenciais. Aparência mal-cuidada, com roupas mal arrumadas e despreocupação com o asseio pessoal. Mau estado nutricional, com emagrecimento leve, palidez (+/4+) e desidratação (+/4+). Eupneico.

CAPÍTULO 05 ▪ SEMIOLOGIA CUTÂNEA

1. Resposta D. O exame dermatológico corresponde a análise do tegumento, mucosas, cabelos e unhas.
2. Resposta C. Uma mancha eritematosa pode ser distinguida como de origem vascular ou hemorrágica através de digitopressão ou vitreopressão, em que a primeira desaparece e segunda continua sendo visualizada.
3. Resposta C.

CAPÍTULO 06 ▪ EXAME DA CABEÇA

1A) Na história: cansaço, irritabilidade, falta de atenção. No exame físico: observação da respiração bucal, lábios normalmente abertos com a língua um pouco protrusa, sulco nasolabial mais pronunciado.

1B) Hipertrofia das adenoides e amígdalas, desvio de septo nasal, alergias respiratórias.
2A) Otite externa aguda.
2B) Presença de eritema e prurido no pavilhão auricular. Pode-se observar otorreia serosa e, na otoscopia, a membrana timpânica está eritematosa e fosca.
3A) Anorexia nervosa ou bulimia.
3B) A palidez e a despapilação da língua sugerem neste caso um quadro de desnutrição. As erosões dentárias e a presença de aftas indicam um possível hábito de induzir vômitos cronicamente.
3C) É necessário fazer um inventário cuidadoso dos hábitos alimentares da paciente e investigar se existe o hábito de provocar vômitos. A presença de alterações do humor e do afeto, frequentemente associadas a esses quadros, também deve ser pesquisada.
4A) Conjuntivite viral.
4B) O uso do antibiótico não é necessário. A ausência de dor e o caráter seroso da secreção são característicos da infecção viral.

CAPÍTULO 07 ▪ EXAME DO PESCOÇO E DA TIREOIDE
1A) Hipertireoidismo por doença de Graves.
1B) Bócio nódular tóxico, tireotoxicose medicamentosa, adenoma de hipófise, tireoidites infecciosas ou autoimunes. O achado de oftalmopatia (exoftalmia por infiltração do globo ocular) é específico para a doença de Graves.
1C) Deve-se observar um bócio difuso, com a tireoide aumentada, simétrica, móvel, de consistência lisa e indolor. Pode-se auscultar um sopro de hiperfluxo.
2A) Hipotireoidismo.
2B) Fadiga, intolerância ao frio, edema generalizado (face e membros), humor depressivo, dores osteomusculares.
2C) A causa mais comum para pacientes jovens é a tireoidite de Hashimoto. Observa-se um bócio difuso infiltrativo, indolor, móvel e elástico. Ocasionalmente, a glândula pode não apresentar alterações ao exame.
3A) Bócio nodular tóxico causando hipertireoidismo.
3B) Tamanho, mobilidade, aderência a planos profundos, consistência e sinais flogísticos associados.

CAPÍTULO 08 ▪ AVALIAÇÃO DOS LINFONODOS
1) D
2) B

CAPÍTULO 09 ▪ EXAME DO TÓRAX E DO APARELHO RESPIRATÓRIO
1. D.
2.1. Síndrome de consolidação.
2.2. Expansibilidade diminuída, frêmito toracovocal e ausculta da voz aumentados em terço inferior de hemitórax direito.
2.3. São sons agudos, de duração curta, ocorrem no final da inspiração podendo se estender até o início da expiração, não modificam com a tosse. Som semelhante ao roçar de cabelos ou à separação de duas superfícies de velcro. Nesse caso, são produzidos pela abertura sequencial dos alvéolos anteriormente colabados pela presença de exsudato em seu interior. Podem ocorrer na síndrome de congestão pulmonar e nas doenças intersticiais.

3.1. Síndrome de pneumotórax.
3.2. Punção de veia subclávia.
3.3. Frêmito toracovocal diminuído, timpanismo e ausculta da voz diminuída.

CAPÍTULO 10 ▪ EXAME DO APARELHO CARDIOVASCULAR

1A) Acometimento do ventrículo esquerdo – congestão pulmonar. Sintomas: dispneia de esforço, dispneia paroxística noturna e dispneia de decúbito. Sinais: *ictus* de VE desviado e aumentado, B3 e estertores em bases pulmonares. Por outro lado, não se observam sinais de disfunção do VD: turgência jugular, edema periférico, hepatomegalia e *ictus* de VD palpável.

1B) A causa mais provável é cardiopatia isquêmica. Outras causas, como cardiopatias dilatadas por doença de Chagas, infecções virais ou abuso de álcool, não têm dados na história que as embasem. Não há aparentemente qualquer lesão valvar que pudesse ter levado a uma sobrecarga de volume. E a cardiopatia hipertensiva habitualmente provoca sobrecarga de pressão, o que não condiz com o exame do precórdio da paciente.

1C) O fator precipitante mais imediato parece ser uma infecção urinária: febre e disúria. Os episódios de dor precordial, se representarem isquemia miocárdica, também causam descompensações.

1D) A pressão arterial da paciente está elevada: o valor normal seria abaixo de 140 × 90 mmHg. O pulso radial está elevado: o valor normal seria entre 60 e 100 bpm. A frequência respiratória está elevada: o valor normal seria entre 12 e 20 irpm. A temperatura também está elevada: o valor normal seria até 36,8°C (pela manhã) ou até 37,3°C (à tarde).

1E) É a dispneia que ocorre quando o paciente está deitado (geralmente 1 a 2 horas depois de se deitar), forçando-o a mudar de posição (sentado ou em pé) para obter alívio. Relaciona-se com a reabsorção de líquidos do terceiro espaço, levando ao aumento do retorno venoso no decúbito que agrava a congestão pulmonar já existente e aumenta a dispneia.

1F) Hipertrofia excêntrica do VE. Dilatação do VE na tentativa de aumentar o débito sistólico e assim tentar compensar o bombeamento de sangue inadequado em estado basal.

2A) É a insuficiência cardíaca do VD causada por uma sobrecarga de pressão relacionada com um aumento da pressão nas circulações pulmonares.

2B) DPOC, asma e hipertensão pulmonar primária.

2C) Há indícios sobre disfunção do VD: turgência jugular, edema periférico, hepatomegalia dolorosa e *ictus* de VD palpável. Não há indícios de disfunção do VE. A paciente é asmática.

2D) Choque valvar no foco pulmonar, P2 > A2, desdobramento amplo da segunda bulha.

3A) Insuficiência cardíaca congestiva. As causas mais prováveis são insuficiência mitral de origem reumática e miocardiopatia alcoólica com dilatação do anel mitral.

3B) O decúbito lateral esquerdo exacerba os achados da palpação e da ausculta do foco mitral. O *hand grip* intensificará o sopro.

3C) A insuficiência mitral produz uma sobrecarga de volume no VE, por um aumento no volume esvaziado durante a diástole. Com isso, as pressões de enchimento sobre o VE também aumentam e propagam-se retrogradamente para as demais câmaras, gerando congestão pulmonar e os sinais de IVD.

3D) A dissociação entre a frequência cardíaca e a de pulso ocorre nas arritmias, em especial na fibrilação atrial, quando alguns batimentos cardíacos ocorrem em momentos que o enchimento ventricular não é suficiente para gerar onda de pulso.

4A) Estenose aórtica, provavelmente causada por degeneração senil da valva.
4B) Trata-se de síncope de esforço. Mediante um esforço físico, o coração não consegue elevar seu volume ejetado devido ao obstáculo mecânico constituído pela valva estenosada à saída do sangue. Assim, o débito para a circulação cerebral cai e surgem sintomas de lipotímia ou síncope.
4C) *Ictus* sustentado: amplitude normal ou aumentada, área e localização normais, duração aumentada.
4D) Sobrecarga de pressão. Há B4.
4E) Dispneia. A tríade de sintomas da estenose aórtica é angina, síncope e dispneia.
4F) Com o prolongamento da sístole do VE, o fechamento da valva aórtica se "atrasa", passando a ocorrer um pouco após o fechamento da valva pulmonar.
4G) A própria estenose aórtica causa isso, pois temos um miocárdio hipertrofiado e um VE que não consegue atender a uma demanda metabólica aumentada. Pode haver também aterosclerose, pois o paciente tem como fatores de risco: idade, dislipidemia, hipertensão e diabetes.
5A) Pericardite aguda. A presença de atrito pericárdico fortaleceria essa hipótese.
5B) Tamponamento pericárdico marcado por hipofonese de bulhas, hipotensão e TJP. O pulso paradoxal poderia ser evidenciado. No pulso venoso, o descenso Y estaria abolido.

CAPÍTULO 11 ▪ SEMIOLOGIA DA CIRCULAÇÃO VASCULAR PERIFÉRICA

1A) Dor súbita e mal localizada no membro inferior, iniciada em repouso. Perda de sensibilidade na extremidade. Diversos fatores de risco para tromboembolismo arterial: hipertensão, tabagismo, diabetes e principalmente a fibrilação atrial.
1B) O membro afetado estará claramente mais frio ao toque quando comparado ao outro membro. Haverá palidez local. Os pulsos arteriais distais à oclusão estarão abolidos ou severamente reduzidos.
1C) O membro estará com rarefação de pelos e perda de massa muscular. Poderá haver úlcera de bordas regulares, dolorosa e de fundo limpo na face lateral do membro distal. O paciente poderá referir claudicação intermitente, com dor surgindo aos esforços e melhorando com o repouso.
2A) Insuficiência venosa crônica.
2B) A incompetência valvar e a sobrecarga pressórica sobre o retorno venoso produzem estase venosa distal. Há extravasamento de líquido, hemácias e mediadores inflamatórios para o compartimento extravascular, promovendo edema; ocorrem hiperpigmentação e alterações tróficas. As varizes e telangiectasias surgem pela distensão de vasos que ficam sobrecarregados com o sangue que sofre refluxo.
2C) Piora da dor e do prurido locais, aumento das varizes, infecções de pele, úlcera de aspecto sujo e bordas irregulares em face medial, linfedema e trombose venosa profunda.
3A) Tromboembolismo pulmonar.
3B) Trombose venosa profunda. Fatores de risco: paciente idosa, com imobilização prolongada do membro, usuária de reposição hormonal e tabagista.
3C) Edema assimétrico, com sinais flogísticos (dor, calor e rubor) e empastamento da panturrilha.

CAPÍTULO 12 ▪ SEMIOLOGIA DO ABDÔMEN

1A) Insuficiência hepática: encefalopatia, ascite, icterícia, desnutrição.
Hipertensão portal: circulação colateral, esplenomegalia, ascite.

1B) Pesquisa da macicez móvel de decúbito e sinal do piparote.
1C) Encefalopatia hepática: hálito característico, sonolência, confusão mental, bradipsiquismo e *flapping*.
1D) A hipertensão portal dificulta o fluxo sanguíneo pelo sistema porta, levando a uma congestão esplênica. Para tentar "escoar" melhor esse fluxo, algumas veias abdominais (como a veia umbilical) se recanalizam para conduzir o sangue para a circulação cava. Essas veias recanalizadas e outras veias superficiais que se tornam mais ingurgitadas que o normal constituem a circulação colateral visível.
2A) Pancreatite aguda.
2B) Sinal de Cullen e sinal de Gray-Turner.
2C) Litíase biliar.
3A) A história sugere uma peritonite aguda secundária a uma perfuração de víscera oca. Com isso, há achados clínicos compatíveis com irritação peritoneal e com obstrução intestinal funcional.
3B) Rigidez de parede abdominal, peristalse abolida, distensão abdominal e descompressão dolorosa.
3C) Parece haver uma perfuração de víscera oca com extravasamento de ar para o peritônio. Isso seria evidenciado pelo sinal de Jobert.
3D) Ela já tinha uma síndrome dispéptica, possivelmente associada a uma úlcera (gástrica ou duodenal) que pode ter perfurado a mucosa e comunicado a luz do tubo gastrointestinal com a cavidade peritoneal.
4A) Apendicite aguda.
4B) Sinal de Rovsing: palpa-se a parede abdominal na fossa ilíaca esquerda. À descompressão súbita, o paciente sente dor sobre a fossa ilíaca direita.
Sinal do psoas: o paciente faz a flexão da coxa direita em decúbito dorsal. O sinal está presente quando esse movimento produz dor sobre a fossa ilíaca direita.
Sinal do obturador: está presente quando o paciente apresenta dor na fossa ilíaca direita ao realizar um movimento combinado de flexão da coxa direita e rotação interna do quadril direito.
5A) Pielonefrite aguda. Deve ser diferenciada da urolitíase (nefrolitíase com cálculo impactado no ureter), que causa dor mais súbita e intensa.
5B) Punho-percussão lombar. Fazendo uma percussão com seu punho sobre o dorso da paciente, na altura dos flancos, observa-se na pielonefrite e na litíase urinária o sinal de Giordano: piora da dor no momento da manobra. Quando se trata de dores osteomusculares, a manobra não agrava a dor.
5C) A dor está evoluindo há 2 dias e é moderada. Se fosse uma litíase, seria uma dor bem mais intensa, e a paciente não toleraria tanto tempo sem buscar auxílio. A presença de febre também é mais sugestiva de infecção.

CAPÍTULO 13 ▪ SEMIOLOGIA DAS MAMAS E DO APARELHO REPRODUTOR FEMININO

1A) Devemos avaliar tamanho, tempo de evolução, mobilidade, consistência, aderência a planos profundos e presença de sinais flogísticos: dor, rubor e calor local. Seriam achados sugestivos de neoplasia: nódulos endurecidos, aderidos a planos profundos, com pouca mobilidade e sem sinais flogísticos. No caso, devemos considerar a possibilidade de mastite puerperal: seriam nódulos móveis, de consistência mais elástica e com sinais flogísticos pronunciados.

1B) No caso do câncer de mama, os linfonodos seriam mais firmes, pouco móveis, mais aderidos e sem sinais flogísticos. No caso da mastite, seriam linfonodos menores, móveis, mais elásticos e com dor à palpação local.
1C) Para o câncer de mama, seriam muito sugestivos os achados de espessamento da pele (em "casca de laranja"), retração da papila e deformações no contorno da mama. A descarga papilar costuma ser espontânea, contínua, unilateral e pode ser sanguinolenta. Por sua vez, a descarga relacionada a infecções tem habitualmente um aspecto purulento, fétido e amarelo-esverdeado, com sinais flogísticos associados. A paciente pode ter também sintomas constitucionais, como febre, calafrios e queda do estado geral.
2A) Dor pélvica coincidindo (ou agravando-se) com o período menstrual e dispareunia.
2B) Dor pélvica leve a moderada e mal localizada, com corrimento vaginal, a dispareunia e disúria. Pode haver também febre baixa e irregularidades menstruais. Um sintoma bastante sugestivo é a dor à mobilização do colo uterino durante o exame ginecológico.
2C) Sim. Pacientes muito emagrecidas, com IMC baixo, podem desenvolver anormalidades do ciclo menstrual e na ovulação, com consequente infertilidade.
3A) As hipóteses mais prováveis são candidíase vaginal, tricomoníase e vaginose bacteriana.
3B) Para a candidíase: obesidade e diabetes, prurido intenso e secreção esbranquiçada.
Para a tricomoníase: a vida sexual ativa, com múltiplos parceiros, e uma secreção profusa e amarelo-esverdeada.
Para a vaginose bacteriana: a vida sexual ativa, com múltiplos parceiros, e uma secreção mais rala e acinzentada, porém fétida e recobrindo as paredes do canal vaginal.
3C) O diagnóstico microbiológico é indicado, com coleta do material da secreção vaginal para cultura, exame fúngico e bacterioscópico. No entanto, o tratamento poderá ser iniciado com base em uma forte suspeita clínica.

CAPÍTULO 14 ▪ SEMIOLOGIA DO APARELHO REPRODUTOR MASCULINO, ÂNUS E RETO

1A) Na palpação do cordão espermático em sentido ascendente, localiza-se o anel inguinal externo. Quando o paciente faz uma manobra de Valsalva, a hérnia inguinal indireta toca o dedo do examinador. Caso se tratasse de uma hérnia inguinal direta, o abaulamento produzido pela manobra "empurraria" a lateral do dedo do examinador.
1B) As hérnias encarceradas são aquelas que não se reduzem espontaneamente nem quando o examinador tenta fazê-lo manualmente, "empurrando-a" para o interior do orifício herniário. Já as hérnias estranguladas, além disso, são aquelas em que surgem sinais clínicos de sofrimento isquêmico do conteúdo que está sendo "comprimido" pelo anel herniário. Ambas são mais graves que a hérnia redutível e exigem correção cirúrgica imediata.
2A) Hiperplasia prostática benigna e câncer de próstata.
2B) Na hiperplasia, a glândula está aumentada de modo uniforme, tem consistência lisa e superfície elástica. No câncer, existe uma nodulação palpável e endurecida, dando à glândula um aspecto assimétrico.
3A) Infecções sexualmente transmissíveis (ISTs) e infecções urinárias (ITUs). No caso das ISTs, também haverá corrimento uretral, que poderá ser evidenciado à expressão da glande. Já nas ITUs isso não ocorre, podendo, contudo, haver febre, calafrios e dor lombar.
3B) A hipótese mais provável é infecção por HPV: é extremamente comum e contagiosa, provocando o surgimento de lesões verrucosas ao longo do pênis (principalmente, na

glande) e que não têm resolução espontânea. No caso do herpes genital, as lesões são vesiculares e evoluem poucos dias após para crostas, tendendo então a desaparecer. Já a sífilis produz uma lesão endurecida e indolor (o cancro duro), mas que desaparece espontaneamente após algumas semanas.

3C) O paciente precisa ser testado para os tipos mais comuns de uretrites, sífilis, herpes genital e HPV. A partir do diagnóstico, a doença identificada será tratada. O paciente deve também ser testado para outras infecções sexualmente transmissíveis, como HIV e hepatite B. Deve ser orientado sobre a importância da prática de sexo seguro e de comunicar suas parceiras a respeito de seu diagnóstico atual, para que estas também possam ser testadas. Além disso, a doença identificada precisa ser notificada às autoridades de saúde pública.

CAPÍTULO 15 ▪ O EXAME NEUROLÓGICO

1) Síndrome piramidal ou do 1º neurônio motor. Causa mais provável: acidente vascular encefálico no hemisfério esquerdo. Paralisia facial central à direita, em razão dos músculos superiores da face serem poupados por dupla inervação, e a paralisia se faz no terço inferior da face, contralateral à lesão do córtex motor.
2) VIII nervo craniano, vestibulococlear. Manobra de Romberg. Deve ser diferenciado da lesão dos cordões posteriores da medula responsáveis pela propriocepção.
3) Síndrome cerebelar. Prova dedo-nariz e calcanhar-joelho. Disdiadococinesia.
4) Síndrome de Parkinson. Núcleos da base (substância nigra). Hipertonia plástica: rigidez em "roda dentada" ou em "cano de chumbo".

CAPÍTULO 16 ▪ O EXAME NEUROLÓGICO

1A) Artrite séptica do joelho.
1B) Crise de gota.
1C) Artrocentese do joelho acometido e análise do líquido sinovial: citometria, gram e culturas.
1D) Líquido de aspecto purulento, leucocitose importante, culturas positivas para o germe responsável pela infecção.
2A) Osteoartrose dos joelhos.
2B) Nódulos de Heberden e nódulos de Bouchard.
2C) Perda de peso, fisioterapia com exercícios leves, evitar carga sobre os joelhos e analgesia SOS para crises.
3A) Principal: dor ciática, por compressão da raiz nervosa por uma hérnia discal. Secundárias: dor ciática por compressão tumoral ou abscesso, lombalgia por contratura muscular.
3B) O sinal de Lasègue deve estar positivo, caso haja dor ciática. Espera-se também que a punho-percussão lombar seja negativa, pois os achados não são compatíveis com cólica renal.
4A) Síndrome do túnel do carpo relacionada à lesão de esforço repetitivo. A mobilização dos músculos das mãos e do punho leva a uma compressão do nervo mediano.
4B) O sinal de Tinel é a parestesia presente ao se percutir o nervo mediano na altura do punho. O teste de Phalen é positivo quando o paciente, ao flexionar seus dois punhos um contra o outro, reproduz a mesma parestesia.

CAPÍTULO 18 ▪ ABORDAGEM SEMIOLÓGICA DO PACIENTE GRAVE

1A) Em virtude da confusão mental aguda, associada a taquicardia e taquipneia recentes, nível 2 de urgência: atendimento em até 10 minutos.

1B) Hipoglicemia: perguntar à esposa sobre história prévia de diabetes ou de sintomas que a sugerissem (poliúria, polidipsia, emagrecimento). Em caso afirmativo, questionar sobre o uso correto das medicações e os hábitos alimentares.
Intoxicações exógenas: perguntar sobre a existência prévia de algum distúrbio de saúde mental ou uso de substâncias entorpecentes.

1C) A medida da glicemia capilar pelo hemoglicoteste deve ser imediata, e a aferição da oximetria de pulso indica se existe algum problema na oxigenação sanguínea. Considerando a potencial instabilidade neurológica e cardiorrespiratória, o paciente deve ser inicialmente admitido em um leito na emergência sob vigilância contínua, com acesso venoso, monitoramento cardíaco e oxigênio suplementar. Após a estabilização inicial, podem-se considerar exames complementares.

2A) O paciente idoso deveria ser estratificado como nível 2 ("Urgente") e atendido em até 10 minutos. A paciente jovem deveria ser estratificada como nível 3 ("Média Urgência") e atendida em até 30 minutos.

2B) O paciente idoso deveria ser imediatamente monitorado, receber reposição volêmica vigorosa e ter seu débito urinário avaliado periodicamente. Considerando a hipótese de sepse urinária, culturas de sangue e urina devem ser prontamente coletadas, e a antibioticoterapia empírica deve ser iniciada em, no máximo, 1 hora. Ele deverá ser internado no hospital.
A paciente jovem deve receber analgesia adequada para alívio dos seus sintomas e examinada para avaliar se a dor corresponde a lesão osteomuscular (o mais provável) ou a alguma outra possibilidade. Uma vez controlada a dor, deve ser liberada com prescrição médica e orientações para acompanhamento ambulatorial.

2C) O paciente idoso deve ser internado, e a paciente jovem, não. Essas decisões devem ser explicadas a ambos com serenidade, indicando os critérios usados para embasá-las em cada caso.

3A) Enchimento capilar periférico, pulsos periféricos (amplitude e frequência), volume urinário e pressão arterial.

3B) É um valor muito baixo. É necessário verificar se o oxímetro está bem posicionado e funcionando bem: de preferência, até mesmo testando-o em seu próprio dedo. Ao se confirmar o valor baixo, deve ser coletada uma gasometria arterial, que fornecerá o valor mais confiável para a saturação de oxigênio.

3C) A ventilação mecânica exige um grau adequado de sedação, pois do contrário o próprio paciente manterá seus movimentos respiratórios espontâneos, e o ventilador não será capaz de fornecer a ventilação adequada. Faz-se necessário aumentar a sedação do paciente até que ele se apresente mais tranquilo, sem "brigar" com o respirador. Para avaliar a adequação da sedação, emprega-se a escala de Ramsay. No caso em questão, faz-se necessário também pesquisar se o tubo está bem posicionado e livre de secreções que possam obstruir a passagem do ar.

ÍNDICE REMISSIVO

Entradas acompanhadas por um *f* ou *q* em itálico indicam figuras e quadros, respectivamente.

A

Abaulamento
  teste do, 369*f*
    no joelho, 369*f*
Abdômen
  no paciente idoso, 394
  semiologia do, 225-260
    aprofundando, 246
      causas de dor abdominal, 254
        manifestações clínicas, 254
      doença do aparelho urinário, 257
        sinais de, 257
        sintomas de, 257
      exame abdominal, 246
        síndromes relacionadas ao, 246
    entendendo, 225
      distribuição das estruturas, 229*f*
      divisões anatômicas, 226*f*
      parede abdominal, 227*f*
      principais vísceras, 227*f*
      região abdominal, 225
      relações anatômicas, 228*f*
        das vias urinárias, 228*f*
        dos maiores vasos, 228*f*
      técnicas de exame, 229
        ausculta, 234
        inspeção, 230
        localização de hérnias, 233*f*
        manobras especiais, 241
        medidas iniciais, 229*q*
        palpação, 238
        percussão, 235
        principais formatos, 230*q*, 231*f*
        tipos de hérnias, 233*q*
    vamos praticar, 259
Abordagem Inicial, 1-5
  bioética, 4
  clínica, 2
  como ser um bom ouvinte, 4
  exame físico, 4
  relação médico-paciente, 2
  tecnologia, 4
Abscesso
  furúnculo, 63*f*
AD (Átrio Direito), 155
Adenomegalia
  cervical, 124
AE (Átrio Esquerdo), 155
Aferição
  da PA, 28
    etapas para, 29
      método, 30
        auscultatório, 30
        palpatório, 30
    instrumentos, 28
      esfigmomanômetro, 28
    interpretando as medidas, 31
    medidas fora do consultório, 34
    no consultório, 33
      limitações da, 33
Afta, 92*f*
Allen
  teste de, 214*f*
    sobre a artéria ulnar, 214*f*
Alopécia
  areata, 67*f*
  difusa, 67*f*
    em clareira, 67*f*
    sífilis, 67*f*
  padrões de, 74*f*
    androgênica, 74*f*
    areata, 74*f*
Alteração(ões)
  pupilares, 345
    relevantes, 345*q*
Amenorreia, 282

Amigdalite
   com pus, 93f
AMPA (Automedida da Pressão Arterial), 34
Amputação(ões), 50
   em pé, 51f
Anamnese, 7-19
   aprofundando, 16
   aspectos da, 287
      na semiologia, 287
         do ânus, 287
         do aparelho reprodutor, 285
         do reto, 285
   concluindo a, 16
   do paciente grave, 407
      aspectos fundamentais, 407
   do paciente idoso, 389
      sinais, 392
         abdômen, 396
         avaliação, 395
            cognitiva, 395
            funcional, 395
            psicológica, 395
         cabeça, 393
         ectoscopia, 391
         pescoço, 395
         sistema, 393
            cardiovascular, 395
            muscular, 394
            osteoarticular, 394
         tórax, 393
         vitais, 392
      sintomas, 390
         ao que devemos atentar, 390
   entendendo, 7
      HDA, 10
      HF, 14
      HFis, 13
      história, 14, 15
         da pessoa, 15
         social, 14
      HPP, 12
      identificação, 8
      interrogatório complementar, 11
      QP, 10
      revisão de sistemas, 11
         alterações a investigar na, 12q
Anatomia
   articular, 347
      aspectos gerais da, 347
         joelho, 348f
            bursas do, 348f
            ligamentos do, 348f
Anel
   de Kayser-Fleischer, 104f

Aneurisma(s)
   de aorta, 212f, 257
      abdominal, 212f, 257
         dor abdominal, 257
         manifestações clínicas, 254
      ilíaca, 212f
         comum, 212f
Anexo(s)
   cutâneos, 66
Angioedema, 88f
Ângulo
   de Charpy, 50f
Anisocoria, 96f
Anormalidade(s)
   em B1, 177q
   em B2, 178q
Antebraço
   mobilização do, 316f
      avaliação da, 316f
Ânus
   semiologia do, 285-303
      alterações no exame, 301q
      anamnese, 285
         aspectos da, 285
      canal anal, 291f
      entendendo, 289
      vamos praticar, 302
Aorta
   aneurismas de, 212f, 257
      abdominal, 212f, 257
         dor abdominal, 257
         manifestações clínicas, 254
      ilíaca, 212f
         comum, 212f
Aparelho
   auditivo, 79f
Aparelho Cardiovascular
   exame do, 155-202
      aprofundando, 183
         alterações do exame, 189
            síndromes relacionadas, 189
         doenças cardiovasculares, 183
      entendendo, 155
         anatomia cardíaca, 157f
         ciclo cardíaco, 158
         considerações anatômicas, 155
         técnicas de exame, 161
      vamos praticar, 198
Aparelho Reprodutor
   semiologia do, 263-284, 285
      feminino, 263-284
         aprofundando, 276
            sinais, 278

síndromes selecionadas, 281
sintomas, 276
colo uterino, 273f
desenvolvimento sexual, 264f
secundário, 264f
entendendo, 268
exame ginecológico, 271f
fórnices vaginais, 274f
genitália, 269f, 270f
externa, 269f
interna, 270f
inserção do espéculo, 273f
órgãos reprodutores, 270f
palpação, 271f, 275f
do útero, 275f
dos grandes lábios, 271f
suspeita de Bartholinite, 271f
toque retovaginal, 275f
útero, 274f
vamos praticar, 282
masculino, 285-302
alterações no exame, 295q-299q
da bolsa testicular, 295q-298q
do pênis, 289q
dos epidídimos, 295q-298q
aspectos da anamnese, 285
desenvolvimento puberal, 286f
entendendo, 289
hérnia inguinal, 293f
palpação, 292f
do canal inguinal, 293f
do epidídimo, 292f
do testículo, 292f
reflexo cremastérico, 293f
transiluminação da bolsa testicular, 294f
valores de tamanho de pênis, 287f
vamos praticar, 302
Aparelho Respiratório
exame do, 129-154, 415q
aprofundando, 145
sinais, 145
disfonia, 148
dispneia, 145
dor torácica, 149
expectoração, 147
hemoptise, 148
tosse, 147
síndromes pleuropulmonares, 150
brônquicas, 152
pleurais, 150
pulmonares, 151
sintomas, 145
disfonia, 148

dispneia, 145
dor torácica, 149
expectoração, 147
hemoptise, 148
tosse, 147
entendendo, 129
considerações anatômicas, 129
ritmos respiratórios, 139q
via aérea, 130f
inferior, 130f
superior, 130f
físico, 136
na emergência, 415q
vamos praticar, 153
Aparelho Urinário
doença do, 257
cólica renal, 257
disúria, 258
hematúria, 258
sinais de, 257
sintomas de, 257
obstrutivos, 258
por dificuldade, 258
de armazenamento, 258
de eliminação, 258
Aparência
do paciente, 44
Apendicite
aguda, 254
dor abdominal por, 254
manifestações clínicas da, 254
ponto de McBurney, 255f
sinal, 256f
do obturador, 256f
do psoas, 256f
Ápice(s)
expansibilidade dos, 140f
Aranha(s)
vasculares, 59f
Arcada
dentária, 85f
normal, 85f
Área(s)
de drenagem, 121f, 122f
axilares, 122f
das cadeias ganglionares, 121f
de cabeça, 121f
de pescoço, 121f
epitrocleares, 122f
inguinais, 122f
Argyll-Robertson
pupilas de, 104f
na neurossífilis, 104f

Arranhadura
  manobra da, 243f
Arranjo
  das lesões, 65
    elementares, 65
Artéria
  ulnar, 214f
    teste de Allen sobre a, 214f
Articulação
  sacroilíaca, 360f
  temporomandibular, 371
    anatomia, 370f
    movimentos da, 371f
Artrite
  inflamatória, 354f
Aspecto(s)
  da face, 39
Atelectasia
  síndrome de, 151q
    exame físico na, 151q
    achados do, 151q
Atetose(s)
  conceitos essenciais, 341
Atividade(s) da Vida Diária
  básicas, 395q
    escala de Katz, 395q
  instrumentais, 396q
    escala de Lawton, 396q
Ausculta
  achados relevantes na, 182
  cardíaca, 175f, 177f
    focos de, 175f
    posições para, 177f
  de sopros abdominais, 234f
    pontos de, 234f
  do abdômen, 234
  do precórdio, 174
Austregésilo e Esposel
  sinal de, 324f
    na avaliação, 324f
    dos reflexos, 324f
Avaliação
  da função, 313
    motora, 313
      estática, 313
      equilíbrio, 313
        dinâmico, 314
        estático, 313
      força, 316
      marcha, 314
      reflexos, 320
      tônus/tono, 314
    sensitiva, 329

dermátomos, 330f
  representação dos, 330f
sensibilidade, 329
  exteroceptiva, 329
  profunda, 331
  superficial, 329
da irritação, 339
  meníngea, 339
do estado mental, 311
  consciência, 312q
    avaliação do conteúdo da, 312q
  do sinal, 328f
  em MMII, 328f
    de Barré, 328f
    de Mingazzini, 328f
  em MMSS, 328f
    de Mingazzini, 328f
dos NC, 332
  dos movimentos extraoculares, 334f
  inervação facial, 336f
  paralisia, 335f
    de Bell, 335f
    facial central, 335f
  ramos do trigêmeo, 335f
  reflexo fotomotor, 333f
  sinal da pestana, 336f
  teste, 337f
    de Rinne, 337f
    de Weber, 338f
no paciente idoso, 395
  cognitiva, 395
  funcional, 395
pupilar, 417f
  achados da, 417f
  significados, 417f
Avaliação Semiológica
  do paciente grave, 403-420
    na sala de emergência, 403
    aprofundando, 407
    considerações finais, 413
    na UTI, 413
  do paciente idoso, 389-401
    iatrogenia, 400
    incontinência urinária, 499
    instabilidade postural, 498
    insuficiência cerebral, 499
    polifarmácia, 400
    quedas, 498
    síndrome de imobilidade, 400
    sinais, 391
    sintomas, 390
    indivíduo idoso, 389

B

B1 (Primeira Bulha)
  anormalidades em, 177q
B2 (Segunda Bulha)
  anormalidades em, 178q
  desdobramentos de, 178q
Babinski
  sinal de, 325f
    na avaliação, 325f
      dos reflexos, 325f
Baço
  palpação do, 243, 244f
  percussão do, 237
    espaço de Traube, 238f
    método de Castell, 238f
    posição de Schuster, 238f
Baker
  cisto de, 368f
Balanite
  circinada, 351f
    na síndrome de Reiter, 351f
Bandeira
  sinal da, 219f
Baqueteamento
  digital, 46f
Bartholinite
  suspeita de, 271f
Base(s)
  expansibilidade das, 140f
Bell
  paralisia de, 335f
Bioética, 4
Biotipo(s), 48
  ângulo de Charpy, 50f
  gerais, 50f
Bócio, 113f
  diferentes tipos de, 114q
Bolha(s)
  erisipela bolhosa, 62f
Bolsa
  testicular, 294f, 295q
    exame da, 295q-298q
      alterações no, 295q-298q
    transiluminação da, 294f
Bom Ouvinte
  como ser um, 4
Brodie-Trendelenburg
  teste de, 216f
Bulha(s)
  características das, 179q
    acessórias, 179q
    principais, 179q
  no ciclo cardíaco, 179f

Bursa(s)
  do joelho, 348f
  do quadril, 362f

C

Cabeça
  cadeias de, 121f, 122
    ganglionares, 121f
      áreas de drenagem, 121f
  exame da, 71-106
    aprofundando, 72, 77, 81, 87, 101
      cavidade oral, 87
      couro cabeludo, 72
      crânio, 72
      nariz, 77
      olhos, 101
      orelha, 81
      seios da face, 77
      sobrancelhas, 72
    avaliação, 96
      da visão, 96
    entendendo, 71, 75, 78, 84, 94
      cavidade oral, 84
      couro cabeludo, 71
      crânio, 71
      nariz, 75
      olhos, 94
      orelha, 78
      seios da face, 75
      sobrancelhas, 71
    globo ocular, 98
      interno, 98
    oftalmoscopia, 98, 100q
    vamos praticar, 10
  no paciente idoso, 397
Cadeia(s)
  axilares, 122f, 123
    áreas de drenagem, 122f
    palpação de, 123
  de cabeça, 121f, 122
    áreas de drenagem, 121f
  de pescoço, 121f, 122
    áreas de drenagem, 121f
    cervical, 122f
      anterior, 122f
  epitrocleares, 122f
    áreas de drenagem, 122f
  ganglionares, 120f
    visão geral das, 120f
  inguinais, 122f
    áreas de drenagem, 122f
Calázio, 102f

Campimetria
    visual, 99f
Canal
    anal, 293f
    inguinal, 293f
        palpação do, 293f
Câncer
    de mama, 222
        linfedema após, 222
Candidíase
    oral, 92f
Carcinoma
    espinocelular, 81f
Cárie(s), 89f
Cartaz
    de Snellen, 97f
Castell
    método de, 238f
        na percussão, 238f
        do baço, 238f
Catarata, 104f
Cateter
    de hemodiálise, 52f
Cavidade
    nasal, 76f
        estrutura óssea, 76f
        revestimento mucoso, 76f
    oral, 84
        aprofundando, 87
            afta, 92f
            amigdalite com pus, 93f
            angioedema, 88f
            candidíase oral, 92f
            cáries, 89f
            dentes de Hutchinson, 90f
            eritroplasia, 93f
            erosões dentárias, 89f
            faringite, 93f
            fissura labial, 88f
            gengivite marginal, 90f
            glossite atrófica, 91f
            herpes labial, 88f
            hiperplasia gengival, 90f
            leucoplasia pilosa, 92f
            língua, 91f
                com fissuras, 91f
                geográfica, 91f
            macroglossia, 90f
            manchas de Koplik, 92f
            periodontite crônica, 89f
            quelite, 87f
        entendendo, 84
            arcada dentária, 85f

            estruturas da, 84f
            da orofaringe, 87f
            gengivas, 85f
            língua, 86f
            mucosa jugal, 86f
Celulite(s), 219
    erisipelas *versus*, 220q
Ceratoderma
    blenorrágico, 351f
        na síndrome de Reiter, 351f
Ceratose
    plantar, 61f
Cervicalgia(s), 379q
Chaddock
    sinal de, 324f
        na avaliação, 324f
        dos reflexos, 324f
Charpy
    ângulo de, 50f
Cianose
    central, 45f
    periférica, 45f
Cicatriz
    hipertrófica, 66f
    medioesternal, 170f
        após cirurgia cardíaca, 170f
    tipo queloide, 51f
Ciclo
    cardíaco, 158, 159f, 160q, 168f
        bulhas no, 179f
        eventos do, 159f, 160q
        pulso venoso no, 168f
        fase do, 181f
        valvopatias, 181f
        e seus sopros, 181f
Circuito
    sanguíneo, 156q
        nos lados do coração, 156q
            direito, 156q
            esquerdo, 156q
Circulação Vascular
    periférica, 203-224
        semiologia da, 203-224
            aprofundando, 215
                celulites, 219
                erisipelas, 219
                fenômeno de Raynaud, 222
                insuficiência arterial, 220, 221
                IVC, 215
                linfedema após câncer de mama, 222
                TVP, 217
            entendendo, 203
                circulação linfática, 206

manobras especiais, 213
MMII, 206
MMSS, 206
técnicas de exame físico, 207
vamos praticar, 223
Circulação
  colateral, 137*f*, 231*f*
    no abdômen, 231*f*
  tipo cava, 137*f*
    superior, 137*f*
Cirrose
  manifestações da, 251*f*
Cirurgia
  cardíaca, 170*f*
    cicatriz medioesternal após, 170*f*
Cisto
  de Baker, 368*f*
Climatério, 281
Colestase
  no exame abdominal, 250
Cólica
  biliar, 248
    no exame abdominal, 248
  renal, 257
    sinais de, 257
    sintomas de, 257
Colo
  uterino, 273*f*
    no exame especular, 273*f*
Cólon
  obstrução do, 247*f*
Coluna Vertebral
  exame da, 354
    cervical, 355
    curvaturas, 355*f*
      anormais, 355*f*
      fisiológicas, 355*f*
    lombar, 357
    sacral, 357
Condução
  elétrica, 159*f*
    do coração, 159*f*
      sistema de, 159*f*
Consciência
  conteúdo da, 312*q*
    avaliação do, 312*q*
  níveis de, 312*q*
    classificação dos, 312*q*
Consolidação
  síndrome de, 151*q*
    exame físico na, 151*q*
      achados do, 151*q*

Conteúdo(s)
  torácicos, 131*f*
  in situ, 131*f*
Coordenação
  avaliação da, 319
    manobra, 322*f*
      da flexão do tronco, 322*f*
      sobre a bacia, 322*f*
      de Stewart-Holmes, 322*f*
    provas, 319*f*
      dedo-nariz-dedo, 319*f*
      dos movimentos alternados, 321*f*
Coração
  anatomia cardíaca, 157*f*
  condução elétrica do, 159*f*
    sistema de, 159*f*
  lados do, 156*q*
    circuito sanguíneo nos, 156*q*
      direito, 156*q*
      esquerdo, 156*q*
  projeção do, 156*f*
    no tórax, 156*f*
Coreia(s)
  conceitos essenciais, 344
Corrimento(s)
  genitais, 277
    sintomas, 277
Cortina
  sinal da, 338*f*
Cotovelo(s), 376
  anatomia do, 378*f*
  movimentos do, 377*f*
    extensão, 377*f*
    flexão, 377*f*
    pronação, 377*f*
    supinação, 377*f*
Couro
  cabeludo, 71
    exame da cabeça, 71
      aprofundando, 72
      entendendo, 71
    psoríase no, 73*f*
Covid-19
  tempos de, 425-428
    semiologia médica em, 425-428
      crescente tecnicismo, 425
      desafios da pandemia, 425-428
        ensino da propedêutica médica, 426
      quando o problema se torna solução, 427
      telemedicina, 427*q*
        contras, 427*q*
        prós, 427*q*
      uso racional das tecnologias, 427

Crânio
    exame da cabeça, 71
        aprofundando, 72
            perímetro cefálico, 73*f*
        entendendo, 71
        regiões, 72*f*
Crosta(s)
    herpes-zóster, 62*f*
    lesões com, 63*f*
        escoriadas, 63*f*
        escabiose, 63*f*
    melicérias, 65*f*
Cullen
    sinal de, 232*f*
        periumbilical, 232*f*

D

Dacriocistite, 102*f*
Deformidade(s), 50
    escoliose, 51*f*
Delgado
    obstrução do, 247*f*
Dente(s)
    de Hutchinson, 90*f*
Depressão
    geriátrica, 393*q*
        de Yesavage, 393*q*
            escala de, 395*q*
Dermatomiosite
    heliotropo na, 353*f*
    pápulas na, 353*f*
        de Gottron, 353*f*
Derrame
    pleural, 150*q*
        exame físico no, 150*q*
        achados do, 150*q*
Desalinhamento(s)
    do joelho, 367*f*
        genu, 367*f*
            recurvato, 367*f*
            valgo, 367*f*
            varo, 367*f*
Descamação
    placa eritematosa com, 60*f*
        psoríase, 60*f*
Descarga
    papilar, 268
Desdobramento(s)
    em B2, 178*q*
Desenvolvimento
    puberal, 286*f*
        masculino, 286*f*
            estágios do, 286*f*

sexual, 264*f*
    secundário, 264*f*
        feminino, 264*f*
Desvio
    de septo nasal, 77*f*
Diarreia(s)
    no exame abdominal, 252
Dificuldade
    no aparelho urinário, 258
        sintomas, 258
            de armazenamento, 258
            de eliminação, 258
Disfonia
    sinais da, 148
    sintomas da, 148
Dispepsia
    no exame abdominal, 248
Dispneia
    causas de, 146*q*
        escala de, 146*q*
            do mMRC, 146*q*
    em doenças cardiovasculares, 183
        causas de, 184*q*
            principais, 184*q*
        sinais da, 183
        sintomas da, 183
    sinais da, 145
    sintomas da, 145
Dispositivo(s)
    externos, 52
        cateter de hemodiálise, 52*f*
        dreno de tórax, 52*f*
        sonda nasoenteral, 52*f*
        traqueostomia, 52*f*
Dissecção(ões)
    arterial, 212*f*
    de aorta abdominal, 267
        dor abdominal por, 257
        manifestações clínicas da, 257
Disúria
    sinais de, 258
    sintomas de, 258
Diverticulite
    aguda, 255
        dor abdominal por, 255
        manifestações clínicas da, 255
Divisão(ões)
    anatômicas, 226*f*
        do abdômen, 226*f*
Doença(s)
    cardiovasculares, 183
        sinais em, 183
            dispneia, 183

dor torácica, 184
edema, 186
palpitações, 187
pulsos venosos, 189
sopros, 189
sintomas em, 183
dispneia, 183
dor torácica, 184
edema, 186
palpitações, 187
pulsos venosos, 189
sopros, 189
do aparelho urinário, 257
cólica renal, 257
disúria, 258
hematúria, 258
sinais, 257
sintomas, 257
obstrutivos, 258
por dificuldade, 258
de armazenamento, 258
de eliminação, 258
do pericárdio, 197
isquêmica, 189
do miocárdio, 189
Dor
aferição da, 407f
escala visual para, 407f
analógica, 407f
alguns padrões de, 17q
na prática clínica, 17q
das mamas, 267
pélvica, 276
sintomas, 276
torácica, 149, 184
causas de, 149q
sinais da, 149, 184
de Levine, 185f
sintomas da, 149, 184
inclinação do dorso, 185f
Dor Abdominal
causas selecionadas de, 254
manifestações clínicas, 254
aneurisma de aorta abdominal, 267
apendicite aguda, 254
dissecções de aorta abdominal, 267
diverticulite aguda, 255
isquemia mesentérica, 256
Down
síndrome de, 42f, 77f
fácies da, 42f
ponte nasal, 77f
baixa, 77f

Dreno
de tórax, 52f
Duodeno
segmentos do, 253f

E
Ectoscopia, 37-54
aprofundando, 38
amputações, 50
aparência do paciente, 44
aspectos da face, 39
baqueteamento digital, 46f
biotipo(s), 48
ângulo de Charpy, 50f
gerais, 50f
cianose, 45f
central, 45f
periférica, 45f
deformidades, 50
dispositivos externos, 52
cateter de hemodiálise, 52f
dreno de tórax, 52f
sonda nasoenteral, 52f
traqueostomia, 52f
edema, 46
diferentes tipos de, 47q
em pé, 51f
enchimento capilar, 46
escoliose, 51f

estado, 48, 49
geral, 49
mental, 38
avaliação do, 38
nutricional, 48
expressões, 39
fácies típicas, 40q, 42f
da síndrome de Down, 42f
leonina na hanseníase, 42f
icterícia, 46f
mucosa, 44
outras lesões, 50
gangrena úmida, 51f
queloide, 51f
pele, 44
posições preferenciais, 41
em cócoras, 43f
opistótono, 43f
prece maometana, 43f
postura no leito, 41
do paciente grave, 405
aspectos fundamentais, 405

entendendo, 37
no paciente idoso, 393
vamos praticar, 53
  gabarito das questões, 53
Ectrópio, 101*f*
Eczema
  agudo, 61*f*
Edema, 46
  diferentes tipos de, 47*q*
    características de, 47*q*
  e eritema, 62*f*
    celulite, 62*f*
  em doenças cardiovasculares, 186
    sinais, 186
      bilateral, 187*f*
        com cacifo, 187*f*
      flogísticos, 187*f*
      sintomas, 186
    periorbital, 101*f*
    subconjuntival, 415*f*
Encéfalo, 304*f*
Enchimento
  capilar, 46
Entrópio, 101*f*
Epidídimo(s)
  exame dos, 295*q*-298*q*
    alterações no, 295*q*-298*q*
Equilíbrio
  avaliação do, 314, 315
    dinâmico, 314
    estático, 313
Equimose(s), 58*f*
  senis, 392*f*
Erisipela(s), 219
  bolhosa, 62*f*
  versus demais celulites, 220*q*
Eritema
  edema e, 62*f*
    celulite, 62*f*
  liquenificação com, 61*f*
    eczema agudo, 61*f*
  marginado, 351*f*
    na febre reumática, 351*f*
  nodoso, 61*f*
Eritroplasia, 93*f*
Erosão(ões)
  dentárias, 89*f*
Escabiose, 63*f*
Escala
  de coma, 412*q*
    de Glasgow, 408*q*
  de Katz, 395*q*
    atividades básicas, 395*q*
      da vida diária, 395*q*

de Lawton, 396*q*
  atividades instrumentais, 396*q*
    da vida diária, 396*q*
visual analógica, 407*f*
  para aferição da dor, 407*f*
Escama(s)
  furfuráceas, 65*f*
    manchas róseas com, 65*f*
      pitiríase versicolor, 65*f*
Escara
  sacra, 65*f*
Esclera(s), 96*f*
Escoliose, 51*f*
Esfigmomanômetro
  tipos de, 28
    aneroide, 28*f*
    digital, 29*f*
Espaço
  de Traube, 238*f*
    na percussão, 238*f*
    do baço, 238*f*
Espéculo
  inserção do, 273*f*
  etapas da, 273*f*
Esporotricose, 61*f*
Esqueleto
  apendicular, 361
    articulação temporomandibular, 371
    cotovelos, 376
    joelho, 363
    mãos, 376
    ombros, 373
    pés, 369
    punhos, 376
    quadril, 361
    tornozelos, 369
  axial, 354
    coluna vertebral, 354
      exame da, 354
Estado
  geral, 49
  mental, 38, 311, 401*q*
    avaliação do, 38, 311
      consciência, 312*q*
        classificação dos níveis de, 312*q*
        avaliação do conteúdo da, 312*q*
    miniexame do, 397*q*
      no paciente idoso, 397*q*
  nutricional, 48
Estágio(s)
  da síndrome demencial, 400*q*
Estereognosia
  avaliação da, 332*f*

Estrutura(s)
  da cavidade, 76f, 84f
    nasal, 76f
    óssea, 76f
    oral, 84f
      orofaringe, 87f
  das mamas, 265f
  do linfonodo, 119f
Exame
  abdominal, 246
    na emergência, 412q
    síndromes relacionadas ao, 246
      colestase, 250
      cólica biliar, 248
      diarreias, 252
      dispepsia, 248
      hemorragias digestivas, 253
      hipertensão portal, 251
      insuficiência hepática crônica, 251
      irritação peritoneal, 247
      obstrução intestinal, 246
      pancreatite aguda, 250
    alterações do, 278q, 280q
      da genitália, 278q, 280q
        externa, 278q
        interna, 280q
  da cabeça, 71-106, 109f
    aprofundando, 72, 77, 81, 87, 101
      cavidade oral, 87
      couro cabeludo, 72
      crânio, 72
      nariz, 77
      olhos, 101
      orelha, 81
      seios da face, 77
      sobrancelhas, 72
    avaliação, 96
      da visão, 96
    entendendo, 71, 75, 78, 84, 94
      cavidade oral, 84
      couro cabeludo, 71
      crânio, 71
      nariz, 75
      olhos, 94
      orelha, 78
      seios da face, 75
      sobrancelhas, 71
    globo ocular, 98
      interno, 98
    linfonodos, 109f
    oftalmoscopia, 98, 100q
    vamos praticar, 105
  da tireoide, 107-118
    entendendo, 109
      anatomia, 110f
      características, 111q
      palpação, 112f
      pontos de referência, 111f
    aprofundando, 113
      bócio, 113f, 114q
      fácies, 115f, 117f
        basedowniano, 115f
        mixedematoso, 117f
      hipertireoidismo, 115q
      hipotireoidismo, 116q
      sinal de Pemberton, 113f
    vamos praticar, 117
  do aparelho cardiovascular, 155-202
    aprofundando, 183
      alterações do exame, 189
        síndromes relacionadas, 189
      doenças cardiovasculares, 183
    entendendo, 155
      ciclo cardíaco, 158
      considerações anatômicas, 155
      técnicas de exame, 161
    vamos praticar, 198
  do aparelho respiratório, 129-154
    aprofundando, 145
      sinais, 145
        disfonia, 148
        dispneia, 145
        dor torácica, 149
        expectoração, 147
        hemoptise, 148
        tosse, 147
      síndromes pleuropulmonares, 150
        brônquicas, 152
        pleurais, 150
        pulmonares, 151
      sintomas, 145
        disfonia, 148
        dispneia, 145
        dor torácica, 149
        expectoração, 147
        hemoptise, 148
        tosse, 147
    entendendo, 129
      considerações anatômicas, 129
      ritmos respiratórios, 139q
      via aérea, 130f
        inferior, 130f
        superior, 130f
    físico, 136
    vamos praticar, 153

do pescoço, 107-118
 anatomia, 108*f*
 grandes vasos, 108*f*
 linfonodos, 109*f*
 vamos praticar, 117
do tórax, 129-154
 entendendo, 129
  considerações anatômicas, 129
   topografia, 133
   exame físico, 136
   linhas de referência, 133
  conteúdos *in situ*, 131*f*
  formatos, 138*q*
  hilos pulmonares, 131*f*
  lobos pulmonares, 132*f*, 133*f*
   projeção nas paredes, 132*f*, 133*f*
  pontos de referência, 135*f*, 136*f*
   anterior, 135*f*
   posterior, 136*f*
  segmentação brônquica, 131*f*
 físico, 136
 vamos praticar, 153
dos pulsos, 161, 164
 centrais, 164
 periféricos, 161
  palpação, 161
 venosos, 166
especular, 273*f*
 colo uterino no, 273*f*
físico, 4, 408
 normal, 421-424
 segmentar, 408
  do paciente grave, 408
 ginecológico, 271*f*,
  sinais ao, 278
 na emergência, 411*q*, 412*q*
 neurológico, 303-345
  abordagem do exame físico, 311
   avaliação, 311, 313
    da função motora, 313
    da função sensitiva, 329
    da irritação meníngea, 339
    do estado mental, 311
    dos NC, 332
   aprofundando, 340
    alterações pupilares, 343
    movimentos involuntários, 341
    síndromes neurológicas, 340
   entendendo, 303
    medula, 306*f*
    proximal, 304*f*
    nervos espinhais, 308*f*
    parênquima cerebral, 304*f*

pares cranianos, 306*f*
 emergências nos, 306*f*
 principais funções, 307*q*
 trato, 310*f*
  corticobulbar, 310*f*
  corticoespinhal, 309*f*
 vias, 310, 311*f*
  motoras, 308
  sensitivas, 310, 311*f*
Exoftalmia, 101*f*
Expansibilidade
 das bases, 140*f*
 dos ápices, 140*f*
Expectoração
 sinais da, 147
 sintomas da, 147
Expressão(ões), 39

F

Face
 aspectos da, 39
 regiões da, 72*f*
 seios da, 75
  exame do, 75
   aprofundando, 77
   entendendo, 75
Fácies
 basedowniano, 115*f*
 mixedematoso, 117*f*
 típicas, 40*q*, 42*f*
  da síndrome de Down, 42*f*
  leonina, 42*f*
  na hanseníase, 42*f*
Faringite, 93*f*
Febre, 23
 reumática, 351*f*
  eritema na, 351*f*
  marginado, 351*f*
Fenômeno
 de Raynaud, 222
Fígado
 palpação do, 241, 242*f*
  em garra, 242*f*
  sinal do piparote, 243*f*
 percussão do, 236
  hepatimetria, 236
Finkelstein
 manobra de, 379*f*
Fissura(s)
 labial, 88*f*
 língua com, 91*f*
Fístula
 para hemodiálise, 213*f*

Força
  avaliação da, 313
    dos MMII, 317*q*
      do sinal, 322*f*
        de Mingazzini, 322*f*
    dos MMSS, 321*q*
      do sinal, 318*f*
        de Barré, 318*f*
        de Mingazzini, 318*f*
  classificação da, 317*q*
  escala para, 317*q*
Formato(s)
  do abdômen, 230*q*, 231*f*
    batráquio, 231*f*
    em aventar, 231*f*
    gravídico, 231*f*
    principais, 230*q*
Fórnice(s)
  vaginais, 274*f*
Fossa
  clavicular, 142*f*
    pesquisa do FTV na, 142*f*
      posição da mão, 142*f*
  supraclavicular, 143*f*
    técnicas de percussão da, 143*f*
FR (Frequência Respiratória)
  alterações na, 25*q*
  aprofundando, 25
  avaliação da, 26*f*
    aspectos da, 26*f*
  entendendo, 24
  valores normais, 24*q*
Fragilidade
  de Fried, 401*q*
    critérios de, 401*q*
      no paciente idoso, 401*q*
Frank
  sinal de, 83*f*
Frequência
  cardíaca, 26
    aprofundando, 27
    entendendo, 26
    pulso radial, 26
      avaliação do, 26
      valores de, 27*q*
Fried
  fragilidade de, 401*q*
    critérios de, 401*q*
      no paciente idoso, 401*q*
FTV (Frêmito Toracovocal)
  pesquisa do, 140*f*, 141*f*, 142*f*
    na fossa clavicular, 142*f*
      posição da mão, 142*f*

pontos para, 141*f*, 142*f*
  linha grega, 141*f*
  região a utilizar, 140*f*
Função Motora
  avaliação da, 313
    coordenação, 319
    equilíbrio, 314
      dinâmico, 314
      estático, 313
    estática, 313
    força, 326
    marcha, 314
    reflexos, 320
    tônus/tono, 314
Função Sensitiva
  avaliação da, 329
    dermátomos, 330*f*
      representação dos, 330*f*
    sensibilidade, 329
      exteroceptiva, 329
      profunda, 331
Furúnculo, 63*f*

G

Gânglio(s)
  de Virchow, 124
  linfáticos, 207*f*
Gangrena
  seca, 221*f*
  úmida, 51*f*, 221*f*
    em pé, 51*f*
Gengiva(s), 85*f*
Gengivite
  marginal, 90*f*
Genitália
  exame da, 278*q*, 280*q*
    alterações do, 278*q*, 280*q*
      externa, 278*q*
      interna, 280*q*
    feminina, 269*f*, 270*f*
      externa, 269*f*
      interna, 270*f*
Ginecomastia, 137*f*
Glasgow
  escala de coma de, 408*q*
Globo Ocular
  externo, 95
    exame do, 95
      anisocoria, 96*f*
      escleras, 96*f*
      ptose palpebral unilateral, 96*f*
  interno, 98
    exame do, 98
      oftalmoscopia, 98

visão, 94f, 95f
   externa, 94f
   interna, 95f
Glossite
   atrófica, 91f
Goma
   esporotricose, 61f
Gonalgia(s), 381q
Gordon
   sinal de, 323f
Gottron
   pápulas de, 351f
      na dermatomiosite, 351f
Grey-Turner
   sinal de, 232f
      no flanco direito, 232f

H

Hanseníase
   fácies na, 42f
      leonina, 42f
   lepromatosa, 81f
HDA (História da Doença Atual)
   na anamnese, 10
Heliotropo
   na dermatomiosite, 351f
Hematêmese
   hemoptise e, 148q
      diferença entre, 148q
Hematoma, 63f
Hematúria
   sinais de, 258
   sintomas de, 258
Hemodiálise
   cateter de, 52f
   fístula para, 213f
Hemoptise
   causas de, 148q
   e hematêmese, 148q
      diferença entre, 148q
   sinais da, 148
   sintomas da, 148
Hemorragia(s)
   digestivas, 253
      no exame abdominal, 253
Hepatimetria, 236
   referências para, 237f
Hérnia(s)
   inguinal, 293f
      direta, 293f
      indireta, 293f
   localizações de, 233f
      principais, 233f
   tipos de, 233q

Herpes
   labial, 88f
Herpes-zóster
   crostas, 62f
   em parede lateral, 137f
      do tórax, 137f
   pústulas, 62f
   vesículas, 62f
HF (História Familiar)
   na anamnese, 14
HFis (História Fisiológica)
   na anamnese, 13
Hiato
   ascultatório, 31, 32f
Hilo(s)
   pulmonares, 131f
Hiperceratose
   ungueal, 68f
Hiperplasia
   gengival, 90f
Hipertensão
   arterial, 32
      classificação da, 32q
      diagnóstico de, 32
   mascarada, 33f
      fenômeno da, 33f
         formas de apresentação, 33f
   portal, 251
      no exame abdominal, 251
      manifestações da, 251f
Hipertireoidismo
   sinais do, 115q
   sintomas do, 115q
Hipotermia, 24
Hipotireoidismo
   sinais do, 116q
   sintomas do, 116q
História
   na anamnese, 14, 15
      da pessoa, 15
         dados importantes, 15q
      social, 14
Hoffman
   sinal de, 324f
      na avaliação, 324f
      dos reflexos, 325f
Homans
   sinal de, 219f
Hordéolo, 102f
Horner
   síndrome de, 104f
      miose, 104f
      ptose, 104f

HPP (História Patológica Pregressa)
  na anamnese, 12
    dados a pesquisar, 13q
Hutchinson
  dentes de, 90f

I

IAM (Infarto Agudo do Miocárdio)
  com supra, 192f
  de ST, 192f
  sem supra, 192f
Iatrogenia
  no paciente idoso, 400
IC (Insuficiência Cardíaca), 192
  classificação da, 194q
    funcional, 194q
      pela NYHA, 194q
Icterícia, 46f
Ictus Cordis
  características do, 173q
  palpação do, 172f
    achados da, 173q
Identificação
  na anamnese, 8
Imobilidade
  síndrome de, 400
    no paciente idoso, 400
Incontinência
  urinária, 399
    no paciente idoso, 399
Inervação
  facial, 336f
Infertilidade
  feminina, 282
Inserção(ões)
  do espéculo, 273f
    etapas da, 273f
  do manguito rotador, 374f
Inspeção
  dinâmica, 266f
    das mamas, 266f
  do abdômen, 230
  do precórdio, 170
    tangencial, 171f
    do *ictus*, 171f
Instabilidade
  postural, 398
    no paciente idoso, 398
Instrumento(s)
  de aferição, 28
    da PA, 28
      esfigmomanômetro, 28

Insuficiência
  arterial, 220, 221
    aguda, 221
    crônica, 220
      gangrena, 221f
  cerebral, 399
    no paciente idoso, 399
  hepática, 251
    crônica, 251
      no exame abdominal, 251
    manifestações da, 252q
      ao exame clínico, 252q
Interrogatório
  complementar, 11
  na anamnese, 11
Irritação
  meníngea, 339
    avaliação da, 339
    pesquisa de, 340f
      do sinal de Lasègue, 340f
  peritoneal, 247
    no exame abdominal, 247
Isquemia
  mesentérica, 256
    dor abdominal por, 256
    manifestações clínicas da, 256
IVC (Insuficiência Venosa Crônica), 208, 215, 217f
  edema bilateral, 209f
  em MMII, 209f

J

Jaleco Branco
  fenômeno do, 33f
    formas de apresentação, 33f
Joelho, 367
  bursas do, 348f
  cisto de Baker, 368f
  desalinhamentos do, 367f
    genu, 371f
      recurvato, 367f
      valgo, 367f
      varo, 367f
  dores em, 381q
    causas, 381q
  estruturas do, 365f
    principais, 365f
  ligamentos do, 348f
  movimentos do, 368f
  tendão patelar, 368f
    palpação do 368f
  teste, 369f
    do abaulamento, 369f
    do sinal, 369f
      de tecla rotuliana, 369f

K

Kaposi
  sarcoma de, 61f
Katz
  escala de, 395q
    atividades básicas, 395q
      da vida diária, 395q
Kayser-Fleischer
  anel de, 104f
Koplik
  manchas de, 92f
Korotkoff
  sons de, 31
    fases dos, 32f

L

Lasègue
  manobra de, 359f
  sinal de, 340f
    pesquisa do, 340f
Lawton
  escala de, 496q
    atividades instrumentais, 496q
      da vida diária, 496q
Lennander
  sinal de, 23
Lesão(ões)
  articular, 353q
    padrões de, 353q
  elementares, 57
    arranjo das, 65
    da pele, 57
    primárias, 57
      alterações, 57, 59
        de cor, 57
        de relevo, 59
    secundárias, 63
  em asa de borboleta, 350f
    no lúpus, 350f
  em NC, 333q
    alterações por, 333q
      ao exame físico, 333q
  erosada, 63f
    pós-queimadura, 63f
  escoriadas, 63f
    com crostas, 63f
      escabiose, 63f
  outras, 50
    queloide, 51f
    gangrena úmida, 51f
  tumoral, 61f
    sarcoma de Kaposi, 61f

Leucodermia
  Gutata, 392f
    no paciente idoso, 392f
Leucoplasia
  pilosa, 92f
Levine
  classificação de, 181q
    sopros, 181q
  sinal de, 185f
    na dor torácica, 185f
Lhermitte
  sinal de, 357f
Ligamento(s)
  do joelho, 348f
Linfedema
  após câncer de mama, 222
  em MMII, 209f
  pós-mastectomia, 222f
Linfonodo(s)
  avaliação dos, 119-127
    aprofundando, 124
      adenomegalia cervical, 124
      gânglio de Virchow, 124
      linfonodomegalias, 125q, 126f
    entendendo, 120
      cadeias, 120f, 122
        de cabeça, 122
        de pescoço, 122
        ganglionares, 120f
      região, 123
        axilar, 123
        epitroclear, 123
        inguinal, 123
    estrutura do, 119f
    resumindo, 125
    vamos praticar, 126
      resposta, 127
  de cabeça, 109f
  e pescoço, 109f
Linfonodomegalia(s)
  caracterização das, 126f
    algoritmo para, 126f
  por acometimento infeccioso, 125q
    do próprio gânglio, 125q
      processo viral, 125q
Língua
  com fissuras, 91f
  geográfica, 91f
  visão, 86f
    anterior, 86f
    posterior, 86f
Linha(s)
  de referência, 133, 134f
    do tórax, 133, 134f

grega, 141*f*
   na pesquisa do FTV, 141*f*
Liquenificação
   com eritema, 61*f*
      eczema agudo, 61*f*
Litíase
   biliar, 249*f*
Livedo
   reticular, 351*f*
      na síndrome, 351*f*
         anticorpo antifosfolipídeo, 351*f*
Lobo(s) Pulmonar(es)
   projeção dos, 132*f*, 133*f*
      nas paredes, 132*f*, 133*f*
         anterior, 132*f*
         lateral, 133*f*
         posterior, 132*f*
Lombalgia(s), 380*q*
Lúpus
   lesão no, 350*f*
      em asa de borboleta, 350*f*

M

Macroglossia
   com marcas dentárias, 90*f*
      no ápice, 90*f*
Mama(s)
   câncer de, 222
      linfedema após, 222
   semiologia das, 263-284
      aprofundando, 267
         descarga papilar, 268
         dor, 267
         nódulos mamários, 268
      entendendo, 265
         estruturas, 265*f*
         inspeção dinâmica, 266*f*
         palpação, 267*f*
         quadrantes, 265*f*
      vamos praticar, 282
Mancha(s)
   acrômicas, 57*f*
      vitiligo, 57*f*
   com duas tonalidades, 58*f*
      com bordas assimétricas, 58*f*
         melanoma, 58*f*
   de Koplik, 92*f*
   hiperpigmentadas, 57*f*
   róseas, 65*f*
      com escamas furfuráceas, 65*f*
         pitiríase versicolor, 65*f*
Manguito
   dimensões do, 29*q*
      para diferentes biotipos, 29*q*
         de pacientes, 29*q*

rotador, 374*f*
   inserções do, 374*f*
Manobra(s)
   de Finkelstein, 379*f*
   de Laségue, 359*f*
   de Patrick-Fabere, 361*f*
   de Spurling, 357*f*
   semiológicas, 180, 241
      especiais, 241
         da arranhadura, 243*f*
      palpação, 241
         da vesícula biliar, 243
         do baço, 243
         do fígado, 241, 242*f*
         dos rins, 245
      importantes, 180
Mão(s), 376, 384*q*
   anatomia da, 378*f*
MAPA (Monitorização Ambulatorial da Pressão Arterial), 33, 34
   valores normais da, 34*q*
Marca-passo
   no paciente idoso, 394*f*
   unidade geradora de, 170*f*
Marcha(s)
   avaliação das, 314
Mastectomia
   linfedema após, 222*f*
McBurney
   ponto de, 255*f*
Medula, 306*f*
   espinhal, 342*f*
      distal, 342*f*
         cauda equina, 342*f*
         nervos ciáticos, 342*f*
   proximal, 304*f*
Melanoma, 58*f*
Melanose
   em paciente tabagista, 86*f*
   senil, 396*f*
Membrana
   timpânica, 82*f*
      normal, 82*f*
Método
   de Castell, 238*f*
      na percussão, 238*f*
         do baço, 238*f*
Miocárdio
   doença do, 189
      isquêmica, 189
Miose
   na síndrome, 104*f*
      de Horner, 104*f*

MMII (Membros Inferiores), 229*q*
  avaliação nos, 317*q*
    da força, 317*q*
    do sinal, 318*f*
      de Mingazzini, 318*f*
  circulação vascular periférica, 203
    arterial, 205*f*
    retorno venoso, 205*f*
      trajeto do, 205*f*
    veias, 204*f*
      profundas, 204*f*
      superficiais, 204*f*
  telangiectasias em, 208*f*
  úlceras em, 210*q*
    principais tipos de, 210*q*
  varizes, 208*f*
mMRC (*Medical Research British Council* modificada)
  escala do, 146*q*
    de dispneia, 146*q*
MMSS (Membros Superiores)
  avaliação nos, 317*q*
    da força, 317*q*
    do sinal, 318*f*
      de Barré, 318*f*
      de Mingazzini, 318*f*
  circulação periférica, 206
    vascular, 206
      arterial, 206*f*
      venosa, 206*f*
Mobilização
  avaliação da, 316*f*
    do antebraço, 316*f*
    do punho, 316*f*
Monoartrite(s)
  causas de, 354*q*
    agudas, 354*q*
    crônicas, 354*q*
Movimento(s)
  da articulação, 372*f*
    temporomandibular, 372*f*
  da coluna, 358*f*
    lombar, 358*f*
  do cotovelo, 377*f*
    extensão, 377*f*
    flexão, 377*f*
    pronação, 377*f*
  do joelho, 368*f*
  do ombro, 375*q*
    abdução, 375*f*
    extensão, 375*f*
    flexão, 375*f*
    rotação, 375*f*
      externa, 375*f*
      interna, 375*f*
  do pescoço, 356*f*
  do quadril, 363*f*
    abdução, 364*f*
    adução, 364*f*
    extensão, 363*f*
    flexão, 363*f*
    rotação, 364*f*
      externa, 364*f*
      interna, 364*f*
  do tornozelo, 371*f*
  extraoculares, 334*f*
    avaliação dos, 334*f*
  involuntários, 341
    conceitos essenciais, 341
    atetoses, 343
    coreias, 342
    discinesias, 343
    tiques, 342
    tremores, 342
MRPA (Monitorização Residencial da Pressão Arterial), 34
Mucosa, 44
  jugal, 86*f*
    melanose, 86*f*
      em paciente tabagista, 86*f*

N

Nariz
  em sela, 77*f*
    sífilis congênita, 77*f*
  exame do, 75
    aprofundando, 77
    entendendo, 75
NC (Nervos Cranianos), 305
  avaliação dos, 332
    dos movimentos extraoculares, 334*f*
    inervação facial, 336*f*
    paralisia, 335*f*
      de Bell, 335*f*
      facial central, 335*f*
    ramos do trigêmeo, 335*f*
    reflexo fotomotor, 333*f*
    sinal da cortina, 338*f*
    sinal da pestana, 336*f*
    teste, 337*f*, 338*f*
      de Rinne, 337*f*
      de Weber, 338*f*
  lesões em, 333*q*
    alterações por, 333*q*
      ao exame físico, 333*q*

Nervo(s)
　espinhais, 308f
Nódulo(s)
　eritematosos, 61f
　　eritema nodoso, 61f
　mamários, 268
NYHA (*New York Heart Association*)
　classificação pela, 194q
　　funcional, 194q
　　　da IC, 194q

O

Obstrução
　intestinal, 246
　　no exame abdominal, 246
　　　do cólon, 247f
　　　do delgado, 247f
Oftalmoscopia, 98
　achados comuns à, 100q
　técnica de, 99f
Olho(s)
　aprofundando, 101
　　anel, 104f
　　　de Kayser-Fleischer, 104f
　　calázio, 102f
　　catarata, 104f
　　dacriocistite, 102f
　　ectrópio, 101f
　　edema periorbital, 101f
　　entrópio, 101f
　　exoftalmia, 101f
　　hordéolo, 102f
　　paralisia, 104f
　　　do oculomotor, 104f
　　pterígio, 104f
　　pupilas, 104f
　　　de Argyll-Robertson, 104f
　　síndrome, 104f
　　　de Horner, 104f
　　vermelhos, 103q
　　　causas, 103q
　　xantelasma, 102f
　entendendo, 94
　　globo ocular, 94f
　　　exame do, 95, 98
　　　　externo, 95
　　　　interno, 98
　　visão, 96
　　　avaliação da, 96
　　　　campimetria visual, 99f
　　　　cartaz de Snellen, 97f
　　　　defeitos do campo visual, 98f
　　　　técnica de oftalmoscopia, 99f

Ombro(s), 373, 383q
　estruturas do, 373f
　　principais, 373f
　　manguito rotador, 374f
　　inserções do, 374f
　movimentos do, 375f
　　abdução, 375f
　　extensão, 375f
　　flexão, 375f
　　rotação, 375f
　　　externa, 375f
　　　interna, 375f
Onicomicose, 68f
Oppenheim
　sinal de, 323f
　　na avaliação, 323f
Orelha
　exame da, 78
　　aprofundando, 81
　　　otite externa aguda, 82f
　　　sinal de Frank, 83f
　　entendendo, 78
　　　aparelho auditivo, 79f
　　　carcinoma espinocelular, 81f
　　　hanseníase lepromatosa, 81f
　　　membrana timpânica normal, 82f
　　　pavilhão auditivo, 79f
　　　posicionamento do otoscópio, 82f
　　　queloide, 80f
Órgão(s)
　reprodutores, 270f
　　femininos, 270f
Orofaringe
　estruturas da, 87f
Otite
　externa, 82f
　　aguda, 82f
Otoscópio
　posicionamento do, 82f
Oximetria
　de pulso, 34
　　aprofundando, 35
　　entendendo, 34
Oxímetro
　de dedo, 35f
　　etapas do uso, 35f

P

PA (Pressão Arterial)
　aferição da, 28
　　etapas para, 29
　　　método, 30
　　　　auscultatório, 30
　　　　palpatório, 30

instrumentos, 28
interpretando as medidas, 31
aprofundando, 31
   hiato ascultatório, 31, 32*f*
   hipertensão arterial, 32
      classificação da, 32*q*
      diagnóstico de, 32
   limites no consultório, 33
      da aferição de PA, 33
   medidas fora do consultório, 34
entendendo, 27
Paciente
   aparência do, 44
Paciente Grave
   abordagem semiológica do, 403-419
      na sala de emergência, 403
         aprofundando, 405
         considerações finais, 413
         entendendo, 403
         pontos para lembrar, 413
      na UTI, 413
         aprofundando, 414
         entendendo, 413
Paciente Idoso
   avaliação semiológica do, 389-401
      aprofundando, 398
         iatrogenia, 400
         incontinência urinária, 399
         instabilidade postural, 398
         insuficiência cerebral, 399
         polifarmácia, 400
         quedas, 398
         síndrome de imobilidade, 400
      entendendo, 390
         sinais, 391
         sintomas, 390
         individuo idoso, 389
Palpação
   da mama, 267*f*
   da região, 123*f*
      epitroclear, 123*f*
   da tireoide, 112*f*
      abordagem, 112*f*
         anterior, 112*f*
         posterior, 112*f*
   do abdômen, 238
      profunda, 241
         da vesícula biliar, 243
         do baço, 243, 244*f*
         do fígado, 241, 242*f*
         dos rins, 245
      superficial, 239
         avaliação do fluxo, 240*f*
            na circulação colateral, 240*f*
         manobra de Carnett, 239*f*
         técnica, 239*f*
   do canal inguinal, 293*f*
   do epidídimo, 292*f*
   do precórdio, 171
   do testículo, 292*f*
   do tórax, 141*f*
      na parede lateral, 141*f*
         posição do paciente, 141*f*
   do útero, 275*f*
      bimanual, 275*f*
   do VD, 174*f*
      técnicas, 174*f*
   dos grandes lábios, 271*f*
      suspeita de Bartholinite, 271*f*
   dos pulsos, 161
      periféricos, 161
Palpitação(ões)
   em doenças cardiovasculares, 187
      sinais de, 187
         padrões de pulso
            relacionados a, 188*q*
      sintomas de, 187
Pancreatite
   aguda, 250
      no exame abdominal, 250
Pápula(s)
   de Gottron, 351*f*
      na dermatomiosite, 351*f*
   eritematosas, 66*f*
      em trajeto serpinginoso, 66*f*
         larva *migrans*, 66*f*
   esbranquiçadas, 60*f*
      verrugas planas, 60*f*
Par(es)
   cranianos, 306*f*,
      emergências nos, 306*f*
      principais funções, 307*q*
Paralisia
   de Bell, 335*f*
   facial, 335*f*
      central, 335*f*
      periférica, 335*f*
   oculomotor, 104*f*
Parede
   abdominal, 227*f*
   do tórax, 137*f*, 141*f*
      anterior, 137*f*
         abaulamento da, 137
      lateral, 137*f*, 141*f*
         herpes-zóster em, 137*f*
         palpação na, 141*f*

Parênquima
   cerebral, 304*f*
Paroníquia, 68*f*
Patrick-Fabere
   manobra de, 361*f*
Pavilhão
   auditivo, 79*f*
Pé(s), 373, 382*q*
   dorso do, 370*f*
   planta do, 370*f*
      arco da, 370*f*
         longitudinal, 370*f*
Pele, 44
   estrutura geral, 56*f*
   lesões elementares da, 57
      arranjo das, 65
      primárias, 57
         alterações, 57, 59
            de cor, 57
            de relevo, 59
      secundárias, 63
Pemberton
   sinal de, 113*f*
Pênis
   exame do, 299*q*
      alterações no, 299*q*
   valores de tamanho de, 287*f*
      distribuição dos, 287*f*
Percussão
   abdominal, 235
      maciez móvel, 236*f*
         de decúbito, 236*f*
      técnica de, 235*f*
   do baço, 237
      espaço de Traube, 238*f*
      método de Castell, 238*f*
      posição de Schuster, 238*f*
   do fígado, 236
      hepatimetria, 236
      sonoridade da, 143*f*
      espectro da, 143*f*
      técnicas de, 143*f*
         posterior, 143*f*
         da fossa supraclavicular, 143*f*
Pericárdio
   doenças do, 197
Perímetro
   cefálico, 73*f*
      medição do, 73*f*
Periodontite
   crônica, 89*f*
Pesatana
   sinal da, 340*f*

Pescoço
   cadeias de, 121*f*, 122
      ganglionares, 121*f*
         áreas de drenagem, 121*f*
   exame do, 107-118
      anatomia, 108*f*
      grandes vasos, 108*f*
      linfonodos, 109*f*
      vamos praticar, 117
   movimentos do, 360*f*
   no paciente idoso, 397
   vasos do, 167*f*
      anatomia dos, 167*f*
Pesquisa
   do FTV, 141*f*, 142*f*
      na fossa clavicular, 142*f*
         posição da mão, 142*f*
      pontos para, 141*f*, 142*f*
         linha grega, 141*f*
         no tórax anterior, 142*f*
Petéquia(s), 58*f*
Phalen
   teste de, 379*f*
Piparote
   sinal do, 243*f*
Pitiríase
   versicolor, 65*f*
Placa
   eritematosa, 60*f*
      com descamação, 60*f*
         psoríase, 60*f*
      urticariformes, 60*f*
Plummer
   unhas de, 68*f*
Pneumoperitônio
   sinais de, 248*f*
Pneumotórax
   exame físico no, 150*q*
      achados do, 150*q*
Polifarmácia
   no paciente idoso, 404
Ponte
   nasal, 77*f*
      baixa, 77*f*
         síndrome de Down, 77*f*
Ponto(s)
   de McBurney, 255*f*
   de referência, 111*f*, 135*f*, 136*f*
      do tórax, 135*f*, 136*f*
         anterior, 135*f*
         posterior, 136*f*
      para exame da tireoide, 111*f*

para pesquisa, 141*f*, 142*f*
      do FTV, 141*f*, 142*f*
         linha grega, 141*f*
         na fossa clavicular, 142*f*
         no tórax anterior, 142*f*
Posição(ões)
   de Schuster, 238*f*
      na percussão, 238*f*
         do baço, 238*f*
      preferenciais, 41
         em cócoras, 43*f*
         opistótono, 43*f*
         prece maometana, 43*f*
Postura
   no leito, 41
Precórdio
   ausculta do, 176
   inspeção do, 170
   palpação do, 171
Projeção
   do coração, 156*f*
   no tórax, 156*f*
Prolapso(s)
   cistocele, 281*q*
   retocele, 281*q*
   uterino, 281*q*
Propriocepção
   testes de, 331*f*
Próstata
   alterações da, 300*q*
      ao toque retal, 300*q*
Prova(s)
   na avaliação, 318*f*
      da coordenação, 319*f*
         dedo-nariz-dedo, 319*f*
         dos movimentos alternados, 321*f*
Psoríase, 60*f*
   no couro cabeludo, 73*f*
Pterígio, 104*f*
Ptose
   na síndrome, 104*f*
      de Horner, 104*f*
   palpebral, 96*f*
      unilateral, 96*f*
Pulso(s)
   arteriais, 162*f*, 165*f*, 170*q*
      carotídeos, 170*q*
         características dos, 170*q*
         padrões de onda dos, 165*f*
      principais, 162*f*
   braquial, 162*f*
   carotídeo, 165*f*

   exame dos, 161, 164
      centrais, 164
      periféricos, 161, 164*q*
         palpação, 161
      venosos, 166
   femoral, 165*f*
   paradoxal, 166*f*
   pedioso, 162*f*
   poplíteo, 163*f*
   radial, 26, 162*f*
      avaliação do, 26
         aprofundando, 27
         entendendo, 27
         valores de, 27*q*
            significado, 27*q*
   tibial, 163*f*
      posterior, 163*f*
   venoso(s), 168*f*, 170*q*, 189
      em doenças cardiovasculares, 189
         sinais, 189
         sintomas, 189
      jugulares, 170*q*
         características dos, 170*q*
      no ciclo cardíaco, 168*f*
      ondas de, 190*q*
         alterações das, 190*q*
Punho-Percussão
   lombar, 245, 246*f*
Pupila(s)
   de Argyll-Robertson, 104*f*
      na neurossífilis, 104*f*
   exame das, 343*q*
      alterações no, 343*q*
      relevantes, 343*q*
Púrpura(s)
   senis, 392*f*
Pústula(s)
   herpes-zóster, 62*f*
PVC (Pressão Venosa Central), 168
   aumento da, 169*q*
      causas, 169*q*
   estimativa da, 169*f*

Q

QP (Queixa Principal)
   na anamnese, 10
Quadrante(s)
   da mama, 265*f*
Quadril, 361, 362*f*
   bursas do, 362*f*
   movimentos do, 363*f*
      abdução, 364*f*
      adução, 364*f*

extensão, 363f
flexão, 363f
rotação, 364f
   externa, 364f
   interna, 364f
Queda(s)
  no paciente idoso, 398
  fatores de risco, 399q
Quelite
  actínica, 87f
  angular, 87f
Queloide
  cicatriz tipo, 51f
  em orelha, 80f
Quinto Sinal Vital
  oximetria de pulso, 34
    aprofundando, 35
    entendendo, 34

R

Ramo(s)
  do trigêmeo, 335f
Raynaud
  fenômeno de, 222
Reflexo(s)
  avaliação, 320
    aquileu, 329f
    bicipital, 327f
    braquiorradial, 327f
    cutâneo-abdominal, 325f
    manobra de Jendrassik, 329f
    mentoniano, 328f
    patelar, 328f
    profundos, 326q
      escala de intensidade, 326q
    sinais na, 323f, 324f
      Chaddock, 324f
      de Austregésilo e Esposel, 324f
      de Babinski, 323f
      de Gordon, 323f
      de Hoffman, 324f
      de Oppenheim, 323f
    tricipital, 327f
  fotomotor, 333f
Região
  abdominal, 225
    distribuição por, 229f
      das estruturas, 229f
  axilar, 123
  epitroclear, 123
    palpação da, 123f
  inguinal, 123

Região(ões)
  da face, 72f
  do crânio, 72f
Registro
  do exame físico, 421-424
    normal, 421-424
      dicas, 424q
      entendendo, 421
        descrição, 422
      resumindo, 424
Reiter
  síndrome de, 351f
    balanite circinada na, 351f
Relação(ões)
  anatômicas, 228f
    abdominais, 228f
      das vias urinárias, 228f
      dos maiores vasos, 228f
  médico-paciente, 2
Respirador
  bucal, 78f
Reto
  anterior, 291f
  semiologia do, 285-303
    alterações no exame, 301q
    anamnese, 285
      aspectos da, 285
    entendendo, 289
    toque retal, 295f
      alterações da próstata ao, 300q
      posicionamento para, 294f
Retorno
  venoso, 205f
    trajeto do, 205f
      em MMII, 205f
Revisão
  e sistemas, 11
    alterações a investigar na, 12q
Rim(ns)
  palpação dos, 245
Rinne
  teste de, 337f
Ritmo(s)
  respiratórios, 139q
Romberg
  teste de, 313f

S

Sala de Emergência
  paciente na, 403
    aprofundando, 405
      anamnese, 405
      ectoscopia, 405
      exame físico segmentar, 408

entendendo, 403
    emergências comuns, 404q
    estratificação de risco, 404q
Sangramento(s)
  tipos de, 18q
    denominações de, 18q
  vaginais, 277
    sintomas, 277
Sarcoma
  de Kaposi, 61f
SCA (Síndrome Coronariana Aguda), 190
  distinção inicial, 191q
    aspectos para, 191q
Schober
  teste de, 364f
Schuster
  posição de, 238f
    na percussão, 238f
    do baço, 238f
Segmentação
  brônquica, 131f
Seio(s)
  da face, 75
    exame do, 75
      aprofundando, 77
      entendendo, 75
      localização dos, 77
Semiologia
  cutânea, 55-70
    aprofundando, 57
      anexos cutâneos, 66
      lesões elementares, 57
        arranjo das, 65
        da pele, 57
        primárias, 57
        secundárias, 63
      técnicas especiais, 67
    entendendo, 55
    resumindo, 69
    vamos praticar, 69
      gabarito das questões, 70
  da circulação vascular periférica, 203-224
    aprofundando, 215
      celulites, 219
      erisipelas, 219
      fenômeno de Raynaud, 222
      insuficiência arterial, 220, 221
        aguda, 221
        crônica, 220
      IVC, 215
      linfedema, 222
        após câncer de mama, 222
      TVP, 217
    entendendo, 203
      circulação linfática, 206
      manobras especiais, 213
      MMII, 206
      MMSS, 206
      técnicas de exame físico, 207
    vamos praticar, 223
  das mamas, 263-284
    aprofundando, 267
      descarga papilar, 268
      dor, 267
      nódulos mamários, 268
    entendendo, 265
      estruturas, 265f
      inspeção dinâmica, 266f
      palpação, 267f
      quadrantes, 265f
    vamos praticar, 282
  do abdômen, 225-262
    aprofundando, 246
      causas de dor abdominal, 254
        manifestações clínicas, 254
      doença do aparelho urinário, 257
        sinais, 257
        sintomas, 257
      exame abdominal, 246
      síndromes relacionadas, 246
    entendendo, 225
      distribuição das estruturas, 229f
      divisões anatômicas, 226f
      parede abdominal, 227f
      principais vísceras, 227f
      região abdominal, 225
      relações anatômicas, 228f
        das vias urinárias, 228f
        dos maiores vasos, 228f
      técnicas de exame, 229
        ausculta, 234
        inspeção, 230
        localização de hérnias, 233f
        manobras especiais, 241
        medidas iniciais, 229q
        palpação, 238
        percussão, 235
        principais formatos, 230q, 231f
        tipos de hérnias, 233q
    vamos praticar, 259
  do ânus, 287-305
    alterações no exame, 303q
    anamnese, 287
      aspectos da, 287
    entendendo, 291
    vamos praticar, 304

do aparelho reprodutor, 263-284, 285-303
  feminino, 263-284
    aprofundando, 276
      sinais, 278
      síndromes selecionadas, 281
      sintomas, 276
    colo uterino, 273f
    desenvolvimento sexual, 264f
      secundário, 264f
    entendendo, 268
    exame ginecológico, 271f
    fórnices vaginais, 274f
    genitália, 269f, 270f
      externa, 269f
      interna, 270f
    inserção do espéculo, 273f
    órgãos reprodutores, 270f
    palpação, 271f, 275f
      do útero, 275f
      dos grandes lábios, 271f
    suspeita de Bartholinite, 271f
    toque retovaginal, 275f
    útero, 274f
    vamos praticar, 282
  masculino, 285-302
    alterações no exame, 295q-298q
      da bolsa testicular, 295q-298q
      do pênis, 299q
      dos epidídimos, 295q-298q
      dos testículos, 295q-298q
    aspectos da anamnese, 285
    desenvolvimento puberal, 286f
    entendendo, 289
    hérnia inguinal, 293f
    palpação, 293f
      do canal inguinal, 293f
      do epidídimo, 292f
      do testículo, 292f
    transiluminação da bolsa testicular, 294f
    valores de tamanho de pênis, 287f
do reto, 285-302
  alterações no exame, 301q
  anamnese, 285
    aspectos da, 285
  entendendo, 289
  toque retal, 294f, 295f
    alterações da próstata ao, 300q
    posicionamento para, 294f
médica, 425-428
  em tempos de Covid-19, 425-428
    desafios da pandemia, 425-428
      ensino da propedêutica médica, 426

    quando o problema se torna solução, 427
    telemedicina, 427q
      contras, 427q
      prós, 427q
    uso racional das tecnologias, 427
osteoarticular, 347-387
  aprofundando, 379
    cervicalgias, 379q
    cotovelos, 384q
    gonalgias, 381q
    lombalgias, 380q
    mãos, 384q, 385q
    ombros, 383q
    pés, 382q
    punhos, 384q, 385q
    tornozelos, 382q
  entendendo, 352
    esqueleto, 354, 361
      apendicular, 361
      axial, 354
Sensibilidade
  avaliação da, 329
    estereognosia, 332f
    exteroceptiva, 329
      dolorosa, 329
      tátil, 329
      térmica, 329
    profunda, 331
    superficial, 329
      dolorosa, 329
      tátil, 329
      térmica, 329
    vibratória, 331f
Septo
  nasal, 77f
    desvio de, 77f
Sífilis, 67f
  congênita, 77f
    nariz em sela, 77f
Sinal(is)
  da bandeira, 219f
  da cortina, 338f
  da pestana, 336f
  de Frank, 83f
  de Grey-Turner, 232f
    no flanco direito, 232f
  de Homans, 219f
  de Lasègue, 359f
    pesquisa do, 359f
  de Lhermitte, 357f
  de Pemberton, 113f
  de pneumoperitônio, 248f
  de tecla rotuliana, 369f
    teste do, 369f

de Tinel, 378f
do piparote, 243f
na avaliação, 327f
  dos reflexos, 323f
    Chaddock, 324f
    de Austregésilo e Esposel, 324f
    de Babinski, 323f
    de Gordon, 323f
    de Oppenheim, 323f
    de Hoffman, 324f
Sinal(is) Vital(is), 21-35
  do paciente grave, 405
    alterações dos, 417q
    aspectos fundamentais, 405
  FR, 24
    alterações na, 25q
    aprofundando, 25
    avaliação da, 26f
      aspectos da, 26f
    entendendo, 24
    valores normais, 24q
  frequência cardíaca, 26
    aprofundando, 27
    entendendo, 26
    pulso radial, 26
      avaliação do, 26
      valores de, 27q
  PA, 27
    aferição da, 28
      etapas para, 29
      instrumentos, 28
      interpretando as medidas, 31
    aprofundando, 31
      hiato ascultatório, 31, 32f
      hipertensão arterial, 32
        classificação da, 32q
        diagnóstico de, 32
        limites no consultório, 33
        da aferição, 33
        medidas fora do consultório, 34
    entendendo, 27
  quinto sinal vital, 34
    oximetria de pulso, 34
      aprofundando, 35
      entendendo, 34
  temperatura corporal, 22
    entendendo, 22
    axilar, 22q
      em adultos, 22q
    aprofundando, 23
      de Lennander, 23
      febre, 23
      hipotermia, 24
      síndrome febril, 24

tradicionais, 21q
Síndrome(s)
  anticorpo, 351f
    antifosfolipídeo, 351f
      livedo reticular na, 351f
  de atelectasia, 151q
    exame físico na, 151q
    achados do, 151q
  de congestão pulmonar, 152q
    exame físico na, 152q
    achados do, 152q
  de consolidação, 151q
    exame físico na, 151q
    achados do, 151q
  de Down, 42f, 77f
    fácies da, 42f
    ponte nasal, 77f
      baixa, 77f
  de hiperaeração pulmonar, 152q
    exame físico na, 152q
    achados do, 152q
  de Horner, 104f
    miose, 104f
    ptose, 104f
  de imobilidade, 400
    no paciente idoso, 400
  de Reiter, 351f
    balanite circinada na, 351f
  demencial, 400q
    estágios da, 400q
  febril, 24
  neurológicas, 340
    principais, 340
  pleuropulmonares, 150
    brônquicas, 152
      exame físico nas, 152q
      achados do, 152q
    pleurais, 150
    pulmonares, 151
  relacionadas ao exame abdominal, 246
    colestase, 250
    cólica biliar, 248
    diarreias, 252
    dispepsia, 248
    hemorragias digestivas, 253
    hipertensão portal, 251
    insuficiência hepática crônica, 251
    irritação peritoneal, 247
    obstrução intestinal, 246
    pancreatite aguda, 250
  selecionadas, 281
    amenorreia, 282
    climatério, 281
    infertilidade, 282

Sistema(s)
  de condução elétrica, 159f
    do coração, 159f
  revisão de, 11
    alterações a investigar na, 12q
SNC (Sistema Nervoso Central), 303
Snellen
  cartaz de, 97f
Sobrancelha(s)
  exame da, 71
    aprofundando, 72
    entendendo, 71
Som(ns)
  de Korotkoff, 31
    fases dos, 32f
Sonda
  nasoenteral, 52f
Sopro(s)
  abdominais, 234f
    ausculta de, 234f
    pontos de, 234f
  características dos, 182q, 188q
    em doenças cardiovasculares, 188
      sinais, 188
      sintomas, 188
    classificação, 181q
    de Levine, 181q
    valvopatias e, 181f
    fase do ciclo, 181f
Spurling
  manobra de, 357f
Stewart-Holmes
  manobra de, 322f
    na avaliação, 322f
Supra
  IAM com, 192f
  de ST, 192f
  IAM sem, 192f
SVP (Sistema Vascular Periférico), 203

T

Tecla
  rotuliana, 369f
    sinal de, 369f
    teste do, 369f
Tecnologia(s), 4
  uso racional das, 427
Telangiectasia(s)
  em MMII, 208f
Telemedicina
  na pandemia de Covid-19, 427q
    contras, 427q
    prós, 427q

Temperatura
  corporal, 22
    aprofundando, 23
      de Lennander, 23
      febre, 23
      hipotermia, 24
      síndrome febril, 24
    axilar, 22q
      em adultos, 22q
    entendendo, 22
Tendão(ões)
  bíceps, 349f
  patelar, 368f
    palpação do 368f
  tríceps, 349f
Termômetro(s)
  digital, 23f
  infravermelho, 23f
Terry
  unhas de, 68f
Teste(s)
  de Allen, 214f
    sobre a artéria ulnar, 214f
  de Brodie-Trendelenburg, 216f
  de Phalen, 379f
  de Rinne, 337f
  de Romberg, 313f
  de Schober, 360f
  de Weber, 338f
  do desenho do relógio, 398f
    no paciente idoso, 398f
  no joelho, 368f
    do abaulamento, 369f
    do sinal, 369f
    de tecla rotuliana, 369f
Testículo(s)
  exame dos, 295q-298q
    alterações no, 295q-298q
  palpação do, 292f
Tireoide
  exame da, 107-118
    aprofundando, 113
      bócio, 113f, 114q
      fácies, 115f, 117f
        basedowniano, 115f
        mixedematoso, 117f
      hipertireoidismo, 115q
      hipotireoidismo, 116q
      sinal de Pemberton, 113f
    entendendo, 109
      anatomia, 110f
      características, 111q

palpação, 112*f*
pontos de referência, 111*f*
vamos praticar, 117
Tofo(s)
gotosos, 352*f*
Tônus/Tono
avaliação do, 314
mobilização, 316*f*
do antebraço, 316*f*
do punho, 316*f*
Topografia
do tórax, 133
linhas de referência, 133
Toque
retal, 294*f*, 295*f*
alterações da próstata ao, 300*q*
retovaginal, 275*f*
Tórax
dreno de, 52*f*
exame do, 129-154
anterior, 142*f*
pesquisa do FTV, 142*f*
entendendo, 129
considerações anatômicas, 129
exame físico, 136
linhas de referência, 133
topografia, 133
conteúdos *in situ*, 131*f*
formatos, 138*q*
hilos pulmonares, 131*f*
lobos pulmonares, 132*f*, 133*f*
projeção nas paredes, 132*f*, 133*f*
pontos de referência, 135*f*, 136*f*
anterior, 135*f*
posterior, 136*f*
segmentação brônquica, 131*f*
físico, 136
palpação, 141*f*
na parede lateral 141*f*
vamos praticar, 153
no paciente idoso, 397
projeção no, 156*f*
do coração, 156*f*
Tosse
causas de, 147*q*
sinais da, 147
sintomas da, 144
Trajeto
do retorno venoso, 205*f*
em MMII, 205*f*
Transiluminação
da bolsa testicular, 296*f*
Traqueostomia, 52*f*

Trato, 313*f*
corticobulbar, 314*f*
corticoespinhal, 313*f*
Traube
espaço de, 238*f*
na percussão, 238*f*
do baço, 238*f*
Tremor(es)
conceitos essenciais, 346
Trigêmeo
ramos do, 339*f*
Tromboflebite
superficial, 213*f*
Turgência
jugular, 167*f*
TVP (Trombose Venosa Profunda), 208, 217
em MMII, 209*f*, 218*f*
fatores de risco, 217*q*

U
Úlcera(s)
em MMII, 210*q*
principais tipos de, 210*q*
venosa, 64*f*
Unha(s)
de Plummer, 68*f*
de Terry, 68*f*
distróficas, 68*f*
onicomicose, 68*f*
Útero
em anteversão, 274*f*
em retroversão, 274*f*
normal, 274*f*
palpação do, 275*f*
bimanual, 275*f*
UTI (Unidade de Terapia Intensiva)
paciente na, 413
aprofundando, 414
achados da avaliação pupilar, 417*f*
edema subconjuntival, 415*f*
avaliação clínica do, 413*q*
restrições à, 413*q*
entendendo, 413
vigilância clínica constante, 414
estratégias da, 414

V
Valvopatia(s), 195
e seus sopros, 181*f*
fase do ciclo, 181*f*
Variz(es)
em MID, 208*f*

Vaso(s)
　abdominais, 228*f*
　　maiores, 228*f*
　　　vias urinárias e, 228*f*
　　　　relações anatômicas, 228*f*
　　do pescoço, 167*f*
　　　anatomia dos, 167*f*
　VD (Ventrículo Direito), 155
　　palpação do, 174*f*
　　técnicas de, 174*f*
　VE (Ventrículo Esquerdo), 155
Veia(s)
　em MMII, 204*f*
　　profundas, 204*f*
　　superficiais, 204*f*
Verruga(s)
　planas, 60*f*
　vulgar, 61*f*
Vesícula(s)
　biliar, 243, 249*f*
　　normal, 249*f*
　　palpação da, 243
　　　ponto cístico, 244*f*
　　herpes-zóster, 62*f*
Via(s)
　aérea, 130*f*
　　inferior, 130*f*
　　superior, 130*f*
　motoras, 312
　　trato, 313*f*
　　　corticobulbar, 310*f*
　　　corticoespinhal, 303*f*

　sensitivas, 310, 311*f*
　　anterolaterais, 311*f*
　　posteriores, 311*f*
　urinárias, 228*f*
　　e vasos abdominais, 228*f*
　　　relações anatômicas das, 228*f*
Virchow
　gânglio de, 124
Visão
　avaliação da, 96
　　campimetria visual, 99*f*
　　campo visual, 98*f*
　　　defeitos do, 98*f*
　　cartaz de Snellen, 97*f*
　　oftalmoscopia, 99*f*
　　　técnica de, 99*f*
Víscera(s)
　abdominais, 227*f*
　　principais, 227*f*
Vitiligo, 57*f*

W
Weber
　teste de, 338*f*

X
Xantelasma, 102*f*

Y
Yesavage
　escala de, 391*q*
　　de depressão geriátrica, 391*q*